Demenz

Demenz

Tom Kitwood, Dawn Booker

Tom Kitwood
Dawn Brooker (Hrsg.)

Demenz

Der person-zentrierte Ansatz im Umgang mit verwirrten, neurokognitiv beeinträchtigten Menschen

9., vollständig überarbeitete und erweiterte Auflage

Aus dem Englischen von
Gabriele Kreutzner und Michael Herrmann

Deutschsprachige Ausgabe herausgegeben von
Christian Müller-Hergl und Helen Güther

hogrefe

Tom Kitwood† Prof. Dr. (PhD), Psychogerontologe, ehem. Inhaber der Alois Alzheimer Professur für Psychogerontologie an der Universität Bradford. Begründer und Leiter der Bradford-Demenzgruppe und Psychologiedozent an der Universität Bradford; verstorben am 1. November 1998 in GB-Bradford.

Dawn Brooker (engl. Hrsg.) Professorin für Demenzstudien und Direktorin der Vereinigung für Demenzstudien an der Universität von Worcester, UK.

Christian Müller-Hergl (dt. Hrsg.) Dipl.-Theologe, BPhil., Altenpfleger, DCM-Trainer und Supervisor. Wissenschaftlicher Mitarbeiter an der Universität Witten/Herdecke, Fakultät für Gesundheit, Dialog- und Transferzentrum Demenz; Hochschule Osnabrück (DZLA).
E-Mail: christian-mueller-hergl@msn.com

Dr. rer. cur. Helen Güther (dt. Hrsg. und Autorin) Dipl.-Heilpädagogin (Univ.), MPH. Wissenschaftliche Mitarbeiterin an der Universität Witten/Herdecke, Fakultät für Gesundheit
Stockumer Str. 12, 58453 Witten
E-Mail: helen.guether@uni-wh.de

Bibliografische Information der Deutschen Nationalbibliothek
Die Deutsche Nationalbibliothek verzeichnet diese Publikation in der Deutschen Nationalbibliografie; detaillierte bibliografische Daten sind im Internet über http://www.dnb.de abrufbar.

Anregungen und Zuschriften bitte an:
Hogrefe AG
Lektorat Pflege
z. Hd. Jürgen Georg
Länggass-Strasse 76
3012 Bern
Schweiz
Tel. +41 31 300 45 00
info@hogrefe.ch
www.hogrefe.ch

Lektorat: Jürgen Georg, Joëlle Zemp, Fabienne Suter, Martina Kasper, Franziska Schönberger
Herstellung: Daniel Berger
Umschlagabbildung: Martin Glauser, Münsingen
Umschlag: Claude Borer, Riehen
Illustration/Fotos (Innenteil): Cathy Greenblatt, NY
Satz: Claudia Wild, Konstanz
Druck und buchbinderische Verarbeitung: AZ Druck und Datentechnik GmbH, Kempten
Printed in Germany

Das vorliegende Buch ist eine Übersetzung aus dem Englischen.
Der Originaltitel lautet „Dementia reconsidered, revisited" von Tom Kitwood und herausgegeben von Dawn Brooker

9. Auflage 2022, Hogrefe Verlag, Bern

(E-Book-ISBN_PDF 978-3-456-96138-5)
(E-Book-ISBN_EPUB 978-3-456-76138-1)
ISBN 978-3-456-86138-8
https://doi.org/10.1024/86138-000

Inhaltsverzeichnis

Geleitwort zur deutschsprachigen Ausgabe

Kitwood neu gelesen
Tom Kitwoods Buch „Dementia Reconsidered“ (1997) ist bis heute eins der am meisten gelesenen Fachbücher zu diesem Themenkreis. In dem Werk gelang es ihm, seine wesentlichen Überlegungen der letzten zehn Jahre vor seinem frühen Tod 1998 zusammenzufassen. Mit dem Ansatz der „personzentrierten Pflege von Menschen mit Demenz“ beeinflusste er nachhaltig Demenzkonzepte auf internationalen, nationalen, fachlichen und organisationsbezogenen Ebenen. Wie sehr sein Denken die tatsächlichen Rahmenbedingungen und die Praxis der Pflege verändert hat, ist dagegen umstritten. Zwar stießen seine Überlegungen eine Vielzahl von Forschungen an, Kernannahmen aber (z. B. das dialektische Modell der Demenz oder die fünf zentralen psychologischen Bedürfnisse) wurden seitens der Forschung kaum aufgegriffen.

Kitwood wirkte und schrieb in einer Zeit, in der die empirische Pflege- und Versorgungsforschung zu Menschen mit Demenz noch nicht sehr viel zu bieten hatte. Daher sind seine Überlegungen oft gewagt, eklektisch, empirisch wenig fundiert und aus eher theoretischen Überlegungen und persönlichen Erfahrungen abgeleitet. Dennoch gelang es ihm, das empirische Wissen seiner Zeit wo immer möglich zu berücksichtigen. Er ging dann aber weit darüber hinaus und nahm viele Entwicklungen vorweg, die sich erst in den nächsten 20 Jahren voll entfalteten, darunter das biopsychosoziale Verständnis von Demenz und die Abkehr von einem einseitig medizinisch orientierten Ansatz, ein wertorientiertes Verständnis in Versorgung und Pflege (Personenorientierung), die Vorstellung, Menschen mit Demenz vermehrt Gehör zu schenken und alle Dienstleistungen an ihren Bedürfnissen zu orientieren, sowie eine evidenzbasierte Entwicklung von Diensten anhand der konkreten Befindlichkeiten und Aktivitäten von Menschen mit Demenz (DCM). Schwer nachvollziehbar bleibt es weiterhin, dass Kitwood durchaus kompatible und teilweise auch weiterführende Vorstellungen aus der (Umwelt-)Gerontologie (z. B. Lawton: Competence-Stress-Modell[1]) und der Verhaltensforschung (Cohen-Mansfield[2]) nicht aufgegriffen hat.

Übergreifend machte er den Pflegenden (ob Angehörigen oder Professionellen) Hoffnung, dass ihre Arbeit und Zuwendung einen Unterschied für Menschen mit Demenz bedeutet; dass Menschen in ihrer Demenz eine Entwicklung durchmachen und diese durchaus beeinflussbar ist – dass demnach ein therapeutischer Nihilismus unangebracht und kontraproduktiv ist; dass Menschen mit Demenz etwas beizutragen haben, von dem auch Pflegende einen Gewinn davontragen. Kitwood lud dazu ein, nicht so sehr auf die Krankheit zu starren und alle Aspekte des Menschen aus diesem Blickwinkel zu

---

1 Lawton, M. P. & Nahemow, L. (1973). Ecology and the aging process. In C. Eisdorfer & M. P. Lawton (Eds.), *The psychology of adult development and aging* (pp. 619–674). Washington, DC: American Psychological Association.

2 Cohen-Mansfield, J., Werner, P. & Marx, M. S. (1989). An observational study of agitation in agitated nursing home residents. *International Psychogeriatrics, 1*(2), 153–165.

betrachten, sondern die Krankheit als einen und nicht alles bestimmenden Aspekt der Person und ihrer Geschichte aufzufassen. „Schau auf die Person, nicht auf ihre Demenz" wurde das oft zitierte Schlagwort. Hiermit wurde die Vorstellung angegriffen, dass mit der Diagnose Demenz der Mensch eine unsichtbare Schwelle ohne Wiederkehr überschreitet und sich in „etwas" verwandelt, das fremd, bedrohlich und grauenerregend ist (die Diagnose als stigmatisierender sozialer Akt der Exklusion). Auf eher grundsätzlicher Ebene gab er zu bedenken, welche Rolle Demenz in unserem Selbstverständnis spielt und warum Demenz für den modernen Menschen und die spätkapitalistische Gesellschaft eine zentrale Herausforderung darstellt.

Die Kritik am Standardparadigma und die Entwicklung des biopsychosozialen (ganzheitlichen) Ansatzes

Das medizinische Standardparadigma beschränkte sich auf ein ausschließlich neuropathologisches Verständnis der Demenz mit der Folge, dass nur ein Medikament, z. B. in Form einer Impfung, eine Lösung versprach. Je weniger sich diese Hoffnung erfüllen ließ, desto düsterer erschienen die Aussichten für Kranke, Angehörige und Professionelle: Was immer sie tun oder lassen, es hat kaum eine Auswirkung auf das Fortschreiten und die Entwicklung der Demenz. Die nihilistische Sicht und die damit einhergehende funktionale, zum Teil menschenverachtende Praxis bilden den Ausgangspunkt für die Kritik am Standardparadigma. Andererseits: je weniger ein neuropathologisches Verständnis allein zur Aufklärung der Demenz beiträgt und sich als ungenügend erweisen lässt, desto eher bieten sich andere Verstehenskontexte an, die für alle Beteiligten mit hoffnungsvolleren Aussichten verbunden sein könnten.

Kitwoods Verweise auf die ungenügende Erklärungskraft des Standardparadigmas sind auch der Absicht geschuldet, psychologische und soziale Faktoren als mitverursachend zu identifizieren, sodass Interventionen in diesen Bereichen den Verlauf und das Erleben von Demenz positiv beeinflussen. Aus diesen Überlegungen entwickelte sich das dialektische Verständnis der Demenz: In einer komplizierten Wechselwirkung kumulieren nach Kitwood neurologische, psychologische und soziale Faktoren, die entweder in einer Involutionsspirale (Abwärtsspirale) münden, oder aber, im günstigen Fall, eine „Remenz" in die Wege leiten – eine Zurückentwicklung der Demenz mit messbar verbesserten Werten für kognitive Funktionen. Beobachtungen Kitwoods zu Vorkommnissen der „bösartigen Sozialpsychologie" in Einrichtungen der Altenpflege legten die Vermutung nahe, dass sich unter ungünstigen Bedingungen der Verlauf der Demenz dramatisch beschleunigt und verschlechtert. Dies ließ vermuten, dass günstige Bedingungen und ein gutartiger Umgang (benigne Sozialpsychologie) zu mehr Momenten von Luzidität, aber auch zu mehr Zufriedenheit und Wohlbefinden beitragen, ja vielleicht sogar der Demenz Einhalt gebieten könnten.

Die Kritik am Standardparadigma wurde mit ganz unterschiedlichen Aspekten und auf verschiedenen Hintergründen weitergeführt, z. B. von Whitehouse[3], Olde Rikkert[4], Savva[5], Ritchie und Lovestone[6], Demetrius[7] und vielen ande-

---

3 Whitehouse, P. & George, D. (2008). *The myth of Alzheimer's*. New York: St. Martin's Press.

4 Olde Rikkert, M., Teunisse, J.-P. & Vernooij-Dassen, M. (2005). One hundred years of Alzheimer's disease and the neglected second lesson of Alois Alzheimer on multicausality in dementia. *American Journal of Alzheimer's Disease and Other Dementias, 20*(5), 269–272.

5 Savva, G. M., Wharton, S. B., Ince, P. G., Forster, G., Matthews, F. E. & Brayne, C. (2009). Age, neuropathology, and dementia. *The New England Journal of Medicine, 360*(22), 2302–2309.

6 Ritchie, K. & Lovestone, S. (2002). The dementias. *Lancet, 360*(9347), 1759–1766.

7 Demetrius, L. A. & Driver, J. A. (2015). Preventing Alzheimer's disease by means of natural selection. *Journal of the Royal Society Interface, 12*(102), 20140919

ren[8], und kann in die Diskussion um beeinflussbare Risikofaktoren bzw. sekundäre Prävention eingeordnet werden: Insbesondere vorhergehende psychische Erkrankungen (Depressionen), Persönlichkeitsstörungen, chronische Entzündungen, Stress und vaskuläre Erkrankungen, aber auch das Alter selbst (Störung im Energiehaushalt der Zellen) und die damit einhergehenden Anpassungsstörungen scheinen Vorkommen, Verlauf und Erleben von Demenz wesentlich zu beeinflussen.[9] Demenz wird eher dimensional als kategorial, eher multifaktoriell als monokausal und zunehmend eher in Kontinuität mit dem normalen Alter gedacht. Ob sich der Alterungsprozess und die Demenz sauber trennen lassen, wird immer wieder bezweifelt. „Gemischte" Zustände mit zugleich vorliegenden, unterschiedlichen und sich wechselseitig beeinflussenden Ursachen (unterschiedliche Formen von Proteinfehlfaltungen) scheinen eher die Regel denn die Ausnahme zu sein und stellen das nosologische System von sauber getrennten „Demenzentitäten" infrage.[10] Ein Großteil des kognitiven Niedergangs scheint ursächlich nicht auf die üblichen neuropathologischen Prozesse zurückführbar zu sein.[11] Kognitive Dysfunktion ist eine Angelegenheit von großer Spannbreite und wird beeinflusst von genetischen, entwicklungsabhängigen und Lebensstilfaktoren, angehäuften neuralen Insulten, angeborener und cerebraler Reservekapazität sowie Kompensationsmechanismen und altersabhängigem Abbau. Demenz ist das Ergebnis eines Zwischenspiels protektiver und verschlimmernder Faktoren wie z.B. Genen, Familiengeschichte, sozioökonomischem Status und weiteren Faktoren.

Im Ergebnis kann der Kritik am Standardparadigma aus heutiger Sicht nur zugestimmt werden. Allerdings folgt daraus nicht eine empirische Bestätigung des dialektischen Verständnisses der Demenz selbst. Kofaktoren wie Stress scheinen sich eher auf den Modus, das Erleben, vielleicht auch auf den Verlauf, weniger auf die Res – die Demenz selbst – auszuwirken. Von der Möglichkeit einer „Remenz" hat Kitwood selbst am Ende auch Abstand genommen. Im günstigsten Fall führen positive Interventionen zu einer Verlangsamung, Stabilisierung und Verdichtung des Krankheitsprozesses sowie einer verbesserten Integration der erlebten Veränderung (Adaption). Positive und warme Beziehungen erleichtern es, Demenz zu ertragen und verringern das Vorkommen herausfordernden Verhaltens,[12] führen demnach eher zu palliativen denn kurativen Wirkungen. Immer noch wichtig am Ansatz Kitwoods: Dass menschliche Beziehungen und ein günstiges Milieu sich insgesamt mildernd auf den Verlauf und das Erleben von Demenz auswirken können – allerdings, so müsste man heute konzedieren, nicht müssen.

Vom Wohlbefinden zu psychologischen Bedürfnissen

Am Beginn von Kitwoods Auseinandersetzung mit Demenz stand die Vorstellung, dass Unwohlsein – z.B. in Form einer Dysphorie oder als Ergebnis von Traumatisierung oder sozialer

8 Vgl. zusammenfassend: Herrup, K. (2010). Reimagening Alzheimer's disease – an age-based hypothesis, *The Journal of Neuroscience, 39*(50), 16755–16762; McDonough, I.M. & Allen, R.S. (2019). Biological markers of aging and mental health: A seed and soil model of neurocognitive disorders. *Aging & Mental Health, 23*(7), 793–799.

9 Vgl. Müller-Hergl, C. (2020). *Demenz-Round-Up Sommer 2020*. Verfügbar unter https://www.dzla.de/demenz-round-up-sommer-2020/

10 Rahimi, J. & Kovacs, G. (2014). Prevalence of mixed pathologies in the aging brain. *Alzheimer's Research and Therapy, 6*(9), 82–89.

11 Boyle, P.A., Yu, L., Leurgans, S.E., Wilson, R.S., Brookmeyer, R., Schneider, J.A. & Bennett, D.A. (2019). Attributable risk of Alzheimer's dementia attributed to age-related neuropathologies. *Annaly of Neurology, 85*(1), 114–124.

12 Hedman, R., Hansebo, G., Ternestedt, B.-M., Hellström, I. & Norberg, A. (2012). How people with Alzheimer's disease express their sense of self: Analysis using Rom Harre's theory of selfhood. *Dementia, 12*(6), 713–733.

Marginalisierung – Menschen für die Demenz prädisponiert. Dem widerspricht nun aber, dass traumatisierte Personen nicht deutlich häufiger eine Demenz erleiden (wohl aber möglicherweise vermehrt unter ihr leiden).

Diese nie ganz aufgegebene Vorstellung machte dann aber im Kontext von konkreten Beobachtungen dem Konzept Platz, dass Unwohlsein in der Demenz eher eine Folge ungünstiger Umgebungen und verweigerter oder schlechter Beziehung darstellt. Unwohlsein müsste damit eher schlechter, Wohlbefinden eher guter Pflege entsprechen. Je eher sich ein Mensch in seiner Demenz (relativ) wohl fühlt, weil er angenommen, verstanden, gehört und unterstützt wird, desto mehr kann er seine Ressourcen nutzen und am Ende sein Personsein erhalten. Auch dieser Ansatz hatte seine Tücken: gibt es doch Menschen, die sich unter schlechten Bedingungen dennoch ihres Lebens erfreuen und andere, die trotz günstiger Rahmenbedingungen und vielfältiger Zuwendung an ihrer Demenz verzweifeln. Diese Widersprüche lassen sich nur auflösen, indem man zugesteht, dass binäre Vorstellungen (Unwohlsein/Wohlbefinden) nicht weiterführen und es ein Zugleich unterschiedlicher Arten von Unwohlsein und Wohlbefinden gibt, die auf ganz unterschiedliche Weise äußeren Einflüssen unterliegen (oder eben auch nicht). An diese Überlegungen knüpft in den letzten Werken Kitwoods das Konzept der (objektiven) psychologischen Bedürfnisse an.

Eher aus konkreten Beobachtungen heraus entwickelte Kitwood zwölf Indikatoren des Wohlbefindens wie z. B. Anerkennung (recognition), Beschäftigung, Zugehörigkeit, angemessene Stimulation, die eher einem eudämonistischen („tugendhaftes Leben", persönliches Wachstum, Sekundärprozesse) und nicht hedonistischen (Primärprozesse, Affekte, Lust) Verständnis von Wohlbefinden entsprechen: Ist man sozial gut eingebettet, sinnvoll beschäftigt, von anderen anerkannt, und lebt man in einer angemessenen und gut angepassten Umgebung – lebt also im aristotelischen Sinne „tugendhaft" (gesittet, an gesellschaftlichen Normen orientiert, adäquat sozial unterstützt, im weiteren Sinne „nützlich"), dann ist dies für das Wohlbefinden wichtig und entscheidend auch dann, wenn es sich nicht im mimischen Ausdrucksverhalten (Affekte) niederschlägt.[13]

An diese eher „objektivistische" Auffassung von Wohlbefinden knüpft dann letztendlich die Idee der fünf psychologischen Bedürfnisse an: Tätigsein, Bindung, Identität, Trost (comfort), Inklusion. Zusammenfassend: das Bedürfnis, geliebt zu werden und lieben zu dürfen. Wohlbefinden und Erhalt des Personseins bedeuten nicht mehr und nicht weniger als dass diese Bedürfnisse zureichend erfüllt sind. Daher bedarf es einer reflektierten Praxis, herausforderndes Verhalten oder neuropsychiatrische Symptome unter anderem als Mangel an Bindung und Sicherheit zu rekonstruieren, als symbolischer und körperlicher Ausdruck unerfüllter, aber zentraler Bedürfnisse, die einer gezielten Intervention bedürfen. Kitwoods Überlegungen knüpfen daher nahtlos an das Konzept des „Need-driven compromised behaviour" (NDB-Modell) von Whall und Algase an.[14]

Viele Fragen bleiben hierbei offen. Um beim letzten Punkt anzuknüpfen: Nur einige, nicht alle neuropsychiatrischen Symptome sind medizinischen oder nicht-pharmakologischen Interventionen zugänglich. Dies gilt insbesondere für die Apathie („vaskuläre Depression",

13 O'Rourke, H. M., Fraser, K. D. & Duggleby, W. (2015). Does the quality of life construct as illustrated in quantitative measurement tools reflect the perspective of people with dementia? *Journal of Advanced Nursing, 71*(8), 1812–1824.; O'Rourke, H. M., Duggleby, W., Fraser, K. D. & Jerke, L. (2015). Factors that affect quality of life from the perspective of people with dementia: A metasynthesis. *Journal of the American Geriatric Society, 63*(1), 24–38.

14 Eine gute Einführung in: Halek, M. & Bartholomeyczik, S. (2006). *Verstehen und Handeln: Forschungsergebnisse zur Pflege von Menschen mit Demenz und herausforderndem Verhalten*. Hannover: Schlütersche.

„depletion syndrom"), die Agitiertheit (Symptomtrias von psychomotorischer Unruhe, Erregung und Gespanntheit, oft einhergehend mit Negativismus bis Feindseligkeit) sowie für anhaltende Vokalisierungen (Pseudobulärer Effekt) und abweichendes motorisches Verhalten. All diese einschlägig bekannten und belastenden Symptome sind häufig nur marginal beeinflussbar und nicht unbedingt nur als Ausdruck unerfüllter Bedürfnisse zu verstehen.[15]

Dann: Wie ist Kitwood auf diese fünf Bedürfnisse gekommen und wie begründet er diese Auswahl – dies hat er nicht gemacht, bzw. er liefert keine Theorie, aus der sich diese Bedürfnisse ableiten ließen. Dabei hätten sich vielfältige Anknüpfungen angeboten, z. B. Kompetenz, Verbundenheit und Autonomie nach Ryan[16] oder der Dreiklang von Stimulanz, Balance und Dominanz nach Häusel[17] sowie viele weitere ähnliche Bezüge. Neurowissenschaftliche Ansätze könnten helfen, diesen bunten Strauß theoretisch präziser zu erfassen.

Wie ist das Verhältnis von objektiven psychologischen Bedürfnissen und Affekten zu denken – also den objektiven und subjektiven Anteilen des Wohlbefindens? Wie kann man feststellen, ob die psychologischen Bedürfnisse erfüllt werden? Kann man aus dem äußeren Verhalten zuverlässig auf die subjektive Befindlichkeit schließen und ist letztere ein Indikator dafür, dass die objektiven Bedürfnisse, individualisiert ausgedrückt in Präferenzen, erfüllt sind? Und wie misst man subjektive Befindlichkeit, wenn nicht am Affekt der Personen mit Demenz? Positive Affekte als Ausdruck gelingender Affektregulation, von Homöostase im Sinne der Broaden-and-Build-Theorie?[18] Oder vielleicht eher daran, dass Menschen mit Demenz in einer erleichternden Umgebung ohne Widerstand leben und agieren können, sodass ein stressfreier „Alltagsflow" entsteht? Ist letzteres ein möglicher Anhaltspunkt, da Affekte in der Demenz verflachen und oft nur der 0-Affekt gesehen wird?

Obwohl gut versorgt und ohne erkennbare Traumatisierungen, verzweifeln zuweilen Menschen schon am Alter und erst recht an der Demenz (Verlust des Urvertrauens bedingt durch sekundäre Strukturdefizite) – wie kann man dies erklären? Gute Umgebungen können nicht nur Wohlbefinden steigern, sondern – wie Kitwood zugibt – dazu beitragen, dass Menschen ihre Befindlichkeit ausgiebiger explorieren und – weil nicht durch Medikamente kontrolliert – negative Affekte wie Ärger, Projektionen, quälende Anspruchshaltungen akzentuierter leben. Ist dies dann zu begrüßen oder zu bedauern? Ist erkennbarer Ärger eher Ausdruck von Selbstbehauptung (positiv) oder von Unzufriedenheit (negativ) oder vielleicht von beidem zugleich? Wie ist es zu sehen und wie geht man damit um, wenn Menschen an ihrer Demenz verzweifeln – haben sie dazu nicht allen Grund? Sind Menschen, die nicht tätig sein wollen und sich nicht für andere interessieren, notwendigerweise unzufrieden und müssen als „apathisch" eingestuft werden – oder heben sie ab in Sphären der „Gerontotranszendenz"?[19] Vielleicht entziehen sie sich ab einem bestimmten

15 Zur Diskussion: Cunningham, C., Macfarlane, S. & Brodaty, H. (2019). Language paradigms when behavior changes with dementia: #BanBPSD. *International Journal of Geriatric Psychiatry, 34*(8), 1109–1113.

16 Deci, E.L. & Ryan, R.M. (2000). The „what" and „why" of goal pursuits: Human needs and the self-determination of behavior. *Psychological Inquire, 11*(4), 227–268.; Ryan, R. & Deci, E.L. (2001). On happiness and human potentials. *Annual Review of Psychology, 52*(1), 141–166.

17 Häusel, H.-G. (2019). *Think Limbic!* (6. Aufl.) München: Haufe.

18 Fredrickson, B.L. (2001). The role of positive emotions in positive psychology. The broaden-and-build theory of positive emotions. *American Psychologist, 56*(3), 218–226.

19 Wadensten, B. (2007). The theory of gerotranscendence as applied to gerontological nursing – Part 1. *International Journal of Older People Nursing, 2*(4), 289–294.

Grad der Demenz unserem Verständnis, sodass wir mehr projizieren als verstehen?

Und weiter: Wenn es dann Personen mit Demenz schlecht geht, haben dann notwendigerweise die Pflegenden „versagt" und sind gar „schuld", da sie nicht in der Lage waren, zentrale Bedürfnisse zu identifizieren und zu erfüllen? Daran knüpft die „Gretchenfrage" an: Ist es wirklich so, dass eine gute Versorgung und Pflege das Personsein und das Wohlbefinden von Menschen mit Demenz erhält oder ist die Macht der Krankheit größer und durchschlagender als alle Interventionen? Bilden die schönen Interventionen wie Validation, sensorische Anregung und Erinnerungsarbeit eher ein „Trostpflaster" für Pflegende, um die Situation für sich erträglich zu gestalten, oder wirken sie sich wirklich nachhaltig positiv auf Menschen mit Demenz aus? Oder entsteht durch personzentrierte Praxis mit der Zeit ein anderes gesellschaftliches Umfeld, in dem die Macht der Krankheit durch soziale Praktiken relativiert und damit als gar nicht mehr so mächtig empfunden wird? Dies wird in jedem Fall und bei jeder Person anders zu gewichten sein, sodass sich ein abschließendes Urteil verbietet.

Man könnte behaupten, dass in den bald 25 Jahren nach Kitwoods Tod die unterschiedlichsten Antworten und Theorien zu diesen Fragen aufgestellt wurden, ohne dass dies bislang zu einem übergreifenden Konsens geführt hat. Die grundlegenden Fragen, die sich aus Kitwoods Überlegungen ergeben, treiben Theorie und Praxis weiter um.

Das zentrale Konzept: Personsein

Das Konzept der zentralen psychologischen Bedürfnisse hängt eng zusammen mit dem Konzept des Personseins – erstere sollen Personen (nach-)nähren, aufbauen, erhalten. Inhaltlich grenzt sich personzentrierte Pflege von einer funktional orientierten Pflege ab. Ein Sich-Kümmern um Menschen mit Demenz – so die Vorstellung – soll über eine gute Ernährung, eine erhaltene Mobilität, eine gute Bekämpfung von Schmerzen etc. deutlich hinausgehen. Dies im Sinne einer existenziellen oder „seelsorglichen" Begleitung, eines inneren, aber fachlich wohl fundierten Anteilnehmens und aktiven Eingehens auf den schwierigen Anpassungs- und Übergangsprozess, den die Demenz für die Betroffenen darstellt. Pflegende stellen sich als sicheren Hafen, existenziellen Halt, als Bindungsobjekt zur Verfügung und vermitteln der Person mit Demenz das Gefühl, gehört, gesehen, angenommen und verstanden zu werden und mit anderen in Verbindung zu sein. Sie sind eine Art „existenzielles Hilfs-Ich" und arbeiten dem Gefühl der Verlorenheit, der Auflösung und der Angst entgegen. Oder systemtheoretisch ausgedrückt: Pflegende stellen Adressabilität, möglichst im Höchstmodus der Anerkennung oder Liebe wieder her („amicable Verlangbarkeit"), erfüllen den Inklusionsdrift moderner Gesellschaften an einem besonders heiklen Punkt.[20]

Diese Position ist eng verbunden mit der theoretischen Perspektive des „sozialen Interaktionismus" und der Bindungstheorie: Die Natur des Selbst ist sozial und hängt von sozialer Interaktion ab.[21] Menschen werden zu Personen durch Beziehung, Anerkennung und Gemeinsam-Sein und -Tun. Demenz bedeutet in diesem Verständnis, dass sichere Bindung, Urvertrauen und höhere Selbstfunktionen erodieren und die Personen wieder einer äußeren, interaktiven Unterstützung bedürfen (der Pflegende als Hilfs-Ich oder gar Ersatz-Ich). Dies impliziert für die Pflegenden, über professionelle Rollen hinauszuwachsen und ein Wagnis einzugehen, das verbunden ist mit Spontanität, Wärme, dem Zeigen von Gefühlen und mit Identifikation. Pflegende, so könnte man sagen, sind interaktive Affektregulatoren, sie regeln Ängs-

---

20 Fuchs, P. (2013). Inklusion und Exklusion: Essay zu den Konturen professioneller Inklusionsarbeit. *Zeitschrift für Sozialpädagogik, 11*(1), 93–99.

21 Gute Darstellung dieser Diskurse in: Ballenger, J. F. (2006). *Self, senility, and Alzheimer's disease in modern America*. Baltimore: John Hopkins University Press.

te herunter, sodass bei Menschen mit Demenz wieder mehr kognitives Funktionieren und damit Kontrolle möglich wird. Auch Pflegende sind damit in und mit ihrer Person gefordert, selbst dann, wenn diese Nähe aus einer professionellen Distanz heraus zu gestalten ist. Das Individuelle, Nicht-Ableitbare, das Besondere der Person (eigentlich beider: der Person mit Demenz und des Pflegenden) ist dabei die Basis für Kontakt, nicht die eher distanziert professionelle Rolle, die jeden „gleich" behandelt („Uniformierung").

Mit dem Konzept des Personseins betrat Kitwood ein philosophisch hoch umstrittenes Terrain. Zuweilen wird er dafür kritisiert, nicht der begrifflichen Konfusion zwischen der eher metaphysisch-analytischen Frage nach dem, was Personsein ausmacht/bedeutet, und der eher ethisch-moralischen Frage, was dies an Folgen für Interaktion und Verhalten mit sich bringt, zu entgehen. Ob diese Kritik zutrifft, hängt davon ab, ob man „Person" als Wertbegriff begreift, dessen Zuschreibung nicht von kognitiven Merkmalen abhängt. Der enge Zusammenhang zwischen kognitiver, emotionaler und sozialer Attribution legt eine Abhängigkeit allerdings sehr nahe.[22]

Ein prozessorientiertes, neuropsychologisch fundiertes Verständnis des Selbst sieht dies in der Orchestrierung, der Zusammenarbeit und der Integration diverser Hirn-Hubs verankert.[23] Eben diese Orchestrierung verliert sich in der Demenz (Dissoziation) mit der Folge, dass man legitimerweise fragen kann, ob man mit einer „Personalisierung" des Kontaktes bei schwerer Demenz den Betroffenen immer einen Gefallen tut. Je de-kontextualisierter (von der Vergangenheit, von der Umgebung, von anderen Menschen, am Ende sogar vom eigenen Körper) die Person, desto fraglicher, ob wir uns im Kontakt noch auf unsere Intuition verlassen können. Werden Menschen zunehmend zu Kontexten ihrer selbst, dann kann es rätselhaft werden, was sie brauchen. Dann ist – nach dem dialektischen Modell von Kitwood – mehr Personalisierung möglicherweise mehr vom Falschen. Werden sie also doch zu „Anderen" im Sinne des „Othering"?

Ursprünglich ist sein Person-Konzept religiös fundiert, eine Perspektive, die Kitwood aber später zugunsten des sozialen Interaktionismus und der Bindungstheorie aufgibt. Abschließend charakterisiert er Personsein als soziales Konstrukt, als Ergebnis einer „sozialen Positionierung", als wertorientierte Zuschreibung, die durch Anerkennung, Respekt und Vertrauen gelebt wird bzw. sich darin manifestiert. Diese Position wendet sich theoretisch gegen ein fähigkeitsorientiertes Verständnis von Person, die unter Person ein Wesen versteht, das gewisse Merkmale erfüllt (metaphysisch-analytische Position, z. B. die sechs kognitiven Domänen nach DSM-5).

Kritisch ist zu diesem Ansatz zu vermerken, dass damit das Personsein von Menschen mit Demenz (und in der Tat von allen Menschen) in nichts Grundlegenderem verankert ist als der aktuellen sozialen Praxis, Menschen (mit Demenz) als Person anzuerkennen.[24] Soziale Praktiken können sich aber verändern: Es ist durchaus ein gesellschaftlicher Diskurs vorstellbar, der im Rahmen einer metaphysisch-analytischen Fähigkeitsorientierung – unterfüttert von ökonomischen Interessen – die Erfüllung gewisser, in der Regel kognitiver Merkmale zur Voraussetzung für soziale Anerkennung macht. Kann die moralische Anerkennung von Personsein ohne das Vorhandensein der metaphysischen Basiskomponenten (z. B. Reflexion, narrative Identität, weitere performative Kompe-

---

22 Simm, L.A., Jamieson, R.D., Ong, B., Garner, M.W. J. & Kinsella, G.J. (2017). Making sense of self in Alzheimer's disease: reflective function and memory. *Aging & Mental Health, 21*(5), 501–508.

23 Knösche, T.R. (2008). *Das Hirn als Netzwerk*. Verfügbar unter https://www.mpg.de/336848/forschungsSchwerpunkt1

24 Rorty, R. (1989). *Contingency, irony, and solidarity*. Cambridge: Cambridge University Press

tenzen wie Sprache) erfolgen?[25] Oder wäre es nur folgerichtig, bei massiven Veränderungen der „seelischen Infrastruktur" eine Einschränkung oder gar einen Verlust des Personseins zuzugestehen? Wenn man Personsein, eingebettet und mitkonstituiert durch Beziehungen zu bedeutsam anderen, eher dimensional als kriteriologisch denkt (ein gefährliches Unterfangen), wie weit kann dann das „distale Ende" (Unterstützung, Kontakt, Beziehung) das „proximale Ende" (die individuelle Person) noch halten, also proximale Defizite distal kompensieren?[26] Andererseits: Rechtfertigen erworbene Defizite den einmal erreichten Status als Person abzusprechen oder sind sie nicht eher ein Ansporn dafür, die Assistenz zu optimieren? Sind die „metaphysischen Komponenten" nicht eher Ausdruck einer sozial und geschichtlich bedingten Überbewertung des Rationalen, die es gerade zu überwinden gilt? Vielleicht – um eine dritte Position anzubieten – ist der Begriff der Person eher eine nützliche Fiktion, eine regulative Idee, eine konstruktive Utopie, nach der wir streben, die wir aber nicht als realisiert begreifen dürfen (Kant nannte dies den „transzendentalen Schein"), die uns aber hilft, unsere Vorstellung von Personsein elastisch auszuweiten (Expansion der „Wir-Intentionen"). Also die bislang erfolgten Erweiterungen des Personalen (von der Abschaffung der Sklaverei bis zu Kinderrechten) zum Anlass zu nehmen, diese antizipatorisch zu extrapolieren und mit mehr Personalisierungen zu rechnen? Sodass wir auch dann, wenn wir uns der metaphysisch-analytischen Qualität des Personseins unsicher geworden sind, dennoch so handeln sollten, wie wenn Personsein der Fall wäre? Eine Art zunehmend echolose Dauersimulation sozialer Inklusion um unser selbst willen? So geht der Diskurs hin und her.

Die grundlegenden und praktischen Probleme der Demenz bleiben bestehen. Dass Menschen mit Demenz Personen bleiben – abstrakt und konkret – scheint von der Verantwortung und sozialen Praxis derer abzuhängen, die nicht an Demenz leiden. Man fühlt sich an die aktuellen Diskurse zur Inklusion und Exklusion erinnert. Somit biegt sich der Spaten (die Frage nach dem Personsein der „Anderen") auf „uns" (die Nicht-Dementen) zurück: ob wir eine Praxis an den Tag legen wollen, die Menschen mit Demenz zu Personen macht. Die Frage nach dem „Sein" wird zu einer Frage nach dem „Sollen".

Februrar 2021 *Christian Müller-Hergl*

25 Higgs, P. & Gilleard, C. (2016). Interrogating personhood and dementia. *Aging & Mental Health, 20*(8), 773–780.

26 Hughes, J.C., Louw, S.J. & Sabat, S.R. (2006). Seeing whole. In J.C. Hughes, S.J. Louw, S.R. Sabat (Eds.), *Dementia: Mind, meaning and the person* (pp. 1–40). Oxford: Oxford University Press.

Geleitwort zur englischsprachigen Ausgabe

Es ist eine Ehre, das Vorwort zu dieser wichtigen Aktualisierung von Tom Kitwoods bahnbrechendem Werk zu schreiben. Er war ein echter Visionär, der ein Bild der Zukunft entwarf, in der Menschen, die wie ich mit einer Demenz leben, eine Pflege zuteilwird, die unser Personsein respektiert. Kitwood schrieb sein Buch wie auch seine zuvor veröffentlichten Beiträge in einer Zeit, in der Menschen mit Demenz als nicht einsichtsfähig und wenig mehr als physische Körper galten, die gerade einmal das Nötigste an Pflege brauchen. Das war auch die Auffassung, der ich zum Zeitpunkt meiner Diagnosestellung im Jahr 1995 begegnete. Damals sagte man mir, ich würde in den kommenden fünf Jahren komplett abbauen, danach noch ein paar Jahre komplette somatische Pflege brauchen und dann schließlich versterben. Ich war frisch geschieden und Mutter dreier Mädchen im Alter von neun, dreizehn und neunzehn Jahren. Es gab keinerlei Hoffnung, einzig die Aussicht auf einen Tod bei lebendigem Leib, der just in jenem Moment in den Räumlichkeiten der Spezialisten einsetzte, in dem man mir das Etikett eines Zustands aufklebte, der mit einem schrecklichen Stigma der Angst vor einem künftigen „Nicht-Sein" behaftet war.

Wer würde ich sein, wenn es ans Sterben ginge? Wäre ich dann noch immer Christine? Würde ich noch irgendjemanden erkennen? Was würde dieser Tod bei lebendigem Leib für meine drei Mädchen und mich bedeuten? Aber dann gab mir ein mitfühlender Neurologe neue Hoffnung. Er verschrieb mir die erste Anti-Demenz Behandlung, die damals erhältlich war, und lehnte es ab, mich mit dem üblichen „Gehen Sie nach Hause und bringen Sie Ihre Angelegenheiten in Ordnung" abzuspeisen. Er ließ mich ein wenig Hoffnung schöpfen und verstand, dass jede Person, die mit Demenz lebt, einzigartig ist und er mir keinerlei verlässliche Prognose geben konnte.

Damals, in jenen frühen Tagen des Internets, ist es mir dann gelungen, einige andere Menschen mit Demenz rund um den Erdball ausfindig zu machen und wir boten uns gegenseitig Unterstützung und Ermutigung. Als nächstes begann ich, über unsere Erfahrungen zu sprechen – erstmals auf einer Nationalen Konferenz und dann auf der Internationalen (ADI) Konferenz 2001. Aber man glaubte mir nicht und hinterfragte meine Glaubwürdigkeit, weil ich nicht dem üblichen Stereotyp von Menschen mit Demenz entsprach. Innerhalb weniger Jahre erhoben dann mehr von uns ihre Stimme und veränderten die Art und Weise, wie Menschen mit Demenz gesehen wurden. Es brauchte unsere Schilderungen, wie sehr wir gegen das nachlassende Erinnerungsvermögen, sprachliche Fehlfunktionen und das Unvermögen kämpfen, mit Stress zurecht zu kommen und für die Zukunft zu planen. Als Experten im Erleben von Demenz haben wir zu verdeutlichen versucht, wie unser Leben sich innerhalb von Stunden oder Tagen von einem wie Sirup anmutenden Nebel in einen sonnigen Tag verwandeln kann. An manchen Tagen und in manchen Stunden können wir fast als „normal" durchgehen, doch zu anderen Zeiten sind wir davon abhängig, dass unsere Familien und diejenigen, die uns unterstützen, uns durch das Labyrinth des Lebens führen. Inmitten des Flugsands der Demenz müssen wir zuerst und vor allem anderen als Menschen gesehen werden, statt lediglich als ein Zustand, der in unserer Gesellschaft gefürchtet und gemieden wird.

Wichtig ist auch Kitwoods Weitsicht dafür, dass Menschen mit Demenz nach wie vor *Menschen* sind und seine Erkenntnis, dass unsere Pflege mit Achtung erbracht werden muss, statt schlicht das Erfordernis darzustellen, uns zu duschen und mit Essen zu versorgen, tagsüber aus dem Bett zu holen und abends wieder dorthin zurückzubringen. Kitwood berief sich auf das Werk des Religionsphilosophen Martin Buber „Ich und Du", demzufolge die Beziehung zwischen Menschen die eines Ich zu einem Du sein soll, statt der eines Ich und eines Es – ganz gleich, ob wir Demenz haben oder nicht. Dies stand im Zentrum von Kitwoods Vision, in der das einzigartige Personsein des Menschen mit Demenz in der Sorgebeziehung aufrechterhalten wird, anstatt lediglich unseren körperlichen Bedürfnissen nachzukommen.

Kitwood sah die Wichtigkeit des Neuroplastizität-Ansatzes voraus, die dann 2007 im Zuge der Veröffentlichung des Buches *The Brain that Heals Itself* (deutsche Ausgabe: Neustart im Kopf) von Norman Doidge weltweite Aufmerksamkeit erfahren sollte. Kitwoods Buch entstand zudem vor der weithin bekannten, sogenannten Nonnenstudie von David Snowdon, die zeigte, dass der Demenz genannte Zustand nicht notwendigerweise in einem direkten Zusammenhang zur Neuropathologie des Gehirns steht, sofern man diese nach dem Tod untersucht. Kitwood ließ diese Erkenntnisse erahnen, als er schrieb, dass Demenz nicht in einer unmittelbaren Beziehung zu Schädigungen des Gehirns steht und auf sein zentrales Konzept verwies, demzufolge Demenz nicht einfach ein biologisches Problem darstellt, sondern auch ein Merkmal einer depersonalisierenden und behindernden psychosozialen Umwelt ist.

Auf gerade einmal 140 Seiten ließ Kitwood die Zukunft in einem deutlich anderen Licht erscheinen – dem einer Zukunft, in der Menschen mit Demenz gehört werden können und ihre Umgebung zur Unterstützung ihrer Funktionen verbessert wird. Seine Vorstellung stellte in der Tat eine neue Art des Sehens dar, die den Zweck verfolgte, einen wesentlichen Kulturwandel herbeizuführen. Sein Werk hatte und hat weiterhin eine enorme Wirkung.

Was wir zudem in Erinnerung rufen sollten ist, dass Kitwood sein Buch schrieb, bevor Antidementiva verfügbar wurden und bevor die Welt begann, die Stimmen von Menschen mit Demenz zu vernehmen und ihnen Glauben zu schenken. Er musste kreative Wege finden, um die Welt aus unserer Perspektive zu sehen. Ich glaube, das ist ihm ebenso gelungen, wie er erfolgreich dabei war, uns unser „Personsein" zurückzugeben. Als Person, die mit Demenz lebt, hat mir Kitwood mein „Selbst" zurückgegeben, das ich aus meiner eigenen Perspektive sehe, aus der ich „Ich", „Mich" und „Mein" sagen kann. Dabei beachte ich freilich, dass Personsein die Perspektive derjenigen ist, die uns begleiten und pflegen, die ja die einzige Stimme war, die Kitwood damals zur Verfügung stand.

Ich habe Kitwoods Buch 2002 im Zuge der Vorbereitung eines Beitrags gelesen und war von seinem Gegenkultur-Ansatz begeistert. Jetzt, wo ich das Buch ein weiteres Mal lese, bin ich wieder verblüfft darüber, wie er es geschafft hat, ein derart prägnantes Werk hervorzubringen, das zum Kern der Notwendigkeit vordrang, die Kultur der Pflege von Menschen mit Demenz zu verändern und diejenigen zu unterstützen, die sich um uns sorgen – Familien und Freunde ebenso wie beruflich Pflegende. Seine Methode des *Dementia Care Mapping* hat sich in zahlreiche Länder verbreitet und wirkt sich in bedeutsamer Weise auf die Anerkennung der Notwendigkeit aus, die Pflegekultur zu verändern.

Die Relevanz der nun vorliegenden Aktualisierung besteht darin, dass sie das Werk Kitwoods im Licht der Veränderungen der letzten 20 Jahre umformt und eine neue Vorstellung für die Zukunft bietet. Die wichtigste unter diesen Veränderungen ist natürlich in den Stimmen der Menschen mit Demenz zu sehen, die die Art von Pflege beschreiben können, die wir brauchen. In dieser Hinsicht ist der Beitrag von Keith Oliver als jemand, der mit einer Demenz lebt, von unschätzbarem Wert; er ist der Experte des Erlebens von Demenz.

Andere Veränderungen betreffen das Thema Sprache und Sprechen, wenn wir etwa nicht länger „Opfer" oder „Leidende" sind, deren Identität durch unseren Zustand verschüttet und in diesem aufgegangen ist. Wir sind Menschen, die zufällig mit einer Demenz leben. Festhaltenswert ist zudem das Einsetzen gemeindebezogener Reaktionen wie etwa die „Demenzfreundlichen Kommunen", denn unsere Beziehungen gehen über das Ich-Du hinaus zu einem Ich-Wir. Wir möchten nicht dadurch in Isolation geraten, dass für uns Hürden dafür existieren, mit unserem Umfeld zu Rande zu kommen. Deshalb sind diese Anstrengungen wichtig, unsere Lebenswelten anzupassen und die Kommune als Ganze aufzuklären.

Leider sind wir nach wie vor mit dem Kostendruck konfrontiert, auf den Kitwood hingewiesen hat. Dieser bedeutet, dass das Verhältnis von Personal zu Klienten alles andere als ideal ist. Hinzu kommt, dass die Ausbildung, die diejenigen erfahren, die für unsere Pflege zuständig sind, nicht immer hinreicht, um ein wirkliches Verständnis dessen herbeizuführen, was es bedeutet, mit Demenz zu leben und was getan werden kann, um uns zu unterstützen. Wichtig ist auch, dass unser geographischer Lebensort ebenfalls eine große Auswirkung auf die Art Pflege haben kann, die wir erhalten, wie auch auf die Art von Unterstützung, die diejenigen brauchen, die für uns sorgen.

Die vorliegende Aktualisierung von Kitwoods bahnbrechendem Werk anerkennt diese sich fortsetzenden Themen und wird dringend gebraucht, wenn wir eine bessere Pflege für Menschen mit Demenz einschließlich einer besseren Unterstützung unserer Familien und derjenigen erreichen wollen, die uns in Form bezahlter Arbeit unterstützen. Die Aufnahme der zum Nachdenken anregenden Punkte am Ende eines jeden Kommentars ermöglicht es Leserinnen und Lesern, mit Bedacht auf die Beiträge reagieren zu können. Hierdurch lässt sich das Buch sowohl in der Lehre als auch dafür nutzen, einer interessierten Leserschaft Anregungen zum Nachdenken über die Zukunft und darüber zu geben, wie sich jene Vision am besten in die Zukunft fortschreiben lässt, die ursprünglich von Kitwood auf den Weg gebracht wurde.

Kitwood hat Menschen mit Demenz als leiblich verankerte und relationale Wesen begriffen, die gut auf Ich-Du Verbindungen wie auch auf eine Pflegekultur ansprechen, die jedem Individuum in seiner Einzigartigkeit mit Respekt begegnet. So etwas wie eine typische Person mit Demenz gibt es nicht. Wir alle haben unsere je eigene Lebensgeschichte, Persönlichkeit und inneren Ressourcen, die wir heranziehen können, um den Herausforderungen dieses Zustands entgegenzutreten. Ich rechne auf eine Zukunft, in der unsere Kultur der Pflege von Menschen mit Demenz mitsamt der Unterstützung derjenigen, die Pflege erbringen, von dieser wichtigen Wiederaufnahme des Kitwood'schen Werkes geformt und geleitet, weiterhin besser wird.

In der Tat: Die Person muss und wird stets zuerst kommen.

Christine Bryden, PhD
Person mit Demenz, Autorin und Advokatin in Sachen Demenz
Adjunct Research Fellow am Public and Contextual Theology Centre, Charles Sturt Universität, Australien, April 2018

Vorwort der Herausgeberin der englischsprachigen Ausgabe

Mehr als 20 Jahre ist es her, dass Tom Kitwoods *Dementia Reconsidered: The Person comes first* bei Open University Press veröffentlicht wurde. Im Feld der Demenzstudien (*Dementia Studies)* war dies ein bahnbrechender Text, der nach wie vor zitiert und als Kernlektüre zur person-zentrierten Pflege von Menschen mit Demenz empfohlen wird. Zweifellos haben die Ideen und die Theorieentwicklung in den neun Kapiteln des Buches die moderne Pflege wie auch die Demenzforschung geprägt. Tom starb unerwartet im Alter von 61 Jahren, nur zwölf Monate nach Erscheinen des Buches. Er sah *Dementia Reconsidered* als Werk, das die Schlüsselthemen verband, die ihn in seinem wissenschaftlichen Schreiben in den Jahren zuvor umgetrieben hatten. Wäre ihm ein Weiterleben vergönnt gewesen, hätte er zweifellos weiterhin reduktionistische Denkmuster von Demenz kritisiert, die in der ganzen Welt nach wie vor weite Teile der Programmatik, Forschung und Praxis beherrschen. Auch wenn es Tom nicht mehr möglich war, ganz unmittelbar zu den laufenden Debatten über person-zentrierte Pflege beizutragen, hat er doch viele der im Feld aktiven Wissenschaftlerinnen und Wissenschaftler inspiriert. Im Vergleich zur Welt von vor 20 Jahren ist die heutige ein deutlich anderer Ort und es ist an der Zeit, eine Ausgabe zu veröffentlichen, die einerseits die originären Kapitel abdruckt, aber auch zusätzliche Inhalte bietet, die das Buch auf ein zeitgenössisches Niveau hin aktualisieren. Ich habe Expertinnen und Experten ihrer jeweiligen Spezialgebiete dafür gewonnen, für jedes Kapitel einen Kommentar inklusive Kritik zu erstellen und Leserinnen und Leser auf den gegenwärtigen Stand von Forschung, Theorie und Praxis des jeweiligen Bereichs zu bringen. Der Originaltext enthielt auch eine Reihe von Photographien von Menschen, die mit Demenz leben. Diese haben wir durch einige von den Autorinnen und Autoren und von Cathy Greenblat zur Verfügung gestellten Bilder ersetzt, deren Photographien einiges dazu beigetragen haben, die stereotypen Sichtweisen von Menschen mit Demenz weltweit zu verändern. Alle, die ich angesprochen und um einen Beitrag gebeten habe, waren in ihrem Engagement dafür, dieses Buchprojekt anzugehen, einhellig bei der Sache.

Tom Kitwood war mein Mentor und Freund. Ich habe ihn erstmals 1988 auf einer Konferenz sprechen gehört; damals arbeitete ich als leitende klinische Psychologin für ältere Menschen des *National Health Service* (NHS) in Birmingham, UK. Es war eine Zeit, in der die emotionalen und psychologischen Bedürfnisse von Menschen mit Demenz schlicht nicht berücksichtigt wurden. Als Tom über „maligne (bösartige) Sozialpsychologie“ und die „Dialektik der Demenz“ sprach, war dies, als hätte jemand ein helles Licht auf das Leben der Menschen geworfen, mit denen ich tagtäglich arbeitete. Ich und viele andere wie ich hörten Toms Worte und verschlangen die Folge von Zeitschriftenbeiträgen, die er in den dann folgenden zehn Jahren produzierte. Zum ersten Mal sahen wir, was wir tun konnten, um Menschen dabei zu helfen, mit Demenz zu leben. Die Forschung für meine Doktorarbeit wurde unter Toms Beratung abgeschlossen. Der Tag, an dem er mir ein Exemplar von *Dementia Reconsidered* geschenkt hat, und jener, an dem er gestorben ist, sind Erinnerungen, die mir für immer bleiben werden. Ich hatte das Glück, nach seinem Tod viele Jahre in der *Bradford Dementia Group* arbeiten zu können. Dort habe ich versucht, seinem Erbe die Treue zu halten und anderen auf der ganzen Welt zu helfen, an sein visionäres Werk anzuknüpfen.

Wie auch meine Mitbeitragenden hoffe ich, dass Sie es ebenso genießen werden, dieses Buch zu lesen, wie wir genossen haben, es zu schreiben. Es sollte für Leserinnen und Leser, die mit dem ursprünglichen Text vertraut sind, ebenso von Interesse sein wie für solche, die sich vielleicht erstmals mit ihm befassen, aber sichergehen wollen, sich ein zeitgemäßes Verständnis der Themen anzueignen, die Kitwood aufgeworfen hat. Das Buch ist eine großartige Möglichkeit, die Erinnerung an Tom in Ehren zu halten und zugleich seine Ideen für die nächste Generation von Impulsgebern und treibenden Kräften auf den aktuellen Stand zu bringen.

Dawn Brooker

Danksagung der Herausgeberin

Meine Dankbarkeit möchte ich all denen zum Ausdruck bringen, die mir Hilfe, Kritik, Feedback, Rat und Unterstützung gewährt haben, vor allem Elizabeth Barnett, Errollyn Bruce, Sean Buckland, Brenda Bowe, Andrea Capstick, David Coates, Joan Costello, Linda Fox, Brian Gearing, Buzz Loveday, Tracy Petre, Bob Woods, und John Wattis. Mein Dank geht auch an Chris Bowers, der die Grafiken besorgte, und an Jo Daniels, die sich um alle abschließenden Schreibarbeiten kümmerte.

Die Fotografien wurden von der The Grange Day Unit, Sunderland, von den Methodist Homes for the Aged, von der Darnall Dementia Group in Sheffield und von Paul Schatzberger zur Verfügung gestellt.

Einleitung

Tom Kitwood

In der Welt der Natur gibt es manche Fluten, die dramatisch steigen: Die See ist ein Aufruhr gigantischer Wellen, die Klippen erzittern, und Schaum fliegt hoch empor. Andere Fluten steigen still, über Kilometer von Schlamm und Sand leise vorankriechend, und verursachen keine erkennbare Störung. Obwohl ihr Vordringen kaum wahrgenommen wird, sind sie nichtsdestoweniger mächtig und nachhaltig. So ist es auch mit den Fluten, die den Verlauf der Menschheitsgeschichte verändern.

Die steigende Flut von Demenz ist von der letztgenannten, stillen Art.[27] Seit vielen Jahren steigt die Prävalenz nun schon langsam, aber stetig an und wird dies wahrscheinlich auch in Zukunft noch viele Jahre tun. Demenz ist primär ein Merkmal der industrialisierten Gesellschaften, wo das Bevölkerungsprofil während der vergangenen 100 Jahre immensen Veränderungen unterworfen war, in deren Verlauf der Anteil an Menschen höherer Altersgruppen erheblich zunahm. Viele Regionen der Welt, die früher „unentwickelt“ waren, durchlaufen zurzeit eine ähnliche demographische Verschiebung und werden zum gegebenen Zeitpunkt wahrscheinlich einer der unsrigen sehr ähnlichen Situation gegenüberstehen. Das Problem ist von enormer Tragweite. Allein in Großbritannien gehen die meisten Schätzungen davon aus, dass die Anzahl der Betroffenen zwischen 500 000 und 1 Million liegt. Unter Umständen erweist sich die Demenz als das bedeutsamste epidemiologische Merkmal des beginnenden 21. Jahrhunderts. Ihre Präsenz wird tiefgreifende und anhaltende Auswirkungen auf das gesamte Gefüge unseres politischen, ökonomischen und sozialen Lebens haben – zum Guten oder zum Schlechten.

Wie müssen wir Demenz verstehen und damit eine passende Antwort darauf finden? Heutzutage wird sie überwiegend als „organisch bedingte psychische Erkrankung“ hingestellt, und ein medizinisches Modell, das ich als Standardparadigma bezeichnen werde, hat sich als vorherrschend erwiesen. Nach den großen neuropathologischen Untersuchungen der sechziger Jahre schien es, als sei der Nachweis einer Organizität derart überwältigend, dass es einer „technischen“ Herangehensweise an das Problem bedurfte, und zwar im Wesentlichen, um die pathologischen Prozesse zu erhellen und dann Wege zu finden, um sie zum Stillstand zu bringen oder zu verhindern. Die Psychiatrie tendierte von da an zu einem eher enggefassten Umgang mit Demenz, bei dem oft die größeren menschlichen Themen ignoriert wurden, und andere mit der Medizin verbundene Disziplinen schlossen sich dem an.

Wie wir sehen werden, gibt es eine Menge Probleme mit dem Standardparadigma. Unser heutiges Bild des Nervensystems ist weitaus komplexer als das, welches jenem Paradigma zugrunde gelegt wurde. Vor allem gilt das Gehirn heute als ein Organ, das zu einer kontinuierlichen strukturellen Adaptation in der Lage ist; seine Schaltkreise sind nicht statisch, wie in einem Computer, sondern dynamisch und verändern sich langsam entsprechend den Anforderungen der Umgebung. Auch aus der

27 Das Bild der steigenden Flut stammt aus einem Artikel von Bernard Ineichen [1987].

Pflegepraxis ergeben sich Hinweise, die eine Herausforderung für das Standardparadigma bilden: Es ist heute klar, dass die früheren, extrem negativen und deterministischen Ansichten über den Prozess der Demenz nicht richtig waren. Natürlich lässt sich ein Paradigma über nahezu unbegrenzte Zeit hinweg „retten", etwa durch subtile Neudefinitionen, dadurch, dass gewisse Fakten vernachlässigt und andere hervorgehoben werden oder gar durch schlichtes Unterdrücken widersprechender Ansichten. Die Wissenschaftsgeschichte scheint indessen zu zeigen, dass sich in dem Moment, wo die Ungereimtheiten allzu offensichtlich aufscheinen, jemand findet, der die Probleme auf andere Weise darzustellen versucht: Die Zeit für ein neues Paradigma ist gekommen.

Das Hauptziel dieses Buches besteht demnach darin, die Herausforderung anzunehmen und ein Paradigma vorzustellen, in dem die Person an erster Stelle steht. Es bietet ein reicheres Spektrum an Fakten und Belegen als das medizinische Modell und löst einige von dessen gravierendsten Ungereimtheiten. Außerdem bietet es die logische Grundlage für einen Pflegeansatz, bei dem viel mehr auf menschliche als auf medizinische Lösungen geachtet wird. Viele Menschen haben intuitiv ihren eigenen Weg zu solch einem Ansatz gefunden, und langsam entsteht eine neue Demenzpflegekultur.

Mein eigener erster Kontakt mit Demenz fand im Jahre 1975 statt. Durch Zufall war meine Frau im örtlichen Supermarkt einer gebrechlichen alten Dame um die 70 begegnet und hatte ihr bei der Auswahl eines Schmerzmittels geholfen. Es stellte sich heraus, dass sie nur 2 Kilometer entfernt wohnte, und an jenem Tag brachte meine Frau sie nach Hause. Nach und nach wurde Frau E., wie wir sie allmählich nannten, zu einer Freundin. Wir wussten, dass sie sich hin und wieder einsam und traurig fühlte, aber sie war eine ausgezeichnete Gesellschafterin, sehr gastfreundlich und liebte Kinder. Mit der Zeit fanden wir ein wenig über ihr Leben heraus. Sie war seit über 10 Jahren verwitwet und lebte allein. Ihr Haus, das der Gemeinde gehörte, hatte einst einen Blick über Felder und Ackerland gehabt, heute stand da eine große Wohnanlage, die für ihr raues soziales Klima berüchtigt war. Während ihrer Ehe und noch einige Zeit danach hatte sie als Schneiderin gearbeitet, und in einem Raum ihres Hauses stand noch immer die Nähmaschine. Sie war kinderlos und ihre nächste Verwandte war eine Nichte, die rund 150 Kilometer entfernt wohnte. Frau E. war katholisch und früher eine regelmäßige Kirchgängerin gewesen. Inzwischen besuchte sie den Gottesdienst seltener, aber der Priester kam regelmäßig zu Besuch bei ihr vorbei. Gelegentlich hatten wir den Eindruck, sie könnte vielleicht nicht genug zu Essen bekommen, jedoch geschähe dies dann eher aus Nachlässigkeit oder Vergesslichkeit als aus Gründen der Armut. Manchmal boten wir ihr ein informelles „Essen-auf-Rädern", indem wir ihr eine Portion der für unsere Familie zubereiteten Mahlzeit vorbeibrachten.

Das letzte Mal, das ich mit Frau E. als der Person zusammen war, die ich kennengelernt hatte, war der Ostersonntag 1979. Sie kam zum Mittagessen zu uns, und anschließend wuschen wir ab. Es war ein klarer, kalter Tag und die Osterglocken leuchteten im Wind, wir waren beide guter Laune und sangen. Eines der Lieder, das sie selbst aussuchte, stammte von den „Seekers", und sein Refrain lautete: „Der Karneval ist vorbei, und wir werden uns nie wiedersehen."

Dieses Lied erwies sich als tragische Vorahnung, denn ein paar Monate später befand sich Frau E. in einer Einrichtung, um nie wiederzukehren. Erst später fand ich nach und nach heraus, was geschehen war. Scheinbar war sie in ihrem eigenen Zuhause unsicher geworden und wenigstens einmal ins Feuer gefallen. Außerdem hatte man sie dabei beobachtet, wie sie nachts durch die Straßen wanderte. Mitglieder ihrer Kirchengemeinde hatten zu helfen versucht, aber ein Sozialarbeiter war hinzugezogen worden, und man hatte Kontakt zu Frau E.'s Nichte aufgenommen. Eines Tages kamen die

Nichte und ihr Mann bei „Tantchen“ vorbei, um sie zu besuchen, wie sie es oft getan hatten. Sie sagten, sie würden sie auf eine Spazierfahrt mitnehmen, aber diesmal endete der Ausflug in der örtlichen Psychiatrie, wo sie zur Begutachtung aufgenommen wurde. Nach kurzem Klinikaufenthalt wurde Frau E. in eine Einrichtung des Sozialdienstes (Social Services Home) eingewiesen. Es war ein riesiges Gebäude aus geschwärztem Stein, das an einem öden Hang in Bradford lag. Als ich sie besuchte, war ich entsetzt über die Veränderung, und sie schien mich überhaupt nicht zu erkennen. Ich blieb nicht lang. Ich dachte, es hätte keinen Zweck, wo sie doch jetzt so offensichtlich „senil“ geworden war. Zu meiner Schande war dies mein einziger Besuch, nachdem sie von zuhause weggebracht worden war. Frau E. starb ein paar Monate darauf. Ich war überrascht, wie viele Menschen zu ihrer Beerdigung kamen.

Zu der Zeit, als Frau E. zu meinen Bekannten zählte, arbeitete ich als Psychologe an der Universität, versagte jedoch gänzlich darin, mein berufliches Wissen zu ihren Gunsten anzuwenden. Ich nahm einfach die Vorstellung als gegeben hin, dass manche Menschen eben „senil“ werden und dann außer der Befriedigung körperlicher Grundbedürfnisse nicht mehr das Geringste für sie getan werden könne. Es kam mir nicht einmal in den Sinn, meine Vorstellungskraft auf den Versuch eines Verständnisses dessen zu verwenden, was Frau E. da erleben könnte, oder meine Kreativität zu nutzen, um einen neuen Weg der Kommunikation zu bahnen. Wie viele andere Menschen damals und heute stand ich völlig unter dem Einfluss der vorherrschenden Sichtweise: Demenz ist ein „Tod, der den Körper zurücklässt“.

Einige Zeit später, im Jahre 1985, begann ich mit und für Menschen mit Demenz zu arbeiten. Dabei ging die Initiative zunächst nicht von mir aus: Ein Psychiater und ein klinischer Psychologe baten mich, ihr „Doktorvater“ zu sein. Ich konnte ihnen eine allgemeine Anleitung in Forschungsmethoden bieten und ihren Ideen ein geneigtes, aber dennoch kritisches Ohr leihen, besaß jedoch kein substantielles Wissen auf ihrem Gebiet. Dies alles änderte sich allerdings sehr bald, und ich sah mich zunehmend in ihre Arbeit hineingezogen. Ich wurde Mitglied der „Alzheimer Disease Society“ und begann, die monatlichen Treffen der Ortsgruppe zu besuchen. Außerdem begann ich, bei einem kleinen kommunalen Fürsorgeprogramm mitzuwirken. Ich stellte fest, dass ich Menschen mit Demenz mag. Oft bewunderte ich ihren Mut. Ich spürte, dass ich etwas von ihrer Zwangslage verstand, und bisweilen entdeckte ich, dass ich mit ihnen auf scheinbar fruchtbare Weise interagieren konnte. Zu den weiteren Unternehmungen gehörten die Mithilfe bei der Unterstützung Betreuender sowie das allmähliche Nachvollziehen von Lebensgeschichten anhand ausgedehnter Interviews mit Angehörigen.

Mit zunehmendem Eingebundensein begegnete ich mehreren wirklich ausgezeichneten Pflegepraktikern und freundete mich mit ihnen an. Zunächst durch sie und später aufgrund meiner eigenen unmittelbaren Erfahrung gelangte ich zu der Ansicht, dass viel mehr getan werden könne, um Menschen mit Demenz zu helfen, als allgemein angenommen wurde. Je mehr ich mich in die psychiatrische Literatur zur Demenz einlas, wurde ich darüber hinaus immer skeptischer gegenüber vielen Sichtweisen. Ich begann mich zu fragen, ob nicht wenigstens einige der Symptome, die gewöhnlich beobachtet werden, eher auf ein Versagen im Verständnis und in der Pflege als auf ein strukturelles Versagen des Gehirns zurückzuführen sein könnten. Ich entdeckte, dass einige Wenige in der Tat in diesem Sinne publiziert hatten, ihre Arbeiten jedoch im Allgemeinen mit Vorbehalt aufgenommen oder vernachlässigt wurden.

Frisch aus einem anderen Arbeitsbereich der Psychologie gekommen und mit Beratung, Psychotherapie und moralischer Entwicklung befasst, war ich oft schockiert über die Art, in der Menschen mit Demenz herabgewürdigt und missachtet wurden. Eine meiner ersten Untersuchungen bestand in der Dokumentation der verschiedenen Weisen, in denen persönliche Wesenheit oder das Personsein untergraben wurde; ich nannte dies provokant die „maligne, bösartige Sozialpsychologie“, die die Demenz umgibt. Es war überraschend festzustellen, dass tatsächlich weder in der Praxis noch in der Literatur irgendein Versuch unternommen wurde, die Subjektivität von Demenz zu verstehen. Unter der äußerst fadenscheinigen Begründung, man habe es hier mit einer „organisch bedingten psychischen Erkrankung“ zu tun, war darüber hinaus auch eine Untersuchung zwischenmenschlicher Prozesse irgendwie verboten. Ich wollte die Formulierung „Die Sozialpsychologie der Demenz“ verwenden; indessen schien dies vor 10 Jahren fast Blasphemie. Bisweilen fühlte ich mich sehr ängstlich, beinahe schuldig, wenn ich meine versuchsweisen Vorstellungen vorbrachte. Als ich dann den Begriff des „rementing“, der Wiederherstellung personaler, darunter auch geistiger Funktionen aufbrachte, den viele inzwischen akzeptiert haben, war dies nahezu Häresie.

Mit der Weiterentwicklung und Vertiefung meiner Arbeit kam ich immer stärker mit den Einzelheiten der Pflege von Menschen mit Demenz in Berührung, wobei ich vor allem Vorstellungen und Praktiken aus der psychotherapeutischen Arbeit heranzog, bei der der Schwerpunkt auf der Authentizität in Kontakt und Kommunikation liegt. Viele Menschen brachten wirklich wertvolle Innovationen in die Pflegepraxis ein, jedoch war ich davon überzeugt, dass das volle Spektrum der Möglichkeiten zur Steigerung des Wohlbefindens noch nicht zur Gänze erwogen worden war. Da vieles von der guten Arbeit, die geleistet wurde, außerdem keine kohärente theoretische Grundlage hatte, fehlte ihm die allgemeine Glaubwürdigkeit. Meine Kollegin Kathleen Bredin und ich versuchten, einige der Fragmente zusammenzufügen. Der Psychotherapie nach Rogers folgend nannten wir den gesamten Ansatz „person-centred care“ (person-zentrierte Pflege). Einige der Grundlagen finden sich in unserem Büchlein „*Person to Person: A Guide to the Care of Those with Failing Mental Powers*“ (Kitwood & Bredin, 1992c). Die Theorie und die empirischen Grundlagen wurden detailliert in einer Reihe von Veröffentlichungen zwischen den Jahren 1987 und 1995 dargelegt, die sich allesamt in der Bibliographie zu diesem Buch finden. Unsere Forschungen zu dieser Zeit führten zur Bildung der Bradford Dementia Group, deren zentrales Anliegen in der Entwicklung einer person-zentrierten Pflege besteht.

Eine unserer wichtigsten Innovationen war eine neue Methode zur Evaluation der Pflegequalität in formellen Settings, die wir Dementia Care Mapping (DCM) nannten. Es beruht unter Anwendung einer Kombination von Empathie und Beobachtungsgabe auf dem ernsthaften Versuch, den Standpunkt der dementen Person einzunehmen. Die DCM-Methode hat sich als enorm interessant erwiesen, wie sich daran zeigt, dass das Handbuch inzwischen in die 7. Auflage gegangen ist. Die besonderen Stärken des Verfahrens scheinen in der Art, in der der aktuelle Pflegeprozess beleuchtet wird, sowie in der Aufmerksamkeit, die der „Entwicklungsschleife“, d.h. einer Denk- bzw. Diskussionspause zur Entwicklung eines gemeinsamen Plans (*developmental loop*), für das Bewirken von Verbesserungen gewidmet wird, zu liegen. Es bildet daher eine mächtige, sehr positive Herausforderung für jede Organisation, die an der Pflege von Menschen mit Demenz beteiligt ist.

Das Konzept der person-zentrierten Pflege lässt sich in jedem Kontext anwenden, es ist nicht nur eine Angelegenheit formeller Settings, z.B. der stationären und teilstationären Pflege. In all der Zeit, in der ich mich mit Demenz beschäftige, habe ich mitgeholfen, pflegende Angehörige bei ihrer nahezu übermenschlichen Aufgabe zu unterstützen. Dabei war ich tief beeindruckt von ihrem Mut, ihrem Humor und ihrer vollkommenen Zielgerichtetheit sowie von ihrer Fähigkeit, anderen in vergleichbarer Situation Freundschaft und Ermutigung zukommen zu lassen. In den vergangenen Jahren hat die Bradford Dementia Group zur Unterstützung Betreuender ein strukturiertes Programm mit einem umschriebenen Maßnahmenkatalog und genauer Betrachtung des Prozesses entwickelt. Vor kurzem haben wir die Vorbereitung der Materialien abgeschlossen und damit begonnen, andere darin zu unterweisen, wie sie ein solches Programm für Betreuende in ihrer eigenen Gemeinde unterhalten können. Forschung und Entwicklung dieser Art war ein zentraler Punkt unserer Arbeit.

Wie viele andere entdeckte ich, dass die intensive Beschäftigung mit dementen Menschen und den sie Betreuenden hohe emotionale Anforderungen stellt. Da gibt es ein hohes Maß an Angst und Leid, und manchmal glaubt man, in einem ungeheuren Sumpf unbefriedigter Bedürftigkeit zu versinken. Es gab mehrere Punkte, an denen ich mich sehr mutlos fühlte und aufzugeben bereit war. Heute glaube ich, dass ich allmählich meinen eigenen Ängsten gegenüber dem Altern und der Entwicklung einer Demenz ins Auge zu sehen und mich hindurchzuarbeiten begann. Außerdem wurde mir klar, dass ich auf eine geradezu perverse Art entschlossen war, diesem Arbeitsgebiet verbunden zu bleiben. Solcher Art waren meine ersten dunklen Ahnungen von dem, was wir heute in der Bradford Dementia Group die „Tiefenpsychologie der Pflege von Menschen mit Demenz" nennen: die unbewussten Formen der Abwehr, die Zwänge und die zwischenmenschlichen Prozesse, die dieses Arbeitsgebiet durchziehen.

Alle bis dahin erwähnten Themen wurden in das Buch aufgenommen, das folgendermaßen aufgebaut ist: Wir beginnen mit der Betrachtung des gedanklichen Konzepts, das die gesamte Diskussion in sich vereint, nämlich dem des Personseins, und untersuchen seine ethische, sozialpsychologische und neurologische Bedeutung. Kapitel 2 gibt eine kurze Übersicht dessen, was über die Natur der Demenz und ihrer Begleiterkrankungen bekannt ist. Hier befinden wir uns überwiegend auf dem Standardterrain der Psychiatrie, und ich stelle einige der Schwierigkeiten und inneren logischen Brüche der Art des medizinischen Modells heraus, das in einfache Lehrbücher Eingang findet. In Kapitel 3 wird ein Blick auf die Demenz geworfen, wie sie so oft gelebt wird, das heißt, wo die so dringend benötigten unterstützenden Strukturen fehlen. Ich empfehle, den Prozess begrifflich in dialektische Termini zu fassen; sowohl die neurologische Beeinträchtigung als auch sozialpsychologische Faktoren spielen ihre Rolle beim Aushöhlen von Personen. Das folgende Kapitel zeigt ein stark kontrastierendes Bild, indem das Wachstum positiver Ansätze umrissen und ein dialektisches Zwischenspiel beschrieben wird, bei dem die Sozialpsychologie daran mitwirkt, den Prozess des neurologischen Verfalls zu kompensieren. In Kapitel 5 bewegen wir uns auf subjektiverem Boden und untersuchen, welche Art von Erfahrung die Demenz unter Umständen darstellt. Dies führt weiter zu einer Diskussion der Pflegepraxis in Kapitel 6, wobei das Hauptaugenmerk auf diejenigen Formen der Interaktion gerichtet ist, durch die sich Personsein erhalten lässt. Kapitel 7 weitet diese Diskussion auf die Frage aus, wie an der Fürsorge und Versorgung beteiligte Organisationen zum Guten oder Schlechten dazu beitragen können, und in Kapitel 8 betrachten wir eine Reihe von Themen in Bezug auf das Personsein Betreuender. In Kapitel 9 schließlich untersuche ich, was an einer radikalen Veränderung in der Kultur der Pflege dementer Menschen teil hat, und komme zu einem zurückhaltend optimistischen Schluss.

Es gibt eine allgemeine, wenn auch etwas unentwickelte Hypothese, die vieles von dem, was ich sowohl in Büchern als auch an anderer Stelle über Demenz geschrieben habe, unterlegt. Diese Hypothese ist sowohl psychologischer als auch neurologischer Art und lässt sich folgendermaßen zusammenfassen: Der Kontakt mit Demenz und anderen Formen schwerer kognitiver Beeinträchtigung kann und sollte (!) uns aus unseren üblichen Mustern der übertriebenen Geschäftigkeit, des Hyperkognitivismus und der Geschwätzigkeit herausführen in eine Seinsweise, in der Emotion und Gefühl viel mehr Raum gegeben wird. Menschen mit Demenz, für die das Leben der Emotionen oft intensiv und ohne die üblichen Hemmungen verläuft, haben den Rest der Menschheit unter Umständen etwas Wichtiges zu lehren. Sie bitten uns sozusagen, den Riss im Erleben, den westliche Kultur hervorgerufen hat, zu heilen und laden uns ein, zu Aspekten unseres Seins zurückzukehren, die in evolutionärem Sinne viel älter sind, stärker mit dem Körper und seinen Funktionen in Einklang stehen und dem Leben aus dem Instinkt heraus näher sind. Die meisten von uns leben beinahe wörtlich aus dem Kopf, das heißt aus den äußeren Schichten des Neokortex heraus. Es ist psychologische und damit auch neurologische Arbeit für und mit uns zu leisten, während wir auf eine tiefere Integration und Integrität hinarbeiten.

Mein Diskurs beruht, wo immer möglich, auf Forschungsergebnissen. Allerdings biete ich auch eine persönliche Sichtweise an, die sich aus meinem ganz eigenen Ringen um das Verständnis von Natur und Kontext der Demenz und aus meinem eigenen Versuch, bei der Verbesserung der Pflege zu helfen, herleitet. Ich entschuldige mich nicht dafür, denn es ist mir lieber, einige meiner eigenen Überzeugungen und Wertvorstellungen aufzudecken, als mich zurückzuhalten und völlige Objektivität vorzugeben. Auf biomedizinischem Gebiet habe ich stets eng mit Psychiatern und anderen zusammengearbeitet und ein Modell zu entwickeln versucht, das psychiatrisch wirklich Sinn ergibt. Meine Wertvorstellungen sind vor allem in meiner Betonung moralischer Aspekte und in meinem Widerstand gegen den Missbrauch von Drogen und Macht sowie gegen jene Verdrehungen der Wahrheit, die man als „neuropathische Ideologie" bezeichnen könnte, zutage getreten.

Das Buch enthält viele kleine Vignetten, Schilderungen von Menschen und Episoden. Soweit nicht anders angegeben, stammen sie aus meiner eigenen Arbeit mit Menschen, die Demenz haben, mit betreuenden Angehörigen sowie mit denjenigen, die beruflich mit der Pflege dieser Menschen zu tun haben. Alle Schilderungen sind in soweit wahr, als sie auf tatsächlichen Ereignissen beruhen. Aus Gründen der Vertraulichkeit sind jedoch alle Namen fiktiv, und in einigen Fällen wurden auch andere Aspekte verschleiert oder geändert.

Nach über einem Jahrhundert der Demenzforschung, meist im Rahmen des Standardparadigmas, haben wir inzwischen fast alles vernommen, was unter Umständen Bestürzung hervorrufen kann. Da wir nun das gesamte Gebiet neu formieren, wird das meiste des nun Folgenden gute Neuigkeit darstellen. Wir werden viel mehr darüber entdecken, wie man Menschen mit Demenz in die Lage versetzt, sich wohlzufühlen, ohne auf magische Kugeln oder technische Hilfen warten zu müssen. Und wenn wir uns auf das Abenteuer eines echten und offenen Engagements einlassen, werden wir auch eine Menge über uns selbst lernen.

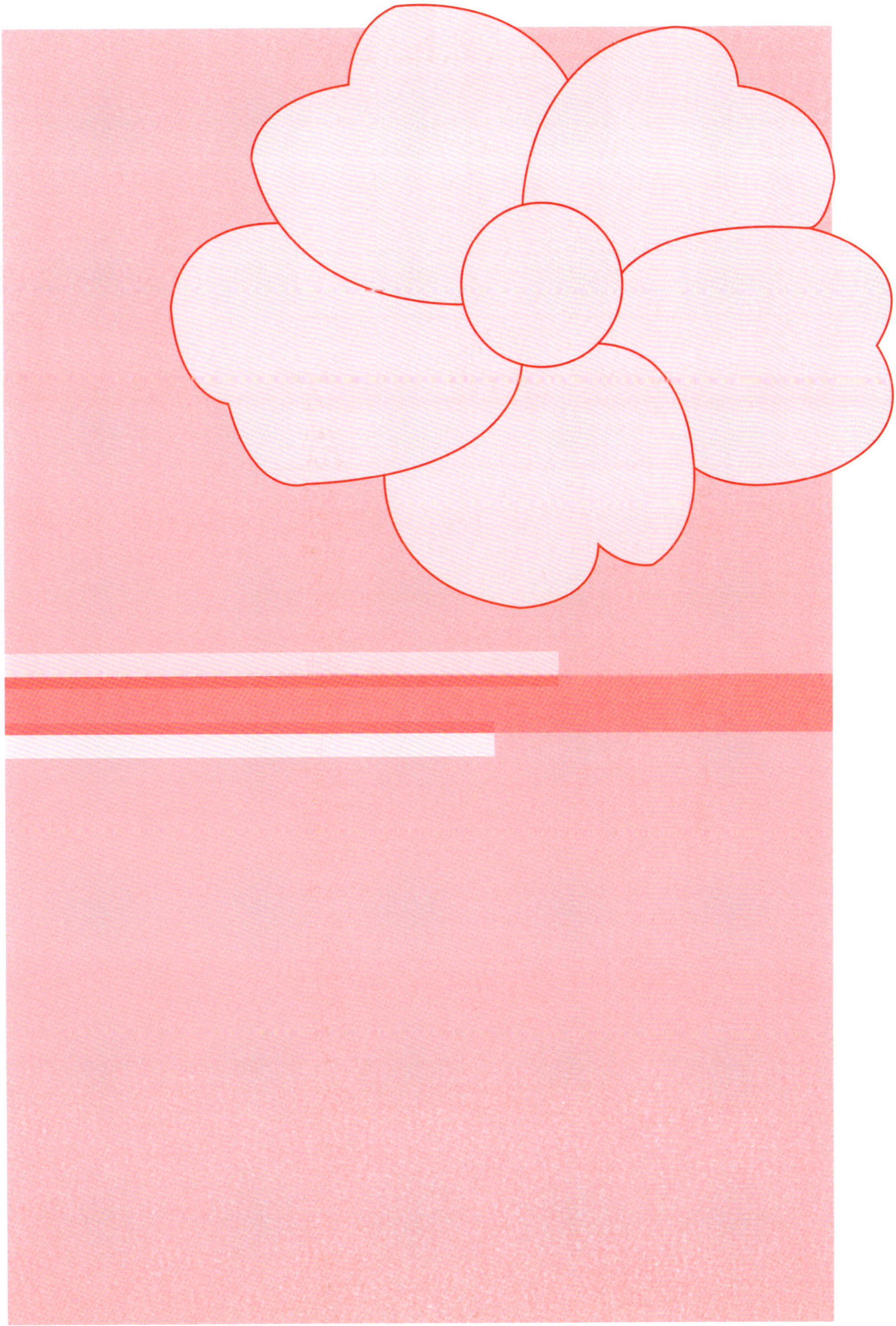

1 Was heißt es, eine Person zu sein?

Tom Kitwood

Einige Monate vor dem Abschluss dieses Buches trat eine Agentur, der es um die Förderung des Bewusstseins für die Alzheimer-Krankheit und andere ähnliche Erkrankungen ging, an ein Tageszentrum mit der Bitte heran, einige Fotos von Klienten zur Verfügung zu stellen, die zu Werbezwecken verwendet werden könnten. Die Genehmigung wurde erbeten und erteilt, und die Fotos wurden entsprechend aufgenommen und abgeschickt. Indessen wies die Agentur sie mit der Begründung zurück, dass die Klienten nicht die verstörten und gequälten Merkmale aufwiesen, die Menschen mit Demenz „haben sollten" und von denen erwartet wurde, dass sie allgemeine Betroffenheit wecken. Der – vom Standpunkt der Agentur aus betrachtet – Fehlschlag der Fotoaktion war aus der Sicht der Klienten ein Maß für den Erfolg des Tageszentrums. Hier gab es einen Ort, an dem Männer und Frauen mit Demenz fortfuhren, in der Welt von Personen zu leben, und nicht zu Trägern einer organischen Hirnerkrankung herabgestuft wurden.

„Alzheimer-Opfer", „Demente", „ältere Geistesschwache" – diese und ähnliche Beschreibungen werten die Person ab und machen ein einzigartiges und sensibles menschliches Wesen zu einem Fall in irgendeiner Kategorie, die aus Gründen der Bequemlichkeit oder zu Kontrollzwecken geschaffen wurde. Stellen Sie sich eine altmodische Waage vor: In die eine Waagschale legen Sie Aspekte des persönlichen Seins und in die andere Aspekte der Pathologie und der Behinderung. In nahezu dem gesamten konventionellen Denken, das wir geerbt haben, neigt sich die Waage sehr deutlich zu letzterer Seite hin. Es gibt weder eine logische Begründung dafür, noch handelt es sich dabei um eine Schlussfolgerung aus einem umfassenden Spektrum empirischer Daten. Es spiegelt lediglich die vorherrschenden Werte und die Prioritäten wider, die traditionell beim Assessment, in der Pflegepraxis und in der Forschung gesetzt wurden. Der Augenblick ist da, um sich die Waagschale ganz entschieden auf die andere Seite senken zu lassen und Männer und Frauen mit einer Demenz in ihrem vollen Menschsein anzuerkennen. Unser Bezugsrahmen sollte nicht länger die Person-mit-DEMENZ, sondern die PERSON-mit-Demenz sein.

In diesem Kapitel nun geht es um Personsein: um den Begriff und sein Umfeld selbst, um die Zentralität von Beziehung, die Einzigartigkeit von Personen, um die Tatsache unserer Verkörperung. Statt die Unterschiede hervorzuheben, die Demenz mit sich bringt, werden wir zunächst einmal das feiern, was uns eint.

1.1 Der Begriff des Personseins

Zusammen mit seinen Synonymen und Entsprechungen ist der Begriff „Personsein" hauptsächlich in drei Formen der Auslegung zu finden, nämlich der der Transzendenz, der Ethik und der Sozialpsychologie. Seine Funktionen sind in diesen drei Kontexten jeweils verschieden, es gibt jedoch einen Bedeutungskern, der für eine grundlegende begriffliche Einheit sorgt.

Transzendente Auslegungen appellieren an eine sehr machtvolle Empfindung, die in nahezu jedem kulturellen Setting gilt, dass nämlich das Sein an sich heilig und das Leben zu achten sei. Theistische Religionen erfassen einiges davon in ihren Lehren der göttlichen Schöpfung. So herrscht beispielsweise in östlichen Traditionen des Christentums die Vorstellung des Menschen als „Abbild Gottes". Manche Formen des Buddhismus und andere nontheistische spirituelle Wege glauben an eine essentielle innere Natur, die stets präsent, immer perfekt ihrer Entdeckung durch Erleuchtung harrt. Der säkulare Humanismus trifft keine metaphysischen Annahmen über das Wesen unserer Natur, behauptet auf der unserer unmittelbaren Erfahrung indessen oft, dass „das Höchste wesenhaft" sei.

In den bedeutendsten ethischen Darlegungen westlicher Philosophie bestand ein Hauptthema in der Vorstellung, dass jede Person einen absoluten Wert besitzt. Wir sind demnach verpflichtet, einander mit tiefem Respekt zu behandeln, und dies als Zweck und niemals als Mittel zu einem anderen Zweck. Das Prinzip des Respekts vor Personen, so wurde von Kant und seinen Nachfolgern argumentiert, erfordert keine theologische Rechtfertigung; es ist die einzige Annahme, aufgrund derer unser Leben als soziales Wesen einen Sinn ergibt. Parallelen zu dieser Art des Denkens finden sich in der Doktrin der Menschenrechte, und diese wiederum wurde rhetorisch in vielen verschiedenen Zusammenhängen einschließlich dem der Demenz verwendet (King's Fund, 1986). Ein Problem besteht dabei jedoch darin, dass die Person in Erklärungen von Rechten primär als separates Individuum umrissen wird; menschliches Leben wird nicht als interdependent und untereinander in Verbindung stehend angesehen.

In der Sozialpsychologie wurde der Terminus „Personsein" auf recht flexible und vielfältige Art verwandt. Seine primären Assoziationen liegen in der Selbstachtung und ihrer Grundlage, in dem Platz, den ein Individuum in einer sozialen Gruppe einnimmt, in der Wahrnehmung gegebener Rollen sowie in der Integrität, Kontinuität und Stabilität des Selbstgefühls. Themen wie diese wurden beispielsweise von Tobin (1991) in seinem Spätwerk sowie von Barham und Hayward (1991) in ihrer Studie über in der Gemeinde lebende ehemals Geisteskranke untersucht. Die Sozialpsychologie strebt als empirische Wissenschaft danach, ihre Darlegungen auf Beweise zu stützen, selbst wenn sie gleichzeitig anerkennt, dass einige davon aus Hinweisen und Andeutungen bestehen mögen. Harte Daten, wie sie von den traditionellen Naturwissenschaften geschätzt werden, lassen sich für gewöhnlich nicht gewinnen, selbst wenn eine Illusion geschaffen wird, dass dies möglich sei.

So gelangen wir schließlich zu einer Definition von Personsein, wie ich sie als Begriff in diesem Buch verwenden werde. Es ist ein Stand oder Status, der dem einzelnen Menschen im Kontext von Beziehung und sozialem Sein von anderen verliehen wird. Er impliziert Anerkennung, Respekt und Vertrauen. Ob jemandem Personsein zuerkannt wird oder nicht: Beides hat empirisch überprüfbare Folgen.

1.2 Wen schließt der Begriff ein?

Sobald Personsein zu einer zentralen Kategorie oder Begriffsklasse erhoben wird, treten ein paar entscheidende Fragen auf. Wer ist als Person zu betrachten und als solche zu behandeln? Welches sind die Ein- und Ausschlussgründe, da „Person" eindeutig kein bloßes Synonym für „Mensch" ist? Ist der Begriff des Personseins ein absoluter oder kann er abgewandelt werden?

Solche Fragen wurden vor allem in der westlichen Moralphilosophie vielfach untersucht. In einer der am besten bekannten Abhandlungen schlägt Quinton (1973) fünf Kriterien vor. Das erste ist das Bewusstsein, mit dem Bewusstsein des Selbst als normaler Begleiterscheinung. Das zweite Kriterium ist Rationalität, die in ihrer am höchsten entwickelten Form die Fähigkeit zu abstraktem Denken einschließt. Das dritte ist die Macht zu Handeln, das heißt, in der Lage zu sein, Absichten zu formulieren, Alternativen zu erwägen und das Handeln entsprechend auszurichten. Das vierte Kriterium ist die Moralität, die in ihrer stärksten Form bedeutet, nach Grundsätzen zu leben und für seine Taten verantwortlich zu sein. Das fünfte Kriterium ist das Vermögen, Beziehungen zu knüpfen und zu bewahren; wesentlich hierbei ist die Fähigkeit, die Interessen, Wünsche und Bedürfnisse anderer zu verstehen und sich mit ihnen zu identifizieren. Quinton legt dar, dass jedes Kriterium in einem stärkeren oder schwächeren Sinne aufgefasst werden könne. So können wir beispielsweise zwischen jemandem, der alle Fähigkeiten eines moralisch Handelnden hat, und jemandem, bei dem dies nicht der Fall ist, der jedoch nichtsdestoweniger das geeignete Subjekt moralischer Anteilnahme ist, unterscheiden.

Mit dem Aufkommen von Computern und der Schaffung von Systemen mit künstlicher Intelligenz wurden nach und nach Zweifel dahingehend geäußert, ob der Begriff des Personseins noch gültig sei (Dennett, 1975). Die zentrale Argumentation lautet wie folgt: Mit Computern verfügen wir über Maschinen, die gewisse Aspekte der Funktion des menschlichen Geistes imitieren. Wir können – und tun dies auch oft – das „Verhalten" von Computern beschreiben und erklären, als seien sie intentionale Wesen mit Gedanken, Wünschen, Plänen usw. Es besteht indessen keine Notwendigkeit, dies zu tun; es ist einfach nur ein Anthropomorphismus, eine bequeme Abkürzung. In Wirklichkeit lässt sich das Verhalten von Computern vollständig in physikalischen Begriffen beschreiben. Es wird dann argumentiert, das Gleiche sei im Prinzip auch bei menschlichen Wesen möglich, wenn auch die Details komplexer seien. Auf diese Weise ist ein intentionaler Rahmen nicht zwingend notwendig, und die Kategorie bzw. Begriffsklasse „Personsein", an die er so eng gebunden ist, wird überflüssig.

Hinter solchen Debatten ist ein verschwommener Schatten wahrzunehmen, nämlich der des liberalen Akademikers vergangener Tage: freundlich, bedächtig, ehrlich, fair und vor allem anderen ein Intellektueller. Emotion und Gefühl haben nur geringen Anteil an der Ordnung der Dinge; Autonomie überwiegt vor Beziehung und Hingabe, und Leidenschaft hat überhaupt keinen Platz. Darüber hinaus scheinen sich die Probleme darauf zu konzentrieren, wie man beschreibt und erklärt, was bereits eine ausgeprägte Haltung der Losgelöstheit voraussetzt. Solange wir auf diesem Grund bleiben, ist die Kategorie „Personsein" und mit ihr die moralische Anerkennung von Personen mit geistigen Behinderungen in der Tat in Gefahr, untergraben zu werden. Auf popularistischer Ebene liegen die Dinge einfacher. Unter dem Einfluss des extremen Individualismus, der westliche Gesellschaften in den letzten Jahren beherrscht hat, wurden Kriterien wie die von Quinton aufgestellten auf zwei reduziert: Autonomie und Rationalität. Nun ist der Schatten im Hintergrund der Anhänger der „Business-Kultur". Ist dieser Schritt erst einmal vollzogen, gibt es eine perfekte Rechtfertigung dafür, Menschen mit ernsten Behinderungen aus dem „Club der Personen" auszuschließen.

Sowohl die Hauptströmung des philosophischen Diskurses als auch dessen popularistische Reduktionen wurden von Stephen Post in seinem Buch *The Moral Challenge of Alzheimer's Disease* (1995) radikal hinterfragt. Er argumentiert darin, dass es ein schwerer Fehler war, Autonomie und rationale Fähigkeit so sehr zu betonen; dies sei Teil der Unausgewogenheit unserer kulturellen Tradition. Personsein sollte seinem Vorschlag zufolge weitaus stärker mit Gefühl, Emotion und der Fähigkeit, in Beziehungen zu leben, in Verbindung gebracht werden – und auf eben diesem Gebiet sind Menschen mit Demenz oft in hohem Maße kompetent, bisweilen mehr als die sie Betreuenden.

Post schlägt außerdem ein Prinzip *moralischer Solidarität* vor, nämlich ein Anerkennen der essentiellen Einheit aller Menschen, ungeachtet aller Unterschiede, die nach herkömmlicher Definition hinsichtlich ihrer geistigen Fähigkeiten zwischen ihnen bestehen mögen. Auf diese Weise sitzen wir sozusagen alle im selben

Boot, und es kann keinen empirisch festgelegten Punkt geben, an dem es gerechtfertigt ist, manche Menschen aus diesem Boot ins Meer zu werfen. Die radikale Ausweitung moralischer Bewusstheit, welche Post empfiehlt, findet im Zusammenhang mit Demenz viele Anwendungen, zum Beispiel in der Art des Umgangs mit diagnostischen Informationen, im Verhandeln über Angelegenheiten wie Autofahren oder Selbstpflege und schließlich in der schwierigsten Frage von allen, nämlich in der Erhaltung des Lebens.

1.3 Personsein und Beziehung

Es gibt noch eine weitere Herangehensweise an die Frage, was es bedeutet, eine Person zu sein. Sie gibt der Erfahrung den Vorzug und verweist die analytische Diskussion auf einen sehr unbedeutenden Platz. Einer ihrer wichtigsten Verfechter war Martin Buber, dessen kleines Buch *Ich und Du* 1922 zum ersten Mal veröffentlicht wurde und 1937 in einer englischen Übersetzung unter dem Titel *I and Thou* erschien (Buber, 1937). Es ist bedeutsam, dass dieses Werk während eben jener Periode, in der die Kräfte der Modernisierung weltweit enormen Aufruhr verursacht hatten, und im Nachgang der schrecklichen Grausamkeiten des Ersten Weltkriegs geschrieben wurde.

Bubers Arbeit kreist um den Kontrast zwischen zwei Formen des In-der-Welt-Seins, zwei Formen des In-Beziehung-Lebens. Die erste Form bezeichnet er mit Ich-Es und die zweite mit Ich-Du. In seiner Behandlung des „Du"[28] hat er eine von vielen Bedeutungen abstrahiert, indem er sie sozusagen zu einem Juwel machte. Im älteren Gebrauch des Wortes ist klar, dass eine Person in vielen Formen „kraftvollen Erkennens" mit Du angesprochen werden konnte: als Befehl, als Anklage, Beleidigung oder Drohung ebenso wie in der speziellen Form von Intimität, die Buber beschreibt. Beziehung im Ich-Es-Modus impliziert Kühle, Losgelöstheit und Instrumentalität. Sie ist eine Form, um eine sichere Distanz zu wahren und Risiken zu meiden; es besteht keine Gefahr, dass Schwachstellen erkennbar werden. Der Ich-Du-Modus wiederum impliziert das Auf-den-anderen-Zugehen, das Sich-Öffnen, Spontaneität – eine Reise in unerschlossenes Gebiet. Beziehungen der Ich-Es-Art können sich niemals über das Banale und Triviale hinaus erheben. Das Wagnis, mit einem anderen Menschen als Du in Beziehung zu treten, mag Angst oder gar Leid beinhalten, Buber sieht es jedoch auch als Weg zu Erfüllung und Freude. „Das Grundwort Ich-Du kann nur mit dem ganzen Wesen gesprochen werden. Das Grundwort Ich-Es kann nie mit dem ganzen Wesen gesprochen werden." (Buber, 1999, S. 3)

Bubers Ausgangspunkt unterscheidet sich demnach von dem des westlichen Individualismus. Er geht nicht von der Existenz vorgefertigter Monaden aus, um dann deren Attribute zu untersuchen. Seine zentrale Behauptung ist die, dass Beziehung grundlegend ist; eine Person zu sein bedeutet, mit Du angesprochen zu werden. Es findet sich hier nicht die Implikation, es gäbe zwei verschiedene Arten von Objekten in der Welt – nämlich solche vom Typ Du und solche vom Typ Es. Der Unterschied liegt in der Art des In-Beziehung-Tretens. So ist es einem Menschen möglich und kommt leider nur allzu häufig vor, mit einem menschlichen Wesen im Ich-Es-Modus in Beziehung zu treten. Ebenso ist es – zumindest bis zu einem gewissen Grad – möglich, mit einem nichtmenschlichen Wesen als Du in Beziehung zu treten. Wir könnten dabei zum Beispiel an eine Frau in ihren Achtzigern denken, deren Hund ihr ständiger und geliebter Begleiter ist, oder an einen japanischen Mann, der täglich hingebungsvoll sein Bonsai-Bäumchen pflegt.

Im Englischen ist das „Du" heutzutage nahezu verlorengegangen. Einst war es Teil der Alltagssprache und entsprach dem Leben in Ge-

28 Gemeint ist hier und im Folgenden das altertümliche, wesentlich person-bezogenere „Thou", nicht das heute übliche, anonymere „you"; Anm. d. Ü.

meinschaften von Angesicht zu Angesicht. Seine Spuren sind noch immer an einigen Orten zu finden, etwa in Dialekten im Norden[29] und in alten Volksliedern, wie dem zum Willkommen eines Gastes, mit dem herzerfrischenden Refrain:

Nimm Dir einen Stuhl, setz Dich an den Tisch,
Bleib, so lang Du kannst,
Ich bin immer froh, 'nen Mann zu seh'n
wie Dich.

Unter den Minderheiten in Großbritannien waren die Quäker die letzten, die die Verwendung des Du im täglichen Sprachgebrauch aufgaben, und dies mit Bedauern. Ihr Gefühl von Heiligkeit einer jeden Person war in ihre traditionelle Sprechweise eingebettet.

Einer der berühmtesten Aussprüche Bubers lautet: „Alles wirkliche Leben ist Begegnung" (Buber, 1999, S. 12). Dabei handelt es sich ganz eindeutig nicht um eine Angelegenheit von Komitees, geschäftlichen Treffen oder gar um eine Sitzung zur Planung des Pflege-Managements. Es ist nicht die Begegnung zweier Intellektueller, die ihre Ideen austauschen, aber nahezu nichts von ihren Gefühlen zeigen. Es ist nicht die Begegnung zwischen Retter und Opfer, bei der der eine versucht, dem anderen zu helfen oder ihn zu „retten". Es ist auch nicht notwendigerweise die Begegnung, wie sie beim Geschlechtsakt stattfindet. In der Begegnung, von der Buber spricht, gibt es keinen tieferliegenden Zweck, keinen verborgenen Plan. Die damit in Verbindung zu bringenden Vorstellungen sind Offenheit, Zärtlichkeit, Präsenz oder Da-Sein, Gegenwärtigsein und Bewusstheit. Mehr noch als jeder der genannten Begriffe ist *Gnade* das Wort, das die Essenz einer solchen Begegnung in sich fasst. Gnade impliziert etwas weder Gesuchtes noch Gekauftes, weder Erworbenes noch Verdientes. Das Leben hat sich einfach in Form eines Geschenks offenbart.

29 Gemeint ist der Norden Großbritanniens; Anm. d.Ü.

Eine Person zu werden, impliziert für Buber auch die Möglichkeit der Freiheit. „Solang der Himmel des Du über mir ausgespannt ist, kauern die Winde der Ursächlichkeit an meinen Fersen, und der Wirbel des Verhängnisses gerinnt" (Buber, 1999, S. 9). Hier – in poetischer Sprache – findet sich eine Herausforderung jeglichen Determinismus', jeder mechanischen Theorien des Handelns. In jener Begegnung voller Akzeptanz, ohne den Versuch, zu manipulieren oder zu benutzen, liegt ein Gefühl des Überschwangs und neuer Möglichkeit, als ob alle Ketten abgenommen worden wären. Manche mögen behaupten, dies sei lediglich eine Illusion und kein menschliches Wesen könne der Macht der Vererbung und des Konditionierens entrinnen. Indessen tritt Buber der Behauptung, es gäbe keine Freiheit, entgegen, indem er die Erfahrung der tiefsten Form des In-Beziehung-Tretens direkt anspricht. Eben dort gewinnen wir intuitive Eingebungen unserer Fähigkeit zu bestimmen, wer wir sind, und den Weg zu wählen, den wir nehmen wollen. Diese Erfahrung ist weitaus ernster zu nehmen, als jede Theorie, die die Idee von Freiheit auslöscht.

Bubers Arbeit liefert eine Verbindung zwischen drei Arten der Darlegung, in denen sich der Begriff des Personseins findet: transzendental, ethisch und sozialpsychologisch. Sein Ansatz ist transzendental insofern, als er menschliche Beziehung als den einzig richtigen Weg zu etwas beschreibt, das manche als Begegnung mit dem Göttlichen bezeichnen würden. Sein Ansatz ist ethisch insofern, als er den Wert von Personen so stark hervorhebt. Er ist jedoch kein Beitrag zur analytischen Debatte. Denn Buber schneidet jede von einem losgelösten und intellektuellen Standpunkt aus geführte Diskussion ab und verleiht Engagement und Hingabe absolute Priorität. Denen gegenüber, die den Begriff des Personseins durch Analogien mit künstlicher Intelligenz zu untergraben versuchen könnten, könnte Buber einfach behaupten, dass noch niemand mit einem Computer als „Du" umgegangen ist.

In Bezug auf die Sozialpsychologie haben wir hier die Grundlage einer empirischen Untersuchung, bei der der Mensch eher als Person denn als Objekt gesehen wird. Natürlich lässt sich in keiner Weise, weder durch Beobachtung noch experimentell, beweisen, ob Bubers grundlegende Behauptungen richtig oder falsch sind. Jeder Versuch würde sie trivial machen, und Feststellungen, die durch ihre poetische Kraft ansprechen, verlören ihre Bedeutung. (So wäre es gleichermaßen unsinnig, sich daranzumachen, die Feststellung „Meine Liebe ist wie eine tiefrote Rose, frisch erblüht im Juni" zu verifizieren.) Dies ist der Kernpunkt. Bevor irgendeine Form von Untersuchung in einer auf Beweisen beruhenden Disziplin anlaufen kann, müssen Annahmen aufgestellt werden. Popper (1959) verglich sie mit Pfählen, die in einen Sumpf getrieben werden, sodass sich ein festes Gebäude errichten lässt. Diese Annahmen sind metaphysisch und liegen jenseits der Möglichkeit des Überprüfens. Indem wir eine Sozialpsychologie schaffen, können wir demnach wählen (oder nicht), diese speziellen Annahmen zu akzeptieren, je nachdem, ob sie uns helfen, unserer Alltagserfahrung einen Sinn zu geben, und ob sie unseren moralischen Überzeugungen entsprechen (Kitwood & Bredin, 1992a).

Wenn wir Demenz verstehen wollen, ist es meiner Ansicht nach entscheidend, Personsein im Sinne von Beziehung zu sehen. Selbst bei sehr schwerer kognitiver Beeinträchtigung ist oft eine Ich-Du-Form der Begegnung und des In-Beziehung-Tretens möglich. Es gibt indessen einen sehr dunklen Punkt, der in Bezug auf die aktuelle medizinische Praxis zu berücksichtigen ist. Es ist der, dass bei einem Mann oder einer Frau mit der größten Genauigkeit eine Diagnose gestellt werden kann, dass er bzw. sie mit höchster Gründlichkeit einem Assessment unterzogen, mit einem hochdetaillierten Pflegeplan versorgt werden und einen Platz in angenehmster Umgebung erhalten kann – ohne dass es jemals zu einer Ich-Du-Beziehung gekommen ist.

1.4 Die Psychodynamik des Ausgrenzens

In vielen Kulturen hat sich eine Tendenz dahingehend gezeigt, Menschen mit schwerer körperlicher oder seelischer Behinderung zu depersonalisieren. Es wird ein Konsens geschaffen, in der Tradition verankert und in soziale Praktiken eingebettet, demzufolge die Betroffenen keine echten Personen sind. Anschließend kommt dann das Rationalisieren. Zeigen Menschen ein merkwürdiges Verhalten, so sind sie „vom Teufel besessen", „werden für die Sünden eines früheren Lebens bestraft", „haben ein kaputtes Hirn" oder „es gibt da eine Geisteskrankheit, deren Symptome in dem neuen Handbuch der Diagnostik genau beschrieben werden".

In der Verursachung dieser Entmenschlichung fließen mehrere Faktoren zusammen. Zum Teil entspricht sie zweifellos Merkmalen der Kultur als Ganzes: Wo Personsein weitgehend missachtet wird, laufen Machtlose Gefahr, besonders abgewertet zu werden. Viele Gesellschaften einschließlich der unsrigen sind durchdrungen von einer Diskriminierung älterer Menschen, die diese als unfähig, hässlich und als Last kategorisiert und sie sowohl auf persönlicher als auch auf struktureller Ebene herabwürdigt (Bytheway, 1995). Menschen mit Demenz sind oft einer Diskriminierung älterer Menschen in ihrer schärfsten Form ausgesetzt, und paradoxerweise werden sogar in relativ jungen Jahren Betroffene als „senil" behandelt. In finanzieller Hinsicht wurden viel zu geringe Mittel zur Verfügung gestellt, um die erforderlichen Dienstleister auszustatten. Darüber hinaus wurde der Entwicklung von inneren Einstellungen und von Fertigkeiten, die für eine gute psychologische Betreuung notwendig sind, nur sehr wenig Aufmerksamkeit gewidmet. Bei der Demenz galt dies bis vor kurzem noch nicht einmal als Thema, mit der Folge, dass viele auf diesem Gebiet Tätige nicht ausreichend auf ihre Arbeit vorbereitet wurden.

Hinter diesen eher offensichtlichen Gründen steht unter Umständen noch eine andere

Dynamik, die Menschen mit Demenz aus der Welt der Personen ausschließt. Es scheint etwas Spezielles um die zur Demenz führenden Bedingungen zu sein, fast so, als zögen sie eine besondere Art der Unmenschlichkeit, eine in ihren Auswirkungen maligne, bösartige Sozialpsychologie auf sich, und zwar auch dann, wenn diese von freundlichen und wohlmeinenden Menschen ausgeht (Kitwood, 1990a). Dies könnte als Abwehrreaktion, als eine Reaktion auf Ängste gesehen werden, die teilweise auf unbewusster Ebene bestehen.

Die Ängste scheinen hauptsächlich von zweierlei Art zu sein. Zunächst – und ganz natürlicherweise – fürchtet sich jeder Mensch davor, gebrechlich und in hohem Maße abhängig zu werden. Diese Befürchtungen sind wohl besonders stark in jeder Gesellschaft mit schwach ausgeprägtem oder nicht vorhandenem Gemeinsinn. Hinzu kommen die Angst vor einem sich über lange Zeit hinziehenden Sterbeprozess und die Angst vor dem Tod an sich. Ein Kontakt mit älteren, schwachen und verletzlichen Menschen trägt wahrscheinlich dazu bei, diese Ängste auszulösen und unser grundlegendes Sicherheitsempfinden zu bedrohen (Stevenson, 1989). Zweitens tragen wir Ängste vor geistiger Instabilität in uns. Der Gedanke, wahnsinnig, geistesgestört, für immer in Verwirrtheit verloren zu sein, ist erschreckend. Viele Menschen sind diesem Punkt sehr nahegekommen, etwa zu Zeiten hoher Belastung, großer Trauer, einer persönlichen Katastrophe oder während sie an einer Krankheit litten, die das mentale Funktionieren beeinträchtigte. Am furchtbarsten Ende dieser Erfahrungen liegt das Reich des „Nicht-Seins", wo sogar die Empfindung des Selbst ausgehöhlt ist.

Demenz bei einem anderen Menschen hat die Macht, Ängste beider Art auszulösen, einerseits in Verbindung mit Abhängigkeit und Gebrechlichkeit und anderseits im Hinblick auf ein Wahnsinnigwerden. Darüber hinaus liegt kein echter Trost darin, sich zu sagen: „Mir kann das nicht passieren", wie dies bei vielen anderen angstauslösenden Krankheiten möglich ist. Demenz kommt in beinahe jeder Straße vor und wird immer wieder in den Medien behandelt. Auch wissen wir, dass es Menschen jeden Hintergrundes trifft und der Anteil unter den über 80-Jährigen bis zu 20 % betragen kann. In der Nähe einer dementen Person sehen wir daher unter Umständen die erschreckende Vorwegnahme eines Zustandes, in den wir selbst eines Tages geraten könnten.

Es überrascht daher nicht, wenn Empfindlichkeit bei vielen Menschen dazu geführt hat, vor einem solchen Anblick zurückzuweichen. Es muss ein Weg gefunden werden, die Ängste erträglich zu machen. Die in hohem Maße abwehrende Taktik besteht darin, diejenigen mit Demenz zu einer anderen Spezies zu machen, die keine Personen in der vollen Bedeutung des Wortes sind. Das Hauptproblem besteht dann nicht darin, Menschen mit Demenz zu verändern, sondern uns über unsere eigenen Ängste und Formen der Abwehr hinauszubewegen, sodass wahre Begegnung eintreten und lebenspendende Beziehungen wachsen können.

1.5 Die Einzigartigkeit von Personen

Auf ganz allgemeinverständlicher Ebene ist offensichtlich, dass sich jede Person grundlegend von anderen unterscheidet. Leicht lassen sich ein paar Dimensionen dieses Unterschiedes aufzählen: Kultur, Geschlecht, Temperament, soziale Klasse, Lebensweise, Aussehen, Ansichten, Wertvorstellungen, Verpflichtungen, Geschmack, Interessen usw. Hinzu kommt die Angelegenheit der persönlichen Geschichte. Jeder Mensch ist an den inneren Ort, an dem er sich gegenwärtig befindet, auf einem nur ihm eigenen Weg gelangt, und jede Station an diesem Weg hat dabei ihre Spuren hinterlassen.

In den meisten Zusammenhängen des Alltags mag diese Form der Wahrnehmung genügen. Es gibt jedoch Zeiten, in denen es entscheidend ist, den Schleier gesunden Menschenverstandes zu durchdringen und sich der

Theorie zu bedienen, um zu einem tieferen Verständnis zu gelangen. Nicht, dass Theorie für sich genommen wichtig wäre, sie kann jedoch weitverbreitete Missverständnisse in Frage stellen und hilft, Sensibilität für Bereiche der Bedürftigkeit zu erzeugen, indem sie fürsorgenden Handlungen eine klarere Richtung gibt (Kitwood, 1997a).

Innerhalb der konventionellen Psychologie versuchte man hauptsächlich durch den Begriff der Persönlichkeit (personality), die sich grob definieren lässt als „ein Satz breit generalisierter Dispositionen, sich auf gewisse Weisen zu verhalten" (Alston, 1976), eine Ordnung in die Unterschiede zwischen Personen zu bringen. Die begriffliche Entität der Persönlichkeit ist an sich reich genug, um viele therapeutische Einblicke zu liefern. Indessen galten die weitaus größten Bemühungen in der Psychologie dem Versuch, sie unter Verwendung von Standardfragebögen oder Persönlichkeitsinventaren, wie sie oft genannt werden, im Hinblick auf ein paar Dimensionen (Extrovertiertheit, Neurotizismus etc.) zu „messen". Die Fragen neigen zu starker Vereinfachung und werden gewöhnlich durch Aussagen der betreffenden Person beantwortet. Diese Herangehensweise ist vielleicht von gewissem Wert, indem sie hilft, ein allgemeines Bild zu schaffen, und wurde in diesem Zusammenhang auch bei Demenz verwandt. Das Haupteinsatzgebiet von Persönlichkeitstests lag jedoch darin, Menschen für Zwecke zu klassifizieren und zu selektieren, die nicht ihre eigenen waren. Psychometrische Methodik ist im Wesentlichen ein Diener des Ich-Es-Modus.

Es gibt einen anderen Ansatz innerhalb der Psychologie, dessen zentrale Annahme darin besteht, dass jede Person eine bzw. ein Bedeutungschaffende/r und eine originäre Quelle des Handelns ist (Harré & Secord, 1972; Harré, 1993). Wegen seines speziellen Interesses am Alltag wird er in Analogie zu ethologischen Studien an Tieren in ihrem natürlichen Habitat oft als ethogen bezeichnet. Gesellschaftliches Leben kann als aus einer Reihe von Episoden bestehend gedacht werden, von denen eine jede gewisse hervorstechende Merkmale hat (der Kauf einer Topfpflanze, eine gemeinsame Mahlzeit usw.). In jeder Episode setzen die Teilnehmer ihre „Situationsdefinitionen", gewöhnlich auf einer Ebene knapp unterhalb der bewussten Wahrnehmung, und bringen dann mehr oder weniger vorgefertigte Handlungsschemata ins Spiel. Interaktion tritt ein, wenn jeder die Bedeutung der Handlungen des anderen interpretiert. Persönlichkeit wird hier als der Bestand eines Individuums an erlernten Handlungsressourcen gesehen. Es wird anerkannt, dass eine Person verglichen mit einer anderen unter Umständen über ein reicheres Spektrum an Ressourcen verfügt und in diesem Sinne auch eine höher entwickelte Persönlichkeit hat. Ein volles „Persönlichkeitsinventar" bestünde aus einer vollständigen Liste solcher Ressourcen, zusammen mit den verschiedenen Arten von Situationen, in denen jedes Item typischerweise eingesetzt wird.

Diese Sichtweise lässt sich durch Assimilieren einiger für die Tiefenpsychologie und psychotherapeutisches Arbeiten zentrale Vorstellungen weiterführen. Die Ressourcen sind hauptsächlich von zweierlei Art, die wir als *adaptiv* und als *auf Erfahrung beruhend* bezeichnen könnten. Die erste Art besteht aus erlernten Weisen, „angemessen" auf die versteckten und expliziten Forderungen anderer, auf soziale Situationen sowie auf die Anforderungen gegebener Rollen zu reagieren. Der Lernprozess verläuft relativ gradlinig und wird bisweilen durch die Schritte Imitation, Identifikation und Internalisierung beschrieben (Danzinger, 1978). Bei der zweiten Art von Ressource geht es um die Fähigkeit einer Person zur Wahrnehmung dessen, was ihr gerade widerfährt. Entwicklung tritt hier primär dann auf, wenn es in reichem Maße Behaglichkeit, Vergnügen, Sicherheit und Freiheit gibt. In der Theorie Jungs entsprechen die adaptiven Ressourcen in etwa dem Ego, und die auf Erfahrung beruhenden Ressourcen entsprechen dem Selbst (Jung, 1934). Der Begriff, den ich für letztere verwenden werde, lautet „Erfahrungsselbst".

In einer idealen Welt wüchsen beide Arten persönlicher Ressourcen gemeinsam. Das Ergebnis wäre ein in vielen Bereichen des Lebens hochkompetenter Erwachsener mit gut entwickelter Subjektivität. Er bzw. sie wäre im Sinne Rogers (1961) „kongruent“, das heißt, es bestünde eine enge Übereinstimmung zwischen dem, was die Person jeweils gerade erlebt, erfährt und anderen mitteilt. Dies ist jedoch nur sehr selten der Fall. Die Entwicklung adaptiver Ressourcen wird oft durch Mangel an Gelegenheiten, durch die Erfordernisse des Überlebens und bisweilen durch Anwendung nackter Gewalt blockiert. Das Wachstum eines Erfahrungsselbst wird behindert durch Grausamkeit, einen Mangel an Liebe oder übermächtige Forderungen anderer. Viele Menschen waren in der Kindheit irgendeiner Form des Missbrauchs ausgesetzt: körperlich, sexuell, emotional, kommerziell oder spirituell. Bereiche von Schmerz und innerem Konflikt werden verborgen, und die begleitende Angst wird durch psychische Abwehr versiegelt. Den Theoretikern der Transaktionsanalyse zufolge ist dies der Kontext, in dem sich die Person ein „Lebenskonzept“ (script), eine Form des „Zurechtkommens“ aneignet, die es ihr ermöglicht, unter schwierigen Umständen zu funktionieren (Stewart & Joines, 1987). Als Ergebnis extremer Überanpassung eignet sich eine Person – einer Anregung Winnicotts zufolge – ein „falsches Selbst“, eine „Fassade“ an, die in keinerlei Kontakt zur Erfahrung steht und ein inneres Chaos maskiert (Davis & Wallbridge, 1981).

Diese Vorstellungen, die ich hier notdürftig und knapp skizziert habe, lassen sich zu einer vielseitigen Sichtweise bzw. einem Modell persönlichen Seins ausbauen. Wie wir sehen werden, kann es viel Licht auf die Zwangslage von Männern und Frauen mit Demenz werfen. Wo Ressourcen verlorengegangen sind, ließen sich ein paar bohrende Fragen dazu stellen, was geschehen ist und warum es geschehen ist. Wenn Personsein untergraben worden zu sein scheint, ist dann irgendetwas davon die Folge der Unfähigkeit anderer, deren gesamte kognitive Kräfte noch intakt sind? Wenn Einzigartigkeit zu grauem Vergessen verblasste, inwieweit geschah dies, weil die Umgebung nicht die notwendige Empathie oder Fähigkeit entwickelt hat, sich auf wirklich persönliche Art zu verhalten? So sind wir denn gehalten, uns sorgfältig selbst zu betrachten und darüber nachzudenken, wie wir uns als Person entwickelt haben, wo wir tatsächlich stark und fähig sind, aber auch, wo wir geschädigt und unzulänglich sind. Vor allem könnten wir darüber reflektieren, ob unsere eigenen Erfahrungsressourcen hinreichend gut entwickelt sind, um in der Lage zu sein, anderen Menschen in ihrer Bedürftigkeit helfen zu können.

1.6 Personsein und Verkörperung

Bis hierher haben wir in diesem Kapitel Themen betrachtet, die mit dem Personsein nahezu rein aus der Sicht der Humanwissenschaften in Beziehung stehen. Das Studium der Demenz wurde jedoch von Arbeiten in Disziplinen wie Anatomie, Physiologie, Biochemie, Pathologie und Genetik dominiert. Wenn unsere Darstellung des Personseins vollständig sein soll, müssen wir einen Weg finden, um die Darlegungen der Humanwissenschaften und der Naturwissenschaften zusammenzuführen.

Seit langem wird in der Philosophie darüber diskutiert, wie der Geist (mind) zum Körper und zur Materie selbst in Beziehung steht. Mit der Arbeit von Descartes im 17. Jahrhundert gewann die Diskussion zum ersten Mal klar an Gestalt, und seither sind mehrere ganz unterschiedliche Positionen zutage getreten. Eine von ihnen werde ich ausführlich darlegen und mich dabei bis zu einem gewissen Grad auf die Arbeit des Philosophen Donald Davidson (1970) und der Hirnforscher Steven Rose (1984) und Antonio Damasio (1995) beziehen. Der Ausgangspunkt liegt in der Zurückweisung der Annahme, mit der Descartes begann, dass es nämlich zwei fundamental voneinander verschiedene Substanzen, Materie und Geist, gäbe. Stattdessen postulieren wir eine einzige, außerordentlich komplexe Realität. Sie kann als „Material" bezeichnet werden, solange klar ist, dass „Materie" nicht aus den kleinen, festen Partikeln besteht, für die Atome einst gehalten wurden.

Aufgrund der Beschränkungen unseres Nervensystems können wir diese Realität nie erfassen, wie sie wirklich ist, aber wir können auf verschiedene Weisen über sie sprechen. Oft bedienen wir uns einer intentionalen Sprachform mit Sätzen wie „Ich bin glücklich", „Ich glaube, dass du die Wahrheit sagst" oder „Ich müsste meine Tante besuchen". Durch diese Art der Sprache können wir unsere Gefühle beschreiben, Pläne darlegen, jemanden bitten, sein Verhalten zu begründen usw. Wenn wir in diesen Bahnen sprechen und denken, haben wir oft ein Gefühl von Freiheit, als träfen wir tatsächlich eine Wahl, fällten eine Entscheidung und ließen Dinge in der Welt geschehen.

Die Naturwissenschaften arbeiten auf eine ganz andere Weise. Hier besteht das Ziel darin, unter Einsatz systematischen Beobachtens und des Experiments streng objektiv zu sein. Innerhalb jeder Wissenschaft werden Regelmäßigkeiten entdeckt und Prozesse in Begriffen kausaler Beziehungen betrachtet. Wer als Wissenschaftler arbeitet, hat manchmal ein Gefühl des absoluten Determinismus. Dieser ist von Anfang an integraler Bestandteil, er ist Teil der „Grammatik". Wir kennen keinen anderen Weg, um das zu betreiben, was als Naturwissenschaft bezeichnet wird.

Jede Art der Darlegung hat ihre speziellen Anwendungen. Einer der größten und am häufigsten begangenen Fehler ist der, die in Sprache gegossenen Beschreibungen und Erläuterungen für die Realität selbst zu halten. Ist dies erst einmal geschehen, tritt eine Menge falscher Probleme auf, etwa ob wir einen freien Willen haben oder nicht, ob die Emotionen lediglich biochemisch sind usw. Es gibt allen Grund zu der Annahme, dass die Realität selbst, was immer sie sein mag, viel zu komplex ist, um sich zur Gänze in irgendeinem unserer menschlichen Sprachnetze einfangen zu lassen.

Wechseln wir nun zum Thema Geist und Gehirn. Die grundlegende Annahme besteht darin, dass jedes psychische Ereignis, etwa die Entscheidung, einen Spaziergang zu machen, oder jeder Zustand, wie etwa Hunger, ein Hirnereignis oder -zustand ist. Es ist nicht so, dass die psychische Erfahrung($\boldsymbol{\psi}$) die Hirnaktivität (**b**) auslöst oder umgekehrt; es ist einfach so, dass ein Aspekt der echten Realität auf zwei verschiedene Weisen beschrieben wird.

Demnach ist in jedem Individuum $\boldsymbol{\psi} \equiv \mathbf{b}$.

Die „Gleichung" dient lediglich der Hervorhebung der Annahme, dass Psychologie und Neurologie in Wahrheit untrennbar sind.

Es ist nicht bekannt, wieweit Erfahrungen, die zwei verschiedene Individuen auf die gleiche Weise beschreiben, auch parallel verlaufende Entsprechungen in der Hirnfunktion haben. Scanning-Verfahren, mit denen der Hirnstoffwechsel untersucht wird, lassen auf weitreichende Ähnlichkeiten schließen (Fischbach, 1992).

Nun treten die Ereignisse oder Zustände des Gehirns innerhalb eines „Apparats" auf, der eine Struktur, einen inneren Aufbau hat. Der Kernarbeitsbereich ist ein System von rund 10 000 Millionen (1010) Neuronen mit ihren Milliarden von Verzweigungen und Verbindungen, den Synapsen. Eine Synapse ist der Punkt, an dem eine „Botschaft" von einem Neuron zum anderen übergehen kann und die auf diese Weise die Möglichkeit sehr komplexer „Schaltkreise" schafft. Soweit bekannt, sind die Grundelemente dieses Systems, einige allgemeine Merkmale seiner Entwicklung und die meisten „tieferen", das heißt entwicklungsgeschichtlich älteren, Verschaltungen genetisch „vorgegeben". Andererseits ist die Ausformung der Gesamtstruktur und vor allem der Hirnrinde individuell einzigartig und nicht vorgegeben. Die Ausformung ist demnach epigenetisch, Gegenstand von Lernprozessen, die einsetzen, nachdem die Gene ihre Zeit gehabt haben. Jedes menschliche Gesicht ist einzigartig, und so ist es auch jedes menschliche Gehirn.

Wahrscheinlich gibt es mindestens zwei Grundformen des Lernens, nämlich explizites und implizites Lernen (Kandel & Hawkins, 1992). Ersteres umfasst beispielsweise das Erinnern von Gesichtern, Orten, Fakten und Theorien. Letzteres beinhaltet das Erwerben von Fertigkeiten mit einer starken physischen Komponente, etwa gehen, schwimmen oder Klavierspielen lernen. In beiden Fällen wird angenommen, dass das Lernen stufenweise voranschreitet. Zuerst werden über die Dauer von Minuten oder Stunden bereits bestehende neuronale Schaltkreise modifiziert, indem vorhandene synaptische Verbindungen gestärkt oder abgeschwächt werden. Anschließend werden dann erheblich langsamer, über Tage und Wochen hinweg, neue synaptische Verbindungen gebildet.

> *Der Aufbau neuronaler Schaltkreise ändert sich fortlaufend. Die Schaltkreise sind nicht nur für die Resultate erster Erfahrungen aufnahmebereit, sondern durch fortlaufende Erfahrung wiederholt zu beeinflussen und modifizierbar. Manche Schaltkreise werden entsprechend den Veränderungen, die der Organismus im Laufe des Lebens erfährt, wieder und wieder neu geformt. (Damasio, 1995, S. 112)*

Das Gehirn ist ein plastisches Organ. Der Aspekt der fortlaufenden Entwicklung seiner Struktur kann durch B^d (engl. *b*rain *d*evelopment = Gehirnentwicklung; d. Ü.) wiedergegeben werden.

Bei Demenz liegt gewöhnlich ein Verlust an Neuronen und synaptischen Verbindungen vor, der es dem Gehirn unmöglich macht, die gesamte Palette seiner Funktionen wahrzunehmen (Terry, 1992). Manches davon tritt langsam ein und ist „normaler" Bestandteil des Alterns. Es ergibt sich möglicherweise aus einer Häufung von Fehlern in der Reproduktion biologischen Materials über eine lange Zeit hinweg sowie durch chemische Prozesse wie die Oxidation. Die ernster zu nehmenden und rascheren Verluste scheinen indessen die Folge einer Erkrankung oder degenerativer Prozesse zu sein, die sich durch B^p (engl. *b*rain *p*athology = Gehirnpathologie; d. Ü.) wiedergeben lassen. Die Lage innerhalb eines Individuums lässt sich demnach grob wiedergeben durch:

$$\frac{\psi \equiv \mathbf{b}}{(B^d, B_p)}$$

> (Jedes psychosoziale Ereignis ist gleichermaßen auch ein Ereignis oder Zustand des Gehirns, das bzw. der von einem Gehirn „getragen" wird, dessen Struktur von Faktoren der Entwicklung und der Pathologie bestimmt worden ist.)

Wenn diese Sichtweise im Prinzip korrekt ist, so zeigt sie, wie die Dinge in Bezug auf Personsein gleichzeitig auch das Gehirn und den Körper betreffen. An dieser Stelle ist ein besonders wichtiger Punkt anzumerken, und zwar, dass die entwicklungsbezogenen, epigenetischen Aspekte der Hirnstruktur in der jüngeren biomedizinischen Demenzforschung grob vernachlässigt wurden. Auch in der zeitgenössischen Psychiatrie und klinischen Psychologie gibt es kaum einen Hinweis auf ein Interesse an diesem Thema. Indessen spricht sich die Neurowissenschaft inzwischen dahingehend aus, dass es zwischen Menschen als Resultat von Lernen und Erfahrung unter Umständen sehr große Unterschiede im Entwicklungsgrad der Nervenarchitektur gibt. Daraus folgt, dass Menschen sich unter Umständen erheblich in dem Ausmaß, in dem sie synapsenzerstörenden Prozessen im Gehirn zu widerstehen vermögen, und damit auch in ihrer Widerstandsfähigkeit gegen Demenz unterscheiden.

Auf diese Weise bewegen wir uns auf eine *„Neurologie des Personseins"* zu. Alle Ereignisse menschlicher Interaktion – große und kleine – haben ihr Gegenstück auf einer neurologischen Ebene. Das Gefühl von Freiheit, das Buber mit dem In-Beziehung-Treten von Ich und Du in Verbindung bringt, entspricht unter Umständen einem biochemischen Umfeld, das dem Nervenwachstum besonders förderlich ist. Eine maligne Sozialpsychologie kann das Nervengewebe möglicherweise schädigen. Eine Demenz kann möglicherweise durch die Belastungen des Lebens induziert werden. Wer immer demnach unabhängig davon, was sich im Nervensystem abspielt die Auswirkungen von Pflege als „rein psychologisch" ansieht, setzt den Irrtum von Descartes fort, indem er versucht, Geist und Körper voneinander zu trennen. Die Bewahrung des Personseins ist sowohl eine psychologische als auch eine neurologische Aufgabe.

Wohlergehen bei Demenz

Eine Demenz zu haben bringt an sich keinen Verlust von Personsein mit sich. Diese Fotos (Abb. 1-1 und Abb. 1-2) zeigen Menschen, denen es trotz vorhandener kognitiver Beeinträchtigung sehr gut geht.

1.7 Kommentar von Jan Dewing

Dieser Kommentar zum Eröffnungskapitel ist aus einer Position wissenschaftlicher Hochachtung gegenüber Tom Kitwood, seiner Forschungsarbeit und seinem Beitrag zum personzentrierten Pflegen verfasst. Das heißt jedoch nicht, dass ich alles, was er sagt, als gegeben annehmen werde. Ferner möchte ich einige seiner Annahmen infrage stellen. Kitwood hat ein unvollständiges Tableau hinterlassen; es fällt in die Zuständigkeit anderer, es auf eine Weise voranzubringen, die den Ideen, die er geteilt und mitgeteilt hat, angemessen ist und gerecht wird. Wie alle Ideen sind die seinen ein Produkt ihrer Zeit und von seinem Weltbild samt seiner Erfahrungen und der Kultur beeinflusst, in die er hineingestellt war. Mit Kitwoods Definition von Personsein rigide oder simplistisch umzugehen wäre ebenso unangemessen wie sie als eine für ewig in Stein gemeißelte Gesetzestafel

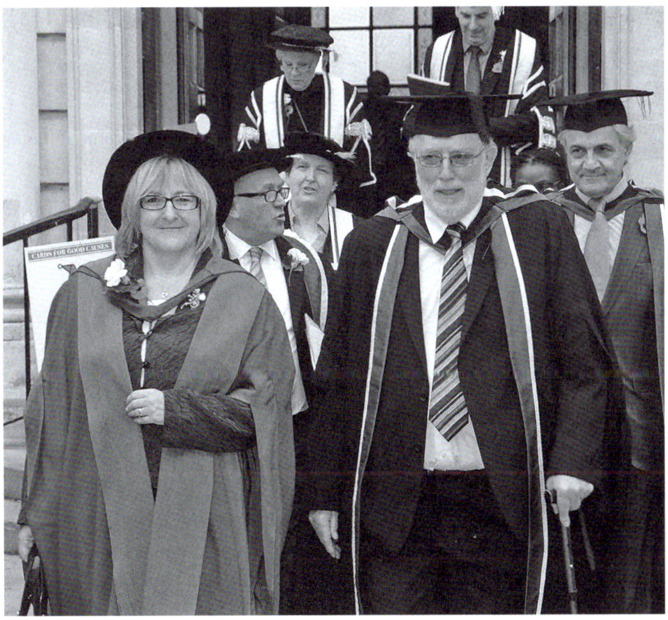

Abbildung 1-1: Der verstorbene Peter Ashley (vorne rechts im Bild) anlässlich der Verleihung der Ehrendoktorwürde der University of Worcester für seine Verdienste in der themenanwaltschaftlichen Interessenvertretung bei Demenz (Dementia Advocacy) im Jahr 2010 (© University of Worcester)

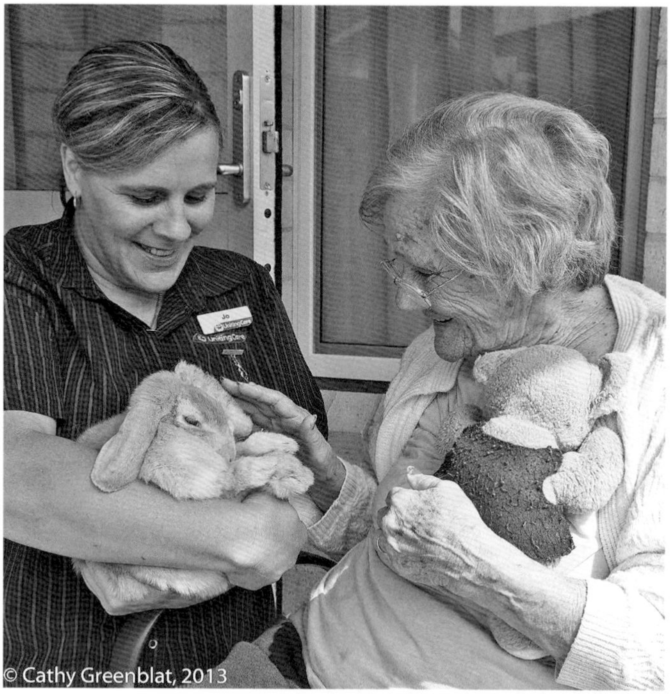

Abbildung 1-2: Eine Bewohnerin eines Pflegeheims in Australien genießt das Zusammensein mit einer Mitarbeiterin, einem schläfrigen Kaninchen und ihrem ständigen Begleiter, einem Kuscheltier (© Cathy Greenblat)

zu behandeln. Ein Vorteil seiner Definition ist der, dass sie in einigermaßen verständlichem Englisch formuliert ist und auf viele Menschen eine intuitive Anziehungskraft ausübt. Allerdings stecken unter der Oberfläche etliche komplexe philosophische Ideen, die der näheren Betrachtung bedürfen. Wäre Kitwood die Möglichkeit zuteil gewesen, deren theoretische Entwicklung weiter zu verfolgen, hätte er im Licht der Kritik zumindest sein Verständnis deutlich gemacht oder es womöglich über seine bestehende Form hinaus vorangebracht und verfeinert. Stattdessen haben heute Forschung und Wissenschaft Betreibende viel unternommen, um Kitwoods Vorstellung von Person, Personsein wie auch von Personzentrierung sowohl zu kritisieren als auch voranzubringen. Obwohl Kitwood theoretisch gearbeitet hat, hat er den ihm Nachfolgenden keinen großen Bestand an philosophisch grundierten Schriften hinterlassen, auf die man hätte Bezug nehmen können. Für den Versuch, die philosophischen Grundlagen seines Werks einzukreisen, hat sich dies als Schwierigkeit erwiesen. Sein Zugang war allenfalls eklektisch und verband mehrere philosophische Ideen miteinander. Vielleicht war seine Art von Wissenschaft deshalb eklektisch und weniger formal, weil es ihm darum ging, die „akademische“ und die „therapeutische“ Psychologie einander näher zu bringen. Tatsächlich kann man Kitwood das Verdienst zuschreiben, die Vorstellung von Personsein für viele Menschen im Feld der Demenzpflege zum Leben erweckt, d.h. ihr Sinn und Bedeutsamkeit gegeben zu haben. Hier gilt es allerdings, zwei wichtige Punkte im Hinterkopf zu behalten. Zum einen ist über das Thema Personsein jahrhundertelang in der Philosophie debattiert worden. Das heißt, Kitwood hat das Thema an sich keineswegs erfunden, sondern es vielmehr im Kontext der Demenzpflege fruchtbar gemacht. Zweitens hat er die Grundlagen für viele seiner Überlegungen und deren Verortung in *Dementia Reconsidered* in einem zuvor geschriebenen, nicht demenzspezifischen Text gelegt, nämlich in *Concepts in Developmental Psychology. Concern for Others: A New Psychology of Conscience and Morality* (Kitwood, 1990a). Dies ist ein Text, der aus meiner Sicht zu Unrecht weitgehend vernachlässigt wird. Zwei Herausforderungen, die sich im Zuge der Kritik und Weiterentwicklung des Kitwood'schen Werkes stellen, ist der Mangel an expliziter Wissenschaftlichkeit und damit zusammenhängend das Fehlen eines klaren Prüfpfades in Bezug auf seine Quellenangaben (Dewing, 2008). Der vorliegende Kommentar befasst sich mit einer Kritik der zentralen Ideen, die Kapitel 1 zugrunde liegen. Ich werde sie im Kontext verwandter philosophischer Konzepte betrachten und am Ende schauen, womit sich die Dementia Care Community befassen muss, wenn wir unsere wissenschaftlichen, auf Praxis basierenden Auffassungen von Person-Zentrierung weiterentwickeln wollen.

1.7.1 Nochmals zurück zu Kernkonzepten

Viele Leserinnen und Leser von *Dementia Reconsidered* erinnern sich vielleicht, dass das Buch mit einem Kapitel beginnt, in dem Kitwood sich auf etwas bezieht, das er „das, was uns eint" (S. 34) nennt. Das war damals ungewöhnlich; die meisten Bücher zum Thema Demenz starteten mit einem Kapitel über den biomedizinischen Zustand und einem Text, der sich auf das konzentrierte, was an Demenz „leidende" Personen nicht mehr zu tun imstande sind. Zudem präsentierten solche Kapitel zumeist ein negatives Szenario von Demenz, aus dem die Erfahrung des mit einer Demenz lebenden Menschen vollkommen ausgeblendet oder bisweilen als „Fallstudie" präsentiert wurde. Traurigerweise ist das auch heute noch oft so; viele Fachbücher konzentrieren sich nach wie vor auf Abnormalität, Verlust und Abhängigkeit. Kitwood begann sein Buch anders, weil er Leserinnen und Leser dazu herausfordern wollte, ihre Werte und Überzeugungen gründlich auf den Prüfstand zu stellen, von denen viele aus der Biomedizin stammten und als unhinterfragbar gegeben galten. Ihm war daran gelegen, dass die Leserinnen und Leser sich sehr genau anschauen sollten, was und wer jemand mit einer Demenz war und in Sachen Humanität noch immer ist. Kitwood wollte zeigen, dass „sie" „wir" und „wir" „sie" sind und jede erdachte Trennung künstlich ist. Er (S. 39) betrachtete den Ausschluss von Personen mit Demenz aus der Welt der Personen als etwas, das einen besonderen Typus von Inhumanität darstellt. Dies hatte er zu jener Zeit bereits mit dem Begriff der malignen (bösartigen) Sozialpsychologie gefasst (Kitwood 1990b). Für Kapitel 1 ist besonders bedeutsam, dass Kitwood die Ursprünge der Abspaltung im kollektiven Unbewussten sieht. Nach seinem Dafürhalten existiert erstens eine tief verwurzelte Angst vor dem Altern und der damit in Verbindung gebrachten Gebrechlichkeit sowie letztlich auch vor einem verlängerten Sterbeprozess. Zweitens ist da die Angst vor mentaler Instabilität und davor, in einen Zustand des „Nicht-Seins" zu driften (S. 40). Heute, zwanzig Jahre später, lässt sich argumentieren, dass diese beiden Ängste trotz beachtlichen Vorankommens im Bereich der Pflege von Menschen mit Demenz wie auch jener am Lebensende weiterhin existieren. Ebenso können wir darüber debattieren, ob Personen mit Demenz sich in einen Zustand des „Nicht-Seins" hineinbewegen. Unsere Werte und Überzeugungen sowie unsere philosophische(n) Neigung(en) können uns dabei helfen, diese tiefgreifende Besorgnis zu sondieren. So kann man beispielsweise argumentieren, dass Personen, die mit Demenz leben, tatsächlich eine Auflösung ihrer Identität erleben – was sich auf das Personsein auswirken kann. Alternativ lässt sich das Argument vorbringen, dass Personen, die mit Demenz leben, sich in eine neue Art des Seins hineinbewegen.

Ausgangspunkt für eine Diskussion darüber, was eine Person ausmacht, muss ein Verständnis davon sein, was eine Person ist und wie wir diese Definition in Bezug darauf ausrichten, was ein menschliches Wesen ist. Wenn man dies zu verstehen versucht, stößt man rasch auf die Vorstellung von Personsein. Auf den ersten Blick könnte man der Meinung sein, eine derart philosophische und theoretische Auseinandersetzung sei von person-zentrierter Pflege doch ziemlich weit entfernt. Kitwood macht nun klar, dass eine „Person" nicht dasselbe oder gleichbedeutend damit ist, „ein menschliches Wesen" zu sein (S. 48). An der Stelle könnte eine wichtige Frage zunächst einmal die sein, warum Kitwood dies tut. Von seinem moralischen und theologischen Hintergrund ausgehend erschiene viel wahrscheinlicher, dass er den Weg über den Geltungsanspruch gewählt hätte, demzufolge alle menschlichen Wesen aufgrund bestimmter metaphysischer oder nicht-materieller Umstände Personen sind. Die Wahl dieser Argumentationsroute hätte die Notwendigkeit, Inklusionskriterien für Personsein zu nennen, deutlich verringert. Da Kitwood stattdessen die Unterscheidung hervorhebt, muss er mithin Kriterien nennen und erörtern, die notwendig und hinreichend dafür sind, menschliche Wesen als Personen zu betrachten. Wer jemals versucht hat, dies zu begründen, weiß, dass eine kriterienbasierte Betrachtung von Personsein rasch mit Vielschichtigkeit überbefrachtet wird. Zu Beginn von Kapitel 1 betont Kitwood (S. 34), dass wir „Männer und Frauen mit einer Demenz in ihrem vollen Menschsein" anerkennen müssen. Um dies zu erreichen, ist es ihm zufolge hilfreich, sich mit (i) der Einzigartigkeit von Personen einschließlich der Verkörperungs-Thematik (Embodiment), (ii) der Kategorie des Personseins und (iii) der Zentralität (eines besonderen Typs) von Beziehung (S. 37) zu befassen. Die wichtigsten Merkmale, die dies untermauern, werden unten diskutiert.

„Personsein" ist der zentrale Gedanke von Kapitel 1. Kitwood definiert dies als „Stand oder Status, der dem einzelnen Menschen im Kontext von Beziehung und sozialem Sein von anderen verliehen wird" (S. 49). Hier bestehen Verbindungen zu den von Buber (1878–1965) und Levinas (1906–1995) dargelegten Vorstellungen. Für Buber besteht die „Ich-Du" Beziehung zwischen zwei Subjekten in einer Beziehung, die den „anderen" durch die Wahl eines besonderen in Beziehung Tretens bejaht (Jewell, 2011). Ein wichtiger Punkt ist, dass die Art des In-Beziehung-Seins nicht von Rollen, Macht oder organisationsbezogenem Status abhängt. Dies war ein Kitwood genehmer Gedanke, da es ihm darum ging, die Demenz herunterzuspielen und zuallererst die Person zu sehen. In ähnlicher Weise lag ihm daran, dass Pflegende ihr eigenes Personsein sehen und nicht von der Kultur ihrer Organisation oder ihrer Rolle in dieser eingeschränkt oder geformt werden. Diesbezüglich hat der erste Punkt im Rahmen der Pflege von Menschen mit Demenz die meiste Aufmerksamkeit auf sich gezogen, während der zweite Gedanke in seiner Bedeutung etwas zurückgestuft wurde. Aus meiner Sicht hat dies das Weiterkommen verzögert. Ich würde behaupten, dass Person-Zentrierung vor allem mit Kultur zu tun hat – und zwar mit einer (Organisations-)Kultur, die person-zentrierte Pflege so trägt und ermöglicht, dass sie im Rahmen der übergreifenden Kultur stattfinden kann (Dewing & McCormack, 2017). Person-zentrierte Pflege setzt voraus, dass eine person-zentrierte Kultur vorhanden ist und tatsächlich funktioniert. Deshalb werden wir am besten weiterkommen, wenn wir Person-Zentrierung als Kultur denken (McCormack & McCance, 2017), statt nur im Sinne einer Beziehung zwischen Individuen.

Während Dennett (1976) von sieben Schichten des Personseins ausgeht und Smith (2010) etwa 30 kausale Fähigkeiten skizziert, die für subjektive und objektive Aktivität erforderlich sind, hat Kitwood die Falle umschifft, Personsein in Abhängigkeit von kausalen Befähigungen anzulegen (wie beispielsweise Kognition, Willensbildung, Handlungsmacht etc.). Stattdessen hat er Personsein als ein Attribut moralischer Beziehungen zwischen Menschen platziert. Buetow (2016) zufolge wird dies häufig als relationale Konzeptionalisierung von Personsein bezeichnet. Um zu verstehen, was Kitwood zu vermitteln hoffte, ist es hilfreich, einige der philosophischen Vorstellungen (an-) zu erkennen und zu würdigen, die ihn beeinflusst haben. Auf den Einfluss Bubers (dem er zwei Seiten widmet) habe ich bereits hingewiesen. Kitwood zitiert aber auch Descartes (1596–1650) und Kant (1724–1804) sowie einen Zeitgenossen wie Post (1951–). Kitwoods Sorge um andere war solcherart, dass er eigens für die Demenzpflege die tieferen moralischen Implikationen von Handlungen und Nichthandlungen ausbuchstabierte, die Menschen in ihren sorgenden Rollen ausführen können oder nicht. Kitwoods Haltung unterscheidet sich jedoch von der Bubers dahingehend, dass er Personsein eher als Geschenk statt als moralischen Anspruch umreißt. Die hier angebotene Definition ist eine stark verwestlichte (Callegaro, 2013). Im Unterschied dazu ist Personsein für viele autochthone Menschen wie etwa die australischen Ureinwohner (McMillan et al., 2010) mit Gemeinschaft und (dem) Land verbunden. Ganz ähnlich gibt es in Südafrika das Wort „ubuntu" (oder unhu), das „Menschentum" oder „Menschlichkeit gegenüber anderen" bedeutet. Ubuntu lässt sich in einem stärker philosophischen Sinn nutzen, um den Glauben an ein universelles Band des Teilens auszudrücken, das die ganze Menschheit verbindet. Dieses Verbundensein hat in fundamentaler Weise mit moralischer Güte und moralischer Schönheit zu tun (Ikuenobe, 2016).

Im Kern versichert Ubuntu, dass die Gesellschaft und nicht irgendeine Individualität menschlichen Wesen ihre Humanität oder ihr Personsein verleiht. Ich denke, damit ist die Essenz der Kitwood'schen Definition (d.h. das Zuteilwerden von Personsein) ziemlich erfolgreich erfasst. Eze (2010) deutet an, dass wir mit der Anerkennung einer oder eines „anderen" in deren jeweiliger Einzigartigkeit und Differenz auch unser eigenes Personsein bestätigen. Interessanterweise betrachtet Eze diese Haltung als ein Ideal, obwohl er auch feststellt, dass Humanität bzw. Menschlichkeit eine Qualität ist, die wir einander schuldig sind.

Im ersten Kapitel versucht Kitwood hauptsächlich, die ethische, sozialpsychologische und neurologische Bedeutung des Personseins aus einer westlichen Perspektive zu betrachten – was für ein Eröffnungskapitel ein enorm ehrgeiziges Ziel darstellt. Deshalb sind hier zu starke Vereinfachungen komplexer Konzepte wie auch die Tendenz ihrer linearen Darstellung festzustellen. Kitwoods Definition weist mehrere wichtige Einschränkungen auf. So definiert er Personsein beispielsweise als etwas, das einem Menschen durch einen anderen verliehen oder geschenkt wird. Hier ließe sich fragen: Kann und sollte irgendjemand von uns einer/einem anderen den Status des Personseins verleihen? Und was geschieht mit anderen und unserem eigenen Sein, falls wir dies jemandem verweigern sollten? Der Stand oder Status wird hier im Kontext von Gesellschaft und Beziehung gesehen, obwohl die Natur oder der Typ von Beziehung bis darauf, dass sie Anerkennung, Achtung und Vertrauen einschließt, nicht geklärt ist (S. 37). Die genannten Attribute sind Bestandteil einer person-zentrierten Beziehung, bilden diese jedoch nicht in ihrer Vollständigkeit ab. Hierüber im Text hinauszugehen, um Kernkonzepte zu klären, ist schwierig und erfordert ein hohes Maß an Interpretation. So argumentieren etwa Baldwin et al. (2007, S. 180), aus meiner Sicht fälschlicherweise, Kitwood beabsichtige, Personsein als etwas zu zeigen, das der Person mit Demenz von anderen verliehen wird und andersherum nicht. In anderen Worten, dass es sich hier nicht um eine auf Gegenseitigkeit beruhende Beziehung handelt. Mag sein, dass es in die Irre führt, sich zu stark auf die Definition zu konzentrieren. Im Zuge meiner Lektüre der unterschiedlichen Abschnitte des Kapitels sind eine Reihe von Schlüsselkonzepten hervorgetreten, die mir bedeutsam(er) dafür zu sein scheinen, auf eine kreativere und inklusivere Weise zu bestimmen, was Personsein ist. Diese sollen nun beschrieben werden.

1.7.2 Einheit aller menschlichen Wesen

Post (2000), und das ist hilfreich, spricht diesbezüglich von moralischer Solidarität. Er votiert für eine Moral, die auf dem gründet, was alle menschliche Wesen gemeinsam haben, statt auf dem, was uns unterscheidet. Für sein Argument ist zentral, dass es den westlichen Wert der „Hyper-Kognition“ infrage stellt - oder anders gesagt, das westliche Credo, wonach die wichtigsten Eigenschaften Klarheit des Geistes und der Gedanken sind (Post, 2006). Insbesondere in diesen Zeiten, in denen viele Länder die wachsenden Kosten einer alternden Bevölkerung für den nationalen Haushalt herausstellen, kann es nur allzu leicht geschehen, dass Menschen mit Demenz von breiteren Teilen der Gesellschaft aufgrund ihrer Behinderung und ihres schwindenden Nutzens zum Sündenbock gemacht werden. Für Kitwood sind Intellektualismus und Individualismus zwei bedeutende kulturelle Einflussfaktoren des Westens, die dazu geführt haben, dass Menschen mit Demenz als geringerwertig oder als Nicht-Personen betrachtet werden. Hierfür spricht, dass Intellektualität von kognitiver Leistungsfähigkeit und kognitiven Befähigungen untermauert wird und Individualismus von Autonomie und Handlungsmacht (Higgs & Gilleard, 2016). Je mehr wir Elemente oder Kategorien des Intellektualismus (Smith, 2010) und mit Individualismus assoziierte Attribute (Torchia, 2008) einbeziehen, desto weiter marginalisieren wir Menschen mit Demenz wie auch viele andere Personen und schließen sie letztlich aus. Kitwood (1993) erinnert jedoch daran, dass wir auch etwas darüber herausfinden, wer wir sind, sofern wir uns auf die Anstrengung einlassen, die Person mit Demenz zu entdecken. Dies kann, so scheint mir, als lebendige Begegnung zwischen zwei oder mehr Personen gesehen werden - und zwar ziemlich genau in der Art, wie Levinas (1985) es dargelegt hat.

1.7.3 Inklusion

Kitwood ist für eine breiter angelegte Konzeptualisierung von Personsein eingetreten, die statt auf irgendwelchen Fähigkeiten auf persönlichen und sozialen Beziehungen und moralischer Solidarität als grundlegende Prinzipien beruht. Deshalb hat er insbesondere Inklusion als eine Voraussetzung für Beziehungen und letztlich für Personsein identifiziert. Inklusion kann hier als ein aktiver Prozess verstanden werden.

1.7.4 Beziehung

Buber (1970) unterschied zwischen zwei Typen menschlichen Aufeinanderbezogenseins: „Ich-Es“ und „Ich-Du“. Der Ich-Es Weg des Aufeinanderbezogenseins ist einer, in dem eine Person mit einer anderen auf eine distanzierte, nicht-involvierte Art in Beziehung tritt, welche die Individualität der anderen Person nicht vollständig anerkennt. Dadurch wird der/die andere weniger zur Person und sogar zum Objekt gemacht. Im Unterschied dazu schließt der Ich-Du Weg des In-Beziehung-Tretens die Begegnung mit der Person im Sinne eines genuin menschlichen Austauschs ein. Kitwood betont, dass der Ich-Es-Modus niemals über die Grenzen des Banalen und Trivialen hinauskommt (S. 50), wohingegen in der Ich-Du-Beziehung eine authentische Bindung besteht. Hier zitiert er Bubers Satz „alles wirkliche Leben ist Begegnung“ (1937, S. 11). Für Levinas (1985) ist die vornehmste Verantwortung der Philosophie die einer ethischen Verpflichtung gegenüber dem anderen und nicht etwa die Wissenserkundung. Levinas zufolge stellt die Begegnung mit anderen unsere oberste und bevorzugte Verantwortung dar. Durch diese ethische Priorität kann ich erst zum „Ich“ werden. Dieser Grundsatz hat starke Ähnlichkeit zu dem Bubers, obwohl Levinas wahrscheinlich Achtung und Verantwortung mehr betont als Gegenseitigkeit und Dialog, wie Buber dies tut. Zudem ist Bubers Ich-Du Beziehung explizit ins Bild einer Ich-Du Beziehung mit einem judäisch-christlichen Gott gefasst. Das ist ein Punkt, der von Kitwood nicht weiter reflektiert wird – und zwar weder in diesem Kapitel noch irgendwo sonst in seinem Buch.

1.7.5 Die Einzigartigkeit von Personen

Scruton (2017) betrachtet dies als die dem Menschen genuin eigene Wahrnehmung von „Ich" und „Mich". Kitwood mag sich auf Kants Vorstellung vom einzigartigen Wert der Person beziehen, die oft als Würde bezeichnet wird. Für Kant bedeutet Würde, dass Personen sowohl unendlich wertvoll wie auch unersetzbar wertvoll sind. Zagzebski (2001) legt dar, dass Personen in Bezug auf teilbare Qualitäten ihrer menschlichen Natur unendlich wertvoll sind, wohingegen ihr unersetzlicher Wert sich auf andere Aspekte des Personseins wie etwa auf ihre Persönlichkeit bezieht und, wie Harees (2012) sagt, darauf, dass sie in deutlich unterschiedlichen, selbstreflexiven und imaginativen Biografien situiert sind. Die Einzigartigkeit von Personen kann daher entweder im Individuum oder in einer Gemeinschaft oder Kultur verortet sein; in Fähigkeiten oder Attributen der Beziehung zwischen Menschen. Je nachdem, welche Werte wir hochhalten und wie wir die Einzigartigkeit von Personen verstehen, wird dies der Art und Weise Gestalt geben, wie sich die Entwicklung von Person-Zentrierung ermöglicht und person-zentrierte Pflege organisiert, verfügbar macht und evaluieren lässt. In Kitwoods Werk können wir sehen, wie er Persönlichkeit und Biografie als Kern des „die Person kommt zu erst" betrachtete.

1.7.6 Verkörperung/Embodiment

Kitwood hat beim Schreiben von *Dementia Reconsidered* den Begriff Embodiment benutzt. Er benutzte ihn jedoch in einer sehr eingeschränkten Weise. Größtenteils bezog er sich auf Embodiment im Sinne der neurologischen und mentalen Wirkungen eines Zustands oder einer Erfahrung auf den physischen Körper oder den Allgemeinzustand. Allerdings hat er an anderer Stelle das Thema Empfindungsvermögen berücksichtigt. Kurz gesagt ist Empfindungsvermögen die Kompetenz, subjektiv zu fühlen, wahrzunehmen und Erfahrungen zu machen, und unterscheidet sich von der Vernunft (der Befähigung, in einer bestimmten Weise zu denken). Möglicherweise hat Kitwood als Psychologe dazu tendiert, den Geist höher zu bewerten und seine Vorstellungen in einem Cartesianischen Modell des Dualismus von Geist und Körper verortet. Indem wir uns von Bewusstsein und Geist/Gehirn sowie Dualität weg und hin zu Körper und Embodiment bewegen, können wir ein paar neue Möglichkeiten der Inklusivität in Bezug darauf erschließen, wie wir Personsein bestimmen. Matthews (2006) betont sehr schön, dass unsere Existenz (d.h. unser Bewusstsein) als Person aus unserem Körper heraus entsteht und nicht einfach aus dem Geist. Kontos und Martin (2013) sind dem „Selbstsein" in Beziehung zu verkörperten Dimensionen weiter nachgegangen und folgern, dass die Einbindung von Embodiment zu neuen Pflegepraktiken ermutigen kann. Kontos (2005) argumentiert, dass Embodiment das Personsein aus den kognitiven Kategorien herausschält, von denen es vorgeblich abhängt. In ähnlicher Weise regt Lindemann (2014) eine Auffassung von Personsein als körperlichen Ausdruck der Gefühle, Gedanken, Begehren und Bestrebungen an, die eine von anderen erkannte menschliche Persönlichkeit ausmachen. Andere reagieren dann in bestimmter Weise auf das, was sie sehen. Da Personsein eine soziale Praxis ist, können andere diesem Autor zufolge das Personsein aufrechterhalten, auch wenn wir dies selbst nicht mehr können.

1.7.7 Vorwärts gehen …

Die Popularisierung der Kitwood'schen Definition von Personsein hat sein übergreifendes Ziel überdeckt, das auf „eine moralische Sorge um alle anderen" gerichtet ist (Dewing, 2008, S. 10). Dieser moralische Fokus ist mit Kitwoods Betonung eines relationalen Personseins und folglich seinem Gebrauch der philosophischen Ideen Bubers (Ich-Du) konform. Wenn Personen einander in einem authentischen Ich-Du-Modus begegnen, verstehen und erfahren sie die Welt potenziell auf andere Weise. Im Raum des Sich-Begegnens und Lebens gibt es ein Potential für das Personsein eines jeden, das es zu erhalten oder gar weiterzuentwickeln gilt. Kitwoods moralische Absicht zielt auf die Beseitigung jedweder künstlichen Trennung zwischen Menschen. Zudem lehnt er jedes Kriterium vehement ab, das sich auf eine kognitiv hergeleitete Intelligenz einschließlich der Rationalität stützt und beklagt den geringfügigen Anteil, der Empfindungen und Gefühlen in diesem System zuerkannt wird, wenn er sagt:

> *Menschen mit einer Demenz, für die das Leben der Emotionen oft intensiv und ohne die gewöhnlich vorhandenen Hemmungen verläuft, haben den Rest der Menschheit unter Umständen etwas Wichtiges zu lehren. (S. 31–32)*

Diejenigen mit einer intakten Kognition müssen erkennen, dass das Leben von Menschen wie „Du" und „Ich" auf andere Art oder andere Weisen gelebt werden kann und wird. Möglicherweise blicken wir, wenn wir ein Durchleben von Demenz oder ein Leben jenseits von Demenz (Swaffer et al., 2016) betrachten, auf eine radikal andere Form von Verschiedenheit in der Entwicklung der Menschheit, für die wir in solidarischer und einbeziehender Weise Verantwortung übernehmen müssen. Taylor (2011) sagt, dass „Du" und „Ich" sich in so grundlegenden Weisen voneinander unterscheiden, die wir wahrscheinlich weder ausdrücken noch erkennen und würdigen können. Entscheidend für Taylors Äußerung ist, dass, selbst wenn unsere Gehirne sich unterscheiden, jede und jeder von uns doch stets so vollständig ist, wie wir dies sein können und daher ein jeweils vollkommenes menschliches Wesen oder voll und ganz Person sind.

Es ist schwer, Personsein anders als abhängig vom Gehirn oder geistigen Bewusstsein, vom Erinnern, Selbstsein und von Vorstellungen über Entscheidungsfindung, Handlungsmacht und Autonomie zu denken. Und dennoch müssen wir genau dies tun, um neue Repräsentationen von Personsein für Menschen mit Demenz zu erschließen. Menschliche Wesen mit Demenz sind Personen, und zwar sowohl auf fundamental gleiche wie zugleich andere Weise als zuvor. Die zugrundeliegenden Erörterungen in diesem Kapitel müssen wir in Bezug auf unsere Neuerwägungen von Personsein vielleicht noch ein weiteres Mal neu ansetzen. Hierbei sind folgende Konzepte einzubeziehen:

- ein Leib-Bewusstsein
- Person-Status als moralischer Anspruch statt als Geschenk
- Würde
- eine stete Offenheit gegenüber Differenz, Verschiedenheit und „im Werden sein".

Indem wir vorwärtsgehen, müssen unsere Erkundungen diejenigen einschließen, die mit oder jenseits von Demenz leben (Swaffer et al., 2016) – derzeit sind viele dieser Menschen noch immer in den Randzonen (gehalten). Und jedes Mal, wenn eine neue Definition von Personsein in die Welt gesetzt wird, verorten wir Personsein – ob absichtlich oder unabsichtlich – in einer Philosophie, die entweder eine moralische oder metaphysische Kategorie darstellt (Higgs & Gilleard, 2016). Während das Wesen personaler Identität und des „Selbst" die Metaphysik beschäftigt, ist der Begriff in der Moralphilosophie stärker auf den moralischen Stand von Personen gerichtet. Sowohl die Psychiatrie als auch die Psychologie haben sich der Frage nach Demenz und Personsein in metaphysischen Begrifflichkeiten genähert, wohingegen das Recht und die Theologie sich mehr mit moralischen Betrachtungen von Personsein als einem grundlegenden Konzept in zahlreichen Systemen der Ethik befasst haben (Higgs & Gilleard, 2016).

1.7.8 Resümee

Indem ich mich nach zwanzig Jahren erneut den Ideen Kitwoods und seiner Definition zugewendet habe, konnte ich feststellen, dass er die Theorie einer person-zentrierten Pflege von Menschen mit Demenz vorangebracht und zudem die breitere Entwicklung der Person-Zentrierung in den Ländern des Vereinigten Königreichs und darüber hinaus beeinflusst hat. Es bleibt nach wie vor zutreffend, dass Kitwood eine Definition von Personsein vorgelegt hat, die trotz ihrer theoretischen Unstimmigkeiten weiterhin einflussreich ist. Die Prämisse, wonach Personsein ein optionales Geschenk sein kann, stellt keine belastbare Auffassung dar, auch wenn dies etwas ist, das in der realen Welt geschehen kann. Vielleicht ist es an der Zeit, damit aufzuhören, nach einer speziellen Definition von Personsein für menschliche Wesen zu suchen, die mit Demenz leben. Stattdessen sollten wir in der Sehnsucht danach, Einigkeit und Inklusion zu erreichen, den Blick vielleicht nicht nur auf Personen, die mit Demenz leben, sondern auch auf allgemeinere Betrachtungen von Personsein richten, welche die von uns allen geteilte Humanität erfassen – egal, welcher Art unser individuelles oder kollektives In-der-Welt-Sein ist.

1.7.9 Punkte, die ein Nachdenken lohnen

- Wie würden Sie die Entwicklung der philosophischen Ideen zusammenfassen, die seit Kitwoods Definition hervorgetreten sind?
- Was könnten die kommenden 10–20 Jahre an Herausforderungen erbringen bezüglich unserer Vorstellung von Personsein?
- Mit welchen Argumenten würden Sie die Forderung nach einer universellen Definition von Personsein begründen, die Menschen mit Demenz einschließt (aber nicht demenzspezifisch ist)?

2 Demenz als psychiatrische Kategorie

Tom Kitwood

Eine Person, die Demenz hat, ist von zwei parallel verlaufenden Arten von Veränderung betroffen. Erstens ist da das allmählich fortschreitende Versagen geistiger Kräfte, wie Gedächtnis, Denken und Verstehen. Vieles kann hier unmittelbar der Tatsache zugeordnet werden, dass das Gehirn weniger effizient ist. Seine Funktion hat nachgelassen, und gewöhnlich liegt auch ein regelrechter Abbau seiner Struktur vor. Zweitens gibt es Veränderungen im sozialpsychologischen Umfeld – in Mustern von Beziehung und Interaktion:

> *George, der extrem höflich und freundlich zu sein pflegte, zeigt bisweilen erhebliche Verwirrtheit und sagt gelegentlich Dinge, die seine früheren Freunde als beleidigend empfinden. Manche von ihnen wissen nicht, wie sie mit Georges scheinbarer Grobheit und Unberechenbarkeit umgehen sollen und verhalten sich daher ihm gegenüber anders. Er wiederum muss nun Wege finden, um mit ihrem veränderten Verhalten zurechtzukommen usw.*

Zwischen den beiden Arten von Veränderung – der neurologischen und der sozialpsychologischen – lässt sich natürlich unmöglich unterscheiden. Es kann jedoch kein Zweifel daran bestehen, dass der zur Demenz führende Prozess, wie er dann eintritt, eine Folge von beiden ist.

Die mit der Psychiatrie verbundenen wissenschaftlichen Disziplinen haben der ersten Art von Veränderung intensive und ins Detail gehende Aufmerksamkeit gewidmet, während sie die zweite Art nahezu vollständig vernachlässigt haben. In der Folge wurden große Fortschritte bei der Erhellung der Neuropathologie, Biochemie und Genetik der Demenz erzielt, und gegenwärtig verfolgt man in der Forschung mehrere vielversprechende Richtungen. Versuchen die auf diesem Gebiet Tätigen jedoch ein umfassenderes Bild, komplett mit Hypothesen über die Ursache zu liefern, sind sie weniger erfolgreich. Das von ihnen geschaffene Rahmenwerk, von mir als „Standardparadigma" bezeichnet, weist mehrere schwere, sowohl empirische als auch konzeptionelle Brüche auf und verfällt bisweilen in eklatanten Reduktionismus. Leicht findet man einzelne Forschungsarbeiten überzeugend und wird dann dazu verführt, das Paradigma als Ganzes zu akzeptieren.

Zweck dieses Kapitels ist es, einiges aus der relevanten Forschung zusammenzufassen und auf die wirklichen Fortschritte der Psychiatrie auf diesem Gebiet hinzuweisen. Gleichzeitig werde ich einige der Schwächen des Standardparadigmas offenlegen. In den Kapiteln 4, 5 und 6 wird die Sozialpsychologie der Demenz untersucht. Meine Hoffnung ist, dass die drei Kapitel zusammengenommen für ein vollständigeres Bild des Demenzprozesses sorgen, als das gewöhnlich gebotene. Dies wird nicht nur von theoretischem Wert sein, sondern uns auch deutlicher zu erkennen helfen, was Demenzpflege beinhaltet.

2.1 Einiges zur Definition

Inzwischen herrscht generelle Übereinstimmung, dass der Begriff „Demenz" auf eine weitgefasste deskriptive Art verwendet werden sollte, um auf eine klinisch identifizierte Erkrankung hinzuweisen; er bezieht sich auf die ganze Person und nicht auf das Gehirn (Hart & Semple, 1990). Eine der am weitesten anerkannten Definitionen wurde 1984 von einer Arbeitsgruppe von Neurowissenschaftlern und Ärzten in den USA ausgearbeitet:

> *Demenz ist das Nachlassen des Gedächtnisses und anderer kognitiver Funktionen im Vergleich zu früheren Funktionsniveaus des Patienten, bestimmt durch eine Anamnese nachlassender Leistung und durch Anomalien, die anhand der klinischen Untersuchung und neuropsychologischer Tests festgestellt werden. Die Diagnose Demenz kann nicht gestellt werden, wenn das Bewusstsein beeinträchtigt ist oder wenn andere klinische Anomalien eine adäquate Beurteilung des Geisteszustandes verhindern. Demenz ist eine auf Verhalten beruhende Diagnose und kann nicht durch einen Gehirn-Scan, ein EEG oder andere Laborinstrumente bestimmt werden, obwohl sich durch diese Mittel spezielle Ursachen der Demenz identifizieren lassen. (McKhann et al., 1984, S. 940)*

Der deutlichste Hinweis auf eine Demenz besteht demnach darin, dass die kognitive Leistung eines Individuums von einem früheren Niveau aus betrachtet gesunken ist. Als Faustregel liegt wahrscheinlich eher eine Demenz vor, wenn eine Person ein Nachlassen des Gedächtnisses und wenigstens einer der kognitiven Hauptfunktionen, z. B. des Verstehens, des Urteilsvermögens oder des Planens, zeigt. Ein gewisser Grad an Gedächtnisverlust ist, wenn er isoliert auftritt, unter Umständen relativ gutartig (Kral, 1962; Burns & Forstl, 1994). Die Eingangsdiagnose einer möglichen Demenz lässt noch immer die Frage offen, welche psychologischen und pathologischen Prozesse daran beteiligt sein könnten. Die primären Demenzen sind diejenigen, die eindeutig mit einer Schädigung des Hirngewebes in Zusammenhang stehen; die sekundären Demenzen sind diejenigen, die mit anderen pathologischen Befunden oder physiologischen Störungen einhergehen.

In der allgemeinen Diskussion gilt eine Demenz als *leicht*, wenn eine Person noch immer die Fähigkeit hat, allein zurechtzukommen. Bei *mittlerer* Demenz bedarf es gewisser Hilfe bei der Bewältigung der gewöhnlichen Lebensführung, und eine *schwere* Demenz besteht, wenn dauerhaft Hilfe und Unterstützung erforderlich sind. Auf einem eher technischen Niveau wurden verschiedene Versuche unternommen, den Grad an Demenz im Sinne von Stadien zu definieren. Einer der am gründlichsten ausgearbeiteten ist das von Barry Reisberg und Mitarbeitern erstellte Schema. Darin wird Demenz in sieben Stadien „allgemeiner Verschlechterung" gesehen, die in einem Zustand extremer Abhängigkeit und extremen Verlustes psychomotorischer Fertigkeiten kulminieren (Reisberg et al., 1982). Skalen bzw. Schemata wie dieses sind hilfreich, indem sie die Aufmerksamkeit auf die genaue Natur der Behinderungen einer Person zentrieren. Sie können jedoch insofern irreführend sein, als sie sich oft auf einen simplen neurologischen Determinismus zurückgenommen zu haben scheinen, während sie die Sozialpsychologie vernachlässigen. Wie viele Skalen bzw. Schemata, die zum Strukturalismus neigen, indem sie auf allgemeine Charakteristika schauen, verschleiern sie außerdem leicht die Einzigartigkeit von Personen. Auf populärem Niveau wurden die Definitionsfragen von etwas verschleiert, das als „Alzheimerisierung" der Demenz bezeichnet werden könnte. Vor 25 Jahren war der Name von Alois Alzheimer nur einer Handvoll Spezialisten bekannt, und die bedeutendsten Demenzen des Alters wurden oft als Senilität bezeichnet. Heute ist Alzheimer ein geläufiger Begriff; es gibt Alzheimer-Gesellschaften in vielen Ländern, und es gibt eine Weltvereinigung – Alzheimer International.

Es bedurfte weder zusätzlichen Datenmaterials, um Senilität in Alzheimer zu verwandeln, noch gab es eine wissenschaftliche Paradigmenverschiebung. Die Veränderung ergab sich als Folge mehrerer pragmatischer Entscheidungen, die in dem Versuch getroffen wurden, finanzielle Mittel zur neurowissenschaftlichen

Forschung anzuziehen, und dem bemerkenswerten Erfolg der Lobby-Arbeit für Herzerkrankungen und Krebs folgten (Fox, 1989). In den USA wurde die Alzheimer-Krankheit in den frühen 70er Jahren nicht mehr als Begriff im Zusammenhang mit der Pathologie einer früh einsetzenden Form von Demenz, sondern auf Demenz als Ganzes angewendet. Darüber hinaus wurde sie zur vierthäufigsten Todesursache in den USA erklärt – wobei zwischen „sterben mit“ und „sterben durch“ eine zur Demenz führende Erkrankung verwechselt wurde. Diese Neubenennung erwies sich weltweit als äußerst populär. Vielleicht nahm sie einiges von dem Stigma, das mit dem Senilwerden einherging, und implizierte, dass es da eine medizinische Erkrankung gab, für die eines Tages ein Heilverfahren gefunden werden könnte. Dagegen haben wir im Sinne der Nomenklatur nun die ziemlich unbefriedigende Situation, dass „Alzheimer-Krankheit“ zwei verschiedene Bedeutungen hat. Umgangssprachlich ist es ein allgemeiner Begriff als Ersatz für Senilität, und in der biomedizinischen Wissenschaft und der Psychiatrie ist es ein Terminus technicus für eine weitgefasste pathologische Kategorie.

2.2 Neuropathologie und Demenz

Das Studium menschlichen Nervengewebes war das gesamte 20. Jahrhundert hindurch ein kontinuierlich verfolgtes Projekt. Selbst 1907, zu der Zeit, als Alzheimer seine berühmten Forschungen durchführte, war die mikroskopische Untersuchung dünner Hirnschnitte, vorschriftsmäßig „fixiert“ und gefärbt, eine etablierte Technik (Berrios & Freeman, 1991). Detaillierte Arbeit an der Hirnstruktur gewann in den sechziger Jahren mit bedeutenden, wie etwa den durch die Newcastle-Gruppe in Großbritannien durchgeführten, Forschungsarbeiten an Gewicht (Blessed et al., 1968; Tomlinson et al., 1970). Wir haben jetzt ein hochkomplexes Bild der verschiedenen Arten von Erkrankung und degenerativem Prozess, die mit Demenz einhergehen. Die drei inzwischen anerkannten Hauptkategorien sind: Alzheimer-Typus, vaskulärer Typus und gemischter Typus, bei dem die beiden zuerst genannten Formen zusammen vorkommen.

2.2.1 Pathologie vom Alzheimer-Typus

Drei Merkmale zeichnen diese Kategorie aus. Erstens gibt es einen allgemeinen Verlust an Neuronen und daher auch an synaptischen Verbindungen. In gewissen Regionen des Kortex können bei schwerer Demenz 40 % aller Neuronen verlorengegangen sein. Zweitens besteht eine globale Atrophie des Gehirns, die sich als Schrumpfen des äußeren Volumens und Vergrößerung der inneren, ehemals liquorgefüllten Ventrikel zeigt. Drittens gibt es gewisse Anzeichen der Zellstrukturdegeneration, die auf mikroskopischem Niveau sichtbar werden. Die am besten bekannten Zeichen sind senile (neuritische) Plaques und Alzheimer-Fibrillen (Tangles oder Neurofibrillenbündel), wobei es nicht die einzigen sind. So wurde beispielsweise in letzter Zeit den Lewy Bodies, die seit längerem in den Gehirnen von an der Parkinson-Krankheit Verstorbenen gefunden worden sind, große Aufmerksamkeit gewidmet, und manche Autoritäten ziehen es heute vor, aus der Lewy-Body-Krankheit eine eigene Kategorie zu machen, um Fälle hervorzuheben, in denen diese das vorherrschende Merkmal sind (Shergill & Katona, 1996).

Obwohl es in der Pathologie vom Alzheimer-Typus keine altersabhängigen Unterschiede gibt, haben viele Untersucher Aufmerksamkeit auf die Heterogenität der Erkrankung gelenkt (Boller et al., 1992). Eine mögliche Erklärung ist, dass ein einziger Krankheitsprozess bei verschiedenen Individuen zu verschiedenen Ergebnissen führt. Eine andere und wahrscheinlichere Erklärung ist, dass „Alzheimer-Krankheit“ eine Art Oberbegriff ist, der in Wirklichkeit mehrere verschiedene, noch zu differenzierende pathologische Prozesse abdeckt.

2.2.2 Pathologie vom vaskulären Typus

Diese Kategorie umfasst alle Fälle, in denen die Demenz im Zusammenhang mit einer zerebrovaskulären Krankheit und damit einer verringerten Blutzufuhr in Bereichen des Gehirns steht. Die Forschung hat gezeigt, dass es entsprechend den betroffenen Hirnanteilen und je nach der Art der in ihrer Funktion versagenden Gefäße mehrere Hauptformen von Gefäßpathologie gibt (O'Brien, 1994). Durch Ablagerung von Amyloid, das dem in neuritischen Plaques gefundenen sehr ähnlich ist, kann es in größeren oder kleineren Arterien oder in Kapillaren zu einem Verschluss gekommen sein. Die häufigeren Formen einer vaskulär bedingten Demenz umfassen Schäden der grauen Hirnsubstanz. In manchen Fällen ist jedoch hauptsächlich die weiße Hirnsubstanz betroffen; diese Erkrankungen, zu denen auch die als Morbus Binswanger bekannte gehört, erhielten die allgemeine Bezeichnung Leukoariose. Als Multiinfarkt-Demenz wurden diejenigen Erkrankungen bezeichnet, bei denen die Gefäßschädigung eine Form angenommen hat, die einer Abfolge winziger Hirninfarkte sehr ähnlich ist. In den meisten Fällen geht die Gefäßpathologie wie bei der Alzheimer-Krankheit mit Hirnatrophie einher. Spezifische Regionen, in denen es infarktbedingt zu Schäden gekommen ist, lassen sich unter Umständen durch einen Scan entdecken.

Der Begriff „vaskuläre Demenz" deckt demnach ein weites Spektrum ab. Am einen Ende stehen Erkrankungen, die sich auch als kleinere Hirninfarkte klassifizieren ließen, während am anderen Ende der Schaden eher generalisiert ist und mit einem klinischen Bild einhergeht, das dem der Alzheimer-Krankheit sehr ähnlich ist. Besteht eine Gefäßpathologie im Hirngewebe, so gibt es nahezu immer ein allgemeineres Problem mit dem Herz-Kreislauf-System.

2.2.3 Pathologie vom „gemischten" Typus

Seit den grundlegenden neuropathologischen Untersuchungen der sechziger Jahre ist erkannt worden, dass die Gehirne mancher an Demenz Verstorbener sowohl die Zeichen des Alzheimer-Typus als auch pathologische Befunde der Gefäße zeigen. Es ist jedoch schwierig, das tatsächliche Ausmaß zu bestimmen, in dem jeder Typus zum Versagen der Hirnfunktion beigetragen hat. Dies gilt vor allem für die Gefäßpathologie, da manche Gehirne bekanntermaßen erhebliche, durch diese Ursache ausgelöste Schäden zu ertragen vermögen. Es überrascht daher nicht, dass Schätzungen des Anteils von Gehirnen an der „gemischten" Kategorie mit Werten von 4% bis 23% weit auseinandergelegen haben (O'Brien, 1994). Grob verallgemeinernd zeigt ein Gehirn umso wahrscheinlicher auch Anzeichen einer Gefäßpathologie, je älter die Person mit Alzheimer-Krankheit bei ihrem Tod war.

Über die drei Hauptkategorien hinaus gibt es viele andere Ursachen einer Schädigung der Hirnstruktur:

- degenerativ (z.B. Pick'sche Krankheit, Pathologie des Frontallappens),
- infektiös (z.B. Creutzfeld-Jakob-Krankheit, Meningitis, Neurosyphilis, HIV-Enzephalopathie),
- toxisch (z.B. äthylische Enzephalopathie, Vergiftungen durch Metalle wie Blei, Cadmium und Quecksilber oder durch neuroaktive organische Verbindungen).

Zur jüngeren Diskussion von Neurotoxinen, deren Bedeutung unter Umständen ernsthaft unterschätzt wurde, siehe Purdey (1994) und Holden (1996). Schließlich gibt es den Verlust von Neuronen als Folge eines schweren, das gesamte Gehirn betreffenden Schadens, ob durch eine einzelne, schwere Kopfverletzung oder durch wiederholte kleinere Verletzungen, wie beim Boxen.

Es wurde unterschieden zwischen Demenzen vom kortikalen Typus, bei denen man die hauptsächliche Pathologie in der Hirnrinde vermutete, und denen vom subkortikalen Typus, die mit einem Schaden in den tieferen (subkortikalen) Regionen einhergehen. Die drei häufigsten Formen von Demenz liegen dieser Klassifikation zufolge in der erstgenannten Kategorie. Die Hauptpunkte in der letztgenannten Kategorie sind Demenzen in Verbindung mit Morbus Parkinson, Chorea Huntington, Morbus Wilson, progressiver supranukleärer Lähmung und Multipler Sklerose (Miller & Morris, 1993). Die Unterscheidung zwischen kortikal und subkortikal ist jedoch irreführend, da die meisten Demenzen mit pathologischen Befunden sowohl in kortikalen als auch in subkortikalen Regionen einhergehen. Tatsächlich kann einer der Schlüssel zur Lösung des Geheimnisses um die Alzheimer-Krankheit in der Schädigung jener Neuronen liegen, die ihre Zellkörper im Stammhirn und im Mittelhirn haben und in die Hirnrinde ziehen (Hart & Semple, 1990; Jobst, 1994).

Es besteht eine beträchtliche Abweichung unter den Forschungsergebnissen hinsichtlich des relativen Anteils der verschiedenen Typen von Pathologie. Älteres Datenmaterial zeigte typischerweise eine Verteilung, wie sie in **Tabelle 2-1** wiedergegeben wird (Albert, 1982). Jüngere Zahlen, die die Lewy-Body-Erkrankung als eigene Kategorie abtrennen, zeigt **Tabelle 2-2** (McKeith, 1995).

2.3 Genaueres zur Neuropathologie und Demenz

Vor allem, wenn sie durch fotografisches Beweismaterial gestützt werden, tendieren einfache neuropathologische Beschreibungen dazu, den Eindruck zu vermitteln, die „organische" Grundlage von Demenz sei eine einfache und klar umrissene Angelegenheit. Die Wirklichkeit ist sehr weit davon entfernt.

Alle üblichen Formen neuropathologischer Befunde, die mit den wichtigsten Formen von

Tabelle 2-1: Verteilung pathologischer Typen in Verbindung mit Demenz – ältere Sichtweise

Pathologischer Typus	%
Alzheimer	50
Vaskulär	10–15
Gemischt	10–15
Andere	bis 100

Tabelle 2-2: Verteilung pathologischer Typen in Verbindung mit Demenz – Lewy-Body-Pathologie differenziert

Pathologischer Typus	%
Alzheimer	50
Lewy-Body	20
Vaskulär	10
Gemischt (die drei oben genannten Typen)	10
Andere	10

Demenz einhergehen, finden sich auch in den Gehirnen von Menschen ohne kognitive Beeinträchtigung. Selbst ein Grad an Hirnatrophie, wie er anhand einer Computertomographie (CT-Scan) gemessen wird, findet sich bei einem kleinen Teil „normaler" Personen (Jacoby & Levy, 1980; Burns et al., 1991). Demnach besteht eindeutig keine Möglichkeit, dass die Alzheimer-Demenz oder die vaskuläre Demenz dem Schlüsselkriterium einer klassischen Krankheit entsprechen, demzufolge nämlich in allen Fällen, in denen Symptome auftreten, bestimmte pathologische Merkmale vorliegen sollten, und dass in den Fällen, in denen keine Symptome auftreten, auch keine pathologischen Merkmale vorliegen sollten. Die Dinge werden sogar noch komplizierter, wenn wir das Fehlen tragfähiger und in sich schlüssiger Korrelationen zwischen dem an der lebenden Person gemessenen Grad an Demenz und dem Ausmaß postmortaler neuropathologischer Befunde berücksichtigen. Die Korrelationen sind besonders schwach beim neuritischen Plaque, der in der grauen Hirnsubstanz relativ weit verbreitet ist (Kitwood, 1987; Nagy et al., 1995). Es ist demnach zweifelhaft, ob irgendeine der beiden Hauptgruppen der primären Demenz auch nur dem bescheidensten Kriterium eines Syndroms entspricht, demzufolge nämlich eine schlüssige Verbindung zwischen Symptomen und irgendwelchen biologischen Markern bestehen sollte (Terry, 1992).

Die größten Schwierigkeiten in der Begründung treten bei denjenigen auf, bei denen festgestellt wurde, dass sie klinischen oder neuropsychologischen Kriterien von Demenz entsprechen, an deren Gehirnen jedoch postmortal keine über die für ihre Altersgruppe normalen Befunde hinausreichenden neuropathologischen Befunde beobachtet werden. In verschiedenen Studien variiert dieser Anteil, wobei der höchste angegebene Wert 34 % beträgt (Homer et al., 1988). Ein Weg zur Rettung der Situation besteht in der Vermutung, die Ausgangsdiagnose sei falsch gewesen, und im Schaffen einer Kategorie der „Pseudodemenz", bei der die mentale Beeinträchtigung als funktionell bezeichnet wird (Arie, 1983). Die Schwierigkeit bei diesem Schachzug liegt jedoch darin, dass er das gesamte diagnostische Verfahren fragwürdig macht, weil es offensichtlich unfähig war, zwischen echten Fällen und „Pseudofällen" zu differenzieren.

Selbst auf neuropathologischer Ebene gibt es kein klares Kriterium für einen „Goldstandard" der Demenz. Wie wir gesehen haben, werden bei der mikroskopischen Untersuchung von Hirnschnitten mehrere Marker für die Degeneration von Nervengewebe sichtbar, und durch einen Scan lassen sich Zeichen einer generellen Atrophie beobachten. Da zwischen denen mit und denen ohne Demenz ein Kontinuum besteht, bedarf es der Feststellung, welche Marker an welchen Orten des Gehirns als relevant anzusehen sind, und dann muss willkürlich die minimale Intensität spezifiziert werden, die eine bestimmte Erkrankung definiert. Vor über 10 Jahren wurden Versuche unternommen, solche Kriterien zu definieren, diese wurden jedoch nicht durchweg verfolgt (Hart & Semple, 1990). Vor kurzem wurde sogar vorgeschlagen, dass die Grenzpunkte nun angepasst werden sollten, um neues genetisches Datenmaterial aufnehmen zu können (Roses, 1995). Die Vorstellung, dass die wahre Diagnose aller Fälle zutage tritt, wenn das Gehirn erst einmal postmortal untersucht wird, ist sicherlich nicht korrekt.

Innerhalb der biomedizinischen Wissenschaft wurden hauptsächlich zwei Hypothesen vorgetragen, um die Korrelationsanomalien zu erklären. Der besser bekannten und älteren Sichtweise zufolge besteht unter Umständen ein Schwelleneffekt, das heißt, es kommt ein Punkt, an dem der Verlust von Neuronen oder, genauer gesagt, an synaptischen Verbindungen in Kernbereichen des Gehirns so groß ist, dass eine normale Funktion beeinträchtigt wird und Demenz nachfolgt (Blessed et al., 1968). In letzter Zeit wurde jedoch eine weitere Hypothese vorgetragen, der zufolge der entscheidende Unterschied im Ausmaß des neuronalen Verlustes liegt. Kim Jobst und seine Mitarbeiter, die eine der weltweit größten prospektiven Studien unternommen haben, präsentieren Belege aus ihrer Scan-Arbeit, denen zufolge die Atrophie im medialen Temporallappen bei Menschen mit Alzheimer-Krankheit etwa 10mal schneller als bei Kontrollpersonen verläuft (Jobst, 1994). Die Vermutung ist, dass das Gehirn eine Art katastrophaler Veränderung durchmacht, obwohl der Grund dafür rätselhaft bleibt. Viele haben vorgeschlagen, dass unter Umständen psychische Faktoren wie Stress oder depressive Reaktionen auf einen Verlust beteiligt sein können. Schließlich beginnen sich auch Beweise für die Stress-Hypothese zu zeigen (O'Dwyer & Orrell, 1994).

2.4 Demenz diagnostizieren

In einem individuellen Fall die Diagnose Demenz zu stellen und, mehr noch, eine Vorstellung von der damit einhergehenden Pathologie zu bekommen, ist eine sehr schwierige Aufgabe. Es ist sattsam bekannt, dass Allgemeinmediziner, klinische Psychologen, Psychiater und Neurologen in ihren Meinungen differieren. Viel hängt natürlich von der Art des betrachteten Beweismaterials und vor allem davon ab, wieviel Gewicht den Gedächtnisstörungen beigemessen wird. Viele einfache psychologische Methoden wie der Mini-Mental-Status (Folstein et al., 1975) oder der Abbreviated Mental Test (Jitapunkel et al., 1991) bieten einfach nur eine grobe Schätzung des Leistungsvermögens zu einem bestimmten Zeitpunkt. Sie haben keine Möglichkeit, die früheren Niveaus einer Person in Bezug auf ihre Erziehung und die Fertigkeiten, die sie entwickelt hat, zu berücksichtigen. Bis zu einem gewissen Umfang gilt diese Kritik auch für die ausgefeilteren Testverfahren wie etwa den CAMDEX (The Cambridge Examination for Mental Disorders of the Elderly) (Roth et al., 1988). Andererseits müssen sich Tests, die auf einen langfristigen Abbau abheben, auf retrospektive Berichte der Verwandten verlassen. Dabei treten unter Umständen vielfältige Verzerrungen auf, z.B. in Bezug auf ihre Idealisierung der Vergangenheit oder auf ihre Ängste vor der Gegenwart (Jorm et al., 1991). Ein generelles Problem beim Stellen der Diagnose „Demenz" ist die Tatsache, dass eine Depression, die in rund 5 bis 10 % aller älteren Menschen mittel bis schwer sein kann, oft mit einem gewissen Grad an kognitiver Beeinträchtigung einhergeht (Hart & Semple, 1990). Unter denen, die lange Zeit in einer Einrichtung verbracht haben und mit dem Label Demenz versehen wurden, ist unter Umständen eine beträchtliche Anzahl, deren Ausgangsschwierigkeiten von einer Depression herrühren, die niemals erkannt oder behandelt worden ist.

Die allgemeine Diagnose Demenz ist demnach nie absolut klar, ob sie nun auf klinischer Beurteilung oder auf psychologischer Testung beruht. Mit den bestehenden Methoden lassen sich bestenfalls behandelbare Erkrankungen identifizieren. Auch hinsichtlich der Differentialdiagnose innerhalb der primär degenerativen Demenz gibt es viele Schwierigkeiten. Das Erkennen von Multiinfarkterkrankungen ist indessen ein Bereich, auf dem ein gewisser Fortschritt erzielt wurde. Ein Set von 13 Indikatoren, darunter die am besten bekannten „abrupter Beginn", „schrittweiser Abbau", „Apoplex-Episoden in der Anamnese", „neurologische Herdsymptome" und „relativ geringe offensichtliche Persönlichkeitsveränderung", lassen sich zu einem „Ischämie-Index" kombinieren, der in einer gewissen Verbindung mit dieser Art von Gefäßpathologie steht, wie sie in postmortalen Untersuchungen identifiziert wurde (Swanwick et al., 1995). Es ist jedoch Vorsicht geboten. Ein hoher Ischämie-Index spricht nicht notwendigerweise für eine vaskuläre Demenz, weil sich nicht eindeutig feststellen lässt, inwieweit der Gefäßschaden unter Umständen die Beeinträchtigung der Gehirnfunktion verursacht. Andererseits deutet ein niedriger Index stark darauf hin, dass die Demenz nicht mit einer zerebrovaskulären Pathologie in Verbindung steht.

Die üblicheren Formen des Gehirn-Scans, vor allem die Computertomographie, können einige strukturelle Veränderungen wie eine allgemeine Atrophie, kleine Infarktregionen oder das Vorliegen eines Tumors deutlich zeigen. In Bezug auf die Pathologie vom Alzheimer-Typus stehen allgemeine Verfahren für den Einsatz des Scans zur Unterstützung der Diagnostik jedoch gerade erst am Anfang der Entwicklung. Die diagnostische Genauigkeit scheint am besten zu sein, wenn die beiden Hauptformen des Scanning kombiniert werden: diejenigen, welche Daten über die Hirnstruktur liefern, und diejenigen, die Daten zu einem Aspekt des Hirnstoffwechsels ergeben (Jobst, 1995; Alzheimer's Disease Society, 1996). Dies ist jedoch ein sehr teures Verfahren und wird wahrscheinlich eher in der Forschung als in der allgemeinen diagnostischen Praxis eingesetzt.

In Bezug auf die Diagnose besteht nun allerseits eine größere Offenheit. Allmählich wird annehmbar, dass einer Person ihre Diagnose mitgeteilt wird und dass sie dann Hilfe beim Akzeptieren der sich daraus ergebenden Konsequenzen erhält. Teilweise ist dies eine Folge besserer diagnostischer Verfahren, und teilweise ergibt es sich daraus, dass das Stigma, welches die Demenz umgibt, allmählich aufgelöst wird. Im Parallelfall von Krebs wurde die Diagnose gewöhnlich durch Heimlichtuerei verborgen, aber die Normen haben sich radikal verändert. Dies war zweifellos von Vorteil und mag sogar zu der größeren Häufigkeit einer Heilung beigetragen haben. Wir wissen nicht, wie die Auswirkung bei Demenz sein mag; zumindest sorgt es bei vielen Menschen wahrscheinlich für eine ehrlichere und überlegtere Hinwendung zu einem realistischeren Lebensstil.

2.5 Die Untersuchung der Prävalenz

Populärliteratur über Demenz vermittelt oft den Eindruck, Angaben zur Prävalenz seien gut gesichert, obwohl die Wirklichkeit weit davon entfernt ist. Die vielen im Verlauf der vergangenen rund 30 Jahre durchgeführten statistischen Erhebungen weichen sehr stark voneinander ab. Die Angaben zur Gesamtprävalenz für die Gruppe der über 65-Jährigen in einzelnen Gesellschaften variieren zwischen etwa 2% und 20%. Bei leichter Demenz ist die Spannbreite sogar noch größer, wobei der niedrigste Wert 3% und der höchste 64% beträgt (Ineichen, 1987; Hart & Semple, 1990). Zunehmend besteht Übereinstimmung dahingehend, dass die Gesamtprävalenz in Industriegesellschaften um die 7% herum betragen kann und dass sich die Gesamtzahl der Menschen mit klar erkennbarer Demenz in Großbritannien den 700 000 nähert (Alzheimer's Disease Society, 1996). Schätzungen hinsichtlich der weltweiten Prävalenz sind extrem schwierig; die hin und wieder angegebene Zahl von 15 Millionen beruht auf einer sehr schütteren empirischen Grundlage.

Die Abweichungen in den Angaben zur Prävalenz lassen sich teilweise in einfacher empirischer Hinsicht erklären (Ineichen, 1987). Die Stichproben waren im Allgemeinen klein und zählten typischerweise ein paar hundert Personen in einer ganzen statistischen Erhebung. Die Verweigerungsquoten tendieren zu recht hohen Werten, in manchen Fällen in der Größenordnung von 20%. Statistische Erhebungen auf kommunaler Ebene lassen Personen, die sich bereits in Langzeitpflege befinden, gewöhnlich aus. Studien, die auf medizinischen Diensten und auf Sozialdiensten beruhen, können Personen, die sich außerhalb ihres Spektrums befinden, nicht hinreichend berücksichtigen.

Es gibt auch viele Probleme hinsichtlich der eher behelfsmäßigen diagnostischen Tests, die bei Prävalenzstudien Anwendung finden. Klinische Beurteilungen müssen selbst im günstigsten Fall viele Aspekte des Status einer Person berücksichtigen und implizite Entscheidungen darüber enthalten, wie kognitive und nichtkognitive Faktoren zu gewichten sind. Die zuverlässigsten Standardtests konzentrieren sich ausschließlich auf kognitive Beeinträchtigungen (Blessed et al., 1991). Tests des Kurzzeitgedächtnisses sind besonders leicht anzuwenden, neigen jedoch zu höheren Prävalenzwerten als

Tests, in denen mehrere Größen abgefragt werden, zum Teil, weil sie die Grenzen zwischen Demenz und einfacher Gedächtnisstörung verwischen. Die Übersetzung von Tests aus einer Sprache in die andere beinhaltet oft eine verborgene kulturelle Verschiebung. Wirklich jede Prävalenzforschung beruht auf „Momentaufnahmen" und berücksichtigt in keiner Weise den aktuellen Verlauf einer Demenz in individuellen Fällen.

Die Prävalenz ist eindeutig altersabhängig. In einer Meta-Analyse - eine statistische Kombination getrennter Studien - wird dargelegt, dass sich die Gesamtprävalenz unter Umständen alle 6 Lebensjahre verdoppelt (Ritchie et al., 1992). Bei etwa 15 % der über 85-Jährigen könnte eine Demenz erwartet werden. Geschlechtsabhängig scheint es kleine Unterschiede in der Prävalenz zu geben, wobei möglicherweise die Alzheimer-Pathologie häufiger bei Frauen und die vaskuläre Pathologie häufiger bei Männern auftritt. Dieser Unterschied mag seinerseits in Bezug zum Alter stehen. Die Wahrscheinlichkeit, dass jemand eine Alzheimer-Krankheit entwickelt, ist unter Umständen am höchsten, wenn der bzw. die Betreffende Mitte 80 ist, während die Wahrscheinlichkeit, eine gefäßbedingte Demenz zu bekommen, weiterhin mit dem Alter steigt; hier tragen die Männer ein etwas größeres Risiko (Skaog et al., 1993).

Es gibt nur sehr wenige gründliche transkulturelle oder quer durch eine Gesellschaft reichende Studien zur Prävalenz. Die bislang vielleicht beste ist ein Vergleich zwischen New York und London, bei der jeweils exakt dieselben Kriterien verwendet wurden und im Verlauf der Studie sogar ein Cross-over der Untersucher stattfand (Gurland et al., 1983). Für alle Altersgruppen und Schweregrade fanden sich in New York höhere Prävalenzraten als in London. Manche Forschungsergebnisse lassen vermuten, dass die Prävalenzraten unter Personen mit höherem Bildungsgrad und in höheren sozioökonomischen Klassen niedriger sind (Orrell, 1995). Mit Forschungsergebnissen wie diesen fällt es leicht, sich voreilig auf vereinfachende Interpretationen zu stürzen. Die allgemeine Epidemiologie legt nahe, dass die meisten Krankheiten bildungs- und klassenabhängig, mit anderen Worten, im Kontext sozialer Ungleichheit angesiedelt sind. Die Demenz bildet da keinerlei Ausnahme, weil viele der Risikofaktoren wahrscheinlich für diejenigen von größerer Bedeutung sind, die relativ arm sind und gefährlichere oder mehr Behinderungen auslösende Tätigkeiten wahrgenommen haben.

2.6 Depression und Demenz

Mit fortschreitender Forschung erscheint die Beziehung zwischen diesen beiden Erkrankungen zunehmend komplex. Der Begriff „Depression" umfasst ein ebenso weites Spektrum wie der Begriff „Demenz" (Ames et al., 1990). Zum Teil ist dies ein artifizielles Problem, das sich aus der Art, in der diagnostische Kategorien geschaffen wurden, ergibt. Sowohl Depression als auch Demenz beinhalten neurochemische Veränderungen, und manche Formen der Depression können mit einer Schädigung der Nervenstruktur auf subkortikaler Ebene einhergehen (Forstl et al., 1993).

Die üblichen Symptome der Depression sind wohlbekannt: eine herabgesetzte Stimmungslage, Lethargie, Verlust des Interesses am Leben, ein Mangel an Selbstvertrauen und Selbstachtung. Es wurde geschätzt, dass unter denjenigen mit einigermaßen klarer Diagnose einer primären Demenz etwa ein Drittel zu einem gewissen Zeitpunkt Zeichen einer Depression zeigen, und bei etwa einem Drittel davon kann die Erkrankung schwer sein. Etwa ein Viertel all derer, die bei Demenz eine Depression zeigen, hatte schon vorher eine Phase der Depression, und bei manchen Menschen kann eine depressive Reaktion ein unmittelbarer Vorläufer für den Beginn einer Demenz sein (Carpenter & Strauss, 1995).

Eine einigermaßen schwere Depression bei älteren Menschen wird oft von einem Abbau kognitiver Fähigkeiten begleitet. In manchen Fällen können diese Veränderungen sogar deutlicher sein als die Stimmungsstörungen, die typischerweise mit Depression einhergehen. Eben dies führte zur Schaffung der Kategorie ‚Pseudodemenz' (Arie, 1983), die heute häufiger als depressionsinduzierte kognitive Beeinträchtigung bezeichnet wird (Rabins und Pearlson, 1994). Demzufolge sind möglicherweise viele Personen mit der Fehldiagnose einer primär degenerativen Demenz belegt worden, während ihre Krankheit in Wirklichkeit der für Depression verfügbaren Behandlung offengestanden hätte.

Der einzige Nachweis dafür, dass eine Erkrankung eher eine von dieser Art statt eine „echte" Demenz ist, besteht darin, dass eine Person die verlorenen kognitiven Fähigkeiten in vollem Umfang wiedererlangt. Oft lassen sich jedoch Hinweise aus dem Muster der täglichen Aktivität gewinnen. Deprimierte Personen neigen dazu, morgens sehr langsam und verwirrt zu sein, sich jedoch gegen Abend in Stimmung und Leistungsfähigkeit zu bessern. Diejenigen mit Demenz sind dagegen früh am Tage am besten dran und neigen mit fortschreitendem Tagesablauf zum Nachlassen.

Bis zu einem gewissen Grad lässt sich Depression bei Demenz in psychologischem Sinne erklären, wie wir in Kapitel 6 weiter untersuchen werden. Demenz kann als eine Form der Beraubung, des Verlustes erlebt werden. Sie bedeutet, gleichzeitig zwei Arten des Verlustes gegenüberzustehen: dem Verlust an Geisteskräften und dem Verlust einer vertrauten Lebensweise. Einige Forschungsergebnisse lassen auch vermuten, dass die allgemeine Prävalenz der Depression in Heim-Settings sehr hoch ist, und da bilden Menschen mit Demenz keine Ausnahme (Harrison et al., 1990). Depressive Reaktionen sind im Nachgang einer klaren Diagnose üblich, besonders weil die Begriffe „Demenz" und „Alzheimer" solch furchtbare Bedeutungen tragen.

Eine psychologische Herangehensweise an das Problem der Depression bei Demenz wird dem Gesamtbild jedoch möglicherweise nicht gerecht. Viele Fälle von Depression stehen zweifellos in Zusammenhang mit der Hirnfunktion oder, genauer gesagt, mit einem neurochemischen Ungleichgewicht. Hier kann man vernünftigerweise erwarten, dass manche Personen sich mit menschlicher Unterstützung erholen. Zunehmend ist man auch der Ansicht, dass sich aus dem sorgfältigen Einsatz von Antidepressiva viel Hilfe gewinnen lässt. Wo die Depression jedoch mit einem Dauerschaden am Nervengewebe einhergeht, ist sie einer Behandlung unter Umständen nicht zugänglich. Manche der auf diese Weise Betroffenen erholen sich unter Umständen nie wieder von dem depressiven Zustand und benötigen demnach eine fachlich besonders geschickte und stützende Pflege. Hier sollten sich Betreuungspersonen klarmachen, dass selbst ihre besten Bemühungen unter Umständen nur wenige positive Veränderungen bringen werden und dass demnach die Rekompensationen, die sie wahrscheinlich in Form von Anerkennung oder Dankbarkeit bekommen werden, unter Umständen sehr begrenzt sind.

Selbst diese kurze Abhandlung der Beziehung zwischen Demenz und Depression verdeutlicht, wie problematisch ein altmodisches „medizinisches Modell" mit seiner Annahme einer gewissen Realität diagnostischer Kategorien ist. Es liegt eine gewisse Willkürlichkeit in der Annahme, eine Person habe eine Erkrankung, Demenz, die von einer anderen Erkrankung, Depression, überlagert wird. Es käme der Wahrheit näher, anzuerkennen, dass es ein weites Spektrum sowohl kortikaler als auch subkortikaler struktureller Veränderungen im Nervengewebe gibt, dass Defizite in jeder Kombination von bis zu 40 verschiedenen Neurotransmittern möglich sein können, und dass ein gewisser Grad an neuronaler Restitution eintreten kann. Die traditionelle, durch die Psychiatrie vorgenommene Unterteilung in „organische" und „funktionelle" Erkrankungen lässt sich nicht aufrechterhalten. Mit fortschreitendem Wissen wird die medizinische Wissenschaft nach feiner unterteilten und subtileren Formen der Klassifikation suchen müssen.

2.7 Psychotische Komplikationen

Heutzutage besteht weitgehend Übereinstimmung dahingehend, dass Demenz an sich nicht als eine Form von Psychose im herkömmlichen Gebrauch des Begriffs betrachtet werden sollte. Viele Menschen durchlaufen den gesamten Weg einer zur Demenz führenden Erkrankung, ohne irgendeines der Symptome zu zeigen, die für gewöhnlich mit einer psychotischen Störung einhergehen, z.B. Stimmenhören, Wahnvorstellungen oder grobe Verwirrtheit bezüglich der eigenen Identität. Die Situation ist jedoch aus zwei Gründen nicht einfach.

Erstens entwickeln Personen mit einer früher im Leben abgelaufenen Psychose in der Anamnese auch weiterhin eine zur Demenz führende Erkrankung (Burns et al., 1990). Die drei in der Psychiatrie am stärksten hervorgehobenen Störungen sind die Schizophrenie, die manisch-depressive Psychose sowie die Spätparaphrenie, welche primär anhand paranoider Wahnvorstellungen erkannt wird. In solchen Fällen werden die Behinderungen, die die Demenz begleiten, durch die psychotischen Symptome verschlimmert, die ihrerseits verstärkt werden können. Von einem psychologischen Standpunkt aus gesehen können wir verstehen, warum dies möglicherweise so ist. Viele Menschen mit psychotischen Störungen behalten noch immer ihre Einsicht; sie können erkennen, dass ihr Erleben in gewisser Weise seltsam und ungewöhnlich ist. Bei Demenz verlieren sie unter Umständen ihr Verstehen und sind daher verwirrter und stärker aus dem Gleichgewicht gebracht.

Zweitens durchläuft eine Person mit primärer Demenz in manchen Fällen möglicherweise Störungen von einer Art, die den bei Psychosen vorgefundenen sehr ähnlich sind. Manche Menschen haben dramatische Stimmungsumschwünge und rund ein Fünftel hat Halluzinationen oder Wahnvorstellungen; ein Beispiel ist der Bestehlungswahn. Ein Grad an Paranoia ist relativ häufig, wenn Geisteskräfte versagen und vertraute Quellen der Sicherheit nicht länger verfügbar sind. Hier fällt es besonders schwer zu erkennen, wie viel unmittelbar neurologischen Faktoren zuzuordnen ist und wie viel tatsächlich durch Unzulänglichkeiten der Pflege induziert wird.

2.8 Verändert sich die Persönlichkeit?

Niemand bezweifelt, dass einige Fähigkeiten im Verlauf der Demenz verlorengehen und dass Stimmungs- und Verhaltensmuster verändert werden. Die umstrittene Frage ist, wie die vorliegenden Daten interpretiert werden sollten.

Psychometrische Verfahren verzeichnen die üblicherweise beobachteten Phänomene als Veränderung der Persönlichkeit; es gibt keine Option, da die Ausgangsdefinitionen es erfordern. In einer Studie beispielsweise, bei der das NEO-Persönlichkeitsinventar zum Einsatz kam, wurden mit fortschreitender Demenz höhere Grade an Angst, mehr Introversion und weniger Gewissenhaftigkeit festgestellt (Mills & Coleman, 1994). Viele Verwandte und Freunde sprechen von Persönlichkeitsveränderung der Person, die sie betreuen, oder behaupten gar, es gäbe die Person, die sie einst kannten und liebten, nicht mehr. Auch hier setzen sie auf einer impliziten Merkmalstheorie auf und sehen die Veränderungen in deren Licht.

Wie wir gesehen haben, lassen sich viele der beobachteten Veränderungen von einem ethogenen Standpunkt aus auf eine differenziertere Weise als Verlust von Ressourcen und als Zusammenbruch psychischer Abwehrmechanismen interpretieren (s. Kap. 2.5). So könnte jemand, der früher extrem selbstbeherrscht war, Episoden der Wut zeigen oder jemand, der gelernt hatte, über längere Zeit hinweg sexuelle Enthaltsamkeit zu ertragen, könnte jetzt auf schockierende Weise enthemmt und lüstern erscheinen. Hier soll auf eine allgemeine Kontinuität von Persönlichkeit im Verlauf einer

Demenz mit einigen Merkmalen, die immer präsent waren, nun jedoch in übertriebener Form aufscheinen, hingewiesen werden. Dieser Ansicht sind sicher einige, die über lange Erfahrung in der Pflegearbeit verfügen, z. B. Janet Bell und Iain McGregor (1995). In der Unterstützungsarbeit für Betreuungspersonen der Bradford Dementia Group haben wir festgestellt, dass jene, die gut unterstützt werden, nur sehr selten darauf hinweisen, ihr Verwandter bzw. ihre Verwandte habe eine andere Persönlichkeit angenommen oder sei „verschwunden". Vielleicht haben sie Wege gefunden, Beziehung und Kommunikation aufrechtzuerhalten und können präziser mit ihren eigenen Gefühlen von Verlust und Bestürzung zurechtkommen. Manche, die sich in einer ungünstigeren Lage befinden, setzen im Umgang mit ihrem veränderten Erleben unter Umständen den Abwehrmechanismus der Projektion ein.

Es gibt eine große Ausnahme bei der Ansicht, dass sich Persönlichkeitsmuster in der Demenz fortsetzen, und zwar sind es jene Fälle, in denen eindeutig ein erheblicher Verlust an Neuronen in den Frontallappen des Gehirns nachgewiesen wurde. Es ist wohlbekannt in der Neurologie, dass Menschen, deren Frontallappen ganz erheblich geschädigt wurden, zu einer drastischen Verschlechterung neigen, indem sie beispielsweise „unzuverlässig", „träge" oder „unehrlich" – um die hochgradig wertenden Begriffe der Alltagssprache zu verwenden – werden, während sie früher einen „starken" und „aufrechten" Charakter gezeigt haben (Damasio, 1995, S. 20–33).

Beim Assessment einer Person mit Demenz ist hier jedoch große Vorsicht vonnöten. Es wurde eine hochgradig umstrittene diagnostische Kategorie, die Frontallappendemenz, geschaffen, zu deren angeblichen Symptomen persönlicher Neglect, Initiativlosigkeit und ein Abflachen der Emotionen gehören, ohne dass notwendigerweise ein kognitiver Abbau besteht (Neary et al., 1994). Es fällt nur allzu leicht, gewisse Formen der Verhaltensänderung einer Frontallappenschädigung zuzuordnen, ohne einen eindeutigen neurologischen Nachweis dafür zu haben. Ferner besteht – obwohl in manchen Gehirnen postmortal klare Formen einer Nervendegeneration gefunden wurden – keine starke Korrelation zwischen diesen und den vermuteten Symptomen einer Frontallappendemenz am Lebenden. Zeigt eine Person ein merkwürdiges Verhalten oder setzt plötzlich eine apathische Stimmung ein, sollte die erste Aufgabe im Betrachten der Sozialpsychologie bestehen. Die Zuschreibung einer Frontallappendemenz oder die Rede von einer Frontallappenbeteiligung kann leicht zur Rationalisierung mangelhafter Pflege und Betreuung dienen.

2.9 Die Genetik der Alzheimer-Krankheit

Mit dem raschen Fortschreiten der Techniken zur genetischen Forschung wurde diesem Thema in den letzten Jahren erhebliche Aufmerksamkeit gewidmet. Nur relativ geringes Interesse bestand hingegen an genetischen Aspekten der vaskulären Demenz, vielleicht, weil dieses Thema als Teil des größeren Themenkomplexes der kardiovaskulären Erkrankung gesehen wird. Andrea Capstick (1995) lieferte eine kurze Übersicht der Genetik der Alzheimer-Krankheit; Befunde, über die seither berichtet wurde, verändern das von ihr dargestellte Bild nicht wesentlich (Alzheimer's Disease Society, 1996).

In Bezug auf die Genetik wird allgemein angenommen, dass es zwei Hauptkategorien der Alzheimer-Krankheit gibt. Die erste ist sehr selten und befällt weltweit vielleicht nur ein paar tausend Familien. Hierbei wird behauptet, es läge eine „Genetik der Unausweichlichkeit" vor. Das heißt, es gilt als sicher, dass ein Individuum, das von einem Elternteil eine Kopie des „fehlerhaften" Gens erhält, eine Alzheimer-Krankheit entwickelt, vorausgesetzt, es lebt lange genug. Die beteiligten Gene liegen auf den Chromosomen 21, 14 und 1. Die Demenz setzt früh ein und ist im Fall von Chromosom 14 im Alter von 40 bis 45 Jahren typisch. Aus folgendem Grund ist die Behauptung einer „genetischen Unausweichlichkeit" jedoch unter Umständen nicht so fest, wie angenommen wird. Zum Nachweis einer echten genetischen Verursachung müsste gezeigt werden, dass das „fehlerhafte" Gen in jeder Person vorliegt, die die Krankheit entwickelt, und dass es in keiner Person vorliegt, die sie nicht entwickelt (eine sehr große Stichprobe würde genügen). Mit der ersten Bedingung befinden sich alle Wissenschaftler auf festem Grund, während sie die zweite für gewöhnlich nicht nachgewiesen haben. Die Logik ihrer Position ist demnach kaum zutreffender als die der Behauptung: „Alle Spatzen haben einen Schnabel. Folglich ist es der Schnabel, der dem Spatzen das Fliegen ermöglicht."

In der zweiten Kategorie befindet sich, was als eine „Genetik der Wahrscheinlichkeit" bezeichnet werden könnte. Die Behauptung liegt hier darin, dass bei einem Individuum mit einer gewissen Variante oder einer Kombination von Varianten eines Gens eine über das Normale hinaus erhöhte Wahrscheinlichkeit besteht, eine Alzheimer-Krankheit zu entwickeln oder in einem bestimmten Alter zu entwickeln. Die genetisch kontrollierte Produktion eines gewissen Proteins (Apolipoprotein, Apo E) gilt hauptsächlich unter den 60-Jährigen und darüber als beteiligt am Entstehen einer Alzheimer-Krankheit (Roses et al., 1994). Das Gen ist auf Chromosom 19 lokalisiert. Es gibt drei Formen des Gens, die Allele E2, E3 und E4. Da jedes Individuum zwei Gene – eines von jedem Elternteil – erbt, gibt es sechs Kombinationen: E2/E2, E2/E3 etc. Kombinationen, die E4 enthalten, scheinen mit einer höheren Wahrscheinlichkeit der Alzheimer-Krankheit einherzugehen. Übrigens sind Kombinationen mit E2 in hohem Maße mit kardiovaskulärer Erkrankung assoziiert.

Streng genommen ist es bedeutungslos, von einem Individuum zu sagen, es trage eine Wahrscheinlichkeit von X Prozent für die Entwicklung einer genetisch bedingten Erkrankung. Es bleibt immer noch eine zentrale Frage: Was unterscheidet diejenigen, die eine Krankheit entwickeln, von denen, die dies nicht tun, wenn man berücksichtigt, dass alle die relevante genetische Kombination tragen? Hier sind viele der Antworten wahrscheinlich epigenetisch, das heißt, sie stehen im Zusammenhang mit der Art, in der sich jedes Individuum bei vorgegebener genetischer Ausstattung entwickelt. Im Allgemeinen wurde dem Gen eine verursachende Kraft eingeräumt, die weit über das Beweismaterial hinausgeht; schließlich ist es nur eine Schablone auf der Grundlage, welche Proteine zusammengesetzt werden. Die Dynamik der Zellfunktion muss auf andere und weitaus komplexere Weise erklärt werden.

Die neuen genetischen Entdeckungen präsentieren enorme ethische Probleme, wie Harry Cayton, geschäftsführender Direktor der English Alzheimer's Disease Society, gezeigt hat (Cayton, 1995). Die vielleicht bedeutendsten Fragen beziehen sich auf prädiktives genetisches Testen und wie diejenigen zu beraten sind, für die Angelegenheiten der Genetik eine Quelle großer Angst sind. Die Probleme werden dadurch erschwert, dass genetische Wissenschaft sich primär mit dem Identifizieren maladaptiver Genkombinationen befasst hat. Die Verbindungen zwischen grundlegenden genetischen Entdeckungen und effizienten Behandlungen wurden indessen weitaus weniger gut erforscht. Hier wäre es nötig, detaillierte Kenntnisse über die Interaktionsweisen von Genen und ein viel besseres Verständnis epigenetischer Faktoren zu haben. Die Chorea Huntington, deren ausgeprägte genetische Grundlage seit Jahren bekannt ist, bietet ein sehr ernüchterndes Beispiel: Bislang sind keine „genetischen Heilverfahren" aufgekommen. Medienberichte implizieren oft, dass mit dem Aufdecken der genetischen Grundlage einer Erkrankung bald auch ein Heilverfahren in Entwicklung sein wird. Dies ist jedoch ein Trugschluss (Economist, 1996) und spielt in gefährlicher Weise mit unrealistischen Hoffnungen auf Wunderheilungen.

2.10 Körperliche Zustände, die eine Demenz verstärken

Es gibt ein breites Spektrum an Zuständen im Zusammenhang mit körperlicher Gesundheit, die eine demenzähnliche Verwirrtheit hervorrufen können (Allardyce, 1996a, c). Beim Vorliegen einer primären Demenz neigen sie dazu, die Symptome zu verstärken und können zur Fehleinschätzung der tatsächlichen Beeinträchtigungen einer Person führen. Im Idealfall sollte eine Diagnose daher so lange als vorläufig angesehen werden, bis alle Probleme körperlicher Gesundheit erkannt und, soweit möglich, behandelt wurden.[30]

Unter diesen Zuständen am besten bekannt sind die so genannten toxischen Verwirrtheitszustände, die akute Infektionen, wie etwa eine Pneumonie, begleiten oder ihr nachfolgen. Ihr Vorliegen ist leicht zu erkennen, weil hier ein offensichtliches „Umnebeln des Bewusstseins" besteht, dessen extremes Beispiel das Delirium ist. Ferner gibt es die Folgen von chronischen Infekten oder von Infekten mit geringer Intensität wie etwa denen der Harnwege; diese werden leichter übersehen. Ein weiteres relativ häufiges Problem sind Störungen des Hormonhaushalts, vor allem bei herabgesetzter Schilddrüsenfunktion (Allardyce, 1996b). Verwirrtheit kann mit unzureichender Ernährung in Verbindung stehen, verursacht in manchen Fällen durch die einfache Tatsache, dass jemand unter Umständen keine ausgewogene Nahrung zu sich genommen hat. Ein Vitamin-B_{12}-Mangel steht oft mit Demenz in Zusammenhang, wobei nicht klar ist, ob dies eine Ursache oder eine Begleiterscheinung ist. Gemeinhin ist man der Ansicht, dass chronische Obstipation zur Verwirrtheit beitragen kann, vielleicht weil toxisches Material, das normalerweise ausgeschieden würde, reabsorbiert wird. Natürlich kann schwere Obstipation auch eine Quelle starker Beschwerden sein.

Jede Form von Beeinträchtigung der Sinne verstärkt wahrscheinlich die Symptome von Demenz. Als Folge steht eine Person wahrscheinlich weniger in Kontakt zu ihrer Umgebung und – was viel ernster ist – kommuniziert auch weniger mit anderen. Von allen sensorischen Beeinträchtigungen ist vielleicht die Taubheit diejenige, welche die meisten der bereits vorhandenen Behinderungen zusammenführt. Eine taube Person kann in vieler Hinsicht weitgehend „normal" sein und damit keiner zusätzlichen Aufmerksamkeit bedürfen. In Wahrheit ist sie jedoch unter Umständen radikal von der sozialen Welt abgeschnitten und demnach ihres Personseins beraubt.

Auch die Wirkung von physischem Schmerz aufgrund eines Zustands, der für sich genommen keine Verwirrtheit verursacht, sollte berücksichtigt werden. Wer eine Phase anhaltenden körperlichen Schmerzes durchgemacht hat, kann bezeugen, wie der Umgang mit dem Schmerz und seine Bewältigung zu einer Hauptbeschäftigung wird, die viel Raum einnimmt, Lebensenergie abzieht und sehr von den alltäglichen Dingen ablenkt. Menschliche Unterstützung und Verständnis können das Gefühl von Schmerz ganz erheblich erleichtern; Einsamkeit und Angst können ihn sehr verschlimmern. Es muss für eine Person extrem schwierig sein, mit Schmerz umzugehen und zurechtzukommen, wenn sie keine Möglichkeit hat, dessen Ursache zu verstehen, und vielleicht nicht über die Mittel verfügt, anderen klar mitzuteilen, was sie fühlt. Zwei der häufigsten Schmerzquellen für Menschen mit Demenz sind Arthritis und Angina. Außerdem gibt es die Möglichkeit eines Tumors, der niemals diagnostiziert wurde.

Über die in unmittelbarem Zusammenhang mit der physischen Gesundheit stehenden Probleme hinaus kann eine Person, die sich einer größeren Operation unterzogen hat, wegen der noch immer in ihrem Körper ausklingenden Anästhetika verwirrt sein. Auch ist heute weithin anerkannt, dass manche Menschen unter

30 An dieser Stelle danke ich Dr. John Wattis für seinen Rat sowohl bei der Vorbereitung dieses Abschnitts als auch des Kapitels als Ganzem.

Umständen an der Wirkung eines langfristigen Anschoppens oder Akkumulierens, d.h. einer sich über einen längeren Zeitraum hinweg aufbauenden Überdosierung von Medikamenten, leiden, welche zu einem „iatrogene[n], medikamentös bedingte[n], chronische[n] Verwirrtheitszustand" führt (Absher & Cummings, 1994, S. 61). Manche Menschen erhalten über lange Zeit hinweg immer wieder neue Wiederholungsrezepte, ohne dass ihre Medikation als Ganzes überprüft wird. Aus eben diesem Grund setzen viele Geriater beim ersten Assessment jedes Medikament mit Ausnahme der lebenserhaltenden Präparate ab und versuchen dann herauszufinden, was wirklich gebraucht wird. Unter den Substanzen, die zur Verwirrtheit beitragen, sind die meisten Antipsychotika, einige Anti-Parkinson-Mittel, die Antiepileptika und alle Tranquilizer. Zunehmend besteht die Meinung, dass letztere in der so genannten Behandlung der Demenz bei weitem zu viel eingesetzt worden sind. Substanzen der Benzodiazepin-Gruppe wie etwa Valium® können, wenn sie über einen langen Zeitraum gegeben werden, sogar dementogen wirken (Coleman, 1988).

Demenz ist dann auch in das allgemeine Bild von Gesundheit eines jeden Individuums eingebettet. In jungen Jahren tendieren Krankheiten dazu, relativ klar umrissen zu sein und können oft als separate Entitäten medizinisch behandelt werden. Später im Leben neigt das Erkrankungsmuster indessen viel mehr zu einem aus mehreren chronischen Erkrankungen bestehenden, ohne klare Grenzen und ohne die Aussicht auf vollständige Heilung. Demnach ist es lebenswichtig, allen Aspekten des körperlichen Wohlbefindens einer Person mit Demenz Aufmerksamkeit zu widmen. In dem Eifer, eine person-zentrierte Pflege zu bieten, kann eine Gefahr liegen, dies zu vernachlässigen. Besonders ist die Falle zu meiden, eine Störung zu behandeln, als habe sie psychische Ursachen, und demnach auch nur nach psychologischen Lösungen zu suchen, während die schwere zugrunde liegende Störung mit der physischen Gesundheit zusammenhängt.

2.11 Ein Paradigma in Auflösung

In Gesundheit und Krankheit ist das Gehirn ein außerordentlich komplexes Organ. Die Tatsache, dass so viel darüber bekannt ist, zeugt von der Geschicklichkeit, dem Einfallsreichtum und der reinen Hingabe von Forschenden auf verschiedenen Gebieten, von denen viele ihren Untersuchungen Jahre ihres Lebens gewidmet haben.

Das gesamte begriffliche Rahmenwerk der biomedizinischen Forschung zur Demenz ist jedoch weit davon entfernt, dem Problembereich angemessen zu sein. Wie Kuhn (1966) es ausgedrückt haben könnte, ist es ein Paradigma in Auflösung. Die allgemeine Hypothese, auf der es beruht, lässt sich wie folgt wiedergeben:

Faktor oder Faktoren X → neuropathische Veränderung X → Demenz

Nur selten wird die Hypothese in dieser Form vorgebracht, die genaue Betrachtung vieler Forschungsarbeiten macht jedoch deutlich, dass dies die „generative Grammatik" ist. Die Hypothese tritt bisweilen in einer expliziten Form zutage, wenn Forscher ihre Arbeit einem breiteren Publikum zu erklären versuchen, z.B.:

> *Die Alzheimer-Krankheit ist eine körperliche Erkrankung. Die geistigen und emotionalen Symptome sind ein direktes Ergebnis einer Reihe katastrophaler Veränderungen im Gehirn, die zum Absterben von Hirnzellen führen. Diese Degeneration ist irreversibel. (Alzheimer's Disease Society, 1996)*

Es ist notwendig, ein Paradigma zu haben, um die Aufmerksamkeit auf spezielle Probleme zu richten. Dieses Paradigma bietet jedoch keine solide Grundlage für die allgemeine Erklärung von Demenz, sei sie nun vom Alzheimer-Typus oder von irgendeinem anderen Typus. Es ist logisch nicht schlüssig und nimmt das volle Spektrum des vorliegenden Beweismaterials nicht leicht auf. Es gibt drei besonders problematische Merkmale.

Das erste betrifft Vorstellungen über die so genannte „organische" Grundlage von Demenz, die im Allgemeinen viel zu schmal ist. Wie wir gesehen haben, ist die einfache Vorstellung, dass neuropathologische Vorgänge Demenz verursachen, unsolide. Es können beträchtliche neuropathologische Zustände ohne Demenz vorliegen, und es kann eine Demenz ohne signifikante Neuropathologie bestehen, wie jeder ernsthaft auf diesem Gebiet Tätige weiß. Das Standardparadigma berücksichtigt nicht die Art und Weise, in der Gehirnfunktion in Gehirnstruktur übertragen wird. Es ignoriert jene Aspekte der Nervenarchitektur, die entwicklungsbedingt sind und demnach in engem Zusammenhang mit den Erfahrungen und Abwehrmechanismen einer Person stehen. Wir können nicht einmal sicher sein, dass der Ursprung der Alzheimer-Krankheit ausschließlich in den Neuronen liegt. Eine andere, grob vernachlässigte Hypothese ist, dass er in der Neuroglia liegt, jenen Zellen, die weitaus zahlreicher sind als die Neuronen und deren Funktion in Reparatur, Wartung und Immunität liegt. Um ein analoges Bild zu verwenden: Stellen Sie sich vor, der Motor eines Autos habe versagt und man fände in der Ölwanne kleine Metallstückchen, deren Untersuchung eindeutig ergäbe, dass es sich um gebrochene Kolbenringe handle. Daraus folgt nicht, dass die ursprüngliche Ursache der Störung ein Fehler an den Kolbenringen ist. Das Grundproblem könnte in der Ölpumpe und damit in der Schmierung gelegen haben.

Das zweite problematische Merkmal betrifft die Theorie der Verursachung. Das Standardparadigma arbeitet oft mit einer einfachen linearen Vorstellung entsprechend einem Billard-Queue, der eine Kugel in Bewegung setzt, die mit einer anderen kollidiert und sie ebenfalls in Bewegung setzt usw. Innerhalb des Standardparadigmas wird angenommen, dass die Grundursache eine genetische ist. Eine Sichtweise von Verursachung, die wie Billardkugeln oder gar Newtonsche Atome funktioniert, wird für biologische Systeme nicht ausreichen. In gewissem Sinne „verursachen" Gene nichts; sie sind einfach nur ein Hintergrund, vor dem andere Ursachen operieren. Ein Schnittmuster verursacht nicht das Schneidern eines Kleidungsstücks. Zumindest benötigen wir jene Sichtweise von Verursachung, welche nach dem Set interagierender Bedingungen sucht, die – alle notwendig, aber für sich allein nicht hinreichend – für das Eintreten eines Ereignisses erforderlich sind. Würde eine Gruppe von Ingenieuren das Einbrechen einer Brücke zu verstehen versuchen, so würden sie diese Art von Rahmenwerk benutzen. Darüber hinaus würden sie ihre Erklärung teils in allgemeinen Prinzipien, wie etwa der Statik von Strukturen oder der Zusammensetzung von Stahl, und teils in ungünstig zusammentreffenden Faktoren wie etwa der Verkehrsdichte und der Richtung und Geschwindigkeit des Windes finden. Und entlang eben dieser Linien bewegen wir uns wahrscheinlich in Richtung einer soliden Erklärung von Demenz in jedem beliebigen individuellen Fall.

Das dritte problematische Merkmal des Standardparadigmas ist folgendes: Neuropathische Prozesse schreiten im Allgemeinen relativ langsam fort, vor allem bei Menschen fortgeschrittenen Alters. Ihr typischer zeitlicher Ablauf ist eine Sache von Jahren. Demenz schreitet jedoch bisweilen extrem schnell fort. Selbst über ein paar Monate kann der Zustand einer Person von nahezu normalem Zurechtkommen zu drastischem „Dement-Sein" abfallen. Die negativen Veränderungen in der Folge eines Krankenhausaufenthalts oder nach dem Beginn einer Heimpflege sind wohlbekannt. Zur Erklärung dieser Veränderungen bedarf es eindeutig mehr als einfacher Neuropathologie, und dennoch hat das Standardparadigma fast nichts zu bieten. Wir benötigen einen Bezugsrahmen, der persönliches Erleben und Sozialpsychologie und damit einhergehend auch die Hirnfunktion in sich aufzunehmen vermag. Ähnliche Themen erheben sich mit noch größerer Macht um das Phänomen der „Wiederherstellung geistiger Funktionen" oder das Wiedererlangen einiger der scheinbar verlorengegangen Kräfte.

Hier ist das Standardparadigma unvermögend; es kann lediglich anregen, dass es sich nicht um einen Fall von echter Demenz gehandelt haben könnte.

Entlang der Argumentationslinien, die ich gegen Ende des Kapitels 1 dargelegt und in der einfachen Formel

$$\frac{\psi \equiv b}{(B^d, B_p)}$$

zusammengefasst habe, ist ein andersgeartetes Paradigma möglich. Mit diesem Paradigma als „generativer Grammatik" können wir der Neurowissenschaft und dennoch auch der Person treu bleiben. Die Wissenschaft der Genetik wird respektiert, genetische Hybris jedoch nicht. Es gibt Raum für Neuropathologie, aber nicht für neuropathische Ideologie. Die Sichtweise der Verursachung ist nicht linear, sondern vielfältig und interaktional. Sowohl allgemeine Theorie als auch intensiver Partikularismus gehen Hand in Hand.

2.12 Kommentar von Julian C. Hughes

Mein Exemplar von *Dementia Reconsidered* habe ich 1998 gekauft, also ein Jahr nach der Erstveröffentlichung und im gleichen Jahr, in dem Tom Kitwood traurigerweise starb. Ich war damals Senior Registrar in der Gerontopsychiatrie. Anders formuliert schloss ich gerade meine Facharztausbildung ab und verschlang begeistert Fachliteratur. Kitwood war eine Offenbarung. Zusammen mit den Aufsätzen, die ich von Steve Sabat und Rom Harré (Sabat & Harré, 1992, 1994) gelesen hatte und dann später mit Sabats eigener wegweisender Monografie *The Experience of Alzheimer's Disease* (Sabat, 2011) half Kitwood mir bei der Entwicklung von Denkweisen, die meine weitere klinische und akademische Laufbahn geformt haben. Zu der Zeit, als ich Kitwoods Buch las, schloss ich auch meine Doktorarbeit ab, die später zur Grundlage von *Thinking Through Dementia* wurde (Hughes, 2011). In dieser Publikation wird Kitwood in mehreren Abschnitten erörtert und in den Literaturhinweisen finden sich sieben seiner Veröffentlichungen einschließlich *Dementia Reconsidered* – ein Buch, dem ich mich später häufig als Inspirationsquelle und mit Vergnügen zugewandt habe.

Interessanterweise ist aber Kapitel 2, zu dem ich jetzt einen Kommentar schreibe, genau das Kapitel, mit dem ich damals die meisten Schwierigkeiten hatte: es hat mich aufgeregt! Daran erinnere ich mich und dies bestätigen meine Bleistiftanmerkungen von damals. Nun kann man natürlich einwenden, dies sei wenig überraschend, da Kapitel 2 sich kritisch mit dem auseinandersetzt, was als das Standardparadigma bezeichnet wird, das ja implizit mit der Psychiatrie verknüpft ist. Und da die Psychiatrie das Gebiet war, dem ich meine berufliche Laufbahn zu widmen dachte, war meine abwehrende und kritische Haltung dem Kapitel gegenüber kaum verwunderlich. Bei der erneuten Lektüre von Kapitel 2 erkenne ich, dass Kitwood sich bemüht hat, seine Anerkennung der Arbeit von Psychiatern, anderen Klinikern und mit Grundlagenforschung befassten Wissenschaftlern zu verdeutlichen. Was er monierte war aus meiner Sicht, dass sie nicht das ganze Bild sahen.

So schrieb er beispielsweise mit Blick auf die Neuropathologie, Biochemie und Genetik der Demenz: „Das von ihnen geschaffene Rahmenwerk [...] weist mehrere schwere, sowohl empirische als auch konzeptionelle Brüche auf" (Kitwood, 1997, S. 24), und sagt dann, dass das von ihnen genutzte Standardparadigma bisweilen in eklatanten Reduktionismus falle (Kitwood, 1997, S. 24). An anderen Stellen ist eine gewisse Antipathie gegenüber der Psychiatrie zu finden, die im letzten Satz des Buches gipfelt: „Und hier finden wir im Vergleich zur konventionellen Psychiatrie möglicherweise eine unermesslich reichere Auffassung von der Heilung des Geistes" (S. 223). Jetzt nähere ich mich Kapitel 2 also erneut, um zu fragen, was daran nicht stimmt und was daran richtig ist.

2.12.1 Was stimmt nicht mit Kapitel 2?

Auf Mängel in Kitwoods Buch hinzuweisen, scheint etwas Überreiztes an sich zu haben. Aber er hat Dinge falsch verstanden, er hat Behauptungen aufgestellt, ohne diese gut zu belegen und er hat auch ein paar schwache Argumente vorgebracht. Lassen Sie mich ein paar Beispiele nennen.

Er zitiert Homer et al. (1988) und sagt, die Autoren berichten, dass 34 % der von ihnen überprüften Menschen den klinischen und neuropsychologischen Kriterien für eine Demenz entsprachen, post mortem jedoch keine Symptomatik im Gehirn aufwiesen. In ihrem Abstract sagen die Autoren, dass von den 27 von ihnen berücksichtigten Patienten „die zu ihren Lebzeiten gestellte klinische Diagnose in 11 Fällen von den Ergebnissen der Autopsie nicht bestätigt wurde“ (Homer et al., 1988). Das könnte also noch schlechter erscheinen als von Kitwood angedeutet: dass nämlich tatsächlich 41 % keine Symptomatik aufwiesen. Doch die Autoren schreiben nicht, dass keine Symptomatik vorlag, sondern lediglich, dass die klinische Diagnose im Vergleich mit der pathologischen Diagnose falsch war. Tatsächlich konnten die Autoren lediglich bei einem der überprüften Menschen keine Gehirnpathologie finden, was den Anteil auf lediglich 3,7 % beschränken würde. Bei der Lektüre des Aufsatzes konnte ich nirgendwo entdecken, woraus Kitwood seine Angabe von 34 % ableitet. Folglich scheint dies ein Irrtum zu sein, den wir ihm verzeihen sollten. Sein genereller Punkt, dass klinische Präsentationen und die Neuropathologie nicht immer übereinstimmen, bleibt nach wie vor erhalten.

In Bezug auf Homer et al. (1988) würde ich aber gerne auf etwas anderes hinweisen, nämlich darauf, dass diese Publikation ein gutes Beispiel für die Kooperation von Klinikern und Wissenschaftlern in dem Bemühen darstellt, ihre Diagnosequoten zu verbessern und in aller Bescheidenheit und Ehrlichkeit zu verstehen, was bei ihren Patienten passiert. Der letzte Abschnitt von Kitwoods Kapitel 2 ist mit „Ein Paradigma in Auflösung“ überschrieben, während Homer et al. sich als ein Beispiel für ein Paradigma betrachten lässt, das in gebührender Weise für die Verbesserung der Menschheit arbeitet.

Hier sind ein paar Beispiele für aufgestellte Behauptungen ohne solide Belege: „In einem individuellen Fall die Diagnose Demenz zu stellen und, mehr noch, eine Vorstellung von der damit einhergehenden Pathologie zu bekommen, ist eine sehr schwierige Aufgabe. Es ist sattsam bekannt, dass Allgemeinmediziner, klinische Psychologen, Psychiater und Neurologen in ihren Meinungen differieren“ (S. 62). Doch das Gegenteil ist der Fall: Eine Demenzdiagnose zu stellen, ist oftmals sehr einfach, auch wenn der jeweils vorliegenden Demenz-Typ weniger klar ist. Eine frühe Diagnosestellung (zu einem Zeitpunkt, zu dem erst geringfügige Symptome nachweisbar sind) kann mehr Probleme machen. Ich bin mir alles andere als sicher, dass die beteiligten Experten, „in ihren Meinungen differieren“, auch wenn zutrifft, dass Menschen mitunter verschiedener Meinung sind. Der Eindruck, den Kitwood hier schafft, greift seiner These des „in Auflösung“ begriffenen Paradigmas vor.

Er schreibt: „Die allgemeine Diagnose Demenz ist demnach *nie* absolut klar“ (S. 62). Das ist eindeutig eine Überspitzung. Besser wäre gewesen, er hätte gesagt, eine Diagnose sei „bisweilen nicht absolut klar“. Man muss sich fragen, warum Kitwood zu einer solchen Überspitzung greift. Kurz vor dieser Passage heißt es: „Unter denen, die lange Zeit in einer Einrichtung verbracht haben und mit dem Label Demenz versehen wurden, ist unter Umständen eine beträchtliche Anzahl, deren Ausgangsschwierigkeiten von einer Depression herrühren, die niemals erkannt oder behandelt worden ist“ (S. 62). Wie bei den anderen, oben wiedergegebenen Äußerungen fehlen hier Belege, die diese Behauptung unterstützen. Doch selbst eine geringfügige Analyse lässt hier Misstrauen aufkommen: „... ist unter Umständen ...“ lässt sich mit allen möglichen Behauptungen in Verbindung bringen. *Es mag durchaus* ein Körnchen Wahrheit an manchen

Behauptungen bestimmter Politiker sein, was nichts daran ändert, dass wir viele von ihnen tadeln möchten. Depression ist zweifelsohne ein Problem, das viele Menschen betrifft. Im Zusammenhang mit Demenz ist Depression eine ebenso heiße wie komplexe Thematik, mit der sich kluge Köpfe auseinandersetzen (Morimoto et al., 2017). Doch Kitwoods Behauptung insinuiert „Auflösung" – Einrichtungen voller Menschen mit einer klinischen Depression, die fälschlicherweise mit einer Demenz diagnostiziert wurden. Noch einmal verschwören sich das Standardparadigma, das Unvermögen, jemals eine klare Diagnose zu stellen und die Fehldiagnoseraten, um Chaos, Auflösung und menschliches Leid zu stiften. Wenn dies also nicht völlig der Wahrheit entspricht, warum dann ein solches Bild malen, wenn nicht zu dem Zweck, auf das Folgende vorzubereiten: Kitwoods erlösende, person-zentrierte, psychosoziale Demenzpflege? Die Darstellung von Auflösung in diesem Kapitel ist ein rhetorischer Kunstgriff, der die dann folgende Rettung antizipiert.

Und zu guter Letzt: Wie ist es mit den eher dürftigen Argumenten? Die pathologischen Kennzeichen der wichtigsten Demenzen sind auch bei Personen ohne kognitive Beeinträchtigungen anzutreffen: „Demnach besteht eindeutig keine Möglichkeit, dass die Alzheimer-Demenz oder die vaskuläre Demenz dem Schlüsselkriterium einer klassischen Krankheit entsprechen, demzufolge nämlich in allen Fällen, in denen Symptome auftreten, bestimmte pathologische Merkmale vorliegen sollten, und dass in den Fällen, in denen keine Symptome auftreten, auch keine pathologischen Merkmale vorliegen sollten" (S. 61). Das geht in Ordnung, doch Kitwoods strategischer Zug ist hier, die Definition einer „klassischen Erkrankung" einzufordern. Hierzu sind mindestens zwei Punkte anzumerken.

Zunächst einmal kann es sein, dass meine Gelenke abgenutzt sind und ich dennoch symptomfrei bin. Heißt dies, dass Arthrose keine „Krankheit im klassischen Sinn" ist? Auch haben manche Menschen kräftezehrende Schmerzen in der Brust, die in jedweder Hinsicht Herzschmerzen ähneln, ohne dass irgendein Hinweis auf eine Herzsymptomatik gegeben wäre. Liegt bei ihnen also keine Erkrankung vor? (Betroffene Menschen wären äußerst gekränkt, so man ihnen dies mitteilen würde!)

Zweitens: Muss man die Definition so akzeptieren, wie sie festgelegt wurde? Ist es nicht so, dass das, was als Krankheit gilt, auch kulturell und historisch bestimmt ist? Hier ließe sich beispielhaft die Aufmerksamkeits-Defizit-Hyperaktivitäts-Störung (ADHS) anführen. Und ist es nicht so, dass Kitwoods „Schlüsselkriterium" die meisten Zustände geistiger Befindlichkeit vom Status einer Krankheit ausschließt? Welches ist beispielsweise die eindeutige Pathologie einer Depression oder einer posttraumatischen Belastungsstörung? Jedenfalls ist es so, dass ich nicht sicher bin, was Angehörige einer Person, die offensichtlich von einer fortgeschrittenen Alzheimer-Demenz oder einer vaskulären Demenz betroffen ist, damit anfangen, wenn wir ihnen sagen, dass der ihnen nahestehende Mensch keine „klassische Krankheit" habe. Wenn es keine Krankheit ist, werden sie vielleicht sagen, was ist es denn dann?

Wenn Kitwood davon spricht, dass das Paradigma in Auflösung begriffen ist, sagt er, dass „die einfache Vorstellung, dass neuropathologische Vorgänge Demenz verursachen, unsolide" ist (S. 71). Das ist so, weil es keine Neuropathologie ohne Demenz und keine Demenz ohne signifikante Neuropathologie geben kann. Doch die Tatsache, dass es *mitunter* Neuropathologie ohne Demenz gibt, beinhaltet nicht, dass bei einer Demenz *niemals* eine Pathologie besteht. Kitwood behauptet, diese „einfache Vorstellung" (das Standardparadigma) sei „logisch nicht schlüssig" (S. 70), aber die fehlerhafte Logik besteht darin, zu denken, dass, nur weil X mitunter Y nicht einschließt, dies *niemals* der Fall ist.

Auch sollte man beachten, dass das, was Kitwood die unsolide einfache Vorstellung nennt, derzufolge Neuropathologie Demenz verursacht, sich als ziemlich erfolgreich erwiesen hat. In einem bahnbrechenden Aufsatz, der 20 Jahre vor meinem Erwerb eines Exemplars von *Dementia Reconsidered* erschienen war, hatten Elaine Perry und ihre Kollegen in Newcastle nachgewiesen, dass „eine enge Relation zwischen Veränderungen im cholinergen System und der Alzheimer-Demenz" (Perry et al., 1978, S. 1458) besteht. Neuropathologie – und insbesondere Verluste beim Neurotransmitter Acetylcholin, die parallel zur Alzheimer-Pathologie zunahmen – wurde mit den Symptomen einer Demenz in Verbindung gebracht. Im gleichen Jahr, in dem Kitwoods Buch herauskam, wurde im Vereinigten Königreich der erste Cholinesterase-Inhibitor (d. h. ein Medikament, welches das Auftreten von Acetylcholin ankurbelt und so dem von Perry und Kollegen entdeckten Defizit entgegenwirkt) zur Nutzung zugelassen. Niemand mit einem Funken Verstand würde behaupten, dass diese Medikamente (Donezepil, Rivastigmin und Galantamin) oder Memantin (eine andere Medikamentengruppe, die später folgte) mehr als eine bescheidene Wirkung besäßen. Und dennoch können sie die Kognition und die funktionalen Fähigkeiten in ziemlich genau der Weise aufrechterhalten oder gar verbessern (Kurz & Lautenschlager, 2017), wie es das „unsolide" Standardparadigma behauptet. Das Standardparadigma hat uns mit Behandlungsmöglichkeiten ausgestattet, die von Menschen, die mit Demenz leben, und ihren pflegenden Angehörigen wertgeschätzt werden.

2.12.2 Was ist richtig an Kapitel 2?

Vieles von dem, was Kitwood sagt, ist nach wie vor zutreffend. Große Abschnitte des Kapitels dienen dazu, durch Beschreibung des damaligen Wissensstandes über die hauptsächlichen Demenzen die Exposition zu liefern. In gewissem Sinne ist das banal, doch im Wesentlichen korrekt. Natürlich ist die Entwicklung weitergegangen. Zum Beispiel würde man dem gesonderten Status der Lewy-Körper-Demenz (wenngleich von Kitwood erwähnt) heute mehr Bedeutung geben (McKeith, 2017). Inzwischen ist viel mehr zur Beziehung zwischen Depression und Demenz und darüber geforscht worden, wie eine Depression bei Demenz behandelt werden sollte (Morimoto et al., 2017) – zwei Bereiche, an denen Kitwood sehr gelegen war. Er hätte sich wohl auch, wie viele von uns (Hughes, 2006; Hughes, 2011, S. 256) ziemlich über das Auftauchen von MCI (Mild Cognitive Impairment), der leichten kognitiven Störung als diagnostischer Einheit aufgeregt. Kitwood hatte zweifelsohne recht damit, die Heterogenität von Demenz wie auch der Alzheimer-Erkrankung als solcher (S. 58) hervorzuheben (Richards & Brayne, 2010). Würde das Kapitel heute nochmals umgeschrieben, dann hätte wohl die empirische Forschung zu den nicht-medikamentösen Therapien der Demenz (Livingston & Cooper, 2017), die wahrscheinlich von Kitwoods Werk inspiriert wurde, in diesem Kapitel wie auch sonst im Buch größere Aufmerksamkeit erfahren.

Und es gibt Dinge, die Kitwood mit großer Klarheit formuliert, die wichtig bleiben und heute vielleicht noch wichtiger sind: „Im Allgemeinen wurde dem Gen eine verursachende Kraft eingeräumt, die weit über das Beweismaterial hinausgeht; schließlich ist es nur eine Schablone auf der Grundlage, welche Proteine zusammengesetzt werden. Die Dynamik der Zellfunktion muss auf andere und weitaus komplexere Weise erklärt werden" (S. 68). Zudem stellt Kitwood klugerweise die Bedeutung der körperlichen Gesundheit der Person heraus: „Demenz ist dann auch in das allgemeine Bild von Gesundheit eines jeden Individuums eingebettet [...] In dem Eifer, eine person-zentrierte Pflege zu bieten, kann eine Gefahr liegen, dies zu vernachlässigen" (S. 70).

2.12.3 Die Höhenlage

Auch wenn Kapitel 2 ein wenig enervierend bleibt, kann Kitwood verziehen werden, da es in der Tat vorbereitende Arbeit im Vorgriff auf seine positive Botschaft leistet, die aus Kapitel 1 im letzten Absatz des zweiten Kapitels wiederkehrt. Es ist die umfassendere Sicht auf die Person, die mit Demenz lebt.

Die Höhenlage, in der Kitwoods Werk residiert, bietet ein deutlicheres Bild davon, was es heißt, ein menschliches Wesen in der Welt zu sein. Geist (Verstand) und Gehirn, Entwicklung und Pathologie, Gene und Umwelt – all dies muss zusammen gesehen werden. Ich würde gerne Kitwoods sozialkonstruktivistische Definition von „Personsein“ (S. 34) erweitern und Person als einen situierten verkörperten Akteur charakterisieren (Hughes, 2011, S. 223–250) und zwar zum gleichen Zweck wie Kitwood: um die umfassendere Sichtweise, nämlich die der menschlichen Person (Hughes, 2011, S. 223–250) zu fördern, die sich nicht eingrenzen lässt. In unserer Beschaffenheit als menschliche Wesen können wir nicht auf etwas festgenagelt werden. Und folglich erfordert ein Verstehen der Person, die mit Demenz lebt, Intellekt, Wissen, fachliches Können, Erfahrung, Vorstellungskraft, Kreativität und vieles mehr. Es gibt keinen Grund, warum die Psychiatrie im günstigsten Fall die erforderliche Perspektive nicht bereitstellen kann. Dies freilich nur dann, wenn sie Kitwoods Weitblick teilt.

2.12.4 Punkte, die ein Nachdenken lohnen

- Wie von Kitwood nahegelegt, braucht es eine umfassendere Sicht von Demenz und davon, was es heißt, mit Demenz zu leben. Doch in diese breite Vorstellung muss die Biologie ebenso miteinbezogen werden wie die Psychologie und die Soziologie (wie auch Ethik, Recht, Spiritualität und so weiter), die allesamt Demenz umschließen.
- Wir sollten stipulativen (verbindlich vereinbarten) Definitionen gegenüber Vorsicht walten lassen. So lässt sich die Übereinkunft treffen, dass eine klassische Erkrankung „X“ aufweisen muss (im Falle einer Demenz also: dass eine spezifische Pathologie vorliegen muss, die ohne Erkrankung nicht vorhanden sein darf). Doch was genau legitimiert unsere verbindliche Vereinbarung? Tatsächlich sind dies häufig Werte. Diagnosen spiegeln Werturteile wider. Kitwood, so denke ich, hätte diese Vorstellung gut gefunden, aber vielleicht hätte sie ihn auch dazu gebracht, manche seiner Erörterungen zu ändern.
- Wir sollten prüfen, was das „medizinische Modell“ *tatsächlich* ist und inwiefern es sich vom „Krankheitsmodell“ unterscheidet.

3 Das Untergraben des Personseins

Tom Kitwood

Die meisten der im vorangegangenen Kapitel abgedeckten Punkte sind in der Psychiatrie und der klinischen Psychologie der Demenz vertraute Themen. In meiner Erörterung habe ich mich überwiegend auf anerkanntem Terrain bewegt, indem ich einen kleinen Ausschnitt des enormen Korpus an themenbezogener Forschung genutzt habe. Meine Kritik richtete sich dabei sehr umfassend gegen das „Standardparadigma", das gesamte Rahmenwerk, in das Forschungsergebnisse gewöhnlich eingeordnet werden, und ich habe hauptsächlich auf dessen innere Widersprüche und Ungereimtheiten hingewiesen.

Bringen wir nun all jene Betrachtungen zum Personsein ein, wie sie in Kapitel 2 untersucht wurden, so lässt sich eine weitere bedeutende Unzulänglichkeit ausmachen. Das Paradigma umreißt die Probleme, welche die Demenz umgeben, im Wesentlichen auf eine technische Weise, wie es etwa ein Elektronikexperte mit einem defekten Computer oder ein Mechaniker mit einem liegen gebliebenen Fahrzeug tun würde. Weder seitens des Standardparadigmas noch seitens der begleitenden Forschung erhalten wir irgendeine Empfindung für die realen Personen in der Vielfalt ihres jeweiligen Hintergrundes, ihrer Persönlichkeit und ihres Alltags, die eine zur Demenz führende Erkrankung entwickeln. Darüber hinaus hat das Standardparadigma nichts über die effiziente Pflege einer Person mit Demenz zu sagen. Es lässt den Pflegeprozess vage, undurchsichtig und ohne theoretischen Hintergrund und besagt damit auch, dass keine besondere Verbesserung eintritt, solange es nicht zu einem medizinischen Durchbruch kommt. Implizit nährt das Standardparadigma damit eine extrem negative und deterministische Sichtweise, die sich in dem gängigen Image des „Todes, der den Körper zurücklässt" und in der Überschrift eines Artikels in einer Publikumszeitschrift – „Alzheimer – keine Heilung, keine Hilfe, keine Hoffnung" – zusammenfassen lässt.

Wenn wir uns nun an die nüchterne Realität halten und untersuchen, wie Menschen mit Demenz von Tag zu Tag ihr Leben im eigenen Zuhause und in den Einrichtungen der stationären und teilstationären Pflege verbringen, gewinnen wir ein recht unterschiedliches Bild (Kitwood, 1990b). Klar ist, dass viele soziale oder gesellschaftliche Faktoren beteiligt sind: Kultur, Örtlichkeit, soziale Klasse, Bildung und finanzielle Ressourcen sowie die Verfügbarkeit oder das Fehlen von Unterstützung und Dienstleistungen. Auf zwischenmenschlicher und sozialpsychologischer Ebene hängt auch vieles davon ab, inwieweit eine Person mit Demenz noch in der Lage ist, intakte Beziehungen zu unterhalten und ihre Fähigkeiten dazu zu nutzen, Abwechslung und Freude zu erleben. Unter dem Blickwinkel des Standardparadigmas sind dies Äußerlichkeiten, getrennt von dem fortschreitenden Krankheitsprozess. Dem von mir vorgeschlagenen Paradigma zufolge sind auch sie Teil des Gesamtprozesses, ja in die zur Demenz führende Erkrankung integriert – zum Guten oder zum Schlechten (Kitwood, 1994a).

3.1 Eine Geschichte aus der Gegenwart

An dieser Stelle folgt in groben Zügen der Bericht über den Demenzprozess einer älteren Frau, in dem insgesamt ein Zeitraum von rund 8 Jahren abgedeckt wird. Ich habe ihn in der vorliegenden Form in Trainingskursen als Mittel verwandt, um das Bewusstsein für den breiteren Kontext zur Demenz führender Erkrankungen zu wecken.

Margaret B. starb im März 1995 im Alter von 89 Jahren im Pflegeheim „Bank Top". Die erste Episode, die ihren Ehemann Brian wirklich davon überzeugte, dass etwas ganz ernsthaft nicht in Ordnung war, trat im Sommer 1987 auf, als sie während eines Urlaubs in Spanien in einem großen Hotel wohnten. Als sie eines Morgens im Speisesaal ihr Frühstück zusammenstellte, verirrte sie sich vollkommen und konnte weder Brian noch ihren Tisch wiederfinden. Als er sie fand, war sie sehr aufgeregt und verängstigt und hatte anscheinend keine Vorstellung davon, wo sie sich befand. Seither schien sie an Selbstvertrauen zu verlieren und wurde zunehmend ängstlich und verwirrt. Schon vorher hatte Margaret einige Anzeichen von Vergesslichkeit gezeigt. So fiel es ihr beispielsweise schwer, sich die Namen ihrer sechs Enkel zu merken. Auch hatte sie ein paar seltsame Fehler gemacht, etwa indem sie aus dem Supermarkt mit Katzenfutter nach Hause kam, obwohl ihre letzte Katze schon vor einigen Jahren gestorben war. Brian hatte all dies einfach als Teil des Älterwerdens abgetan, schließlich gingen sie beide auf die 80 zu. Margaret war stets eine sehr gewissenhafte Person gewesen und hatte loyal zu ihrem Mann und ihrer Familie gestanden. Eine Zeit lang hatte sie halbtags gearbeitet, hauptsächlich hatte sich ihr Leben jedoch um das Zuhause gedreht. Brian war ein starker und aufrechter Mann, hochgradig effizient und organisiert. In der Gemeinde wurde er respektiert, obwohl ihn nur wenige gut kannten. Seinen drei Kindern war er ein strenger Vater gewesen und mit seiner Frau hatte er stets auf eher förmliche Weise verkehrt. Als Paar hielten sich Margaret und Brian „für sich". Enge Freunde hatten sie nicht. Ihre Tochter Susan war ausgewandert und beide Söhne hatten sich an entfernten Orten niedergelassen.

Nach der Episode in Spanien wurde das Leben für Margaret und Brian zunehmend schwieriger, obwohl keiner von beiden verstand, was vor sich ging. Brian ertappte sich dabei, wie er sich über Margarets Unzuverlässigkeit ärgerte, und zu seiner eigenen Bestürzung begann er, ihre Fehler offen zu kritisieren. Wenn sie Zeichen der Angst oder Trauer zeigte, sagte er ihr oft, sie möge „sich zusammenreißen". Manchmal trat sie an ihn heran und bat ihn, sie im Arm zu halten und ihr zu helfen, sich sicher zu fühlen. Gewöhnlich schob er sie dann von sich oder riet ihr, sich eine Weile hinzusetzen, während er in seinen diversen Tätigkeiten fortfuhr. Bei einigen Gelegenheiten wurde er regelrecht wütend auf sie, was seinem früher üblichen Verhalten überhaupt nicht entsprach. An einem Nachmittag ging sie von Zuhause fort, und als Brian zurückkehrte, war sie nirgends zu finden. Die Polizei griff sie in einem weiter entfernt gelegenen Stadtteil auf. Er war wütend darüber und sagte ihr, es sei eine Schande für die Familie und für alles, für das sie einstünden. Von da an hielt er es für notwendig, sie zu Hause einzuschließen, wann immer er fortging. Obwohl Brian aus dem Fernsehen und aus einigem, das er gelesen hatte, ein wenig über die Alzheimer-Krankheit wusste, brachte er dieses Wissen jedoch nicht bewusst mit Margarets Verhalten in Verbindung. Erst 1990, als Susan aus Australien zu Besuch kam, dämmerte ihm die Erkenntnis. Susan war Krankenschwester. Sofort erkannte sie die Anzeichen von Demenz und bestand darauf, dass ihre Mutter zu einem Arzt gebracht würde. Bei Margaret wurde vorläufig eine Alzheimer-Krankheit diagnostiziert, und der Arzt empfahl Brian, sein Bestes zu tun, um sich zu Hause um Margaret zu kümmern.

Brians Reaktion war dramatisch. Rasch nahm er alle ihm zugänglichen Informationen über die Alzheimer-Krankheit in sich auf und begann, auf höchst effiziente Weise für Margaret zu sorgen. Er übernahm die gesamte Hausarbeit und das Kochen. Wenn sie sich in seiner Nähe herumtrieb, während er seinen Aufgaben nachging, sorgte er dafür, dass sie ins Wohnzimmer zurückkehrte. Einkaufen ging er alleine. Sobald Margaret Probleme mit der Kontinenz zu haben begann, verschaffte er sich Hilfe bei einem Beratungsdienst und tat alles Notwendige, um unangenehme Zwischenfälle zu vermeiden. Als sie Schlafstörungen entwickelte, brachte er sie zum Arzt, der ihr ein Beruhigungsmittel für die Nacht verschrieb. Obwohl die Aufgabe, für Margaret zu sorgen, extrem belastend war, hatte sich Brian vorgenommen, seine Rolle gut zu spielen.

Gegen Ende des Jahres 1991 war sich Brian darüber im Klaren, dass alles zu viel für ihn wurde. Er wurde zunehmend müde und gereizt; Margaret war immer verwirrter und weinerlicher. Brian zog die Sozialdienste hinzu. Nach Margarets Assessment wurde beschlossen, dass sie in ein Tageszentrum gehen sollte. Dies verschaffte Brian eine gewisse Erleichterung, obwohl Margaret vor dem Weggang oft sehr aufgeregt war und manchmal bei der Rückkehr extrem verwirrt schien. Er ging niemals mit ihr zu dem Zentrum, blieb jedoch telefonisch mit dessen Leiter in Kontakt. Mitte 1992 entwickelte sich eine neue Krise. Brians Gesundheitszustand verschlechterte sich; er hatte Angina pectoris bekommen. Margaret war extrem verwirrt und agitiert, und ihre Medikation wurde erhöht. Der Manager des Tageszentrums meinte, Margaret sei als Klientin nicht länger geeignet, da ihre Demenz zu schwer sei. Die Gemeindeschwestern, die vorbeischauten, um dabei zu helfen, Margaret ins Bett zu bringen, waren gewöhnlich in Eile und sprachen dauernd miteinander, während sie sie badeten und zu Bett brachten. Dies schien Margaret sehr aufzuregen. Eines Abends biss sie eine der Pflegepersonen in den Arm, was große Verärgerung auslöste. Damit war für Brian der Faden gerissen. Nachdem er die Angelegenheit mit dem Sozialarbeiter besprochen hatte, kam er zu dem Schluss, Margaret müsse in eine Vollzeit-Heimpflege gehen. Bei dieser Aussicht fühlte er sich extrem schuldig und unwohl.

Brian hatte gehört, The Gables sei ein gutes Heim, und rief den Heimleiter an, der sofort einen Platz für Margaret anbot. An einem Tag im November sagte Brian zu Margaret, sie würden eine Spazierfahrt im Auto machen, obwohl er ihr nicht sagte, wohin sie führen. So gelangte sie ins Pflegeheim. Da Margaret sehr ängstlich und weinerlich war, empfahl der Leiter, Brian solle sie ein paar Tage lang nicht besuchen, um ihr Zeit zu geben, sich an ihr neues Zuhause zu gewöhnen.

Leider gewöhnte sich Margaret in The Gables nicht ein. Ihr Leiden und ihre Umtriebigkeit störten die übrigen Bewohner ganz außerordentlich; nachts blieb sie nicht im Bett. Brian besuchte sie gewöhnlich dreimal pro Woche, aber schon bald schien sie ihn nicht mehr zu erkennen und ignorierte ihn oft. Eines Abends beschimpfte eine der Bewohnerinnen Margaret aufs Gröbste, und Margaret schlug sie ins Gesicht und richtete sie dabei übel zu. Die Familie der Bewohnerin reichte sofort Beschwerde ein und bestand auf einer Untersuchung.

Zwei Tage darauf wurde Margaret zur Begutachtung auf eine psychiatrische Station gebracht, wo sie für 6 Wochen verblieb. Sie erhielt starke Beruhigungsmittel. Anschließend wurde sie in das Bank Top Pflegeheim eingewiesen, das einen ganzen Flügel nur für Personen mit Demenz hatte.

In Bank Top blieb Margaret unter Sedierung. Ihr Leben bestand daraus, morgens aus dem Bett geholt zu werden, ihr Frühstück einzunehmen und in einen Stuhl gesetzt zu werden. Da saß sie dann endlose Stunden, halb wach, halb schlafend und ging gelegentlich umher. Jeden Tag wurde sie etwa um 20.00 Uhr zu Bett gebracht. Innerhalb von 4 Monaten gebrauchte sie ihrer Beine immer weniger und wurde zunehmend bewegungseingeschränkt. Sie wurde sehr dünn und ließ ihr Essen oft stehen. Nur ein Mitglied des Personals erkannte, dass Margaret oft versessen aufs Essen war, aber der Aufforderung bedurfte, um es auch wirklich zu tun. Brians Besuche wurden immer seltener; er sah keinen Sinn darin. Die beiden Söhne kamen überhaupt nicht. Während der letzten Zeit ihres Lebens brachte Margaret immer längere Phasen auf dem Bett liegend zu. Ihr wurde Essen gereicht, hauptsächlich mit flüssiger Nahrung. Eines Morgens stellte man fest, dass sie gestorben war.

Obwohl diese Erzählung als Ganze erfunden ist, so beruht doch jedes ihrer Elemente auf tatsächlichen Ereignissen. Obwohl es auch „The Gables" und das Pflegeheim „Bank Top" in Wirklichkeit nicht gibt, so bieten doch beide eine gedrängte Darstellung der schlechteren Art von Ort, an den Menschen zur Heimpflege verbracht werden. Die Geschichte von Margaret und Brian ist typisch für die Art, in der sich das Leben mit Demenz während der vergangenen Jahre in Großbritannien gestaltete und hat starke Ähnlichkeit mit der Situation in anderen Industrieländern. Nachdem ich diese Geschichte in der Trainingsarbeit verwendet habe, haben mir mehrere Personen gesagt, sie beschriebe nahezu exakt einen ihnen bekannten Fall oder gar ein Ereignis in der eigenen Familie.

Wenn wir die Entwicklung einer zur Demenz führenden Erkrankung bei einer beliebigen Person verfolgen, so werden wir immer wieder sehen, wie soziale und zwischenmenschliche Faktoren ins Spiel kommen und entweder zu den sich unmittelbar aus der neurologischen Beeinträchtigung ergebenden Schwierigkeiten beitragen oder helfen, deren Auswirkungen abzuschwächen. Unter diesem Aspekt fällt es extrem schwer, an der vom Standardparadigma vorgeschlagenen Sichtweise festzuhalten, dass nämlich die geistigen und emotionalen Symptome unmittelbares Resultat einer katastrophalen Reihe von Veränderungen im Gehirn sind, die zum Absterben von Hirnzellen führen – und sonst nichts. Diese enge Vorstellung von Unbehagen, das die Demenz oft mit sich bringt, kann die Aufmerksamkeit leicht von der Unzulänglichkeit unserer sozialen Arrangements ablenken und hat zu einer krassen Unausgewogenheit in der Forschung geführt. Insoweit sie dies bewirkt hat, könnte sie als „neuropathische Ideologie“ angesehen werden – ein Meinungsgefüge, das die Wahrheit systematisch verdreht.

In Begriffen der Moral wird selbst in der hier aufgeführten kurzen Erzählung deutlich, dass es viele Punkte gab, an denen Margaret nicht in vollem Umfang als Person behandelt wurde. Sie brauchte Trost in ihrer Angst, aber Brian war nicht in der Lage, ihn ihr zu spenden. Sie bat um Ermutigung und das Vermitteln von Zuversicht, als ihr Selbstvertrauen versagte, aber sie begegnete Kritik oder Verärgerung. Sie wollte eine „Lebensweise“, eine Kontinuität mit ihrer Vergangenheit, wurde jedoch ihrer Rolle als Hausfrau völlig entkleidet. Das Tageszentrum vermochte ihr keine Beschäftigung im Bereich ihrer Fähigkeiten zu geben und war nicht in der Lage, ihr die Art von Gesellschaft zu bieten, in der sie sich wohlfühlen konnte. Weder The Gables noch Bank Top hatte unter seinem Personal die Fertigkeiten entwickelt, die es dazu befähigen würden, Bewohnern mit Demenz eine effiziente psychologische Betreuung zu bieten. Margarets „Verhaltensprobleme“ wurden nie in mitfühlender Weise erforscht oder zu ihren Wurzeln zurückverfolgt. Schließlich wurden sie medikamentös beherrscht, wenn auch um den Preis der Unterdrückung eines großen Teils dessen, was sie noch in die Lage versetzte, eine Person zu sein, und möglicherweise unter weiterer Schädigung ihres Nervensystems.

In einem Fall wie diesem mag man sich versucht fühlen, den hauptsächlich Fürsorgenden anzuschuldigen, jedoch wäre dies sowohl psychologisch unangebracht als auch moralisch blind. Wer sich in dieser Rolle befindet, übernimmt nahezu im Alleingang eine kolossale Aufgabe. Gewichtige Belege aus der Anthropologie sprechen dafür, dass kein Individuum je für eine derart belastende Verpflichtung „ausgelegt“ wurde. Der Mensch ging aus der Evolution als eine hochgradig soziale Spezies hervor, in der Belastungen von einer Gruppe getragen werden. Selbst unter jenen in Industriegesellschaften seltenen Fällen, in denen die Pflege tatsächlich unter mehreren Familienmitgliedern aufgeteilt wird, ist die Situation weitaus weniger beladen und angespannt.

In der Erzählung blieb Brian damit allein gelassen, die Folge der Tendenz unserer Art von Gesellschaft auszuleben, unter Druck stehende Menschen in die Isolation zu zwingen. Außerdem war er in keiner Weise, weder praktisch noch psychisch, auf seine neue Rolle vorbereitet worden. Er war das Produkt seiner eigenen Erziehung mit ihren vielen Einschränkungen und seiner eigenen Versuche, den herrschenden Standards des Mann-Seins gerecht zu werden. An vielen Punkten bleiben seine eigenen Bedürfnisse unbefriedigt, und als die Situation wirklich schwierig wurde, erhielt er keine Unterstützung. Soweit „kommunale Fürsorge" verfügbar war, bestand sie hauptsächlich aus Ad-hoc-Interventionen und erwies sich, als die Situation wirklich schwierig wurde, als völlig unzureichend. Einiges von dem, was Brian Margaret getan hat, war von wahrem Respekt vor ihrem Personsein weit entfernt, aber wie war es letztlich auch um sein eigenes Personsein bestellt? Seine Frau zu Hause einzuschließen, wenn er fortging, könnte als zutiefst unmoralisch gesehen werden, war jedoch vielleicht nur das „am wenigsten Schlechte", was er unter den herrschenden Umständen tun konnte. Als sich Margarets Demenz verschlechterte, half niemand Brian in seinen Gefühlen der Wut, der Unzulänglichkeit und der Schuld; niemand befähigte ihn, sich mit seiner eigenen tragischen Zwangslage zu arrangieren.

Diese Erzählung der Demenz einer Person ist demnach viel mehr als die einer fortschreitenden neurologischen Erkrankung. Es ist in absurder Weise reduktionistisch zu behaupten, wie dies einige getan haben, dass „schließlich alles auf das hinausläuft, was sich in individuellen Gehirnzellen abspielt". In sehr vielen Fällen stellen wir fest, dass der Prozess der Demenz auch die Geschichte einer tragischen Unzulänglichkeit in unserer Kultur, unserer Ökonomie, unserer traditionellen Ansichten über Geschlecht, unser medizinisches System und unsere allgemeine Lebensweise ist. Im Umgang mit Menschen in der Position von Brian sollten wir sehr darauf achten, nicht willkürlich zu urteilen, denn unter Umständen tragen sie bereits eine sehr große Last an Schuldgefühlen. Der Fehler liegt im Kontext und auf einer systemischen Ebene; er ist der Kulminationspunkt eines langen historischen Prozesses. Dieser Kontext bedarf radikaler Verbesserung – durch einen Wandel in der Pflegekultur. Indessen wurde diese Aufgabe bis vor ganz kurzer Zeit nahezu vollständig vernachlässigt.

3.2 Das problematische Erbe

Wenn die Geschichte von Margaret und Brian typisch ist, so weist sie auf eine verheerende Inkompetenz innerhalb gegenwärtiger Gesellschaften hin. Zum gegenwärtigen Zeitpunkt der Geschichte kommt es sicher keiner Regierung gelegen, die „steigende Flut" der Demenz ernst zu nehmen; sie hat solch schwerwiegende Implikationen für die Gesundheitsdienste und weist auf ein immenses Bildungsdefizit hin. Auch in weitergefasster kultureller Hinsicht sind wir auf die neue Situation, in der ein ungeheures neues Feld moralischer Verantwortung liegt, noch weitgehend unvorbereitet. Dieses allgemeine Unvermögen auf gesellschaftlicher Ebene reicht viele Jahrhunderte zurück. Europa hatte nie ein goldenes Zeitalter des Mitgefühls und der Erleuchtung. Ich möchte nun einen kurzen historischen Abriss institutioneller und sozialer „Pflege" geben. Er ist in sich selbst bedeutsam, da er unsere aktuelle Zwangslage in einen historischen Zusammenhang stellt. Auch zeigt er das Ausmaß der Probleme, die einem kulturellen Wandel im Wege stehen.

Im späten Mittelalter und durch die sozialen Umwälzungen des 14. bis 16. Jahrhunderts hindurch wurde aber auch nicht die geringste organisierte Vorsorge für die schwächeren Mitglieder der Gesellschaft getroffen (Tuchman, 1979). Zum größten Teil hingen sie von individuellen Akten der Mildtätigkeit ab, und ein paar religiöse Körperschaften sorgten für ein wenig Rückhalt. Während des 17. Jahrhunderts entstand die Gesellschaft in ihrer „modernen" Form, mit vielen der Nationalstaaten, wie wir sie noch heute kennen, die ihre wirtschaftlichen Interessen über den gesamten Erdball hinweg entwickelten. Sollte die neue, eher zentral regierte und auf Besitz, Handel und Großreich ausgerichtete Gesellschaft „effizient" funktionieren, musste man ein gewisses Maß an Chaos und Unordnung loswerden. Während dieser Phase wurden viele Bewahranstalten eingerichtet und gesellschaftliche Außenseiter – Bettler, Landstreicher, Verbrecher, Dissidenten, die Verrückten, die Behinderten und die offen Unmoralischen – in großer Zahl von der Straße geholt (Foucault, 1967). Manche wurden zu niedrigen Arbeiten gezwungen. Wer geistesgestört war, wurde weggeschlossen und in vieler Hinsicht wie ein Tier in der übelsten Art von Zoo behandelt. Die Gefügigen überließ man im Allgemeinen sich selbst, während die Gewalttätigen in Fesseln gehalten wurden. Im Allgemeinen gab es weder Linderung bei Verwahrlosung und Krankheit noch konstruktive Versuche der Hilfe oder Heilung. Dies ist unser Bild vom Tollhaus, das allerdings eine echte Bewahranstalt war.

Einer der großen Erneuerer der Medizin, Samuel Hahnemann, schrieb um 1810 folgendes über die Behandlung derer, die an Geisteskrankheiten litten:

> *Man muss über die Hartherzigkeit und Unbesonnenheit der Ärzte in mehreren Krankenanstalten dieser Art, [...] erstaunen, welche, [...] sich begnügen, diese bedauernswürdigsten aller Menschen durch die heftigsten Schläge und andre qualvolle Martern zu peinigen. Sie erniedrigen sich durch diese gewissenlosen und empörenden Verfahren tief unter den Stand der Zuchtmeister in Strafanstalten, denn diese vollführen solche Züchtigungen nur nach Pflicht ihres Amtes und an Verbrechern, jene aber scheinen ihre Bosheit gegen die scheinbare Unheilbarkeit der Geistes- und Gemüths-Krankheiten, im demüthigenden Gefühle ihrer ärztlichen Nichtigkeit, durch Härte an den bedauernswürdigen, schuldlosen Leidenden selbst auszulassen. (Hahnemann, 1987)*

Hahnemanns Bemerkungen sind Zeichen einer neuen und wachsenden Besorgnis über die furchtbaren Zustände in den Institutionen. Während des 19. Jahrhunderts setzte ein langsamer Reformprozess ein, und schließlich wurde ein Inspektionssystem eingerichtet. Der neue Führungsstil war bestenfalls dazu ausgelegt, eine Art „moralischer Erziehung" mit einer starken, aber freundlichen Autorität zu bewirken. In gewisser Weise war er wie die Verhaltenstherapie unter Verwendung eines Systems der Belohnungen und Bestrafungen. Diese Reformen waren ein Fortschritt, aber es gab noch immer einen intensiven Frauenhass und eine Neigung, das Opfer zu beschuldigen (Ussher, 1991). Trotz wachsenden soziologischen Bewusstseins und vieler Verbesserungen der Arbeitsbedingungen in Bergwerken und Fabriken hinkte die Anwendung auf Geistesstörungen etwas nach. Nur in geringem Umfang wurden die Zustände in der Gesellschaft gewürdigt, die dazu geführt hatten, dass manche Menschen deviant, gewalttätig oder wahnsinnig wurden. Gegen Ende des Jahrhunderts stieg die Zahl der Insassen in den Einrichtungen enorm an. Viele der im ausgehenden 19. Jahrhundert gebauten Asyle hatten Platz für 1000 Insassen. Die meisten von ihnen stehen heute noch, ein Denkmal für das ungeheure soziale Unbehagen des großen Zeitalters der Industrialisierung und seinen anmaßenden Paternalismus.

Mit dem zeitweilig spektakulär erfolgreichen Fortschreiten der medizinischen Wissenschaft gewann eine neue Betrachtensweise abnormen Verhaltens an Boden. Vieles von dem, was zuvor als eine Art moralischer Unzulänglichkeit oder angeborener Mangel angesehen worden war, wurde nun als Krankheitszustand neu eingestuft. Das klassische Beispiel dafür war die Syphilis, bei der eine unbestreitbare Beziehung zwischen schwerer Geisteskrankheit und Organpathologie bestand. Die Existenz des Neurons in der grauen Hirnsubstanz wurde eindeutig nachgewiesen. In dieser Zeit entstand die Psychiatrie in ihrer hochgradig medikalisierten Form, wie wir sie heute kennen. Die Hoffnung vieler der neu Praktizierenden lag darin, dass im Laufe der Zeit der einer jeden Geisteskrankheit zugrundeliegende pathologische Prozess entdeckt würde. Die ersten wissenschaftlichen Untersuchungen an Gehirnen von Menschen, die mit Demenz gestorben waren – einschließlich der Arbeit von Alzheimer selbst – waren Teil dieses allgemeinen Projektes (Berrios & Freeman, 1991). Die Ideen Freuds und der frühen Psychoanalytiker bildeten in gewissem Sinne eine Gegenkultur: Es wurde postuliert, dass als

Ursache einer Geisteskrankheit eher unbewusste geistige Prozesse als eine organische Krankheit zugrunde lägen.

Zweifellos wurde durch diesen Prozess der Medikalisierung viel gewonnen. Es steht eine weitaus bessere Diagnostik zur Verfügung. Wir beginnen die neurophysiologischen und neuropathologischen Substrate geistiger Prozesse zu verstehen, und es gibt inzwischen Formen der Behandlung, die bei einigen sehr belastenden Symptomen rasch Linderung schaffen. Wie wir bereits gesehen haben, brachten medizinische Ansätze in der Psychiatrie aber auch ihre eigenen Probleme mit sich: stark vereinfachte Sichtweisen einer Organbedingtheit, eine eher durch verfügbare Technik als durch Theorie geleitete Forschung und übertriebene Hoffnungen, die Wissenschaft könne Wunderheilmittel liefern. Oft wurde Personsein missachtet, vor allem, wenn es den „Patienten“ nicht leicht fällt, für ihre eigenen Interessen einzutreten. Inzwischen ist es nur allzu leicht, das Leiden eines Mitmenschen zu ignorieren und stattdessen lediglich ein biologisches Problem zu sehen, das durch irgendeine Art technischer Intervention zu lösen ist.

Nun haben in dem Versuch, „kommunale Fürsorge“ zu bieten, natürlich viele der alten Einrichtungen ihre Pforten geschlossen oder sind dabei, es zu tun. Eine sehr klare Darstellung des Hintergrundes zu diesem Prozess und seiner Implikationen für die Zukunft hat Elaine Murphy (1991) in ihrem Buch *After the Asylums* gegeben. Es gab viele gute Gründe für einen Wechsel zur Fürsorge in der Gemeinde. Das Verwahren und Wegschließen von Menschen mit sehr unterschiedlichen Geisteskrankheiten konnte beendet werden. Viele Menschen könnten in die Lage versetzt werden, ein regelrecht normales Leben zu führen. Kleinere Wohneinheiten auf lokaler Basis könnten eine bessere Lebensqualität mit größerer Kontinuität und reichhaltigerem menschlichen Kontakt bieten. Außerdem bestand das Potential zur Entwicklung einer stärker personenzentrierten und ethisch verantwortungsvollen Form von Sozialdienst (Stevenson & Parsloe, 1993).

Die ersten Schritte in diese Richtung wurden in Großbritannien schon vor 20 Jahren unternommen. Als es jedoch zu den raschen Veränderungen im Gefolge des NHS und des Community Care Act von 1990 kam, wurden die Versprechungen nicht erfüllt. Das Motiv war zum großen Teil ökonomisch, denn der Staat hatte sich seiner Verantwortung für die Wohlfahrt entledigt, wann immer er konnte. Eine der zentralen Ideen bestand in der Schaffung einer „gemischten Fürsorgeökonomie“, in der Marktkräfte freie Bahn hätten; dies war jedoch extrem trügerisch. Wenn sich die Bedingungen einem echten Markt annähern, wissen die Konsumenten genau, was sie kaufen, und es gibt eine beträchtliche Auswahl. Es geht darum, dass Konkurrenzkampf sowohl dahingehend Druck ausübt, die Qualität zu steigern, als auch, die Preise niedrig zu halten. Wie jedoch Richard Titmuss (1969) vor vielen Jahren zeigte, können solche Bedingungen niemals erfüllt werden, wenn es um das Erbringen einer Dienstleistung im Humanbereich geht. Vor allem wissen Menschen nicht genau, was sie benötigen, und können durch „Experten“, die aus wirtschaftlichen Motiven handeln, leicht getäuscht werden. Bei einer Angelegenheit wie der Demenz haben sie außerdem keine Vorstellung davon, wie die Dinge sich entwickeln werden und wie lange es dauern wird. Der Unsinn wird noch vergrößert, wenn ein öffentlicher Sektor, darauf erpicht, die Kosten niedrig zu halten, einer der bedeutendsten Einkäufer von Dienstleistungen ist.

Es kann also nicht der Schluss gezogen werden, dass die kommunale Fürsorge von einem personenzentrierten Standpunkt aus notwendigerweise eine Verbesserung darstellt. Wir werden von einer schrecklichen Situation zur nächsten taumeln und stolpern, solange für all die erforderlichen Sozialdienstleistungen nur unzureichende Mittel zur Verfügung stehen. Die Krise der Demenzpflege ist noch im Entstehen, aber es liegen böse Vorzeichen in dem, was vielen ehemaligen Patienten mit einer Geisteskrankheit geschehen ist, die jetzt „in der Gemeinde“ leben. Sie sind schwerer Diskriminierung und Deprivation ausgesetzt (Barham & Hayward, 1991). Nach und nach werden sie zu den neuen Außenseitern der Gesellschaft mit einem Image, das dem der Leprakranken eines früheren Zeitalters gleicht.

Demenz ist auf dieser historischen Bühne ein relativer Nachzügler, vor allem deshalb, weil die demographische Verschiebung, die zur allgemeinen Alterung der Gesellschaft führt, noch so neu ist. Die „Hinterhöfe" der Asyle, belegt mit älteren Menschen in unterschiedlichen Stadien der Verwirrtheit, Agitiertheit und Depression, sind ein typisches Merkmal der Zeit nach dem Zweiten Weltkrieg. Inzwischen ist weithin anerkannt, dass ihre Versorgung im Allgemeinen weit unterhalb eines akzeptablen Standards lag, und es wird viel getan, um die Qualität der Pflege zu verbessern. Der Versuch, Menschen dazu zu befähigen, länger bei sich zu Hause zu leben und dann bei Bedarf in kleinere Wohnheime umzuziehen, bietet zweifellos die Gelegenheit, etwas weitaus Besseres als in der Vergangenheit zu tun.

Es ist jedoch nicht alles gut, wie die Geschichte von Margaret und Brian zeigt. Die düsterere Möglichkeit liegt darin, dass viele Menschen mit Demenz aus wirtschaftlichen Gründen weit über den Punkt hinaus, an dem dies mit ihrem Wohlbefinden oder dem der sie Betreuenden noch vereinbar ist, bei sich zu Hause wohnen werden. Wer allein lebt, steht unter Umständen vor einer noch schlimmeren Aussicht, nämlich gefangen in erschreckender Einsamkeit und persönlicher Gefahr seine „Care-Pakete" oder *„Pflegemodule"* zu erwarten. Was die neuen Wohnheime betrifft, so können wir nicht davon ausgehen, dass sie eine Verbesserung darstellen werden. Es ist möglich, dass viele von ihnen in einer den alten Institutionen ähnlichen Art geführt werden, jetzt allerdings auch noch den korrumpierenden Belastungen durch die Geldgebundenheit unterworfen sind. Außerdem besteht die Wahrscheinlichkeit, dass in sehr intensivem Maße Medikamente eingesetzt werden, und zwar nicht so sehr zur tatsächlichen Linderung von Symptomen, als vielmehr zur Verhaltenskontrolle und zur Kostenreduktion.

Ob in Institutionen oder in der ambulanten Versorgung, die Pflegepraxis enthält demnach die Spuren von wenigstens vier depersonalisierenden Traditionen: „Vertierung" (bestialization), Zuweisung eines moralischen Mangels, Verwahren und Wegschließen (warehousing) sowie die nicht notwendige Verwendung des medizinischen Modells. Von allen Bereichen ist die Versorgung von Menschen mit Demenz vielleicht am stärksten betroffen, weil eine starke Unterversorgung mit Ressourcen sich mit Angst, Abwehr und einer alles beherrschenden Diskriminierung alter Menschen mischt. [Die Diskriminierung von Menschen aufgrund ihres hohen Alters wird in den angelsächsischen Ländern seit Jahren unter dem Begriff „ageism" aufgegriffen. Anm. d. Hrsg.].

3.3 Maligne, bösartige Sozialpsychologie

Wenn wir nun im Einzelnen betrachten, wie das Leben Stunde um Stunde, Minute um Minute gelebt wird, so können wir viele Prozesse sehen, die auf ein Untergraben von Menschen mit Demenz hinarbeiten. Lesen Sie sich folgenden kleinen Text durch, geschrieben von einer erfahrenen Pflegepraktikerin[31], die auf die Anfänge ihrer Arbeit im Jahre 1984 zurückblickt:

In diesem Pflegeheim erhielten die „Babys", wie die Personen mit Demenz oft genannt wurden, ihr Mittagessen, bevor den übrigen Bewohnern im Speisesaal aufgetischt wurde. Für alle Bewohner waren Mahlzeiten Höhepunkte des Tages. Nachdem ich Frau G. ihr Mittagessen in ihrem eigenen Raum gereicht hatte, ging ich zur „Station", um zu schauen, ob dort Hilfe benötigt würde. Dies war ein langer Raum mit vier Betten, vier Stühlen und vier Toilettenstühlen und das Zuhause von vier Frauen mit Demenz. Als ich eintrat, stand die Tür weit offen; alle vier Frauen saßen auf ihren Toilettenstüh-

31 Die Person, die diesen kurzen Text beigesteuert hat, möchte nicht namentlich genannt werden.

len, und der Geruch von Fäkalien durchdrang die Luft. Es gab keine Vorhänge, die die Damen voreinander oder vor Vorübergehenden abgeschirmt hätten. Meine Kolleginnen Sandra und Mary reichten zwei der Frauen das Essen und unterhielten sich über den gestrigen gemeinsam verbrachten Abend. Sandra fütterte Frau T. Nahrung, sobald in deren Mund ein wenig Raum zu erkennen war, wurde mehr Nahrung eingegeben. Ihre Wangen waren geschwollen vor lauter Nahrung, die sie noch nicht hatte hinunterschlucken können. Frau T. begann zu würgen; Nahrung quoll aus ihrem Mund. Dann hustete sie und übersprühte Sandra mit halbgekauter Nahrung. Sandra begann sich zu säubern, während sie Frau T. mit Nahrungsresten auf der gesamten Kleidung und den nackten Oberschenkeln sitzen ließ. Sandra beschimpfte Frau T. als „schmutzige alte Frau". Dann bemerkte sie zu Mary, sie hoffe, dass jemand sie erschießen würde, wenn sie jemals in einen solchen Zustand geriete. „Wenn es um einen Hund ginge", sagte Sandra, „wäre er schließlich auch längst eingeschläfert worden." Keine der beiden Damen erhielt ihr noch verbliebenes Mittagessen. Als ich Hilfe anbot, sagten Sandra und Mary, ich käme zu spät, sie wären schon fertig, und wieso hätte ich so lange gebraucht, um einer Frau das Essen zu reichen? Sie hätten jeweils zwei gefüttert. Wir verließen den Raum und ließen die Tür offen; alle vier Frauen saßen noch auf ihren Toilettenstühlen.

Wenn wir bedenken, dass grauenvolle Episoden dieser Art unter der „alten Pflegekultur" nicht die Ausnahme, sondern die Regel waren, so lässt sich unmöglich die Ansicht aufrechterhalten, all die persönliche Verschlechterung in Verbindung mit einer Demenz käme als Folge eines neurologischen Prozesses zustande, der seine eigene autonome Dynamik hat. Die von Michael Meacher (1972) in seiner berühmten Studie von Pflegeheimen getroffene Schlussfolgerung scheint den Punkt genauer zu treffen. Er legte nämlich dar, dass die sozialen, psychischen und allgemeinen Dispositionen für sich genommen bereits völlig ausreichen, „um Menschen dement zu machen".

Auf anderen Gebieten wurde eine Erkenntnis dieser Art zu einem „sozialen Modell von Behinderung" oder, genauer gesagt, von Invalidität ausgebaut. Das heißt, die Einstellungen und Handlungen anderer Menschen in Verbindung mit deren Nachlässigkeit verurteilen jene aktiv zur Ohnmacht, bei denen eine Art „Unterschied" besteht, indem sie ihre Versuche zu handeln übersehen und ihnen eine Stimme verweigern (Makin, 1995). Nach und nach nahm man wahr, dass ähnliche Prozesse auch um Menschen mit Demenz herum am Werk sind (Gwilliam & Gilliard, 1996).

Schon sehr bald, nachdem ich begonnen hatte, mich mit Demenz zu beschäftigen, wurde ich mir dieser entpersonalisierenden Tendenzen sehr stark bewusst und beschloss, sie zu einem Forschungsthema zu machen. Meine Methode umfasste eine einfache Form der Technik zur Dokumentation besonderer Vorkommnisse, die im Wesentlichen darin bestand, jeweils sobald wie möglich nach einem Ereignis kurze Notizen darüber zu machen und dann zu versuchen, sie einzuordnen (Kitwood, 1990a). Diese Episoden belegte ich mit dem Begriff „maligne, bösartige Sozialpsychologie". Das starke Wort „maligne" bedeutet etwas sehr Verletzendes und für ein pflegerisches Umfeld, das das Personsein tief schädigt und möglicherweise sogar das körperliche Wohlbefinden untergräbt, Typisches. Die Wirkung des psychosozialen Umfeldes auf die Gesundheit wird erst allmählich deutlich, besonders bei der Untersuchung von Stress und der Entstehung von Krankheiten wie Krebs (Cooper, 1984; Ader et al., 1991). Der Begriff „maligne" impliziert jedoch keine üblen Absichten seitens der Betreuenden; das meiste ihrer Arbeit wird auf freundliche Art und in guter Absicht getan. Die Malignität ist Teil ihres kulturellen Erbes.

Meine ursprüngliche Liste enthielt 10 Punkte:

1. *Betrug* (treachery) – Einsatz von Formen der Täuschung, um eine Person abzulenken, zu manipulieren oder zur Mitwirkung zu zwingen.

2. *Zur Machtlosigkeit verurteilen* (disempowerment) – jemandem nicht gestatten, vorhandene Fähigkeiten zu nutzen; die Unterstützung beim Abschluss begonnener Handlungen versagen.
3. *Infantilisieren* (infantilization) – jemanden sehr väterlich bzw. mütterlich autoritär behandeln, etwa wie ein unsensibler Elternteil dies mit einem sehr kleinen Kind tun würde.
4. *Einschüchtern* (intimidation) – durch Drohungen oder körperliche Gewalt bei jemandem Furcht hervorrufen.
5. *Etikettieren* (labelling) – Einsatz einer Kategorie wie Demenz oder „organisch bedingte psychische Erkrankung" als Hauptgrundlage der Interaktion mit der Person und zur Erklärung ihres Verhaltens.
6. *Stigmatisieren* (stigmatization) – jemanden behandeln, als sei er ein verseuchtes Objekt, ein Alien oder Ausgestoßener.
7. *Überholen* (outpacing) – Informationen liefern, Alternativen zur Wahl stellen etc., jedoch für die betreffende Person zu schnell, um zu verstehen; der Betroffene gerät damit unter Druck, Dinge rascher zu tun, als er ertragen kann.
8. *Entwerten* (invalidation) – die subjektive Realität des Erlebens und vor allem die Gefühle einer Person nicht anerkennen.
9. *Verbannen* (banishment) – jemanden fortschicken oder körperlich bzw. seelisch ausschließen.
10. *Zum Objekt erklären* (objectification) – jemanden behandeln, als sei er ein Klumpen toter Materie, der gestoßen, angehoben, gefüllt, aufgepumpt oder abgelassen werden kann, ohne wirklich auf die Tatsache Bezug zu nehmen, dass es sich um ein fühlendes Wesen handelt.

Seit meiner ersten Untersuchung über maligne Sozialpsychologie habe ich dieser Liste noch 7 weitere Punkte hinzugefügt:

11. *Ignorieren* (ignoring) – in jemandes Anwesenheit einfach in einer Unterhaltung oder Handlung fortfahren, als sei der bzw. die Betreffende nicht vorhanden.
12. *Zwang* (imposition) – jemanden zu einer Handlung zwingen und dabei die Wünsche der betroffenen Person beiseite schieben bzw. ihr Wahlmöglichkeiten verweigern.
13. *Vorenthalten* (withholding) – jemandem eine erbetene Information oder die Befriedigung eines erkennbaren Bedürfnisses verweigern.
14. *Anklagen* (accusation) – jemandem Handlungen oder deren Unterlassen, die sich aus einer fehlenden Fähigkeit oder einem Fehl interpretieren der Situation ergeben, zum Vorwurf machen.
15. *Unterbrechen* (disruption) – plötzlich oder in störender Weise in die Handlung oder Überlegung von jemandem einbrechen; ein rohes Aufbrechen des Bezugsrahmens einer Person.
16. *Lästern* (mockery) – sich über die „merkwürdigen" Handlungen oder Bemerkungen einer Person lustig machen; hänseln, erniedrigen, Witze auf Kosten einer anderen Person machen.
17. *Herabwürdigen* (disparagement) – jemandem sagen, er sei inkompetent, nutzlos, wertlos etc.; Botschaften vermitteln, die der Selbstachtung einer Person schaden.

Einige der häufiger vorkommenden Aspekte der malignen, bösartigen Sozialpsychologie in Pflege-Settings der stationären und teilstationären Pflege wurden in der Beobachtungsmethode des Dementia Care Mapping operationalisiert (Kitwood & Bredin, 1992b; Kitwood, 1997c). Dadurch gelangte die gesamte begriffliche Einheit in einen geschlossenen und übersichtlichen Raum, wo sie sich systematisch beobachten und sogar grob quantifizieren lässt.

Da Beschreibungen eines jeden der ersten 10 Punkte bereits veröffentlicht wurden, werden diese hier nicht wiederholt (Kitwood, 1990a; Kitwood & Bredin, 1992c). Ich beschreibe lediglich ein Beispiel meiner jüngsten Erfahrungen.

Schauplatz ist die „Alzheimer-Station" eines amerikanischen Pflegeheims. Ein junger Pflegehelfer schubst eine etwa 75-jährige Frau quer durch den Raum. Sie protestiert und leistet Widerstand, aber wortlos. Nach und nach manövriert er sie zu einem Stuhl mit einem Bohnensack als Sitzkissen, und es gelingt ihm, sie darauf zu platzieren. Der Stuhl ist sehr niedrig, er stützt ihren Rücken, bietet aber keine Möglichkeit, den Kopf anzulehnen. Sie hat nicht die Kraft, um sich selbst von dem Stuhl zu erheben. Sie blickt zu mir auf und sagt plötzlich vollkommen klar: „Es ist eine grausame geistige Tortur. Sie machen das ständig mit mir."

Diese winzige Episode enthält Elemente des Zur-Machtlosigkeit-Verurteilens und Einschüchterns, des Entwertens und Verbannens, des Zum-Objekt-Erklärens und des Zwangs sowie des Vorenthaltens. Der Pflegehelfer handelte auf Anweisung und tat dies auf die freundlichste ihm bekannte Weise. Das Heim war dazu übergegangen, mit Bohnen gefüllte Säcke als Stühle einzusetzen, um zu verhindern, dass die Bewohner/Bewohnerinnen umhergehen; in einem technischen Sinne konnte trotz dieser Praxis behauptet werden, dass man keine bewegungseinschränkenden bzw. fixierenden Maßnahmen durchführe. An dieser Stelle könnte der Leser bzw. die Leserin zu der Passage am Anfang dieses Abschnitts zurückkehren und schauen, wie viele Elemente maligner, bösartiger Sozialpsychologie er bzw. sie dort auszumachen vermag.

Vorgänge dieser Art finden sich außer bei Demenz noch in vielen anderen Zusammenhängen, etwa in der Kinderbetreuung, in der Schule sowie bei der Behandlung psychisch kranker „Patienten" in Klinik und Gemeinde. Die Malignität oder Bösartigkeit scheint abhängig von drei Faktoren zuzunehmen: Angst, Anonymität und Machtgefälle. Demenz ist ein extremes Beispiel. Bisweilen erfassen Betroffene die Botschaft vielleicht einfach nur auf nonverbalen Wegen und erfahren die Malignität als eine unheimliche und unterdrückende Kraft. Vorstellungen, die den von mir geäußerten gleichen, finden sich in der Arbeit von Goffman (1974), der die sozialpsychologischen Prozesse betrachtete, denen Patienten in psychiatrischen Kliniken ausgesetzt waren, wobei er sich besonders auf das Stigmatisieren konzentrierte. Seine Forschung umfasste jedoch nicht die Demenz. Die Idee der malignen, bösartigen Sozialpsychologie wurde auch in einer Arbeit neueren Datums untermauert. Steven Sabat und Rom Harré (1992) beispielsweise untersuchen, wie Menschen mit Demenz ihres „sozialen Selbsts" beraubt werden können. Im Wesentlichen weigern sich andere, der dementen Person Nahestehende, die Rollen zu übernehmen, die zu der Rolle, welche die demente Person wünscht, komplementär sind und verhindern auf diese Weise eine kreative Interaktion. Die Vorstellung des Stigmas wurde in einer Studie von Nancy Blum (1991) in den Kontext der Familienfürsorge eingebracht. Sie zeichnet auf, wie die Betreuenden sich zunächst mit der dementen Person verbunden fühlen, indem sie ein „Höflichkeitsstigma" annehmen [Dieses Höflichkeitsstigma ist in Deutschland unter dem Begriff „Vermeidungsbeziehung" bekannt gemacht worden; vgl. K. Gröning, Entweihung und Scham; Anm. d. Hrsg.] und alles tun, um die Ausfälle an Fertigkeiten zu verdecken und unerwünschte Folgen auf einem Minimum zu halten. Nach einer Zeit beginnen jedoch einige Betreuende, ihre Bindung zu verändern und einem zunehmend größeren Kreis von Personen Information zukommen zu lassen, wobei sie die stigmatisierte Person ihr Stigma allein weitertragen lassen. Eines der von Blum gegebenen Beispiele handelt von einem Mann mit Demenz, der sich auf der Straße mit einem Fremden unterhält; seine Frau tritt zu dem Fremden und gibt ihm ein Zeichen, dass ihr Mann „verrückt" sei.

In einer anderen Studie derselben Autorin wird die Art betrachtet, in der Täuschung im „Umgang" mit dementen Menschen eingesetzt wird, und es werden vier verschiedene Täuschungspraktiken identifiziert (Blum, 1994). Die erste ist das „Mitgehen" bei (faktisch falschen) Vorstellungen. Die zweite ist das „Verschweigen", etwa indem jemand ohne weitere Vorbereitung von Zuhause in ein Pflegeheim verlegt wird, indem man ihm sagt, es ginge einfach nur auf einen Ausflug. Die dritte Täuschungspraktik ist die „kleine Notlüge", etwa indem man einem Mann, der zum Umherwandern neigt, sagt, der Doktor habe es verboten. Die vierte besteht in „Tricks", etwa indem das Auto bewusst funktionsuntüchtig gemacht und der dementen Person dann gesagt wird, sie könne es nicht benutzen, da es repariert werden müsse. Blum konstatiert auch ein erhebliches Maß an betrügerischem Einverständnis, wo sich zwei oder drei Personen über eine Täuschungspraxis einigen: Die Person mit Demenz wird in der Position des Ausgeschlossenen („ex-colluded"), um Goffmans (1974) Beschreibung zu verwenden, gelassen. Obwohl Blums (1991) Studie nur von geringem Umfang ist, besagt sie, dass Täuschungspraktiken zumindest in der amerikanischen „Alzheimer-Kultur" fast mit einer Art von Zynismus weitestgehend als gegeben gelten und gegenwärtig von einigen Fachleuten, wie etwa den Leitern von Hilfsgruppen, befürwortet werden. Hier findet sich kein Hinweis auf die Erkenntnis, dass es vielleicht andere Wege im Umgang mit Schwierigkeiten geben könnte, indem man erkennt, was eine Person benötigt, und dieses Bedürfnis zu befriedigen versucht.

Bis hierher haben wir die maligne, bösartige Sozialpsychologie in einem aktiven Sinne betrachtet. Es gibt außerdem die Tatsache schierer Vernachlässigung. Belege aus vielen Studien zeigen, dass Menschen mit Demenz in Heimpflege typischerweise sehr lange Zeiten ohne jeden menschlichen Kontakt zubringen (Woods & Britton, 1977; Clarke & Bowling, 1990; Kitwood & Bredin, 1992b; Ward et al., 1992; Barnett, 1995). In den schlechtesten Pflege-Settings können dies bis zu 80 % des Tages sein. Tessa Perrin (1997) fand in einer sehr detaillierten Arbeit unter Einsatz des Dementia Care Mapping, die 9 Settings mit Beobachtungsphasen von jeweils rund 7 Stunden umfasst, dass Menschen mit sehr schwerer Demenz in gravierender Form menschlichen Kontaktes beraubt waren und ein großer Teil der Interaktion, die sich ergab, extrem kurz und oberflächlich war.

Maligne, bösartige Sozialpsychologie ist vielleicht der hervorstechendste schlechte Teil der Pflegetraditionen, die wir geerbt haben. Glücklicherweise fällt es relativ leicht, Personal in Einrichtungen der stationären und teilstationären Pflege für ihr Vorhandensein zu sensibilisieren und sie durch eine Reihe kurzer Trainingssitzungen erheblich zu reduzieren. Bemerkenswert ist, dass die scheinbar am schwierigsten zu eliminierende Episode die des „über jemanden in dessen Anwesenheit (nicht unfreundlich) Sprechens" ist. Dies ist ein leichter Fall von Punkt 11 (Ignorieren).

3.4 Die Dialektik der Demenz

Auf theoretischer Ebene spricht vieles dafür, die Geschichte der fortschreitenden Neuropathologie und die der Sozialpsychologie im Umfeld von Demenz zu einem Bild zusammenzuführen. Insoweit deckt es sich mit neurowissenschaftlichen Befunden anzunehmen, dass die unmittelbare Ursache von Demenz in allen Fällen ein Mangel jenes gut funktionierenden Schaltkreisgefüges ist, mittels dessen eine Person die jeweiligen Ereignisse in ihrem Leben verarbeitet. Über die herkömmliche Sichtweise hinaus gibt es jedoch vier verschiedene Weisen, in denen das Schaltkreisgefüge in Mitleidenschaft gezogen werden kann:

1. Es wurde nie gebildet. Die Person war nicht in der Lage, sich psychisch an ihre gegenwärtige Lebenssituation anzupassen, was in einigen Fällen auch heißt, dass das geeignete neuronale Schaltkreisgefüge nicht entwickelt wurde.
2. Das notwendige Schaltkreisgefüge existiert, wurde jedoch deaktiviert oder umgangen. Möglicherweise ist es dies, was in einigen Fällen extremer psychischer Abwehr, etwa nach einem plötzlichen und traumatischen Verlust, geschieht.

3. Die Struktur des Schaltkreisgefüges existiert, aber die Synapsen funktionieren nicht richtig; es liegt ein neurochemischer Mangel oder ein Ungleichgewicht vor. So kann beispielsweise eine depressive Stimmung einfach nur mit neurochemischen Veränderungen in Zusammenhang stehen.
4. Das relevante Schaltkreisgefüge oder zumindest das Potential zu seiner Entwicklung existierte, aber es trat ein pathologischer oder degenerativer Prozess dazwischen.

Diese allgemeine Hypothese passt sich der essentiellen Einheit von Gehirn und Geist an. Sie geht davon aus, dass alle Ereignisse im Erleben einer Person, ob sie im Bewusstsein registriert werden oder nicht, ihr Gegenstück in der Hirnaktivität haben, und betrachtet Aspekte der Personalität und der Biografie als langsam in die Hirnstruktur integriert. Idealerweise ist demnach eine Person neurologisch dann „auf dem neuesten Stand", wenn sie über neuronale Strukturen verfügt, die für die gegenwärtige Situation relevant sind. Wo dies nicht der Fall ist, können die dahinterstehenden Ursachen auf einen pathologischen Vorgang oder Zustand zurückgehen, der seine eigene Dynamik hat; sie können aber auch auf psychische Faktoren zurückgehen, die ihr Gegenstück anfänglich in der Neurochemie und schließlich in der Art haben, in der die Entwicklung des Schaltkreisgefüges versagt bzw. in der es zerstört wird.

Wir können den Prozess der Demenz demnach so sehen, dass er sowohl ein fortlaufendes Wechselspiel zwischen jenen der Neuropathologie per se zugehörigen als auch den sozialpsychologischen Faktoren umfasst. Die Natur dieses Wechselspiels ist dialektisch (Kitwood, 1990a). Ursprünglich bezog sich der Begriff „dialektisch" auf eine Art des Arguments oder der Disputation. Eine Behauptung oder These wird vorgetragen, der dann eine andere These - die Antithese - gegenübergestellt wird. Aus der Diskussion geht eine neue Position - die Synthese - hervor, welche Elemente beider ursprünglichen Beiträge enthält. Dann wird eine weitere Behauptung in die Diskussion gebracht usw. Viel später wurde diese Vorstellung als Analogie für eine gewisse Art von Prozessen genutzt. So könnte beispielsweise die Verkehrsdichte auf den Straßen als Ergebnis eines dialektischen Wechselspiels zwischen zwei Hauptvariablen gesehen werden. Die erste ist die Kapazität der Straße, die zweite ist die Anzahl der Fahrzeuge. Wird die Kapazität der Straße erhöht, so steigt die Verkehrsdichte; mit steigender Verkehrsdichte entsteht der Druck zur Vergrößerung der Straßenkapazität. In einem dialektischen Prozess wird niemals ein Gleichgewicht erreicht. Darüber hinaus könnte keine monokausale Theorie einen späteren Zustand der Dinge voraussagen. Die allgemeine Natur eines dialektischen Prozesses zeigt **Abbildung 3-1**.

Die „Dialektik der Demenz" beschreibt den Menschen als jemanden, der eine Abfolge von Zuständen durchläuft, von denen ein jeder sowohl die Gehirnfunktion (in den in Kap. 2.6 beschriebenen Begriffen, $\boldsymbol{\psi} + \mathbf{b}$), als auch die Gehirnstruktur in ihren Entwicklungsaspekten und pathologischen Aspekten (B^d, B_p) einbezieht. Jeder Zustand lässt sich wiedergeben als:

$$\frac{\psi \equiv \mathbf{b}}{(B^d, B_p)}$$

Beim Übergang einer Person von einem Zustand zum anderen kann es unter Umständen Veränderungen in jeder der Komponenten ge-

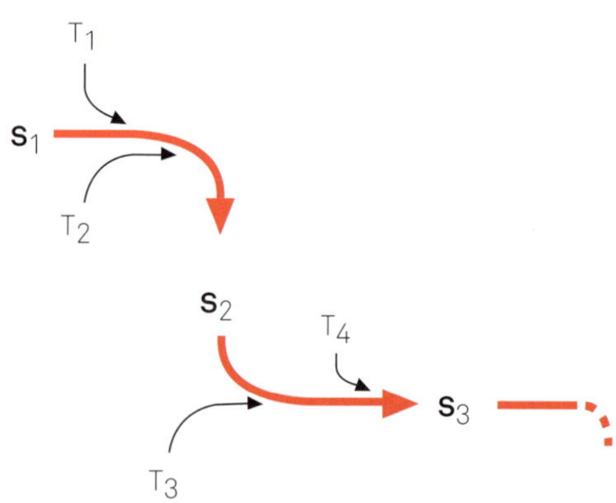

Abbildung 3-1: Allgemeine Natur eines dialektischen Prozesses (T = These, S = Synthese)

ben. Manche Veränderungen der Hirnstruktur werden unter Umständen wirklich von einem Prozess verursacht, der seine eigene (nichtpsychische) Dynamik hat, andere wiederum sind eine Folge von Erfahrung. Eine maligne, bösartige sozialpsychologische Umgebung könnte die Entwicklung neuer Schaltkreise verzögern oder gar das Fortschreiten einer neurologischen Degeneration beschleunigen. All dies lässt sich grob wie folgt zusammenfassen:

$$\frac{\psi \equiv \mathbf{b}}{(B^{d}, B_{p})} \circlearrowleft -$$

Ein kleiner Ausschnitt des dialektischen Prozesses hat die in **Abbildung 3-2** gezeigte Form.

Die Gesamtheit des zur Demenz führenden Prozesses, wie er klassischerweise beschrieben wird, könnte als „Involutionsspirale“ gesehen werden, bei der Personsein nach und nach untergraben wird. Diese Vorstellung wurde ursprünglich von Barnes et al. (1973) vorgeschlagen, obwohl ihre vollen Auswirkungen im allgemeinen missachtet wurden. Im Falle von Margaret hat die Spirale die in **Abbildung 3-3** gezeigte Form.

Die allgemeine Natur des Prozesses als ein dialektisches Wechselspiel zwischen neurologischer Beeinträchtigung (NB) und maligner *(bösartiger)* Sozialpsychologie (MSP) ist allen Menschen gemeinsam, die den klassischen zur Demenz führenden Prozess durchlaufen. Der Beitrag der neurologischen Beeinträchtigung variiert dabei individuell; in manchen Fällen ist das Fortschreiten der Neuropathologie zweifellos besonders behindernd und belastend in seinen direkten Auswirkungen. Auch in vielen Einzelheiten gibt es Unterschiede zwischen Personen: die Reihenfolge der Ereignisse, das Gleichgewicht zwischen neurologischer Beeinträchtigung und verursachender maligner, bösartiger Sozialpsychologie, der Gehalt an maligner, bösartiger Sozialpsychologie und die Gesamtgeschwindigkeit, mit der der Prozess fortschreitet. In manchen Fällen von Multiinfarkt-Demenz lassen sich eindeutig verschiedene Stadien identifizieren: Jemand kann eine Weile auf einem Plateau verbleiben, einen ziemlich raschen Verfall durchlaufen und dann wieder einen stabilen Zustand erreichen usw. Bei einer Pathologie vom Alzheimer-Typus sind die Stadien hingegen unendlich klein, ein Schema wie das in Abbildung 3-3 gezeigte ist einfach nur eine Illustration der Anschaulichkeit halber.

Dieses dialektische Rahmenwerk hat das Potential, die meisten der ernsthafteren Anomalien, denen das Standardparadigma nicht gerecht wird, zu erklären. Eine voll reversible „Pseudodemenz“, vielleicht von der depressiven Art, erfasst lediglich $\psi + \mathbf{b}$; neurochemische Defizite genügen, um Synapsen am effizienten Funktionieren zu hindern. Die Unterscheidung nach Kategorien zwischen Depression und Demenz fällt in sich zusammen, weil beide Erkrankungen neurochemische Defizite umfassen und beide unter Umständen von strukturellen Veränderungen begleitet sein können. Variationen im Umfeld, wie sie in der London-New-York-Studie (s. Kap. 3.5) gefunden wurden, müssen

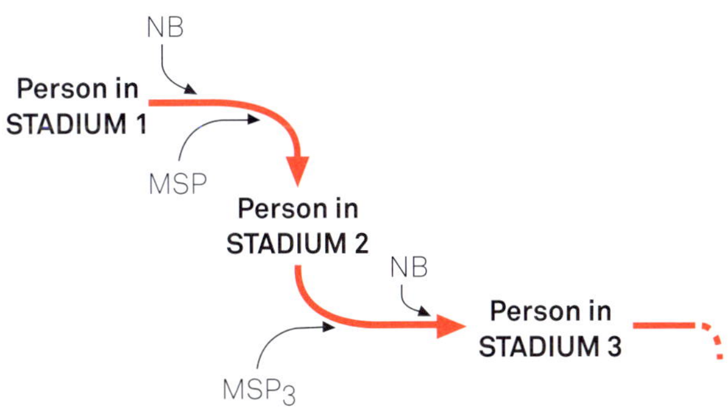

Abbildung 3-2:
Ein kleiner Ausschnitt des dialektischen Prozesses (NB = neurologische Beeinträchtigung, MSP = maligne Sozialpsychologie)

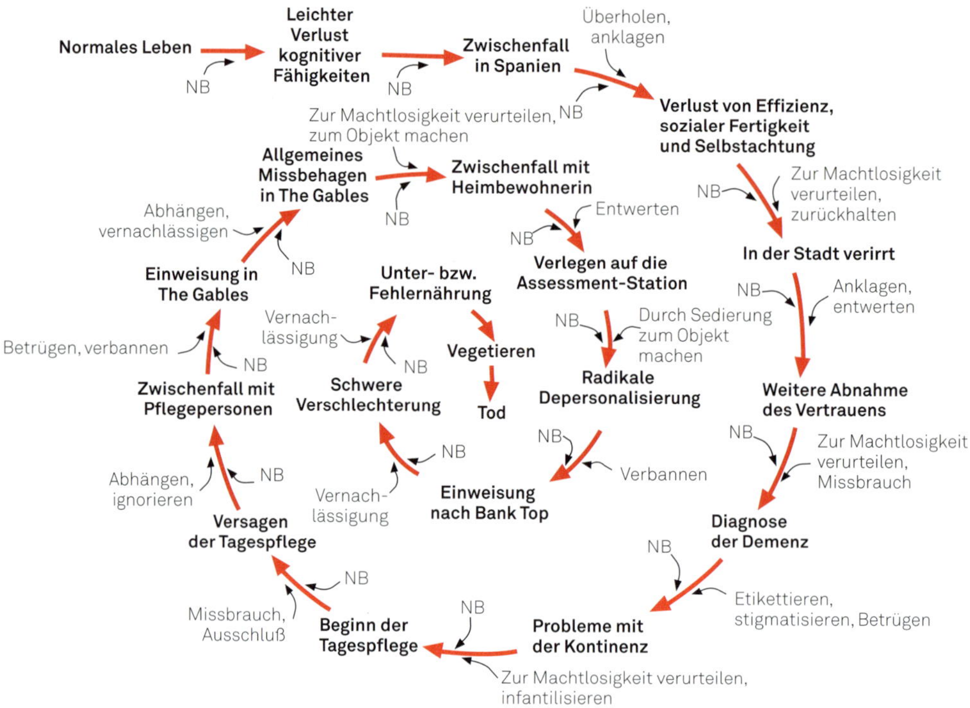

Abbildung 3-3: „Involutionsspirale“ am Beispiel des Falls von Margaret (NB = neurologische Beeinträchtigung)

nicht notwendigerweise in physischen Begriffen erklärt werden (unterschiedliche genetische Mischungen, Umweltgifte etc.). Es ist möglich, dass es sich vor allem für ältere, verletzliche Menschen in New York einfach nur schwerer lebt als in London, und dass die Belastungen des Lebens dementogen wirken können. Abweichungen in der Prävalenz zwischen Menschen verschiedenen Bildungshintergrundes ließen sich aus der Gesundheit und dem Lebensstil insgesamt oder gar, wie von einigen vorgeschlagen, aus der einfachen Vorstellung herleiten, dass „wer rastet, der rostet“. Eine weitere Möglichkeit liegt jedoch darin, dass der naheliegende Kausalfaktor die Selbstachtung ist, ein globaler Zustand, der Fühlen und Denken gleichermaßen betrifft. Unterschiede im Bildungsgrad würden sich dann lediglich als indirekte Marker herausstellen.

Auch wenn die Art des Ansatzes, den ich vertrete, im Prinzip korrekt ist und mit der Neurowissenschaft übereinstimmt, so muss doch zugegeben werden, dass wir bei weitem noch nicht über die Mittel einer detaillierten Ausarbeitung verfügen. Weder die Methoden der neurologischen noch die der sozialpsychologischen Befragung sind bislang hinreichend gut entwickelt. Das personenzentrierte Paradigma steht indessen der Falsifikation offen, wie ich später in diesem Buch zeigen werde, und entspricht in diesem Sinne Poppers (1959) Kriterium der Wissenschaftlichkeit.

In diesem Kapitel haben wir den dialektischen Prozess nahezu ausschließlich im negativen Sinne betrachtet, wo sowohl die neurologische Beeinträchtigung als auch die Sozialpsychologie gemeinsam daran arbeiten, Personsein zu untergraben. Es gibt indessen noch eine andere Möglichkeit, bei der die Sozialpsychologie von eher positiver und befähigender Art ist, indem sie die Auswirkungen der Neuropathologie ausgleicht und sogar einen gewissen Grad an struktureller Regeneration in den verbleibenden Neuronen fördert. Diesem Thema werden wir uns nun zuwenden.

3.5 Kommentar von Steven R. Sabat

In Kapitel 3 hat Kitwood eine überzeugende Erkundung dazu vorgelegt, wie zwischenmenschliche Interaktionen unabsichtlich zu einer Untergrabung des Personseins von Menschen mit Demenz führen können. Diese Interaktionen bezeichnete er in treffender Weise als „maligne Sozialpsychologie", weil derartige Interaktionen einen Angriff auf das Selbstwertgefühl darstellen und Menschen mit Demenz entpersonalisieren. Es ist traurig, dass mehr als ein Jahrzehnt nach Erscheinen von Kitwoods Buch maligne Sozialpsychologie in gerontopsychiatrischen Abteilungen des Vereinigten Königreichs noch immer dokumentiert wurde (Kelly, 2010). In meiner eigenen Arbeit mit Menschen mit Demenz während des vergangenen Jahrzehnts habe ich nicht nur zahlreiche Beispiele derartiger Interaktionen seitens professioneller und persönlicher Partnerinnen und Partner im Pflegeprozess beobachtet, sondern auch eindrucksvolle Verbesserungen im Verhalten von Menschen mit Demenz, sofern man sie keiner malignen Sozialpsychologie unterwirft. Nun hat der Umstand, dass Kitwood diese Interaktionen vor zwanzig Jahren identifiziert hat, nicht zu ihrer Ausmerzung geführt, was an sich jedoch bereits eine bedeutsame nicht-pharmakologische Möglichkeit sein könnte, das Leben derjenigen zu verbessern, die mit Demenz leben. Ganz offensichtlich gehen wir mit als gesund angesehenen Personen in aller Regel nicht so um und beabsichtigen auch nicht, Menschen mit Demenz Schaden zuzufügen. Was also ist es, das uns gewissermaßen die Erlaubnis zu dieser Art des Handelns gibt? Dies ist eine der Fragen, die in den Jahren seit der Veröffentlichung von Kitwoods Buch aufgeworfen und untersucht worden sind – und eine wichtige Frage, die aus einer ganzen Reihe triftiger Gründe thematisiert werden sollte. Denn wenn wir die ziemlich einzigartige, oftmals unausgesprochene Logik verstehen können, die den als gesund Erachteten die Erlaubnis dafür zu geben scheint, mit Demenz diagnostizierte Menschen in einer Art und Weise zu behandeln, in der sie Nicht-Diagnostizierte niemals behandeln würden, können wir damit beginnen, folgende Schritte in Angriff zu nehmen:

- die fehlerbehebenden Maßnahmen zutage fördern, die das Auftreten der malignen Sozialpsychologie unterbinden werden,
- eine riesengroße Quelle unnötiger Qual für diejenigen beseitigen, die mit Demenz leben und dadurch
- deren Leben wie auch das ihrer Pflegepartnerinnen und -partner ohne Medikamenteneinsatz verbessern.

In diesem Kommentar möchte ich gerne näher auf einige Aspekte dessen eingehen, was wir diesbezüglich seit der Erstveröffentlichung von *Dementia Reconsidered* gelernt haben.

3.5.1 Grundlagen schaffende Vorläufer der malignen Sozialpsychologie

Zur zwischenmenschlichen Dynamik, welche die maligne Sozialpsychologie befeuert, gehört etwas, das ich malignes Positionieren genannt habe (Sabat, 2003; Sabat et al., 2004). Positionierung als solche ist die Art und Weise, in der Menschen soziale Positionen für sich einnehmen, diese anderen aufdrängen, zurückweisen oder akzeptieren. Durch diese Positionen definieren wir die moralischen und personalen Attribute anderer Individuen einschließlich ihrer Rechte und bestimmen dadurch unsere eigenen Rechte und Pflichten ihnen gegenüber. Malignes Positionieren beinhaltet eine primäre Ausrichtung auf die dysfunktionalen Attribute eines Individuums, im Falle von Menschen mit Demenz aufgrund einer krankheitshalber entstandenen Beeinträchtigung des Gehirns. Das bedeutet, dass gesunde andere ihre Aufmerksamkeit auf diese störenden Attribute konzentrieren, und zwar nahezu bis zum Ausschluss wertgeschätzter und intakter Stärken, die bei einer diagnostizierten Person noch immer vorhanden sind und gezeigt werden. Deren somit ‚verdorbene Identität' (Goffman, 1963) ist zu der eines „Demenzpatienten" oder eines „belastenden" oder „dementen" Patienten oder einer Variante aus diesen geworden. Sobald diese Fokussierung einmal etabliert ist, werden Erzählstränge über diejenigen mit einer Diagnose geschaffen, die selbst dort eine Dysfunktion hervorheben, wo sie womöglich gar nicht vorhanden ist. So hat Benjamin (1999, S. 124) eine Studie von Toseland et al. (1997) zur Leistungsfähigkeit der Validation folgendermaßen kommentiert: „Pflegende berichteten, dass Patientinnen und Patienten, die eine Validationstherapie erhielten, weniger körperlich und verbal aggressiv und weniger depressiv, aber stärker nicht-physisch aggressiv waren – etwa in Form eines gesteigerten Umherwanderns, Auf- und Abgehens und sich wiederholender Bewegungen". Hier haben die Autorinnen und Autoren das Herumlaufen und Auf- und Abgehen eindeutig als „in nicht-physischer Weise aggressiv" ausgelegt, obwohl keinerlei Belege dafür geliefert werden, inwiefern derartige Handlungen auf irgendeine Art von Aggression hinweisen könnten. Zudem wird Herumlaufen auf eine Weise präsentiert, die auf Dysfunktion ausgerichtet ist und dadurch als „Umherirren" bezeichnet wird, was Pathologie konnotiert. Menschen mit einer Demenzdiagnose irren umher, aber dieselben Leute sind in gesünderen Tagen zu Fuß gegangen. Sobald jemand diagnostiziert wird, kann er oder sie anscheinend nicht mehr spazieren gehen (was eine gesunde Aktivität ist), sondern muss stattdessen „umherirren" (etwas Pathologisches tun). Und schließlich werden sich wiederholende Bewegungen irgendwie als aggressiv verstanden, weil Menschen mit einer Diagnose so verstanden werden, als ob sie einer „irrationalen Feindseligkeit" nachgingen. Wenn jemand im Kino sitzt und ständig mit den Beinen zappelt, kann das einem auf die Nerven gehen, wenn man in der Nähe sitzt. Doch wie auch immer: Die Handlung an sich ist in keiner Weise aggressiv. Wenn aber jemand in erster Linie unter dem Vorzeichen der Diagnose und der damit verbundenen Dysfunktion gesehen wird, werden selbst neutrale Handlungen oftmals im Licht des Defekt-Erzählstrangs betrachtet und als pathologisch etikettiert, was dann den Erzählstrang als solchen bestätigt.

Sobald malignes Positionieren etabliert ist, können Menschen ihr Recht darauf einbüßen, mit derselben üblichen Höflichkeit und Achtung behandelt zu werden, die ihnen in ihrem Erwachsenenleben über Jahrzehnte entgegengebracht wurde. Folglich wird der Pflegeheimbewohner Herr U. am frühen Morgen von einem Pflege-Mitarbeiter geweckt. Ihm wird gesagt, dass es Zeit zum Duschen sei. Herr U. sagt mehrmals, dass er jetzt nicht duschen wolle, worauf der Pflegemitarbeiter versucht, ihn aus dem Bett zu zerren. Herr U. wehrt sich und versetzt dem Pflegemitarbeiter im Verlauf des Gerangels einen Schlag. Daraufhin wird Herr U. als „unkooperativ und streitsüchtig" beschrieben, statt als schlicht sein Recht als erwachsener Mensch wahrnehmend, nicht von jemandem aus dem Bett gezerrt zu werden, den er kaum kennt und der darauf besteht, dass er etwas tun soll (duschen), was er in dem Moment nicht tun möchte. Die Aufgabe des Pflegemitarbeiters hat Vorrang vor den Rechten des Bewohners, weil dieser eine Demenzdiagnose hat und sein Wunsch, in dem Moment nicht zu duschen, wird missachtet. Tatsächlich scheint der Bewohner sein Recht darauf verwirkt zu haben, die Entscheidung zu treffen, zum fraglichen Zeitpunkt nicht duschen zu wollen. Man hat Herrn U. also als jemanden positioniert, dessen Wunsch selbst im geschilderten Fall exemplarisch für die Dysfunktion war, statt so etwas wie: „Also schau mal, ich bin noch halb im Schlaf und finde es gar nicht gut, dass da jemand darauf besteht, ich solle jetzt auf der Stelle duschen. Und noch weniger gut finde ich, dass dieser jemand versucht, Hand an mich zu legen und mich aus meinem Bett zu zerren, als sei ich ein Kartoffelsack." Herrn U.s gerechtfertigte Entrüstung darüber, physisch belästigt zu werden, wurde als „unkooperativ und streitsüchtig" ausgelegt, was mit dem obwaltenden Erzählstrang der Dysfunktion harmonierte. In der Tat positionierte man ihn so, als sei er unfähig, eine normale erwachsene Reaktion auf eine Situation zu zeigen, die, vorsichtig ausgedrückt, dazu angetan war, in einem jeden Fassungslosigkeit hervorzurufen. Stattdessen gab seine angebliche Streitlust dazu Anlass, ihm ein Neuroleptikum zu verordnen, das vom Hersteller ausdrücklich als für Menschen mit Demenz kontraindiziert ausgewiesen ist.

Folglich ist der Umstand, dass man in erster Linie unter dem Aspekt der an eine Demenzdiagnose geknüpften Dysfunktionen angesehen wird, die Grundlage malignen Positionierens. Das bedeutet, dass die eigenen positiven, wertgeschätzten persönlichen Attribute praktisch ignoriert oder als ein Typus der Dysfunktion interpretiert werden (berechtigte Entrüstung wird als irrationale Feindseligkeit gesehen). Dies führt dazu, dass einem das Recht entzogen wird, mit der üblichen Höflichkeit einem menschlichen Wesen gegenüber behandelt zu werden, was wiederum als Sprungbrett für das dient, was Kitwood „maligne Sozialpsychologie" genannt hat.

Es gibt noch andere Faktoren, die zur Unterminierung des Personseins beitragen. Hierzu gehört u.a. die unrichtige Überzeugung, dass Menschen mit Demenz keine neuen Erinnerungen herstellen können, dass sie „Gedächtnisverlust" haben. Von Pflegepartnerinnen und -partnern hört man oft, dass der Mensch, den sie lieben und bei dem eine Demenz diagnostiziert wurde, „sich sowieso nicht daran erinnern kann", was in gewisser Hinsicht bedeutet, es sei in Ordnung, in Anwesenheit der Person offen über deren Probleme zu diskutieren oder mit ihr auf andere, der malignen Sozialpsychologie entsprechende Weisen umzugehen. Dieses Glaubenssystem leitet sich von einer weit verbreiteten, irrigen Vorstellung der Gedächtnisfunktionen ab, und zwar speziell von der irrtümlichen Ansicht, dass (i) eine spezielle Form des Wiederauffindens von Information, nämlich der *Abruf*, die alleinige Art des Erinnerns ist und (ii) dass ein Scheitern dabei, eine bestimmte Information abzurufen, ein Versagen des Erinnerns bedeutet. Diese Vorstellungen sind aus einer Reihe von Gründen falsch. Einer davon ist die Existenz des impliziten Gedächtnisses, das sich an einer Handlungsänderung einer Person aufgrund einer Erfahrung zeigt, die sie nicht abrufen kann. Tatsächlich gab es bereits vor der Veröffentlichung von *Dementia Reconsidered* experimentelle Literatur zu diesem Phänomen bei Menschen mit Demenz (Butters et al., 1990; Knopman, 1991; Gabrieli et al., 1993; Monti et al., 1994). Obwohl in neuerer Zeit über dessen Nachweis im alltäglichen Leben berichtet wurde (Sabat, 2006), müssen sein Existieren und dessen Bedeutung noch das Bewusstsein der breiten Öffentlichkeit, zahlreicher Experten im Gesundheitswesen sowie unzähliger Freiwilligenorganisationen in der ganzen Welt erreichen, die dazu da sind, Menschen mit Demenz zu unterstützen. Denn de facto können Menschen mit Demenz Neues lernen, neue Freundschaften schließen und Langzeiterinnerungen über diejenigen speichern, die freundlich mit ihnen umgehen – wie auch über jene, die sie schlecht behandeln. So kann zum Beispiel jemand, der eine Demenz hat, im Langzeitgedächtnis abspeichern, dass eine spezielle Person freundlich zu ihm oder ihr war, obwohl die Fähigkeit, die zu dieser Erfahrung gehörenden Details abzurufen, nicht intakt ist. Implizite Langzeiterinnerungen können produziert werden. Wenn Pflegepartnerinnen und -partner hierüber nicht Bescheid wissen und stattdessen meinen, die Person, der sie zur Seite stehen, könne keine Erinnerungen anlegen (aufgrund ihrer offensichtlichen Dysfunktion des Abrufvermögens – wenn sie sich beispielsweise nicht daran erinnern, was sie zum Frühstück gegessen haben, oder dass sie bereits gefrühstückt haben), dann gehen sie davon aus, dass es sich bei dem Ärger, den die diagnostizierte Person gerade gegenüber jemand anderem zeigt, von dem oder der sie Tage vorher schlecht behandelt wurde, um eine „irrationale Feindseligkeit" und nicht um eine „berechtigte Verärgerung" handelt.

Ein anderes Beispiel von Sozialdynamik, die zur Untergrabung des Personseins führen kann, findet sich im Beitrag von Hydén (2018), der ein Phänomen erörtert, das in Gesprächen mit Menschen mit Demenz auftaucht, die Wortfindungsprobleme haben. Um die diagnostizierte Person zu unterstützen, kann die gesunde Person „übernehmen" und das Wort oder den Satz liefern, mit deren Abruf die erste Person Schwierigkeiten hatte. Dieses ‚Mikro-Management', wie Hydén das nennt, kann eine andere Variante von maligner Sozialpsychologie sein, die zwar mit bester Absicht ausgeübt wird, aber sehr leicht unwissentlich dazu führen kann, die diagnostizierte Person als des Sprechens unfähig oder gar als alles andere als kompetenten Gesprächspartner zu positionieren. Dies kann dann leicht dazu führen, dass die Person mit der Diagnose ein Versagen erlebt, sich unzulänglich und/oder als Belastung fühlt und sich gänzlich vom Sprechen zurückzieht. Dies geschieht oftmals, weil der gesunde Gesprächspartner nicht in der Lage ist, lange Pausen im Gespräch auszuhalten – Pausen, die die diagnostizierte Person benötigt, um das Wort oder Worte abzurufen, die er oder sie sagen möchte. Es ist nicht ungewöhnlich, dass Menschen nicht in der Lage sind, während eines Gesprächs eine sich hinziehende Stille auszuhalten, weil sie das Bedürfnis empfinden, die – mit Kipling gesprochen – ‚unverzeihliche Minute' mit Geplapper zu füllen. Diese Situation ist eine Variante dessen, was Kitwood als „überholen" (S. 87) bezeichnet hat, d.h. eine Form maligner Sozialpsychologie. Wenn Menschen mit gravierenden Wortfindungsstörungen im Gespräch jedoch Geduld entgegengebracht wird und der nicht beeinträchtigte Gesprächspartner langen Pausen mit angstfreier Präsenz begegnet, findet kein Rückzug statt (Sabat, 2011), weil den Betroffenen gewissermaßen gestattet wird, sich so viel Zeit zu nehmen, wie für sie nötig ist. Unter diesen Bedingungen ist es auch möglich, die sprechende Person mit Wortfindungsstörungen zu ermutigen, Gesten zu benutzen und mithilfe der Hände, Arme und Augen ihre Gedanken körperlich auszuagieren. Hydén (2018) erörtert verkörperte Kommunikation ausführlich, und Sabat und Cagigas (1997) haben eine Fallstudie erfolgreicher extra-linguistischer (außer-linguistischer) Kommunikation bei einer Person mit Alzheimer-Demenz vorgelegt. Der Person mit Demenz so viel Zeit einzuräumen, wie sie zur Kommunikation mit Worten oder einer Kombination aus Worten und Gesten benötigt, kann für den kommunikativen Prozess sehr wertvoll sein, der Person mit einer Diagnose dabei helfen, sich kompetent und von anderen respektiert und einbezogen zu fühlen und so das Gefühl bei ihr vermeiden, depersonalisiert zu werden, eine Belastung zu sein und so einen noch größeren Mangel an Selbstwert zu erfahren. Natürlich verlangt all dies, dass die Person mit einer Demenzdiagnose zunächst einmal als Person positioniert wird, die (i) den Wunsch und das Bedürfnis nach Kommunikation hat, (ii) deren Äußerungen, auch wenn sie zunächst schwierig zu entschlüsseln sein mögen, selbst Versuche sind, etwas zu kommunizieren, das von Bedeutung ist, und (iii) die ein williges Gegenüber braucht und davon profitieren würde, ein solches Gegenüber zu haben, das den kommunikativen Prozess erleichtert.

Schließlich kann maligne Sozialpsychologie vermieden werden, wenn die Person mit einer Diagnose als jemand positioniert wird, (i) der über ein intaktes Selbstsein verfügt, (ii) der die Fähigkeit zum kreativen Ausdruck besitzt und (iii) dessen Handlungen von der Bedeutung der Situation angetrieben werden, was semiotisches Verhalten unter Beweis stellt. Wie gezeigt wurde, sind Selbstsein und semiotisches Verhalten im verbalen Diskurs von Menschen mit

Demenz in den mittleren bis schweren Stadien (Sabat, 2011) und in den verkörperten Ausdrucksweisen (Kontos, 2005; Hughes, 2014) intakt. In ähnlicher Weise hat man nachgewiesen, dass kreativer Ausdruck bei angemessener Unterstützung vorhanden ist (Sauer et al., 2016; Killick, 2016a). Deshalb beraubt eine Demenz Menschen nicht der Fähigkeit, bedeutungsvoll zu handeln, für die Art und Weise empfänglich zu sein, in der andere Menschen sie behandeln, anderen gegenüber Interesse und Sorge zu zeigen, neue Langzeiterinnerungen anzulegen und ihnen entsprechend zu handeln. Das heißt, dass mit einer Demenz diagnostizierte Menschen vieles mit denjenigen teilen, die ohne Diagnose leben (in Kitwoods Begrifflichkeiten: Indikatoren relativen Wohlbefindens) und sollten entsprechend positioniert und behandelt werden. Ein ziemlich überzeugendes jüngeres Beispiel dafür, wie man Menschen mit Demenz auf positive Art und Weise positioniert und behandelt, ist die wichtige, suchende Erkundung des „Die-Wahrheit-Sagens“ (Mental Health Foundation, 2016) in der Kommunikation mit Menschen mit Demenz.

Maligne Sozialpsychologie existiert nach wie vor; sie reflektiert ein irriges Denken und das daraus folgende maligne Positionieren von Menschen, die mit Demenz leben, und sie verletzt nicht nur diejenigen mit einer Diagnose, sondern auch deren Pflegepartnerinnen und -partner. Hier gibt es in unserem psychologischen Umgang mit Menschen mit Demenz noch einiges an Raum für Verbesserungen und es ziemt sich, dass wir solche Verbesserungen zum Nutzen aller Beteiligten bewerkstelligen.

3.5.2 Punkte, die ein Nachdenken lohnen

- Inwiefern trägt ein rein biomedizinisches Verständnis von Demenz einschließlich dessen, was DSM-V beinhaltet (und dort als neurokognitive Störung bezeichnet wird), zum malignen Positionieren und einer malignen Sozialpsychologie bei?
- Wie muss sich unser Verständnis derjenigen, die mit Demenz leben, verändern, damit malignes Positionieren und eine maligne Sozialpsychologie beseitigt werden können?
- Können Expertinnen und Experten das, was Buber „Ich-Du-Beziehungen“ nennt, mit Menschen mit Demenz herstellen?

4 Der Erhalt des Personseins

Tom Kitwood

Auch wenn das im vorangehenden Kapitel dargestellte Bild der Demenz stark von Abbau und Schmerz gezeichnet war, so entsprach es dennoch nicht dem deterministischen Bild, das in dem Satz „Alzheimer – keine Heilung, keine Hilfe, keine Hoffnung" zusammengefasst ist. In jedem Fall sind auf irgendeine Weise gesellschaftliche und sozialpsychologische Aspekte beteiligt, und ich habe vorgeschlagen, sie als integralen Bestandteil des Abbauprozesses zu betrachten. Es ist demnach wichtig, im Detail zu betrachten, wie für den Menschen beherrschbare Faktoren dazu dienen könnten, das Personsein von Menschen mit Demenz zu verstärken und dabei die Folgen der neurologischen Beeinträchtigung auszugleichen.

Natürlich sind die besten Pflege-Settings diesen Richtlinien nachgekommen, und dies oft mit beachtlichem Erfolg. Manche Praktiker können über ihr Tun indessen nicht eindeutig Rechenschaft ablegen; es gibt da eine Art einander widersprechender Denkweisen. Auf der einen Ebene halten sie an der offiziellen Theorie, einer landläufigen Wiedergabe des Standardparadigmas, fest – in der Praxis glauben sie nicht daran und ziehen eine positivere Sichtweise vor. Der Fortschritt wird viel rascher verlaufen, wenn es einen klaren theoretischen Rahmen gibt: Gute Pflege muss sich artikulieren können.

Dieses Kapitel bietet eine Übersicht und Würdigung der optimistischeren und mehr person-zentrierten Ansätze, die sich entwickelt haben. Wir werden ihr Entstehen zurückverfolgen und einiges von dem genauer betrachten, das auf bessere Ergebnisse hindeutet. Im letzten Abschnitt kommen wir auf die Dialektik der Demenz zurück und fügen die Befunde in das Rahmenwerk eines person-zentrierten Paradigmas ein.

4.1 Eine Angelegenheit von wachsender Bedeutung

Im Abrücken von der Negativität vergangener Tage kam es bei nahezu jedem Aspekt des Lebens von Menschen mit Demenz zu Verbesserungen: in der Diagnose, im Assessment, in der Pflegeplanung, in Lebensweisen und Beschäftigungen, in der Ernährung und medizinischen Behandlung, im Einsatz von Technik und im physischen Konzept von Pflegeumgebungen. Außerdem gab es einen beträchtlichen Wissens- und Erfahrungstransfer aus anderen Gebieten, wie etwa den Lernbehinderungen, der Psychotherapie und der Hospizbewegung. Unter den Übersichten positiver Ansätze ist die bei weitem umfassendste in Großbritannien die von Holden und Woods (1995); andere wertvolle Quellen sind Woods (1995), Hunter (1997), Marshall (1997) und die beiden von Jones und Miesen (1992, 1994) herausgegebenen Bände. Die sehr kurze Übersicht in diesem Abschnitt und die anschließende Zusammenfassung von Forschungsmaterial ist jeder dieser Arbeiten zu einem Teil verpflichtet. Wir werden unsere Aufmerksamkeit hier auf drei der zentralen Kernthemen konzentrieren: Auffassungen über Menschen mit Demenz, Verbesserungen der Pflegepraxis und die Entwicklungen in der ambulanten Pflege und Betreuung.

4.1.1 Die Person mit Demenz

Vor der Etablierung des Standardparadigmas gab es eine Zeit, in der Psychiater und andere Forscher der Untersuchung der Frage, inwieweit persönliche Faktoren bei der Demenz eine Rolle spielen könnten, relativ offen gegenüberstanden. Einiges von dieser frühen Arbeit wird von Gilhooly (1984) und in einem meiner eigenen Artikel abgehandelt (Kitwood, 1988). Ein Pionier ist der amerikanische Psychiater David Rothschild. Seiner Ansicht nach kann die Neuropathologie für das Auftreten einer primären Demenz nicht allein verantwortlich sein, und es sind – wie beim Parallelfall des Apoplex – stets psychische Aspekte beteiligt (Rothschild, 1937; Rothschild & Sharpe, 1944). Neben anderen bedeutsamen Studien gibt es einige, in denen dargelegt wird, dass psychische Abwehrprozesse, wie etwa die Verleugnung, an der Demenz beteiligt sind (Morgan, 1965), und einige, in denen die Rolle der Persönlichkeit bei der Ätiologie und Präsentation betrachtet wird (Gillespie, 1963; Oakley, 1965). Die Bedeutung dieser Schriften liegt nicht so sehr in den Befunden selbst als vielmehr in der Breite und Humanität ihres Ansatzes.

In jüngerer Zeit ist eine allgemeine Bewegung in Richtung auf eine Anerkennung des Personseins von Männern und Frauen mit Demenz wahrzunehmen. Während der siebziger Jahre eröffneten einige wenige Forscher psychologische Ansätze und stellten sich damit implizit gegen die vorherrschende Negativität und den Determinismus (Woods und Britton, 1977). In Großbritannien war das vom King's Fund (1986) veröffentlichte Dokument *Living Well into Old Age* (Wohlbefinden bis ins hohe Alter) ein bedeutender Meilenstein. Darin wird ganz klar festgestellt, dass Menschen mit Demenz den gleichen Wert, die gleichen Bedürfnisse und die gleichen Rechte haben wie alle anderen auch; sie müssen in vollem Umfang ins Rampenlicht moralischer Anteilnahme gebracht werden. Im Anschluss daran wurde es besser akzeptiert, der Psychologie und dem tatsächlichen Leben von Menschen mit Demenz Aufmerksamkeit zu widmen, wie die Arbeiten von Mary Marshall (1988) und Christopher Gilleard (1984) deutlich zeigen.

In meiner eigenen Arbeit über Demenz habe ich eine Sichtweise des Personseins zu entwickeln versucht, die zumindest vier Hauptkriterien erfüllt:

- Sie muss unsere moralischen Verpflichtungen erkennen lassen.
- Sie muss gültig sein im Sinne einer Psychologie, die sich auf Erfahrung, Handeln und Spiritualität konzentriert.
- Sie muss die Pflegepraxis erhellen.
- Sie muss in vollem Umfang im Einklang mit den gut fundierten Ergebnissen der Neurowissenschaft stehen.

Dieses Buch wird in seiner Gänze zeigen, wie weit dieses Projekt erfolgreich ist.

4.1.2 Pflegepraxis

Der erste klare Versuch, eine positive Intervention zu liefern, ging von Methoden der Realitätsorientierung (RO) aus, die in den 50er Jahren entwickelt und bei der Rehabilitation von Kriegsopfern eingesetzt worden war. Als die Realitätsorientierung in die Arbeit mit verwirrten älteren Menschen eingeführt wurde, waren ihre guten Auswirkungen in Form erneuerter Vitalität und Hoffnung deutlich sichtbar (Taulbee & Folsom, 1966). Mit ihrer Ausweitung umfasste die Methode die Sinne, menschliche Beziehungen und allgemeine Bewusstheit (Holden & Woods, 1995); sicher war sie nicht die in engem Sinne kognitive Technik, wie sie in Karikaturen wiedergegeben wird. Welche Schwächen auch immer sie gehabt haben mag, die Realitätsorientierung erkannte das Personsein von Männern und Frauen mit Demenz an, indem sie der Überzeugung Ausdruck verlieh, dass es die Mühe lohnt zu versuchen, sie zu einer „normalen" Lebensweise zurückzuführen.

In den frühen Sechzigern, ein paar Jahre, nachdem die Realitätsorientierung gegriffen hatte, entwickelte Naomi Feil ihren Ansatz, den sie Validationstherapie (VT) nannte (Feil, 1982, 1993). Hierbei kam es zu einer dramatischen Hinwendung zu den Gefühlen und Emotionen und zu der Erkenntnis, dass es bei Demenz tatsächlich therapeutisch-psychologische Ergebnisse geben könnte. Wie bei der Realitätsorientierung fällt es auch bei Feils Arbeit leicht, sie lächerlich zu machen, zumal der von ihr gelieferte theoretische Rahmen nicht sehr stark ist (Kitwood, 1994c). Nichtsdestoweniger kennzeichnete die Einführung der Validationstherapie einen großen Schritt nach vorn, indem sie bestätigte, dass die Erfahrung von Menschen mit Demenz in höchstem Maße ernstgenommen werden sollte. Diese Einblicke wurden in dem Ansatz, den Graham Stokes und Fiona Goudie (1989) „resolution therapy" nannten, und bei dem der Schwerpunkt auf Empathie, Kommunikation und dem Reagieren auf aktuelle Bedürftigkeit liegt, sogar noch weitergeführt.

Ein weiterer bedeutender Beitrag war die Einführung des Erinnerns durch Arbeit an der eigenen Biografie als Folge der Arbeit von Robert Butler (1963) und die anschließende Forschung von Peter Coleman (1986). Obwohl eine Demenz erhebliche Verluste der kognitiven Fähigkeit beinhaltet, war sehr wohl bekannt, dass das Langzeitgedächtnis oft relativ intakt bleibt. Verschiedene Arten individueller und in Gruppen durchgeführter Erinnerungsarbeit waren möglich, bei denen oft Musik, Fotos oder Haushaltsgegenstände verwendet wurden (Woods et al., 1992; Mills & Coleman, 1994). Mit der Entwicklung der Erinnerungsarbeit wurde deutlich, dass sie viel mehr war als ein erneutes Durchgehen der Vergangenheit. Es scheint, als böten Erinnerungen den Menschen oft metaphorische Ressourcen, über ihre aktuelle Lage in einer für sie handhabbaren Weise zu sprechen (Barnett, 1996; Cheston, 1996). Laura Sutton (1995) ging sogar noch weiter und entwickelte eine Theorie der Erinnerung als zwischenmenschliche Kommunikation mit einer radikalen Kritik an allzu stark vereinfachenden Vorstellungen des Gedächtnisses als bloßem Aufrufen von Tatsachen.

Im Zuge der Erinnerungsarbeit wurde erkannt, dass biographisches Wissen auf vielfältige Weise in die Pflegeplanung und -praxis integriert werden konnte (Gibson, 1991, 1994; Murphy et al., 1994). Pflege-Settings begannen sich mit Angehörigen darüber zu beraten, wie sie für Aktivitäten sorgen könnten, die zu den früheren Vorlieben und Interessen einer Person passen würden, und die Idee einer Art von Lebensgeschichtsbuch mit Fotografien wurde Teil einer optimalen Versorgung. Bei Demenz lässt das Gefühl von Identität, das darauf beruht, eine Lebensgeschichte zu erzählen zu haben, unter Umständen allmählich nach, wie Marie Mills (1995) gezeigt hat. In diesem Fall gewinnt biographisches Wissen über eine Person entscheidende Bedeutung, wenn diese Identität noch gehalten werden soll.

Nach dem offensichtlichen Erfolg von Praktiken wie den oben genannten wurden viele Weisen einer Bereicherung des Lebens von Menschen mit Demenz untersucht, z. B. der Einsatz von Musik, Tanz und Schauspiel sowie Malen und Zeichnen. Eine der wichtigsten der in letzter Zeit zu diesem Spektrum hinzugekommenen Ergänzungen ist die Entwicklung von Methoden, mit denen für menschlichen Kontakt und angenehme Stimulierung der Sinne gesorgt wird, wobei das bewusste Erkennen nahezu vollständig umgangen wird. Der kombinierte Einsatz von Licht, Geräuschen bzw. Tönen und angenehmen Gerüchen wurde unter dem Begriff „Snoezelen" zusammengefasst, und in vielen Pflegeeinrichtungen gibt es inzwischen einen speziellen Raum für diesen Zweck (Benson, 1994; Threadgold, 1995); [im deutschsprachigen Raum entspricht dem in weiten Teilen das Konzept der Basalen Stimulation; Anm. d. Lek.]. Auch auf dem Gebiet der Entwicklung von Aktivitäten, die sich für die verschiedenen Grade kognitiver Beeinträchtigung eignen, wurde erhebliche Arbeit geleistet. Hier haben die Amerikaner im Zuge ihrer extrovertierten kulturellen Tradition viele herausragende Neuerungen bewirkt (Funnemark, 1995). In Großbritannien wurden viele der bis dahin kreativsten Ideen von (Carol Archibald, 1990, 1993) zusammengetragen.

Mit wachsendem Bemühen um das Angebot einer guten Pflege wurde zunehmend erkannt, dass ein Bedarf an Qualitätsstandards und soliden Methoden der Evaluation besteht. Inzwischen wurden mehrere Beobachtungsverfahren zur Evaluation des aktuellen Pflegeprozesses entwickelt und befinden sich weit verbreitet in Gebrauch, z. B. Dementia Care Mapping (Kitwood & Bredin, 1992b) und Quality of Interaction Schedule (Dean et al., 1993). Dawn Brooker (1995) verfasste eine Übersicht der verfügbaren Methoden. Es ist nun möglich, integrierte Strategien zur Evaluation und Qualitätssteigerung zu ersinnen, indem man dem Personal ein klares und praktisch umsetzbares Feedback über den Fortschritt seiner Arbeit gibt (Kitwood & Woods, 1996).

4.1.3 Ambulante und teilstationäre Pflege und Betreuung

Die ambulante und teilstationäre Pflege ist, strategisch gesprochen, von höchster Priorität, weil rund 80 % aller Menschen mit Demenz noch immer in den eigenen vier Wänden leben, und ein erheblicher Teil von ihnen – etwa 30 % – lebt allein (Ely et al., 1996). Sozialdienste passen sich dieser Situation nur langsam an und stehen aufgrund eines erheblichen Mangels an Ressourcen vielen Problemen gegenüber. Es bedarf neuer Fertigkeiten, besonders im Hinblick auf Themen des Pflege-Managements, und auf allen Ebenen besteht immenser Ausbildungsbedarf (Chapman & Marshall, 1996). Trotz der Schwierigkeiten wurden indessen zahlreiche vielversprechende Neuerungen geschaffen.

Die Tagespflege hat sich in sehr kurzer Zeit von einer Art des hauptsächlich zur Entlastung schwergeplagter Betreuungspersonen gedachten „Aufpassens“ zu einer hochfachlichen und -spezialisierten Form der Praxis entwickelt. In den besten Settings findet ein sehr gründliches Assessment statt und die Pflege wird im Hinblick auf die Befriedigung individueller und rehabilitativer Bedürfnisse geplant. Inzwischen weiß man viel mehr darüber, wie jüngeren Menschen mit Demenz eine gute Pflege geboten werden kann. Eine relativ neue Idee ist die „informelle“ Tagespflege, bei der zwei oder drei Personen mit Demenz den Tag bei einer entsprechend ausgebildeten ehrenamtlichen Betreuungsperson verbringen. Zunehmend werden auch „Befreundungsdienste“ in Anspruch genommen, bei denen ein Besucher bzw. eine Besucherin eine Zeit bei der Person mit Demenz zu Hause verbringt.

In mehreren Ländern wandte man sich kleineren Heim-Einheiten zu, die in vollem Umfang Teil der örtlichen Gemeinde sind. In Schweden beispielsweise wurde damit experimentiert, dass die Menschen nahe beieinanderliegende Wohnungen in einem allgemeinen Wohnblock haben und in geringem Umfang kontinuierliche Pflege und Betreuung geleistet wird (Annerstedt, 1987). Es wurden mehrere Formen des Lebens in Kleingruppen entworfen, mit dem Ziel einer Maximierung von Unabhängigkeit und Kooperation bei gleichzeitigem Angebot des erforderlichen Pflegehintergrundes. Das Domus-Projekt in Großbritannien wurde besonders im Hinblick auf das Bedürfnis von Menschen entwickelt, sich als Herr über ihr Leben zu fühlen (Murphy et al., 1994). Die Anzahl von Menschen mit Demenz unter betreutem Wohnen nimmt zu und manche Versorger unternehmen gar Schritte, um sie dazu zu befähigen, soweit irgend möglich in ihrem eigenen Zuhause wohnen zu bleiben, statt in ein Pflegeheim umzuziehen (Petre, 1995). Auf diese und viele andere Weisen beginnen wir zu erkennen, wie viel Spielraum bei Demenz für das Angebot einer bedeutungsvollen Lebensweise besteht und wie unbeweglich die ältere binäre Unterteilung in stationäre und ambulante Pflege war.

Im Angebot von Unterstützung für Betreuende wurden große Fortschritte erzielt und auf diese Weise konnte auch den Betreuten geholfen werden. Zur Unterstützung betreuender Personen wurden mehrere verschiedene Modelle untersucht, von denen einige eher im Sinne von „Schulung", andere eher „therapeutisch" funktionieren (Miller & Morris, 1993, S. 133–153). Eine vielversprechende Neuerung war die Entwicklung eines strukturierten Programms von Unterstützungsgruppen für Betreuende, das etwa 15 Wochen dauert und als Grenzbereich zwischen Schulung, Stärkung und Gruppentherapie dient. Jede Gruppe, die das Programm abschließt, trifft sich auch weiterhin, ohne dass die Person, die die Gruppe betreut hat, dabei anwesend ist (Bruce, 1995, 1996).

Schließlich muss auch noch die Entwicklung von Beratung und Gruppentherapie von Menschen mit Demenz, vor allem in der Zeit, nachdem ihnen die Diagnose eröffnet wurde, erwähnt werden. Wir erleben gegenwärtig die erste Gruppe zur gegenseitigen Unterstützung von Menschen mit Demenz, etwas, das noch vor 10 Jahren unvorstellbar gewesen wäre. Der Fortschritt auf diesem Gebiet ist zum großen Teil auf eine größere Offenheit gegenüber Demenz und auf einen teilweisen Abbau des Stigmas zurückzuführen, wobei die USA die führende Rolle übernahmen. Trotz ihrer Etikettierung als „Krankheit" wird Demenz allmählich entpathologisiert und als Teil des menschlichen Daseins akzeptiert.

4.2 Hinweis auf eine positive Sichtweise: eine Fallstudie

Eine Reihe von Beiträgen im *Journal of Dementia Care* belegt die guten Auswirkungen in Verbindung mit – und beinahe sicher als Folge von – person-zentrierter Pflege (Kitwood, 1995c). Jeder Beitrag zeigt, wie angesichts kognitiver Beeinträchtigung eine sich verschlechternde Situation ins Gegenteil verkehrt oder das Wohlbefinden erhalten werden konnte, und verweist damit auf einen dialektischen Prozess, der sich von dem in Kapitel 3 beschriebenen deutlich unterscheidet. Die folgende Geschichte beschreibt den letzten Lebensabschnitt einer Frau mit Demenz, nachdem sie zu betreutem Wohnen gewechselt hatte.

Als Bessy aus einem wenige Kilometer entfernten Dorf in den Flower Court umzog, zeigte sie bereits Frühzeichen von Gedächtnisstörungen, die für ihre engere Familie offensichtlich waren. Ihre Tochter lebte in der näheren Umgebung und hatte eine Wohnung für ihre Mutter beantragt, um zusätzlich helfen zu können.

Als ich Bessy 2 Jahre später traf, hatte ihre Demenz erheblich zugenommen, sie schien sich jedoch sehr wohl zu befinden. Während meines Besuchs in ihrer Wohnung führte sie keine echte Unterhaltung, sondern lachte ständig und machte glückliche, bruchstückhafte Bemerkungen. Dieser Eindruck wurde durch die Betreuungsperson bestätigt. Deren Berichten zufolge zeigte Bessy stets ein beträchtliches Maß an Humor, schloss von sich aus häufig soziale Kontakte zu anderen und war gewöhnlich entspannt.

In der ersten Zeit nach dem Einzug von Bessy war die Situation nicht immer so glücklich, wie ich sie dann vorfand. Während ihrer ersten Monate in Flower Court war sie oft aggressiv und regelrecht körperlich gewalttätig gegenüber Personen gewesen, die mit ihr in Konflikt gerieten. So weigerte sie sich beispielsweise stets, sich beim Zubettgehen auszuziehen, und wenn man sie dazu anhielt, schlug sie zu. Ihre Nachbarn fürchteten sich vor ihren aggressiven Ausbrüchen und neigten in der Folge dazu, sie zu meiden, was ihr Sozialleben gravierend einschränkte.

Zusätzlich trat ein Problem anderer Art auf. Täglich etwa zur gleichen Zeit versuchte Bessy, die Einrichtung zu verlassen und nach einem Bus zurück in das Dorf, wo sie einst gelebt hatte, zu suchen. Im betreuten Wohnen sind die Bewohnerinnen und Bewohner im Allgemeinen aktiv genug, um nach Belieben zu kommen und zu gehen, und es gibt kein Pflegepersonal, das nach ihnen sieht. Mit der Zunahme von Bessys Demenz wuchs demnach auch die Sorge, sie könne sich verirren und/oder verletzt werden, wenn dies so weiterginge.

Zum Glück für Bessy hatten sich Janet, die Betreuende, und Bessy auf Anhieb verstanden und entwi-

ckelten mit der Zeit eine starke Bindung zueinander. Eine Reihe von Verhaltensweisen von Seiten Bessys bestätigte ihre Zuneigung. So hatte sie beispielsweise Janets Namen sofort gelernt und verwendet ihn – „Zu meiner Überraschung", wie Janet sagte. Wenn Bessy sich wehtat, suchte sie nach Janet, um sich von ihr helfen zu lassen. Bei einer dieser Gelegenheiten stürzte sie und verletzte sich schwer am Knie, schaffte es aber dennoch, in Janets Büro zu gehen und zu sagen: „Rette mich."

Janet hatte es sich zur Aufgabe gemacht, nach Möglichkeiten zu suchen, um ihr nachmittägliches Verschwinden, ihre Aggression und entsprechende Stigmatisierung abzumildern und sorgte für ein Treffen mit Bessys Tochter. Aus diesem Gespräch ergab sich ein reiches Bild von Bessys früherem Leben. Vor dem Tod ihres Mannes hatten beide ihr Leben als Gastwirte verbracht. Scheinbar war Bessy äußerst extrovertiert und zugewandt gewesen – sie liebte die Gesellschaft anderer Menschen, Scherze, sich für die Arbeit gut zu kleiden und ein sehr geregeltes Leben. Aufgrund eines solchen Lebensstils war es für Bessy offensichtlich auch notwendig gewesen, sich schützen zu können, selbst wenn dies nur durch aggressives Auftreten geschah.

Janet hatte diese persönlichen Informationen dazu verwendet, sich ein paar Vorstellungen über Wege zu machen, auf denen sich Bessys Probleme verringern ließen. So weigerte sich Bessy beispielsweise, sich zum Schlafengehen auszuziehen, und wurde aggressiv, wenn man sie drängte. Ein wenig kreatives Nachdenken über Bessys frühere Vorliebe für Gut-gekleidet-Sein linderte das Problem. Die Betreuende erlaubte Bessy, in den Kleidern zu schlafen, die sie tagsüber getragen hatte. Wenn dann die Helferin des Heims am nächsten Morgen kam, holte sie eine Menge Kleidungsstücke heraus und meinte: „Das ist ja hier wie bei C&A, lass uns ein paar Sachen anprobieren." Glücklich versuchte Bessy dann, verschiedene Dinge anzuprobieren, bis sie jeden Tag neu und sauber gekleidet war.

Dann richtete Janet ihre Aufmerksamkeit auf das zunehmend gefährliche Umherwandern und Suchen und dachte an die Langeweile, die Bessy nach einem betriebsamen und von Routinen gefüllten Leben jetzt haben müsse. Als ein Anfang nahm sie sie mit, wenn sie ihre Kinder zur Schule brachte und wieder abholte. Dies gab Bessys Tag eine große Regelmäßigkeit. Täglich zur gleichen Zeit, morgens und nachmittags, ging Bessys nun, wie sie es nannte, „aus" und begegnete dabei anderen Menschen, was ihrer geselligen Natur förderlich war. Mit ein wenig Ermutigung akzeptierten es Mitbewohner, dass Bessy zu geselligen Ereignissen in den Gemeinschaftsraum kam, und einige holten sie in ihrer Wohnung ab. Bessy verbrachte Janet zufolge „eine herrliche Zeit" bei diesen geselligen Ereignissen. Sie sang gerne, und wenn Mitbewohner sie zu ihrer Wohnung zurückbrachten, mussten sie auf dem ganzen Weg mit ihr singen.

So gelangte die Einrichtung in die Situation, die ich vorfand. Bessy war glücklich und entspannt und hatte eine starke Bindung zu Janet. Ihre anfängliche Aggression hatte erheblich nachgelassen, ohne dass jemals Medikamente eingesetzt wurden. Andere Mitbewohner hatten Bessy liebgewonnen und halfen ihr aktiv, an Veranstaltungen teilzunehmen. Vor meinem letzten Besuch in Flower Court war Bessy schwer gestürzt und anschließend auf eine geriatrische Station verlegt worden. Drei Wochen später starb sie noch in der Klinik. Bis zum Schluss ihrer Zeit in Flower Court war sie Janet eng verbunden geblieben und von den übrigen Mitbewohnern wohlgelitten. An ihrer Beerdigung nahm die Hälfte der Mitbewohner teil und bezeugte ihr Beileid – ein Zeichen dafür, wie beliebt sie gewesen war (Petre, 1996).

Diese Geschichte zeigt unbestreitbar einige der Auswirkungen person-zentrierter Pflege. Der Grund von Bessys Wohlbefinden während ihrer Witwenschaft lag in der engen Bindung, die sie mit Janet, der Betreuenden, eingegangen war. Janet bot ferner eine Struktur für ihren Tag und half ihr, wieder genügend Selbstvertrauen zu gewinnen, um ihren früheren, nach außen gewandten Lebensstil wieder aufzunehmen. Mit der Beteiligung weiterer Mitbewohner begann ein „Engelskreis". Tracy Petre, die die Untersuchung durchführte, gelang es, bei Bessy etwa 1 Jahr vor ihrem Tod eine Mini-Mental-Status-Erhebung durchzuführen. Ihr Punktwert betrug 1 (von maximal 30), was neben der informellen Beobachtung auf eine schwere kognitive Beeinträchtigung schließen lässt.

Natürlich können einzelne Beispiele nicht als Beweis für einen allgemeinen Fall herangezogen werden. Sie können lediglich einzelne Punkte illustrieren und Bereiche hervorheben, in denen systematisch Beweismaterial gesammelt werden muss. Jenes Projekt steckt, wie ich bereits erwähnte, noch in den Kinderschuhen, aber es wurden bereits erhebliche Fortschritte erzielt, wie wir im folgenden Abschnitt sehen werden.

4.3 Weitere Hinweise auf eine positive Sichtweise: Erfahrung und Forschung

Obwohl Forschung im Hinblick auf den Alltag von Menschen mit Demenz finanziell weitaus weniger unterstützt wurde als auf dem Gebiet der Biomedizin, gibt es inzwischen einen kleinen, aber substanziellen Wissensfundus, der darauf schließen lässt, dass Fälle wie der von Bessy keine Ausnahme sind. Sie sind Teil des heraufziehenden neuen Bildes von Demenz, das sich von dem gewohnten sicher sehr deutlich unterscheiden wird.

Zunächst und – selbst wenn sie nicht die Gestalt einer strukturierten Forschung annimmt – möglicherweise von größter Bedeutung ist die Erfahrung einer inzwischen beträchtlichen Anzahl von Personen, die sich der Anwendung einer person-zentrierten Pflege gewidmet haben. Janet Bell und Iain McGregor beispielsweise haben eine Reihe von Artikeln geschrieben, die das Leben in dem von ihnen aufgebauten Pflegeheim beschreiben. Übereinstimmend berichten sie, dass die Mehrzahl ihrer Bewohner nicht im Dahinvegetieren endet; eine signifikante Anzahl von ihnen stabilisiert sich und behält trotz sehr schwerer kognitiver Beeinträchtigungen relativ hohe Grade des Wohlbefindens (Bell & McGregor, 1995). Viele ihrer Bewohner waren in anderen Settings als hoffnungslose Fälle abgeschrieben worden, und das Heim hielt stets einige Plätze für jüngere Menschen vor, für die eine Demenz oft besonders verheerend ist. Ähnliche Berichte tauchen inzwischen aus verschiedenen Ecken auf und werden in einigen Fällen durch systematisch gesammeltes Datenmaterial untermauert (Mills, 1997).

Auch die Belege aus der Forschung beginnen in ähnliche Richtung zu weisen. Andrew Sixmith et al. (1993) beispielsweise führen eine Studie an „heimeligen Heimen“ durch, in denen die Pflege von hoher Qualität war. Hier fanden sie eindeutige Beispiele für eine „Wiederherstellung geistiger Funktionen“ bzw. eine messbare Erholung scheinbar verlorengegangener Kräfte. Oft folgte ein Grad an kognitivem Abbau, jedoch weitaus langsamer, als bei Menschen mit Demenz in Langzeitpflege typischerweise erwartet wurde. In einer Heimpflegestudie von Ann Netten (1993) fand sich, dass positive Merkmale signifikant mit drei zwischengeschalteten Ergebniskriterien korreliert waren: örtliche Orientiertheit, geringere soziale Gestörtheit und geringere Grade an Apathie. Auch die Auswertung des Domus-Projektes (s. Kap. 5.1.3) zeigte sehr vielversprechende Ergebnisse. Verglichen mit traditionelleren Settings gab es dort mehr und qualitätvollere Interaktion, einen Rückgang der Depression und weniger allgemeinen Abbau (Murphy et al., 1994). Zu den von der Bradford Dementia Group durchgeführten Untersuchungen gehörte eine detaillierte Querschnittstudie an 224 Personen mit Demenz in 26 Pflegeheimen und 51 Einrichtungen für betreutes Wohnen, von denen sich die meisten im Besitz zweier gemeinnütziger Organisationen befanden. Es fanden sich unerwartet hohe Grade an Wohlbefinden, die vermuten lassen, dass die Transformation des Lebens von Menschen mit Demenz bereits im Gange ist (Kitwood et al., 1995).

Inzwischen gibt es viele Studien, in denen die Wirksamkeit einzelner Interventionen untersucht wird. Im Falle der Realitätsorientierung und der Validationstherapie ist das Beweismaterial aus der Forschung etwas undurchsichtig

(Holden & Woods, 1995), obwohl die positive Erfahrung von in der Praxis Tätigen nicht leichtfertig übergangen werden darf. In ihrer Übersicht berichten Holden und Woods über kurzfristige vorteilhafte Wirkungen verschiedener anderer Interventionen, z. B. Musik, Besuch von Kindern, tiergestützte Therapie und Entspannungsprogramme. Unter den seit Erscheinen ihrer Übersicht veröffentlichten Forschungsarbeiten befindet sich eine Studie von Helen Nairn (1995), die auf einer Station der klinischen Langzeitversorgung über einen Zeitraum von 9 Monaten hinweg als Resultat eines Programms von Aktivitäten deutliche, positive Veränderungen feststellte.

Eine besonders gründliche Untersuchung wurde von Tessa Perrin (1997) abgeschlossen. Ihre Arbeit konzentrierte sich ausschließlich auf Personen mit sehr schwerer Demenz, von denen sich alle einem Klassifizierungsschema wie dem von Reisberg (s. Kap. 3.5) zufolge im finalen Stadium der „globale Verschlechterung" befanden. Es wurden 14 verschiedene Arten der Beschäftigungsintervention untersucht und 29 Personen wurden in die Studie aufgenommen, die etwa 200 Stunden minutiöser Beobachtung umfasste. Positive Wirkungen wurden in etwa 60 % der Gelegenheiten beobachtet und es gab nur 6 Personen, bei denen sich keine positive Reaktion hervorrufen ließ. Diese Studie ist sowohl treffend als auch erhellend, weil viele der daran Beteiligten Jahre der „alten Pflegekultur" zu ertragen hatten. Dennoch und trotz extremer kognitiver Beeinträchtigung und körperlicher Abhängigkeit gab es in den meisten Fällen noch immer das Potential, Person zu sein.

Es gibt eine Reihe von Forschungsergebnissen einer medizinisch orientierten Gruppe in Schweden, die diesem positiven Bild eine wichtige Dimension hinzufügt. Es handelt sich um Untersuchungen über die Auswirkungen „integritätsfördernder Pflege", zu der beispielsweise hohe Grade individueller Aufmerksamkeit, sorgfältig geplante Aktivitäten, enge persönliche Unterstützung und die Gelegenheit zur Teilnahme an genereller Entscheidungsfindung gehören. In einer 2-monatigen kontrollierten Studie und in einer weiteren Untersuchung, in der Beobachtungen nach 3 und 6 Monaten gemacht wurden, fanden sich sowohl bei psychologischen als auch bei neurochemischen Variablen signifikante positive Veränderungen (Karlsson et al., 1988; Brane et al., 1989). Diese Forschung liefert den ersten eindeutigen Nachweis dafür, dass Pflegepraxis neurologische Konsequenzen haben kann, und die Autoren stellen die Hypothese auf, dass das psychosoziale Umfeld tatsächlich neuronales Wachstum beeinflusste. Forschung dieser Art steckt noch in den Anfängen und diese Studien werden beeinträchtigt durch den Einsatz der Lumbalpunktion zur Gewinnung neurochemischer Daten. Es besteht dringender Bedarf an nichtinvasiven Verfahren zur Überwachung der Struktur und Funktion des Nervensystems bei Demenz, bei denen eine Person nicht aus dem eigenen vertrauten Setting herausgenommen werden muss.

Eine weitere Forschungsrichtung, die sich unter Umständen als bedeutungsvoll erweisen könnte, ist die Untersuchung jener kurzen Episoden scheinbarer Wachheit und klarer Kommunikation, die Menschen mit Demenz bisweilen zeigen, vor allem, wenn sie dem Tode nahe sind. Bis vor kurzem war dieses Thema nur vom Hörensagen bekannt, wurde indessen jetzt zu einem Gegenstand eingehender Untersuchung (Thorpe, 1996). Sollte es tatsächlich zu „spontanen intermittierenden Remissionen" kommen, sind einige der bestgehegten Grundsätze des Standardparadigmas in Gefahr. Die Implikation liegt darin, dass selbst ein schwer geschädigtes Gehirn unter Umständen über mehr Reserven und Flexibilität verfügt, als gemeinhin behauptet wird.

Die Studie des „Rementing", d.h. der Wiederherstellung *personaler, darunter auch* geistiger Funktionen, wurde durch die Arbeit mit Menschen, die noch bei sich zu Hause leben, einen Schritt weitergeführt. Jackie Pool (2021) beispielsweise verfolgte 73 Personen, bei denen sie für ein detailliertes Assessment und ein individuelles Rehabilitationsprogramm sorgte, mit durchschnittlich 6 Sitzungen pro Person. Bei 22 Gelegenheiten fand sich eine messbare Verbesserung sowohl des Wohlbefindens als auch der kognitiven Leistungsfähigkeit, und bei weiteren 9 fand sich lediglich eine Hebung des Wohlbefindens.

Mittlerweile wurden viele individuelle Fallstudien durchgeführt, die genau zeigen, wie eine gute Pflegepraxis mit dem Wohlbefinden in Verbindung steht. Die in Kapitel 5.2 wiedergegebene Geschichte von Bessy ist typisch für diese Art. Faith Gibson (1991), die schwer verwirrten Menschen in schlechtem Zustand besondere Aufmerksamkeit widmete, war eine der Pionierinnen dieser Arbeit. Sie wendete eine ‚Methodik des schlimmsten Falls' an, deren logische Kraft darin liegt, dass sich höchstwahrscheinlich auch bei weniger stark Betroffenen positive Auswirkungen feststellen lassen, wenn dies sogar in schweren Fällen möglich ist. Eine der Personen in ihre Studie war eine 86-Jährige Frau, die sich 5 Jahre lang in Heimpflege befunden hatte. Sie war isoliert, agitiert und hatte das meiste ihrer Kommunikationsfähigkeit verloren. Das Personal wusste nur wenig über ihre Vergangenheit und hatte ihr aus naheliegenden Gründen den Spitznamen „Die Stripperin" gegeben. Nach einem gründlichen Assessment wurde ein Programm zur personzentrierten Pflege entworfen. Dazu gehörten Besuche bei ihrer Schwester, Ausflüge in ein Garten-Center und zum Ort ihrer Kindheit, die Gelegenheit zur Teilnahme an der Hausarbeit und mehr Aufmerksamkeit gegenüber ihrer äußeren Erscheinung. Es wurden viele positive Veränderungen beobachtet und das Team kam zu dem Schluss, dass etwa drei Viertel aller Interventionen eindeutig von Vorteil gewesen seien. Eine weitere der Fallstudien von Gibson wird in der von mir bereits in Kapitel 5.2 erwähnten Beitragsreihe des *Journal of Dementia Care* wiedergegeben (Gibson et al., 1995).

Die meisten der oben beschriebenen Untersuchungen befassten sich mit relativ kurzfristigen Veränderungen über Tage, Wochen oder Monate. Ich habe einen kleinen Versuch unternommen, das Bild auszuweiten, indem ich Datenmaterial in Bezug auf längerfristige Ergebnisse – über mehrere Jahre – sammelte (Kitwood, 1995b). In dieser Studie wurde retrospektives Material von 10 in der Heimpflege tätigen Personen gesammelt, die aus 6 verschiedenen und geographisch getrennten Settings stammten. Die gesammelten Daten zeigen relativ positive Langzeitergebnisse bei 43 Personen. Bei 27 von ihnen gab es sogar Anzeichen dafür, dass positive Merkmale auftauchten, die vor dem Eintritt der Demenz nicht stark ausgeprägt waren; Beispiele sind wachsendes Vertrauen, Zuneigung und ein selbstbewusstes Wesen. Diese kleine Studie könnte als Eckstein einer detaillierteren und vorzugsweise prospektiven Forschung dienen (s. Kap. 7.6). Meine Schätzung war, dass wir gegenwärtig in etwa 5 bis 10 % aller Fälle deutlich positive Ergebnisse dort erwarten könnten, wo die Pflegequalität nach gegenwärtigen Standards gut ist. Wenn die von mir dargelegte generelle Position im Wesentlichen richtig ist, so wäre mit einer Verbesserung der Pflegequalität auch ein beträchtlicher Anstieg dieser Werte zu erwarten. Dies wird einer der wichtigsten Tests für die Validität des person-zentrierten Paradigmas sein.

Die Belege für eine optimistischere Sichtweise der Demenz, von denen ich an dieser Stelle einige wenige zusammengefasst habe, sind bislang noch fragmentarisch. Manches Studienkonzept wurde nicht gut gewählt und manche Studien werden durch den Einsatz recht insensibler Messtechniken beeinträchtigt. Im Falle qualitativer Daten muss man natürlich besonders vorsichtig sein, denn Menschen haben eine sehr verständliche Neigung zu sehen, was sie sich erhoffen, und Hinweise auf das Gegenteil zu ignorieren, vor allem, wenn sie sich ganz einer Sache widmen. Nichtsdestoweniger lässt sich aus der Forschung bis heute die allgemeine Schlussfolgerung ziehen, wie viel durch Interventionen erreicht wurde, die nur relativ bescheiden sind. Sollten die Verbesserungen konsistent sein und sich über den gesamten Kontext von Demenz erstrecken, könnten wir mit gutem

Grund noch viel mehr als dies erwarten. Von den Grenzen, die durch den strukturellen Zustand des Gehirns wirklich gesetzt werden, sind wir noch weit entfernt.

4.4 Bei extremer neurologischer Beeinträchtigung

In einem Fall wie dem von Bessy, aber auch in den Fällen, über die im *Journal of Dementia Care* berichtet wurde, könnte eingewendet werden, dass die allgemeinen Folgen der neuropathologischen Befunde trotz der erheblichen Probleme beim Erkennungsvermögen und bei der Wahrnehmung relativ gutartig gewesen sein könnten. Ein Weg, dies zu untersuchen, besteht in der Betrachtung derjenigen Fälle, in denen jemand der verheerendsten Art neurologischer Schädigung gegenüberstand – in einer extremen Form der „Methodologie des schlimmsten anzunehmenden Falles“. Auf diese Weise lässt sich unter Umständen ein Eindruck sowohl von der Stärke als auch von den Grenzen eines person-zentrierten Ansatzes gewinnen. Der folgende Bericht stammt von Errollyn Bruce, Linda Fox und mir aus unserer unterstützenden Arbeit mit Betreuenden in Bradford.

Brenda Bakers ernsthafte gesundheitliche Probleme begannen, als sie Anfang 50 war und in der Textilindustrie arbeitete. Zuerst hatte sie Probleme mit dem Gleichgewicht: Dauernd fiel sie bei der Arbeit ohne erkennbaren Grund von ihrem Stuhl. Dann verschlechterten sich ihre Handschrift und andere manuelle Fertigkeiten. Eine Behandlung mit Thyroxin trug nichts zur Besserung der Symptome bei, und sie wurde mit der Diagnose „Ataxie“, einer Störung der Funktion motorischer Nerven mit Ursprung im Kleinhirn, aus der Arbeit heraus berentet. Als Brenda 55 Jahre alt war, kündigte ihr Ehemann Duncan seine Arbeitsstelle als Lastwagenfahrer, um sich um sie kümmern zu können. Im Laufe des folgenden Jahres begann Brenda eindeutige Zeichen von Demenz zu zeigen und hatte mit 57 Jahren ihre Sprache verloren. Schließlich wurde sie zu einem Neurologen überwiesen, der die Diagnose bestätigte. Später erinnerte sich Duncan daran, wie dieser ihren Fall mit den Worten abgeschlossen hatte: „Tut mir leid, Herr Baker, wir können nichts für sie tun.“ Duncan hatte dies als kalt und herzlos erlebt – ohne jede Ermutigung für die schwere Aufgabe, der er entgegenging.

Brenda zeigte häufig Zeichen schwerer Agitiertheit. Ihr Gleichgewichtssinn war jetzt ziemlich schlecht und sie stürzte häufig. Oft hielt sie für Stunden die Augen geschlossen und weigerte sich in diesem Zustand, zu essen und zu kooperieren. Sie wehrte sich gegen das An- und Auskleiden, ja gegen alles, was Duncan für sie tun musste. Sie litt an häufigen Harnwegsinfektionen und Thoraxproblemen; Erkrankungen, die sie nur noch agitierter machten und noch mehr Probleme beim Schlafen und Essen mit sich brachten. Trotz ihrer Gleichgewichtsstörungen war sie sehr aktiv und ständig erforschte sie ohne jedes Gefühl für Gefahr mit Mund und Händen ihre Umgebung. Einmal verbrannte sie sich die Hände, indem sie sich in der Tagespflege an einem Heizlüfter festhielt; bei anderer Gelegenheit klemmte sie sich den Daumen in der Tür eines Taxis ein und riss ihn sich auf, was starke Schmerzen und eine schwere Infektion zur Folge hatte.

Duncan liebte Brenda sehr und blieb ihr treu und ergeben, als ihre Behinderungen zunahmen und sie von einer Krise in die andere gerieten. Er trug ein Foto von ihrer Hochzeit in der Brieftasche mit sich, das er bisweilen hervorholte, wenn er über Brenda sprach. Es zeigte eine schöne und glückliche Frau und ein Paar, das sehr gut miteinander auszukommen schien. Die Verschlechterung von Brendas Zustand war eine große Belastung für Duncan. Zuweilen vermochte er es zu zeigen und sich zu gestatten, in Tränen auszubrechen. Er war fest entschlossen, sich um Brenda bis zu ihrem Tod zu kümmern, soweit dies menschenmöglich war.

Um diese Zeit zeigte Brenda nur wenige Anzeichen von Freude, und häufig trug ihr Gesicht den Ausdruck tiefer Verzweiflung. In der Tagespflege stand sie oft am Fenster und starrte hinaus; alles an ihr schien ihre Sehnsucht auszudrücken, all dem zu entrinnen, vielleicht draußen im Freien zu sein. Duncan sagte, dass sie an ihren guten Tagen ein wenig Freude oder zumindest weniger Leid zu empfinden schien, wenn sie zum Einkaufen oder auf einen Spaziergang in den Park nahe ihrer Wohnung gingen.

Duncan fühlte sich unter Druck gesetzt, Brenda in Langzeitpflege zu geben und mied den Kontakt zu den Fachkräften, die am stärksten dazu rieten. Verschiedene Angehörige und zahlreiche andere Personen sagten ihm: „In einem Heim ginge es ihr besser." Eine Verwandte sagte sogar: „Tot ginge es ihr besser." Duncan war auch weiterhin davon überzeugt, sie mit ein wenig Unterstützung durch ihre Tochter bei sich zu Hause zu betreuen. Er war der Ansicht, Brenda sei nach einem ihrer Unfälle im Krankenhaus grob vernachlässigt worden. Darüber hinaus wurden das Mehr an Raum und die größere Freiheit in Pflegeheimen dadurch aufgewogen, dass dem Personal die Zeit fehlte, richtig nach ihr zu schauen. Außerdem war er dagegen, „sie mit Tabletten vollzupumpen", und glaubte, dass dies bei einer stationären Pflege wahrscheinlicher wäre. Obwohl er sich ganz der Pflege hingab, schien Duncan lange Zeit unter dem Einfluss der extrem negativen und deterministischen Ansichten zu stehen, die ihm die Fachkräfte vermittelt hatten. Bei einem neuen Vorfall sagte er: „Dies ist die Ataxie, nicht wahr?" Und er fragte: „Ist dies der schlimmste Fall von Demenz, den Sie je gesehen haben?" Dabei gab er vielleicht eine Ansicht wieder, die ihm tatsächlich vermittelt worden war. Nachdem er jedoch mit anderen in einer Selbsthilfegruppe über seine Schwierigkeiten sprach, schätzte er seine eigene Arbeit als Betreuungsperson nach und nach höher ein. Vor allem kam Brenda einem Gefühl von Entspannung und Behaglichkeit am nächsten, wenn er sie in der Geborgenheit ihres eigenen Zuhauses eng im Arm hielt. Langsam gewann Duncan wieder Selbstvertrauen und fand eine gewisse Erleichterung von seinem eigenen schweren Stress.

In Brendas letzten Monaten beschrieb er ihrer beider Leben als „auf Messers Schneide". Brenda blieb zu Hause, ging jedoch die meisten Tage in ein Pflegeheim. Sie verlor an Gewicht, litt anfallsweise an Durchfällen und die Infektionen von Wunden und durch Reiben nahmen zu. Der Verlust des Schluckvermögens machte es ihr sehr schwer, ausreichend Flüssigkeit aufzunehmen. Ihre Gehfähigkeit verschlechterte sich derart, dass zwei Personen nötig waren, um mit ihr auszugehen. Schon früh am Tag wurde sie aktiv. Duncan erwachte von ihrem wilden Um-sich-Greifen mit den Händen und dann lag sie starr da und starrte ins Leere. Er fand diese Momente sehr entnervend, konnte jedoch nicht sagen, ob Brenda selbst darunter litt. Ein Problem folgte dem anderen. Duncan befand sich in einem Zustand großer Angst, machte indessen weiter. Eines Sommermorgens erlitt Brenda einen Herzinfarkt und starb in seinen Armen.

Allein neurologisch gesprochen fiele es schwer, einen schlimmeren Fall zu finden, wie die Fachkräfte selbst Duncan dies deutlich machten. Brenda stand nicht allein dem frühen Versagen ihrer geistigen Kräfte, sondern auch einem verheerenden Einbruch der motorischen Kontrolle als Folge der Schädigung ihres Kleinhirns sowie erheblichen körperlichen Schmerzen gegenüber. Nach ihrem Krankenhausaufenthalt befand sie sich an der Schwelle eines radikalen Verlustes an Personsein. Wäre Duncan zu diesem Zeitpunkt dem Rat gefolgt, sie in Langzeitpflege zu geben, so hätte sie nahezu mit Sicherheit eine drastische Verschlechterung erfahren. Indessen gelang es Duncan, die ihm aufgezwungene, extrem negative Sichtweise abzulegen und Brenda viel von der Behaglichkeit und unterstützenden Sicherheit zu geben, die sie so dringend benötigte. Brenda ihrerseits konnte weiter an Duncan festhalten. Sie blieb in lebendiger Beziehung zu ihm und starb in der Sicherheit eben dieser Beziehung.

Nebenbei sollte gesagt sein, dass diese Episode nicht die Schlussfolgerung beinhaltet, Heimpflege um jeden Preis zu vermeiden. In diesem Fall war Duncan zu einem eindeutigen Urteil gekommen: Es würde ihm nicht gelingen, eine Langzeiteinrichtung zu finden, die Brendas extremen und schwierigen Bedürfnissen entspräche. Auch schätzte er die Situation so ein, dass seine eigenen, nachlassenden Kräfte eine gute Chance hatten, ihre recht kurze Lebensspanne mit der Hilfe und Unterstützung, die er um sich versammelt hatte, zu überdauern. Die Umstände gaben ihm schließlich Recht.

4.5 Ein zweiter Blick auf die Dialektik der Demenz

Wie die kurze Übersicht in diesem Kapitel gezeigt hat, besteht Grund zu der Ansicht, dass eine Demenz nicht notwendigerweise eine radikale Desintegration der Person mit sich bringt. Natürlich kann es einige Fälle geben, in denen der neurologische Schaden so verheerend ist, dass selbst die beste Pflege das Personsein nicht zu erhalten vermag. Ob dies so ist, können wir jedoch erst wissen, wenn über mehrere Jahre eine qualitativ gute Pflege durchgeführt wurde. Inzwischen können wir sicher sein, dass gute Pflege über ein enormes Potential verfügt, um die normalerweise der Demenz zugeordnete Verschlechterung auszugleichen.

Das Standardparadigma sagt uns – soweit ich es korrekt wiedergegeben habe – nicht die Wahrheit über Demenz. „Alzheimer – keine Heilung, keine Hilfe, keine Hoffnung“ ist eine falsche Behauptung, und der „Tod, der den Körper zurücklässt“ ist ein irreführendes Bild. In der traditionelleren Sichtweise gab es zwei Irrtümer, und es ist wichtig, sie klar zu erkennen. Der erste bestand darin, vorzeitig induktiv zu verallgemeinern, das heißt, weitgefasste Schlussfolgerungen aus zu wenigen Fällen mit einem zu kleinen Spektrum zu ziehen. Der zweite Irrtum bestand in der Schaffung der Illusion einer Naturgeschichte der Demenz, indem soziale und psychosoziale Faktoren zu bloßen Äußerlichkeiten gemacht wurden. Wenn die Ursache des gesamten abwärts gerichteten Prozesses der Demenz Krankheitsprozessen im Gehirn zugeordnet wird, so befinden wir uns nicht länger im Reich der Wissenschaft, sondern der neuropathischen Ideologie.

In der biomedizinischen Forschung – vor allem in Untersuchungen zur Neuropathologie und zur Biochemie des Gehirns, in Scan-Untersuchungen und in Medikamentenstudien – fehlt zu einem größeren Teil durchgängig eine ganz entscheidende Variable, und zwar die Natur der Sozialpsychologie, deren stärkste Komponente die Qualität der Pflege ist. Stellen Sie sich für einen Augenblick eine Gruppe von Forschern (Naturphilosophen, wie man sie nennen würde) an der Schwelle zum Zeitalter der Wissenschaft vor. Sie untersuchen die Geschwindigkeit, mit der Stahlkugeln in verschiedenen Flüssigkeiten sinken. Nach vielen Jahren des Forschens haben sie ihre Untersuchungsmethoden verfeinert. Die Geräte zur zeitlichen Abstimmung sind extrem genau, Form und Dichte der Kugeln wurden gründlich standardisiert und die Flüssigkeiten sind hochgradig rein. Es heißt, man stünde kurz vor einem Durchbruch. Mit größter Sorgfalt wird das Datenmaterial gesammelt, aber noch immer scheint eine wichtige Wahrheit verborgen zu sein, als sich in den Daten Regelmäßigkeiten zu zeigen beginnen, die dann auf geheimnisvolle Weise wieder verschwinden. Heute wissen wir, dass die Temperatur nicht berücksichtigt wurde, die starke Auswirkungen auf die Viskosität jeder Flüssigkeit hat. Etwas Ähnliches ist auch mit der Forschung geschehen, die auf dem Standardparadigma beruhte; kein Wunder, dass es sich in Auflösung befindet. Und dies wird meiner Vermutung nach auch so bleiben, bis die fehlende Variable der Sozialpsychologie in angemessener Form integriert wird.

Die dialektische Sichtweise, die ich gegen Ende des vierten Kapitels erläutert habe, versetzt uns in die Lage, mit einer theoretischen Darlegung der Auswirkungen einer person-zentrierten Pflege zu beginnen. Diesmal besteht jedoch eine Dialektik in strengerem Sinne, denn die beiden Haupttendenzen sind einander entgegengesetzt.

In einem optimalen Kontext von Pflege und Fürsorge wird jedes Fortschreiten der neurologischen Beeinträchtigung (NB), das bei einer nichtunterstützenden Sozialpsychologie potentiell extrem schädigend sein kann, durch positive Arbeit an der Person (PAP) kompensiert. Die Natur dieser Arbeit wird in Kapitel 7 genauer un-

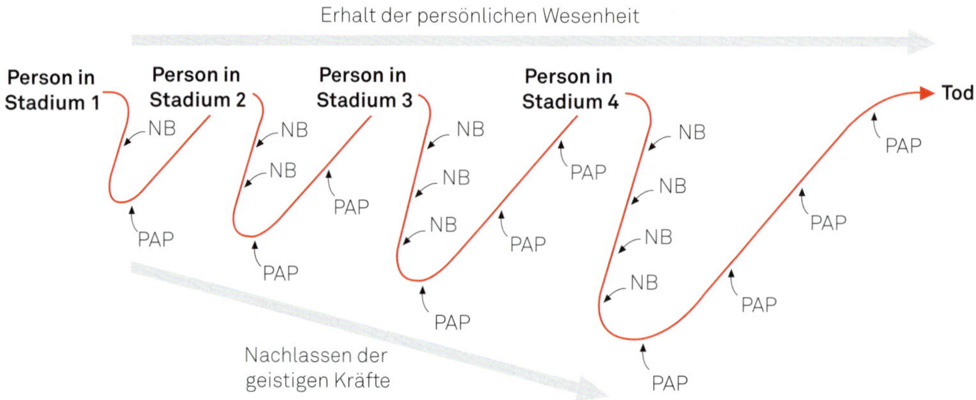

Abbildung 4-1: Dialektischer Prozess einer person-zentrierten Pflege (NB = neurologische Beeinträchtigung; PAP = positive Arbeit an der Person)

tersucht, hier möge es genügen zu sagen, dass sie aus Interaktionen besteht, die psychische Bedürfnisse befriedigen. Je höher der Grad an neurologischer Beeinträchtigung, desto mehr positive Arbeit an der Person wird geboten. Dies ist genau das Gegenteil von dem, was gewöhnlich dort geschah, wo Menschen mit abnehmenden Geisteskräften zunehmender Vernachlässigung ausgesetzt waren. **Abbildung 4-1** zeigt die Form des dialektischen Prozesses.

Dieser Prozess kann nicht in seiner Ganzheit realisiert werden – wir betrachten hier einen Idealzustand, der weit über unser bisheriges Können und Wissen hinausreicht. Im Sinne der psychoneurologischen Formel, die ich an verschiedenen Stellen verwendet habe, können wir sicher sein, dass jede die Person stärkende Interaktion ihre neurochemischen Begleiterscheinungen und Konsequenzen hat ($\psi + \mathbf{b}$). Allmählich sieht es so aus, als seien die Auswirkungen sogar noch stärker und bezögen die Gehirnstruktur ebenfalls mit ein, wobei sie vielleicht die pathologischen Prozesse verlangsamen und das Wachstum in den noch verbliebenen Neuronen verstärken. Der Gesamteffekt lässt sich demnach wie folgt zusammenfassen:

$$\frac{\psi \equiv \mathbf{b}}{(B^d, B_p)} \circlearrowleft^{+}$$

Im Sinne der Entwicklung betrachtet, handelt es sich hier beinahe um eine Umkehr dessen, was im frühesten Lebensabschnitt geschah. Indem ein Kind auf andere reagiert, werden zunächst zwischenmenschliche Prozesse „internalisiert“, sie werden Teil der individuellen Psyche. Gleichzeitig wächst und reift das Zentralnervensystem und bewahrt die Früchte der Erfahrung. Bei der Demenz werden viele Aspekte der Psyche, die über lange Zeit hinweg individuell und „intern“ waren, wieder in das zwischenmenschliche Milieu verschoben. Die Erinnerung ist unter Umständen verblasst, aber etwas von der Vergangenheit wird noch gewusst. Die Identität bleibt intakt, weil andere sie festhalten. Gedanken sind unter Umständen verschwunden, aber noch immer gibt es zwischenmenschliche Prozesse. Gefühle werden zum Ausdruck gebracht und begegnen einer validierenden Reaktion. Und wenn es eine Spiritualität gibt, so ist sie höchstwahrscheinlich von der Art, wie sie Buber beschreibt, wo dem Göttlichen in der Tiefe des In-Beziehung-Tretens von Ich und Du begegnet wird.

Der Prozess der Demenz bekommt demnach ein von dem „Tod, der den Körper zurücklässt“ sehr verschiedenes Aussehen, wenn wir die durch eine person-zentrierte Pflege eröffneten Möglichkeiten berücksichtigen. Für manche

Menschen können hohe Grade eines relativen Wohlbefindens über den gesamten Verlauf hinweg unter Umständen eine realistische Erwartung sein. Selbst bei schlimmsten Verwüstungen durch die Neuropathologie können Hoffnungslosigkeit und Angst zumindest ein wenig gemildert werden. Demenz wird sowohl für die Betroffenen als auch für die ihnen Nahestehenden immer einen zutiefst tragischen Aspekt haben. Es besteht jedoch ein enormer Unterschied zwischen einer Tragödie, an der Menschen aktiv beteiligt und moralisch engagiert sind, und einer blinden und hoffnungslosen Unterwerfung unter das Schicksal.

Personsein erhalten

Sobald den physischen Bedürfnissen nachgekommen wurde, ist dies die zentrale Aufgabe der Pflege und Begleitung von Menschen mit Demenz (*dementia care*). Sie geht mit dem Anbieten von Wahlmöglichkeiten, der Nutzung von Fähigkeiten, dem Ausdruck von Gefühlen und einem Leben in Beziehung einher.

4.6 Kommentar von Dawn Brooker

In diesem Kapitel wendet Kitwood seine Aufmerksamkeit sich abzeichnenden Nachweisen dafür zu, dass eine positivere Sichtweise Menschen mit Demenz tatsächlich dabei unterstützen könnte, ihr Gefühl von Personsein aufrecht zu erhalten. Angesichts des Mangels an Forschung zur Pflege von Menschen mit Demenz Mitte der 1990er Jahre ist dies bei Kitwood ein Kapitel der Hoffnung und Ideen statt einer harten Evidenz. Zur Zeit der Entstehung seines Bu-

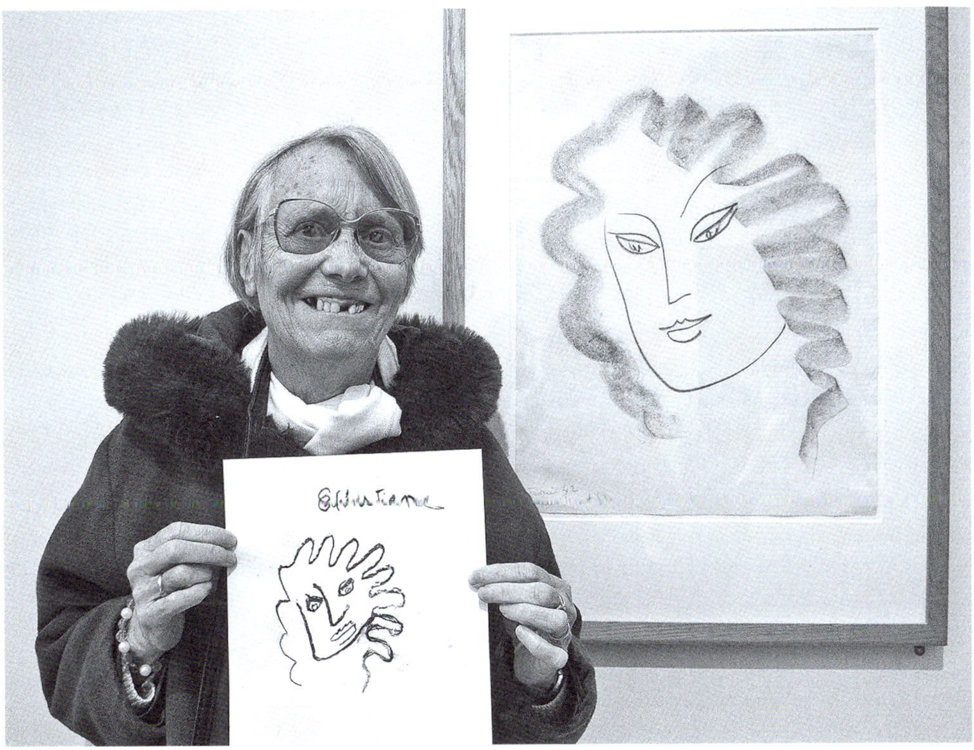

Abbildung 4-2: Zum Abschluss eines Besuchs des Matisse-Museums in Nizza bot man den Teilnehmenden Zeichenmaterialien an und lud sie zu dem Versuch ein, die Maltechnik des Künstlers nachzuahmen. Christiane war aus gutem Grund sehr stolz auf ihr Ergebnis. (© Cathy Greenblat).

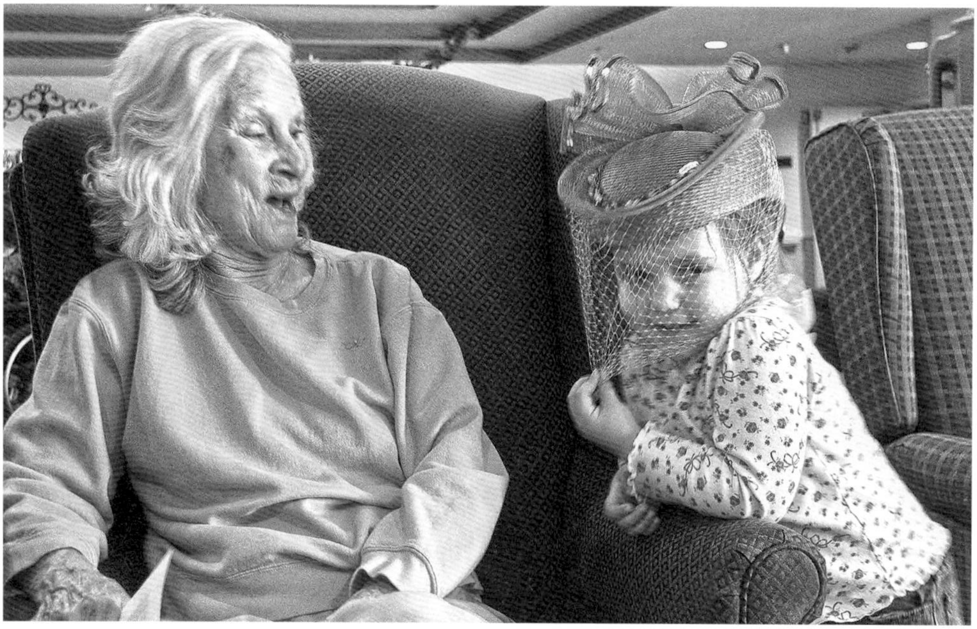

Abbildung 4-3: Am Ende eines besonderen Mittagessens für sechs Bewohnerinnen und Bewohner der Kingwood Silverado Sorgegemeinschaft bezauberte Bewohnerin Lois (links) Sabrina, die Tochter einer Mitarbeiterin, indem sie dieser ihren wunderschönen Hut aufsetzte. (© Cathy Greenblat).

ches gab es keine akademischen Zeitschriften, die sich schwerpunktmäßig mit den sozialpsychologischen Aspekten von Demenz befassten. Zudem war es sehr schwer, demenzbezogene Pflegeforschung in den psychiatrischen, psychologischen oder soziologischen Fachzeitschriften des akademischen Mainstreams unterzubringen. Auch war das Internet noch nicht so weit entwickelt, als dass man auf diesem Weg die Nachricht über gute Praxis hätte streuen können. Im Themenfeld Demenz verbreitete sich gute Praxis per Mund-zu-Mund-Kommunikation oder dadurch, dass man Menschen kennenlernte, die die eigene Passion teilten. Insofern ist bemerkenswert, dass Kitwood in seinem Text viele Autorinnen und Autoren, deren Arbeiten er zitiert, mit Vor- und Zunamen nennt, statt der akademischen Tradition der bloßen Nennung des Nachnamens zu folgen. Er befand sich mit den von ihm Zitierten im Austausch; sie waren nicht einfach die Autorinnen und Autoren von Texten, die er lediglich rezipierte. Er brachte die akademische Welt und die der Praxis zusammen, indem er die Vorstellung hinterfragte, dass Evidenz in diesem Themenfeld ausschließlich durch formelle Forschung zu erzielen ist. Seine Ideen zum Thema Personsein entwickelten sich durch Diskussionen und den Austausch über „Fallstudien". In diesem speziellen Kapitel richtet Kitwood die Aufmerksamkeit ausgiebig auf Beiträge, die im *Journal of Dementia Care* erschienen waren. Die Zeitschrift wurde in der zweiten Hälfte des Jahres 1993 gegründet. Für die Erstausgabe hatte Kitwood einen Beitrag mit dem Titel „Die Person statt der Krankheit entdecken!" beigesteuert. Diese Formulierung wurde für Aufgabe und Ziel der Zeitschrift bestimmend, die auf Peer-Reviews verzichtete und stattdessen als Medium zum Austausch über Vorstellungen zu einer personzentrierten Pflege diente. Dies tut sie bis zum heutigen Tag und hat in ihrer Ausrichtung auch Nachahmerinnen in Australien und Deutschland gefunden.

Wie mir scheint, stellt sich beim Verfassen dieses Kommentars zwanzig Jahre nach Erscheinen von Kitwoods Buch folgende Herausforderung: Mittlerweile gibt es so viele Belege für den zentralen Stellenwert einer person-zentrierten Pflege bei Demenz und ebenso zahlreiche Interventionstypen und Dienstleitungsmodelle, dass es schwerfällt, all dies auf derart knappem Raum zusammenzufassen. Kitwood selbst hat einige Bereiche identifiziert (Realitätsorientierung, Validation, Reminiszenz, die schönen Künste und sensorische Interventionen), deren Potential für den Erhalt von Personsein sich damals bereits abzeichnete. Die Evidenzgrundlage für diese hat sich weiter fortentwickelt. Die Realitätsorientierung hat den Boden für die Kognitive Stimulationstherapie (*Cognitive Stimulation Therapy – CST*) bereitet, deren Nutzen für kognitive Leistungen, Sprachfunktion und Lebensqualität inzwischen durch eine robuste Evidenzgrundlage gesichert ist (Spector et al., 2003; Spector et al., 2010; Orrell et al., 2014). Inzwischen haben evidenzbasierte Medizinische Leitlinien CST für Personen empfohlen, bei denen leichte bis moderate Formen von Demenz vorliegen (National Institute for Health and Clinical Excellence, 2006, 2018). Naomi Feil hat ihre Fortbildungen zur Validation auf der ganzen Welt fortgeführt. Auch wenn es nach wie vor wenig an publizierter Forschung zur Wirksamkeit der Validationstherapie gibt, haben deren Prinzipien im Lauf der Jahre doch zahlreiche Praktiker und Therapeuten überzeugt, die im Bereich emotionsorientierter Praxisansätze in der Pflege von Menschen mit Demenz arbeiten (Finnema et al., 2017). Wer immer das Vermögen, mit einer Person mit Demenz in Kontakt zu kommen, bezweifelt, braucht sich nur einmal den Film Memory Bridge über Feils Arbeit mit Gladys Wilson anzuschauen, um die Kraft der Validierung von Gefühlen zu sehen. Reminiszenz und das Arbeiten mit der Lebensgeschichte bilden inzwischen die Grundlage mannigfaltiger Interventionen und Formen der Arbeit mit Menschen mit Demenz in allen Stadien (Kaiser & Eley, 2016). Hier werden Werkzeuge für die Pflegeplanung, Erinnerungsboxen, Listen zu musikalischen Favoriten, nostalgische Videos zu bestimmten Sportarten und Ereignissen, Filme, Objekte und Umgebungen integriert, die alle dabei helfen können, Identität, Beziehungen und Unterhaltung zu erhalten. Reminiszenz besitzt auch einen Platz in den Künsten und kreativen Betätigungen, die Kitwood in diesem Kapitel ebenfalls erwähnt: Musik, Tanz, Schauspiel etc. Tatsächlich bieten zahlreiche Kunst-, Heimat- und Geschichtsmuseen, Gemäldegalerien und Kinos inzwischen Programme mit Angeboten an, die speziell auf Menschen zugeschnitten sind, die mit einer Demenz leben (Mittelman & Epstein, 2009; Camic et al., 2014). Die Künste und kreativen Zugangsweisen haben sich inzwischen über die Nutzung ihrer Medien zu bloßen Erinnerungszwecken hinausentwickelt, weil man erkannt hat, dass die Teilnahme oder Beteiligung an kreativen Aktivitäten Menschen dabei helfen kann, sich auf vielerlei Weisen auszudrücken und mit denjenigen (wieder) in Kontakt zu kommen, die ihnen zur Seite stehen (Basting et al., 2016). Es erscheinen systematische Reviews und Synthesen zur Evidenz von Forschungsarbeiten zu Kunst- und Musikinterventionen (Beard, 2011; McDermott et al., 2013; Dowlen et al., 2017). Einige Kontrollgruppenuntersuchungen zu Musikinterventionen (Särkämö et al., 2013) zeigen positive Wirkungen bezüglich einer ganzen Palette kognitiver, emotionaler und sozialer Messgrößen. Sensorische Stimulation, Aromatherapie und Massagen sind als Bestandteil der Pflege und Betreuung von Menschen, die mit Demenz leben, inzwischen deutlich stärker verbreitet als zur Zeit der Entstehung von Kitwoods Buch. Auch hier ist die ermittelte Evidenz der Wirksamkeit spezieller sensorischer Interventionen nicht sehr ausgeprägt (Forrester et al., 2014). Allerdings ist die Erforschung derart komplexer Interventionen bei Menschen mit derart weit gefächerten Bedürfnissen auch nicht ganz unkompliziert und es ist vielleicht nicht überraschend, dass die Outcomes von

Kontrollgruppenuntersuchungen unterschiedliche Ergebnisse gezeitigt haben. Die behutsamen Versuche, zu Menschen – insbesondere solchen in weiter fortgeschrittenen Stadien – durchzudringen, scheinen in manchen Fällen tatsächlich positive Ergebnisse zu zeitigen. Auch hat man solche Ansätze in größere Programme wie etwa die Namaste Care (Simard, 2013) integriert, die Menschen mit einer weiter fortgeschrittenen Demenz ansprechen.

In diesem und anderen Kapiteln unterstreicht Kitwood jedoch, dass nicht nur das Vorankommen bei solchen individuellen „Interventionen“ dabei helfen kann, Personsein zu erhalten. Vielmehr befasst er sich auch damit, wie ein therapeutisches Milieu (was er Sozialpsychologie nannte) aufrechterhalten werden könnte und welche Rolle hier der Bewertung qua Messungen und Qualitätsstandards zukäme. Kitwood hatte das *Dementia Care Mapping* (DCM) als Begutachtungswerkzeug der Wirkung des sozialen und psychologischen Umfelds von Menschen entwickelt, die mit einer Demenz leben. Seit 1997 hat DCM eine Reihe von Veränderungen durchlaufen. Die aktuelle Version wurde 2005 nach einer Phase systematischer und internationaler Entwicklung und Validierung eingeführt (Brooker & Surr, 2006). Die dann folgende weltweite Ausbreitung des DCM ist beachtlich: Das Instrument wurde mitsamt der Trainingsmaterialien in zehn verschiedene Sprachen übersetzt; Schätzungen zufolge wurden weltweit circa 12000 Anwender ausgebildet. Ob DCM eine nachhaltige Wirkung auf die Praxis gehabt hat, ist schwer abschätzbar, auch wenn derzeit eine groß angelegte randomisierte kontrollierte Clusteruntersuchung auf dem Weg ist (Surr et al., 2016a, 2016b). DCM hat die Grundlagen für ein Beobachtungsinstrument bereitgestellt, das speziell zur Überprüfung und Regulierung der Gesundheits- und Sozialfürsorge entwickelt wurde (Brooker et al., 2007). Die Stärke der Beobachtung des praktischen Tuns des Pflegepersonals mit Blick auf fortgeschrittene demenzielle Beeinträchtigungen ist durch das Programm AwareCare (Clare et al., 2013a, 2013b) und die Entwicklung von PIECEdem zur Erforschung der Erfahrung derjenigen, die mit einer fortgeschrittenen Demenz leben, vorangetrieben worden (Brooker et al., 2013). Die Zahl der Evaluationswerkzeuge und Messinstrumente in der Demenzpflege ist weiter gewachsen (Wilberforce et al., 2016). Eine wesentliche Entwicklung in diesem Bereich ist auch die Erkenntnis, dass Menschen mit Demenz direktes Feedback zur Qualität der Pflege geben können, die man ihnen angedeihen lässt, ohne dass man hier allzu sehr auf Beobachtung als der primären Evaluationsmethode zurückgreifen muss (Innes & McCabe, 2007). Gleichwohl dürfte eine Kombination von Beobachtung und Interviews den umfassendsten und am stärksten inklusiven Zugang bieten. Zudem werden auch Herangehensweisen wie *Talking Mats* (Murphy et al., 2007) nach wie vor weiterentwickelt, die Bilder, Artefakte und physische Orte benutzen, um Erinnerungen und Meinungen anzuregen.

Zur Zeit der Entstehung des Buches von Kitwood hat man das Stereotyp über einen Menschen, der mit einer Demenz lebt, sehr stark mit Pflegeheimen und institutioneller Pflege in Verbindung gebracht. Gleichwohl hat Kitwood einen beträchtlichen Teil des hier kommentierten Kapitels auf eine Erörterung der Relevanz guter gemeindenaher Pflege für den Erhalt des Personseins verwendet. Heute, zwanzig Jahre später, ist dieser Bedarf noch dringlicher geworden, da es mittlerweile mehr Menschen gibt, die mit einer Demenz im Gemeinwesen leben, und die Diagnosestellung inzwischen auch früher erfolgt. Dies gibt den betroffenen Menschen und ihren Familien die Möglichkeit, ihre Lebensgewohnheiten zu ändern und Wahlmöglichkeiten auszuloten, um auf Dauer Widerstandskraft (Resilienz) aufzubauen (Brooker et al., 2014). Die Zahl der Belege für die Wirksamkeit der unterschiedlichen Typen post-diagnostischer Interventionen ist im Anstieg begriffen (British Psychological Society, 2014; MODEM Project, 2014). Das Problem ist jedoch, dass die Möglichkeit, übergreifende post-diagnostische

Interventionen in den örtlichen Gemeinwesen anzubieten, wo sie leicht zugänglich gemacht werden können, auf breiter Basis nicht vorhanden ist. Im Vereinigten Königreich werden inzwischen „Demenzberater" damit beauftragt, wegweisende Informationen wie auch ein gewisses Maß an Unterstützung zu bieten, obwohl formelle Auswertungen darauf hindeuten, dass eine feste Einbettung in lokale Behandlungspfade nötig ist, wenn dies effektiv funktionieren soll (Clarke et al., 2013). Obwohl es pflegende Angehörige sind, die den Großteil an Pflege und Unterstützung für Menschen mit Demenz schultern, differiert die *Unterstützung*, die ihnen dabei geboten wird, in einem hohen Maße. Isolation und Einsamkeit sind für diejenigen, die mit Demenz leben, wie auch für ihre Angehörigen wesentliche Themen (Alzheimer's Society, 2014). Es ist wohl nicht ganz überraschend, dass jemand wie Kitwood, der psychotherapeutisch ausgebildet war, den Wert psychologischer Beratung insbesondere in den früheren Stadien einer Demenz betont hat. In diesem Bereich besteht nach wie vor wachsendes Interesse an der Entwicklung fachlichen Könnens (Lipinska, 2009), obwohl der Einsatz psychologischer Berater und Psychotherapeuten hier nicht sehr verbreitet ist. Nachweis-Reviews (Cheston & Ivanecka, 2017) und ein paar Kontrollgruppenstudien (Logsdon et al., 2010) lassen eine begrenzte Belegbarkeit des Nutzens derartiger Angebote vermuten, doch es bedarf eines breiteren Verständnisses, um die Veränderungsprozesse dingfest zu machen, die zu erfolgreichen Ergebnissen (Outcomes) führen.

Der niederländische Psychologe Dr. Bère Miesen rief 1997 die „Alzheimer Cafés"-Bewegung ins Leben. Mittlerweile haben diese in einer ganzen Anzahl von Ländern rund um den Globus Verbreitung gefunden (Alzheimer's Disease International, 2017). Solche Alzheimer- und Erinnerungs-Cafés bieten monatliche Treffen an. Betroffene Menschen und Familien können hier in entspannter Atmosphäre zusammenkommen, um mehr über Demenz zu erfahren und Peer Support (Unterstützung durch gleichermaßen Betroffene) aufzubauen. Manche Initiativen in Sachen „Demenzfreundliche Kommune" haben soziale Aktivposten und soziales Kapital genutzt, um vor Ort die Bereitstellung standortbezogener Unterstützung anzugehen. Das Programm zur Unterstützung Niederländischer Begegnungszentren (Dröes et al., 2004) scheint hier insofern einiges bieten zu können, als deutliche Verbesserungen für betroffene Menschen und pflegende Angehörige nachgewiesen werden konnten und diese Initiative in einer Reihe unterschiedlicher Länder Nachahmung gefunden hat (Mangiaracina et al., 2017; Brooker et al., 2018). Darüber hinaus hat Kitwood auch die Fallstudie einer Person mit demenziellen Beeinträchtigungen einbezogen, die in einem Projekt für betreutes Wohnen lebte. Wohnungsbauprojekte, die ein Pflegeangebot außer der Reihe vorhalten wie auch das unterstützte Wohnen sind inzwischen in vielen Ländern sehr viel weiter verbreitet. In Verbindung mit strukturierten Interventionen, einer angemessenen Gestaltung der gebauten Umwelt und der Qualifizierung des Personals können diese Formen bei Menschen, die mit demenziellen Beeinträchtigungen leben, eine positive Lebensführung unterstützen (Atkinson et al., 2014). Außerdem entwickeln sich Programme im Gemeinwesen, die Menschen in Aktivitäten im Freien, Sport und Naturerfahrungen einbeziehen (Whear et al., 2014; Van den Berg et al., 2015; Carone et al., 2016). Die Nutzung von Technik zur Unterstützung des Alltagslebens von Menschen mit Demenz ist mittlerweile weit verbreitet, auch wenn praktische und ethische Herausforderungen bestehen bleiben (Meiland et al., 2017).

Inzwischen liegen auch mehr Forschungsbelege zur positiven Wirkung person-zentrierter Pflegeansätze für diejenigen vor, die aufgrund ihrer Demenz in Pflegeheimen leben. Eine belastbare Evidenzgrundlage für person-zentrierte Pflege zu entwickeln, die definitionsgemäß auf individuelle Bedürfnisse und kontextuelle Beziehungen zugeschnitten ist, stellt eine große Herausforderung dar. Person-zentrierte Pflege ist keine vergleichsweise übersichtliche Intervention wie die Verabreichung eines neuen Medikaments. Die Entwicklung des VIPS Rahmens (Brooker & Latham, 2016), der Leistungserbringern dabei helfen soll, ihre Pflegepraxis mit- und untereinander zu verstehen und zu evaluieren, baut unmittelbar auf Kitwoods Überlegungen auf. Die Herausforderung besteht darin, Interventionen auf Serviceebene zu beschreiben, welche Praktiker und Sachkundige beiderlei Geschlechts in die Lage versetzen, person-zentrierte Interventionen zu bieten, die Personsein unterstützen, statt es zu schmälern. Obwohl dies eine beträchtliche Herausforderung darstellt, liegen mittlerweile eine ganze Anzahl Cluster-randomisierter kontrollierter Studien vor, die eine Bandbreite komplexer mehrstufiger Interventionen evaluiert haben (Fossey et al., 2006; Chenoweth et al., 2009; Mork Rokstadt et al., 2013; Ballard et al., 2018), bei denen person-zentrierte Ansätze bessere Ergebnisse erbrachten als „die übliche Behandlung" oder Kontrollgruppen mit Placebo-Gabe. Studien haben gezeigt, dass sich durch Implementierung von Mehrkomponenten-Programmen (wie etwa Personalqualifizierung, spezielle Rollen für Fachpersonal, ein gezieltes Aktivitätenprogramm, soziale Interaktion, die aktive Überprüfung von Pflegeplänen) sowohl die Lebensqualität als auch das Erleben verhaltensbezogener und psychischer Demenzsymptome verbessern lassen. Kitwood berichtete zudem über einige frühe Ergebnisse, die für das Konzept der „Remenz" sprachen – d. h. dafür, dass sich trotz Vorliegens einer Demenz kognitive Funktionen verbessern lassen. Damals war das eine geradezu umstürzlerische Idee. Seither hat sich die Erforschung einer individualisierten kognitiven Rehabilitation im Bereich Demenz weiterentwickelt, die ihre Strukturierung entlang der Fragestellung nach Identifizierung und Thematisierung persönlich bedeutsamer Ziele erfährt (Clare, 2017). Kognitive Rehabilitation ist auf die Wirkung gerichtet, die kognitive Veränderungen auf die Bewältigung des Lebensalltags haben können. Statt unmittelbar auf die Verbesserung der Kognition abzuzielen, liegt der Akzent dabei auf der Unterstützung der alltäglichen Funktionsfähigkeit. Sich abzeichnende Ergebnisse zeigen, dass qualifizierte kognitive Reha-Therapeuten mit Menschen mit einer leichten bis mittelschweren Demenz arbeiten können, um sie bei der Verbesserung ihrer alltäglichen Funktionsfähigkeit zu unterstützen (Clare, 2017). In der Fallstudie über Brenda und Duncan Baker erzählt Kitwood eine Geschichte tiefer Verzweiflung, die traurigerweise auch noch in unseren Tagen glaubhaft wäre. Die Bakers sind ein einander innig verbundenes Ehepaar. Sie werden mit einer bei Brenda auftretenden Demenz mit frühem Beginn konfrontiert, die einen äußerst ungewöhnlichen Untertypus darstellt. Zudem sind sie auch noch durch die sich gleichzeitig einstellende Instabilität von Brendas körperlichem Gesundheitszustand stark überfordert. Es wird ihnen jedoch weder eine hilfreiche noch fachlich kompetente pflegerische Unterstützung zuteil. Die Bakers geraten mehr und mehr in eine Situation sozialer Isolation. Schließlich stirbt Brenda unter fürchterlichen Umständen zu Hause ohne jedwede lindernde Unterstützung. Mittlerweile ist nach und nach Forschung im Entstehen begriffen, welche die Reise mit Demenz in einer Langzeitperspektive betrachtet und so dabei hilft, das komplexe Zusammenspiel von personalen Ressourcen, Unterstützung und Bewältigung zu verstehen (Clare et al., 2014). Heute steht eine frühzeitigere und qualifiziertere Diagnosestellung durch Gedächtnisambulanzen und andere diagnostische Dienstleistungen bereit. Wir verfügen über kompetente Pflege durch Praktikerinnen und Praktiker in der Primär- und Krankenhausversorgung, die in der Behandlung von Schmerzen, Delir und Multi-Morbiditäten erfahren sind. Außerdem sind Demenzberater und kommunale Unterstützungsteams im Einsatz, die Duncan bei der Pflege seiner Frau zu Hause hätten zur Seite stehen können. Und für die letzte Lebenszeit gibt es heute Palliativpflege, die es für Brenda möglich gemacht hätte, in Frieden zu sterben. Allerdings ist es leider noch immer so, dass all dies nicht selbstverständlich zur Verfügung steht. Im Vereinigten Königreich fällt oft der Begriff „Postleitzahlen-Lotterie“, wenn man die starke ortsbezogene Variationsbreite in Bezug auf Dienstleistungen und Unterstützungsmöglichkeit im Kontrast zu dem kennzeichnen möchte, was das Recht der Menschen auf bestmögliche Pflege und Unterstützung sein sollte. Es ist nach wie vor eine große Herausforderung sicherzustellen, dass eine gute Praxis zur Unterstützung des Personseins zum Standard wird, statt eine Ausnahme darzustellen.

4.6.1 Die Dialektik der Demenz: ein dritter Blick

Kitwood trat mit der Behauptung an, dass nicht die neurologische Beeinträchtigung allein zur Desintegration des Personseins führt, sondern dass viel mehr getan werden könnte, dies durch gute Pflege und Unterstützung abzumildern. Die Behauptung hat ihre Überprüfung durch die Zeit bestanden. Heute gibt es viel mehr Belege dafür, dass sich im Entwicklungsverlauf einer Demenz viel tun lässt, damit betroffene Menschen ihre Lage besser meistern können und sie tatsächlich eine gute Lebensqualität erfahren. Allerdings ist die Umsetzung dieser Erkenntnis eher langsam vonstattengegangen. Jenseits der Inseln exzellenter Praxis (die es gewiss gibt) leben die meisten von uns mit dem beunruhigenden Sachverhalt, dass die in der Fallstudie von Brenda und Duncan skizzierte Erfahrung noch immer die Erfahrung vieler Menschen auf der ganzen Welt darstellt. Mich hat die von Kitwood zu Beginn des Kapitels platzierte Beobachtung über das Ringen von Praktikerinnen und Praktikern berührt, ihren Überzeugungen trotz aller Widrigkeiten Ausdruck zu verleihen. Der Umschlag in der täglichen Praxis, der nahelegt, dass sich hier etwas getan hat, ist ausgeblieben. In manchen Zusammenhängen fühlt person-zentrierte Pflege sich beinahe wie ein Mythos an. Sie wird als das unerreichbare Ideal gesehen. Der Mangel an Ressourcen, eine schlechte Ausstattung in Bezug auf Personal und erforderliche Kenntnisse angesichts steigender Bedürfnisse und Komplexität(en) scheinen unüberbrückbare Hindernisse darzustellen. Woran es mangelt, sind nicht die empirischen Nachweise, sondern die erforderlichen Mittel, um person-zentrierte Pflege Wirklichkeit werden zu lassen.

4.6.2 Punkte, die ein Nachdenken lohnen

- Wie relevant sind Kitwoods Auffassungen zum Erhalt des Personseins für die Gegenwart?
- Was sind die zentralen Hindernisse dafür, eine evidenz-basierte person-zentrierte Pflege in die Praxis umzusetzen?
- Können Menschen, bei denen eine Demenzdiagnose früher gestellt wird, ihr eigenes Personsein schützen?

5 Das Erleben von Demenz

Tom Kitwood

Eines der ermutigendsten Zeichen in den vergangenen Jahren ist, dass Menschen mit Demenz zumindest echte Subjektivität zugebilligt wird. In sehr kurzer Zeit wurde ein beträchtlicher Fortschritt erzielt, und das bereits gewonnene Wissen birgt das Potential einer großen Bereicherung der Versorgungspraxis.

Den größeren Teil der Zeit, in der es Demenz als klinische Kategorie gab, wurde der Subjektivität der Betroffenen nahezu keinerlei Beachtung geschenkt. In Großbritannien war dies einer der wichtigen Punkte im Programm von Alison Frogatt (1988), jedoch fand ihr Pionierunternehmen nicht besonders viele Nachahmer. Wie aus einer Übersicht jüngeren Datums hervorgeht, wurde Arbeit wie die damals auf diesem Gebiet geleistete meist mit Menschen durchgeführt, die kognitiv nur leicht beeinträchtigt waren (Keady, 1996). Selbst in mehreren seit 1990 erschienenen bedeutenden Lehrbüchern der Psychiatrie und der klinischen Psychologie wird dieses Thema überhaupt nicht erwähnt. Warum es diese Lücke geben sollte, erscheint zunächst einmal mysteriös, vor allem im Hinblick darauf, dass dem Erleben anderer belastender Erkrankungen zumindest eine gewisse Aufmerksamkeit gewidmet wurde. Ist es, weil von Menschen mit Demenz angenommen wird, sie würden keine Erfahrungen machen? Ist es, weil ihre Bedürfnisse durch die Bedürfnisse der Betreuenden verdrängt wurden? Ist es, weil ihre subjektive Welt als derart ungeordnet angesehen wurde, dass sie nicht auf rationale Weise diskutiert werden konnte? Ist es, weil sie nicht länger als Personen geachtet wurden und daher auch ihre Gedanken und Gefühle keiner Würdigung mehr wert waren? Welche Begründung auch immer für diese Flucht vor dem intersubjektiven Engagement angegeben wird, sie trägt das Mal eines aus Furcht geborenen Rationalisierens (s. Kap. 2.4).

In diesem Kapitel werden wir einiges aus der einschlägigen Forschung betrachten und ich werde eine Reihe eigener Beobachtungen anfügen. Es ist möglich, einen ungefähren Leitfaden durch die dunkleren Bereiche des subjektiven Erlebens und Erfahrens von Demenz zu erstellen und es lassen sich sogar ein paar Hinweise auf ihre leichtere Seite gewinnen. An das gesamte Thema sollte mit großer Sensibilität in Bezug auf methodologische Anliegen herangegangen werden. Es ist nämlich von entscheidender Bedeutung, zu erkennen, dass dem Ausmaß gegenseitigen Verständnisses von Menschen in jedem Fall – ob mit oder ohne Beeinträchtigung der Geisteskräfte – Grenzen gesetzt sind.

5.1 Intersubjektivität und ihre Grenzen

Im Alltag haben wir oft den Eindruck, etwas von dem, was eine andere Person denkt oder fühlt, spüren zu können, und es gibt Gründe zu der Annahme, dass diese Erfahrung in der Realität begründet ist. Mit Ausnahme sehr geringer Unterschiede sind alle Menschen von gleicher genetischer Bauart und da wir alle im Zentralnervensystem über die gleichen Komponenten verfügen, ist es sinnvoll anzunehmen, dass wir Informationen aus dem äußeren und inneren

Umfeld im Wesentlichen auf die gleiche Weise verarbeiten. Ein gewisser Grad an Intersubjektivität wird durch eine gemeinsame Sprache garantiert. Noch bedeutsamer ist die Körpersprache: Ausdruck, Gestik, Haltung, Nähe usw. Dies vermittelt Emotion und Gefühl mit hoher Authentizität, und hier nähern wir uns transkulturellen Universalitäten.

Es ist jedoch unmöglich, zur Gänze in die Erfahrens- und Erlebenswelt eines anderen Menschen zu gelangen, einfach deshalb, weil jede Person einzigartig ist. In Bezug auf Demenz gibt es noch zusätzliche Probleme, die jedoch selbst in jüngeren Arbeiten, wenn überhaupt, dann nur selten gewürdigt wurden. Niemand ist bislang von dieser besonderen Reise kognitiver Beeinträchtigung zurückgekehrt, um uns zu sagen, wie es ist. Wir sind weit mehr auf Schlussfolgerungen angewiesen als in den meisten Unternehmungen auf dem Gebiet der Intersubjektivität. Außerdem besteht ein essentieller Widerspruch. Wenn wir das Erleben von Demenz in gewöhnlicher Prosa zu beschreiben versuchen, so benutzen wir das ruhige, losgelöste und hochgradig geordnete Vehikel der Sprache, um Eindrücke eines Seinszustandes zu vermitteln, der oft fragmentiert und turbulent ist. Darüber hinaus versuchen wir in Begriffe zu fassen, wie es sein könnte, in einer subjektiven Welt zu leben, in der Begriffe nicht mehr tragen. Je weiter wir in das Gebiet schwerer kognitiver Beeinträchtigung vordringen, umso ernster wird dieses Problem.

5.2 Das Erleben einer jeden Person ist einzigartig

Alles, was wir in Bezug auf die Einzigartigkeit von Personen bereits betrachtet haben (s. Kap. 2.5), ist für das Erleben von Demenz von Bedeutung. Verallgemeinerungen sind nur Richtlinien und Hinweise; werden sie zu wörtlich genommen, lenken sie lediglich von dem Versuch ab, eine jeweils spezielle Person zu verstehen.

Einige kurze Einblicke in die Art und Weise, in der sich die Demenzerfahrung von einer Person zur anderen unterscheidet, lassen sich aus Persönlichkeitsuntersuchungen gewinnen. Innerhalb der Psychiatrie wurde dieses Thema nur sehr selten aufgegriffen, obwohl von Alan Jacques (1988) einige hilfreiche Anregungen geliefert wurden. Auf der Grundlage klinischer Erfahrung stellt er sechs Haupttypen der Persönlichkeit heraus:

- den *Abhängigen* (dependent), der Hilfe bereitwillig akzeptiert, aber bisweilen nur widerwillig auf eigenen Füßen steht oder die Initiative ergreift;
- den *Unabhängigen* (independent), der seine Behinderungen unter Umständen nicht anerkennen mag und sich gern als „Herr der Lage“ fühlt;
- den *mit paranoiden Tendenzen* (with paranoid tendencies), der leicht auf Misstrauen und Anklage zurückgreift;
- den *Zwanghaften* (obsessional), der von Selbstzweifel besessen ist und sich sehr vor einem Verlust der Ordnung und Kontrolle fürchtet;
- den *Hysterischen* (hysterical), der sehr fordernd und aufmerksamkeitheischend sein kann;
- den *Psychopathen* (psychopathic) – eine sehr kleine Minderheit –, der zu Impulsivität neigt und dem jegliches Zeichen der Sorge um andere fehlt.

Jacques (1988) behauptet außerdem, dass in jeder „normalen“ Persönlichkeit Neigungen zu einem oder mehreren dieser Typen bestünden.

Von den auf psychometrischen Untersuchungen beruhenden Studien haben einige von dem NEO-Persönlichkeitsinventar (Costa & McCrae, 1985) Gebrauch gemacht. Dieses Instrument versucht, fünf Hauptmerkmale zu messen:

- Neurotizismus oder die Neigung zu Angst,
- Extrovertiertheit,
- Offenheit für Erfahrungen,
- Verträglichkeit,
- Gewissenhaftigkeit.

Das NEO-Persönlichkeitsinventar ist so ausgelegt, dass es durch Aussagen der betreffenden Person oder durch eine dritte Person ausgefüllt werden kann. In einer deskriptiven Studie an 132 Personen mit Demenz, die sich in Heimpflege befanden, fand Sean Buckland (1995) sechs Hauptgruppen an Persönlichkeiten heraus:

- ängstlich-passiv (30 %),
- stabil-verträglich-routineliebend (28 %),
- emotional-sozial-aktiv (26 %),
- emotional-zurückgezogen-passiv (8 %),
- stabil-extrovertiert-umtriebig (4 %) und
- emotional-extrovertiert-kontrollierend (4 %).

Der Einsatz von Merkmalen zur ungefähren Beschreibung von Persönlichkeitstypen bietet zumindest einen flüchtigen Einblick, auf wie vielfältige Art Demenz erfahren werden kann. So unterscheiden sich Menschen beispielsweise in ihrem Vermögen, mit der Abnahme ihrer kognitiven Fähigkeiten zurechtzukommen; die von Jacques als unabhängig und zwanghaft Beschriebenen haben unter Umständen eine besonders starke Abwehr gegen das Anerkennen und die Annahme. Manche Menschen sind in viel höherem Maße in der Lage und bereit, sich für Hilfe und Unterstützung an andere in ihrer Umgebung zu wenden. Die von Buckland als ängstlich-passiv Beschriebenen, die ungefähr dem abhängigen Typus bei Jacques entsprechen, sind unter Umständen besonders anfällig für Apathie und Verzweiflung, was aus beobachtungstechnischer Sicht oft als „Vegetieren" beschrieben wurde.

Ein ethogener Ansatz, der die Persönlichkeit als Handlungsressourcen sieht (s. Kap. 2.5), bringt andere Aspekte des Erlebens und des Prozesses der Demenz zutage. Beim Verlust von Ressourcen treten unabhängig davon, ob die primäre Ursache neurologisch oder sozialpsychologisch ist, üblicherweise Trauerreaktionen auf. Wie bei der Trauer um einen geliebten Menschen lassen sich auch hier verschiedene Muster unterscheiden (Tatelbaum, 1984). Die „normale" Trauer folgt oft einem bestimmten Ablauf mit den Hauptstadien Verleugnung, Wut, Depression, Annahme und Wiederherstellung, und in der Demenz gibt es dazu Parallelen. Unter den Formen sogenannter „pathologischer Trauer" findet sich bei Demenz am häufigsten ein Zustand, bei dem eine Person in der Depression „steckenbleibt" und dabei vielleicht Trauersituationen wiederholt, die nie aufgelöst wurden.

In Bezug auf das, was ich als „Erfahrungsselbst" bezeichnet habe, scheint die zwischenmenschliche Bandbreite sehr groß. Am äußersten Punkt der einen Seite stehen Männer und Frauen, die mit nur sehr geringer Einsicht in die Demenz gehen. Wenn etwas schiefläuft, neigen sie dazu, andere dafür verantwortlich zu machen, oder sie entwickeln Selbsttäuschungen, etwa über einen Diebstahl oder ein geheimnisvolles Eingreifen. Nach und nach hüllt ihre Demenz sie dann wie ein undurchdringlicher Nebel ein. Bei manchen Gelegenheiten dringen beim Zusammenbruch psychischer Abwehrmechanismen kraftvolle, rohe Emotionen nach außen. Am anderen Ende des Spektrums stehen diejenigen, die sich dessen, was ihnen widerfährt, ohne Ausweichverhalten und Vorwürfe intensiv und klar bewusst sind. Gegenwärtig scheint es, als sei nur eine sehr kleine Minderheit von Menschen in der Lage, dem Einsetzen einer Demenz ohne starke Abwehr ins Auge zu blicken, und wahrscheinlich erleben sie die Demenz auf relativ gutartige Weise. Ein wenig spricht sogar dafür, dass es bei Menschen, die Erfahrungen möglichst offen gegenüberstehen, mit geringerer Wahrscheinlichkeit zu einer Demenz kommt, während rigide und zwanghafte Persönlichkeitsmerkmale unter Umständen dementogen wirken (Oakley, 1965; LeShan, 1983, S. 24–31). Seit wenigen Jahren wendet man sich der Beratung und Psychotherapie für Menschen mit Demenz zu, die schon bald nach der Diagnose einsetzen (Sutton, 1995; Cheston, 1996). Die Punkte Einsicht und Akzeptanz scheinen diejenigen zu sein, bei denen zumindest bei einigen Menschen ein gewisses Maß an therapeutischer Veränderung möglich ist.

5.3 Sieben Zugangswege

Es gibt viele Wege, auf denen wir Einsicht in die subjektive Welt der Demenz gewinnen können, und in diesem Abschnitt berichte ich über sieben von ihnen. Meine Methode entspricht dabei eher dem Schaffen einer Collage: Bruchstücke werden nebeneinandergelegt und so wird nach und nach ein allgemeines Bild geschaffen. Im folgenden Abschnitt gebe ich eine Zusammenfassung und kehre zum Thema der Einzigartigkeit von Personen zurück.

Der erste Zugang führt über die Berichte, die von Menschen mit Demenz während der Phase geschrieben wurden, in der ihre kognitiven Kräfte noch relativ intakt sind. In dieser Art wurden mehrere Bücher verfasst. Eines der eindrucksvollsten ist *Living in the Labyrinth* (Leben im Labyrinth) von Diana Friel McGowin, bei der nach einem kleineren Schlaganfall deutlich vor dem Rentenalter eine Demenz diagnostiziert wurde. Ob ihre Erkrankung eine Alzheimer-Krankheit im eigentlichen Sinne oder eine Gefäßerkrankung war, ist nicht völlig klar. Unter den Gefühlen, die sie beschreibt, sind „lähmende Ängste“. Unter den schrecklichsten sind die vor dem Verlassenwerden oder dem Tod ihres Ehemannes. Hinzu kommen ein Verlust des Wertgefühls zusammen mit Schuldgefühlen über ihre Unfähigkeit und Abhängigkeit, intensive Frustration über Dinge, die sie nicht mehr tun kann, und über die Begriffsstutzigkeit von Menschen sowie ihre gesteigerte Libido und die Entwicklung zwanghafter Verhaltensweisen, um sich sicher zu fühlen. Was unter all diesen Dingen in ihrem Bericht besonders aufscheint, ist ihr Kampf, trotz ihrer Behinderungen eine Person zu bleiben:

> *„Wenn ich nicht länger eine Frau bin, warum fühle ich mich dann noch immer so? Wenn ich nicht mehr wert bin, gehalten zu werden, warum sehne ich mich danach? Wenn ich nicht länger empfindsam bin, warum freue ich mich an der Weichheit von Seide auf meiner Haut? Wenn ich nicht länger sensibel bin, warum lassen bewegende lyrische Lieder eine Saite in mir erklingen? Jedes Molekül in mir scheint zu schreien, dass es mich wirklich gibt, und dass diese Existenz von irgendjemandem gewürdigt werden muss! Wie kann ich den Rest dieser Reise ins Ungebahnte ertragen ohne jemanden, der dieses Labyrinth an meiner Seite durchwandert, ohne die Berührung eines Mitreisenden, der mein Bedürfnis nach Selbstwert versteht?“ (McGowin, 1993, S. 123–124)*

Zwar können Berichte wie dieser das Erleben von Demenz zu einer Zeit, in der das Erkennen noch ziemlich intakt ist, sehr erhellen, vermögen jedoch nur einen kleinen Teil des Gesamtbildes darzustellen. Auch sollten wir daran denken, dass nur eine ausgesprochen wortgewandte, offene und selbstsichere Person in der Lage ist, so zu schreiben.

Zweitens lässt sich Einblick in das Erleben von Demenz gewinnen, indem man aufmerksam zuhört, was Menschen bei einem Interview oder irgendeiner Art von Gruppenarbeit sagen. John Keady und Mike Nolan (1995) haben eine detaillierte Studie über die verschiedenen Arten durchgeführt, in denen Menschen mit ihren kognitiven Beeinträchtigungen umgehen. Ferner hat Malcolm Goldsmith (1996) bemerkenswertes Beweismaterial dafür vorgelegt, dass Menschen mit Demenz sich zu artikulieren vermögen, und spricht sich verstärkt dafür aus, ihnen zuzuhören. Studien in dieser Richtung heben Themen, wie die Angst vor Kontrollverlust und davor, dass andere den Kontrollverlust wahrnehmen, das Gefühl des Verlorenseins und schwindender Bedeutung, die Sorge, nicht zur Last zu fallen, und das Verlangen, von Nutzen zu sein, Wut auf die Demenz selbst und Ärger darüber, dass das Leben durch sie verdorben worden ist, hervor. Auch hier ist das Bild nicht völlig negativ. Manche Menschen bringen ihre Akzeptanz der Behinderungen und manche ihre Dankbarkeit für das Gute in ihrer Vergangenheit zum Ausdruck. Ein wiederkehrendes Thema ist das der Rückversicherung durch die Gesellschaft und Unterstützung durch andere

Menschen. Strukturiertes Zuhören könnte den Einsatz von Bildern oder Gegenständen beinhalten, auf die Menschen Aspekte ihres eigenen Erlebens projizieren können. In einer kleinen Studie wurden die Bilder des TAT (Thematischer Apperzeptions-Test) verwendet. Die Studie bringt das Gefühl von Aufgeben, von zunehmender Verzweiflung und dem dringenden Verlangen nach Nähe und Trost zutage, das manche Menschen verspüren (Balfour, 1995).

Die Handhabung von Gruppenarbeit mit Menschen mit Demenz wurde von Rik Cheston (1996) lebendig beschrieben. Er weist darauf hin, dass die Geschichten, die Menschen über Ereignisse in ihrer Vergangenheit erzählen, oft reich an Metaphern mit Bezug auf ihre gegenwärtige Situation sind. Ein Mann beispielsweise beschrieb Episoden seines Kriegsdienstes in Malaya[32], wo er im Dschungel Einsätze flog. Das beständige Vordringen der Vegetation und der andauernde Kampf um ihr Zurückdrängen scheinen ihm als Weg zu dienen, um über seinen Kampf mit der neurologischen Beeinträchtigung zu sprechen. Eine Frau berichtete darüber, wie sie während des Krieges Kindermädchen von zwei Kindern gewesen sei und wie ihr Vater zurückgekehrt sei: dünn, verwirrt und aussehend wie jemand, „der sich wirklich verirrt hat". Cheston vermutet, dass sie unter Umständen über ihre eigene Erkrankung spricht: ihr eigenes Gefühl von Verlorenheit, ihr Bedürfnis nach liebendem Kontakt und ihr Verlangen, für andere von Nutzen zu sein, wie sie es früher als Kindermädchen war. Natürlich sind Interpretationen dieser Art spekulativ, liefern jedoch eine überzeugende Erklärung für die Art und Weise, in der manche Menschen mit Demenz ihre Vergangenheit beschreiben.

Drittens lässt sich Einblick in das Erleben von Demenz gewinnen, indem man aufmerksam und phantasievoll auf das lauscht, was Menschen im Alltag sagen. Die Ausdrucksweise mag sich von der Alltagssprache unterscheiden; Bedeutung wird unter Umständen auf konkrete, metaphorische oder angedeutete Weise übermittelt.

Bei einem meiner Heimbesuche verbrachte ich eine Zeitlang mit Peter, der mit etwa 40 Jahren eine Demenz entwickelt hatte. Er und seine Frau gaben sich große Mühe, mir gegenüber gastfreundlich zu sein, und Peter sprach ziemlich bruchstückhaft über sein Leben. Er vermochte sich an einige Teile seiner früheren Vergangenheit zu erinnern, hatte jedoch für viele der jüngeren Ereignisse keinerlei Gedächtnis mehr. Nach einer Weile nahm Peter mich zu einem Spaziergang in den Garten mit. Er führte mich zu einer Art Lattenzaun und begann, ihn mit den Fingern zu betasten. Er sagte mir, der ältere Zaun sei sehr kräftig, aber ein in jüngerer Zeit eingesetzter Teil würde bereits verrotten; dabei zeigte er mir ein Beispiel und zerbröselte ein Stückchen zwischen seinen Fingern. Ich kann es nicht beweisen, bin jedoch sicher, dass er dies als einen Weg nutzte, um mir von sich und seinen Gedächtnisverlusten zu erzählen; es war in physisch greifbarem Sinne eine Wiederholung unserer früheren Unterhaltung.

Es folgt noch ein Beispiel, bei dem das Wissen um den weitergefassten Kontext den Worten einer Person Bedeutung verleiht:

Janet ist für 2 Wochen Kurzzeitpflege in ein Pflegeheim gekommen. Sie schaut oft aus dem Fenster und spricht über die Züge, die draußen vorbeifahren. Es gibt dort draußen aber keine Züge.

Ihre scheinbar seltsamen Bemerkungen machen Sinn, wenn man berücksichtigt, dass sie und ihr Mann Roger oft mit dem Zug zu ihrem rund 300 Kilometer entfernt lebenden Sohn und seiner Familie gefahren sind. Roger fährt noch immer dorthin, und zwar, wenn Janet sich in Kurzzeitpflege befindet. Ist es möglich, dass sie etwas davon ahnt? Vielleicht sehnt sie sich danach, ihren Sohn zu sehen und bittet, ebenfalls dorthin gebracht zu werden.

Viertens und aufeinander sehr ähnlichen Wegen ist es möglich, aus dem Verhalten von

32 Früher zum britischen Kolonialreich gehörend, heute Malaysia (Anm. d. Ü.)

Menschen mit Demenz oder, genauer gesagt, aus ihrem Handeln und ihren Handlungsversuchen zu lernen.

Vor seinem Wechsel in den Ruhestand hatte Henry eine akademische Karriere durchlaufen und war sehr erfahren in Textverarbeitung. Nach dem Einsetzen seiner Demenz verwendete er den Computer weiterhin wie früher und weigerte sich anzuerkennen, dass irgendetwas anders geworden war. Bisweilen brauchte es mehrere Stunden, bis er einen Absatz geschrieben hatte, der selbst dann voller Fehler war. Später begann er, den Computer für Funktionsfehler verantwortlich zu machen, und allmählich gab er es auf, ihn zu benutzen.
Bisweilen war er extrem reizbar und manchmal verzagt und apathisch.

Vielleicht sehen wir hier etwas von dem Kampf eines Mannes, der über reiche intellektuelle Ressourcen verfügte, dessen „Erfahrungsselbst" jedoch nur unzureichend entwickelt war. Zunächst verleugnete er, dass sich irgendetwas verändert habe, dann projizierte er, und schließlich blieb er im Grenzbereich zur Depression „stecken".

Im Verlauf einer Demenz wird eine Person versuchen, jedwede noch verfügbaren Ressourcen zu nutzen. Sind einige der ausgefeilteren Handlungsmöglichkeiten geschwunden, so ist es unter Umständen erforderlich, auf grundlegendere und tiefer verinnerlichte Weisen zurückzugreifen, von denen einige in der frühen Kindheit erlernt wurden.

Arthur war ein hochgeachtetes Mitglied der Gemeinde und eine Säule der örtlichen Kirchengemeinde gewesen. Nun ist er sehr verwirrt und gebrechlich und an den Rollstuhl gefesselt. Oft beleidigt er Menschen mit seiner üblen Rede und manche Pflegeperson fürchtet sich vor ihm, weil er oft boxt oder beißt, wenn sie sich ihm nähern.

Möglicherweise ist dies Arthurs Weise, seiner Angst über seinen Bedeutungsverlust Ausdruck zu verleihen. Andere zu beißen ist unter Umständen seine letzte Möglichkeit, „Spuren zu hinterlassen". Manche Menschen mit sehr schwerer Demenz zeigen eine Reihe repetitiver Bewegungen, wie etwa das Reiben von Körperteilen, Zwicken des Gesichts und der Hände, hin und her Schaukeln oder das Zusammenknüllen und Verdrehen von Teilen der Kleidung. Tessa Perrin (1997), die diese Verhaltensweisen im Detail untersucht hat, schlägt vor, sie als Form der Eigenstimulation zu verstehen. Wenn die äußere Umgebung weitgehend darin versagt hat, für Sicherheit und Beschäftigung zu sorgen, ziehen sich manche Menschen in eine „Blase" zurück, die etwas mehr Raum als ihr eigener Körper einnimmt. In ihrem Inneren schaffen sie einen Raum minimaler Sicherheit und unternehmen eine letzte verzweifelte Anstrengung, psychisch am Leben zu bleiben.

Fünftens besteht die Möglichkeit, Menschen zu befragen, die eine Krankheit mit demenzähnlichen Merkmalen durchgemacht haben und sich an etwas von dem Erlebten zu erinnern vermögen. Zwei besonders bedeutsame Beispiele sind die Meningitis und die Depression. Eine der Personen zum Beispiel, die Meningitis hatten und die ich befragt habe, beschreibt ihre Erinnerung an merkwürdige und unvertraute Verhaltensweisen bei gleichzeitigem Wissen (mit den Resten eines gewöhnlichen Bewusstseins), dass dies so ist. Zu den Erlebnissen, an die sie sich erinnert, gehört, dass man ihr sagte, früher am Tag einen gewissen Besucher gehabt zu haben, an den sie sich jedoch beunruhigenderweise nicht unmittelbar erinnern konnte. Weiter erinnert sie sich daran, dass sie versuchte, etwas zu sagen, und ihr dann die Bedeutung entglitt, „wie die Unterbrechung einer Übertragung", oder daran, dass sie Karten spielte, aber bei jedem Stich an die Regeln erinnert werden musste. Viele ihrer Erfahrungen, über die sie berichtet, sind durchzogen von einem Gefühl der Fremdheit, der Absonderlichkeit, als sei sie einerseits sie selbst und gleichzeitig auch wieder nicht. Sie spricht auch von den enormen Anstrengungen, deren selbst die einfachsten geistigen Aufgaben bedurften.

Hier folgt auch der kurze Bericht eines Menschen aus den Tiefen einer schweren Depression heraus:

> *„Ich fürchte mich den ganzen Tag über vor der kommenden Nacht, weil ich weiß, dass ich ruhelos und angespannt sein werde und weder atmen noch schlucken kann, dass ich beginnen werde, mich dumpf und versteinert zu fühlen – die ganze Zeit über hämmere ich mir ein, dass ich da rauskommen muss. Es passiert viel mehr in meinem Kopf als auf dem Papier steht. Ich habe einfach die ganze Zeit über das Gefühl, dass es einen Weg gibt, um all das zu entwirren, bitte hilf mir jemand, ihn zu finden." (Rowe, 1983, S. 11–12)*

Die hier Schreibende lebt am Rande der Panik, mit ihren erschreckenden körperlichen Auswirkungen, und sie fürchtet sich davor, in einem Zustand der Panik zu sein. Ihre Selbstachtung liegt in Trümmern und sie ist gefangen in Selbstvorwürfen. Verzweifelt ruft sie nach jemandem, der sie stützt. Ein Bericht wie dieser ist besonders treffend, wenn wir uns daran erinnern, dass viele Menschen im Verlauf einer Demenz tief deprimiert werden; für einige von ihnen mag die Erfahrung dem hier Beschriebenen sehr ähnlich sein.

Der sechste Weg zu einem Verständnis von Demenz ist der Einsatz unserer eigenen poetischen Vorstellungskraft. Es gibt einige Aspekte menschlichen Erlebens, für die die gewöhnliche Prosasprache zu dünn, zu linear, zu präzise ist; die Poesie bietet eine Sprachform von höherer Dichte und größerer Kraft. John Killick beispielsweise hat viele Stunden in Gesellschaft von Menschen mit Demenz verbracht und eine Reihe von Gedichten geschrieben (Killick & Craig, 2013), in denen er seinen Versuch, auf ihre Hoffnungen und Ängste zu reagieren, zum Ausdruck bringt, indem er ihre Phrasen und Metaphern verwendet. Hier folgen drei kurze Auszüge aus seinem Werk. Der erste bringt ein Gefühl der Absonderlichkeit und Entfremdung, der zweite ein Gefühl der Nichtigkeit und der dritte den Schmerz des Verlassenseins zum Ausdruck:

> *„Ich bin sicher: Nicht ich*
> *bin verrückt geworden.*
> *Ich scheine*
> *ein schnurrend Spielzeug –*
> *wirbelnd um und um;*
> *aber*
> *das heißt nicht viel.*
> *Du hast mich verletzt,*
> *Du hast mich tief verletzt,*
> *weil Du fortgehen wirst."*
> *(Killick, 2017, S. 12–13)*

Vor einigen Jahren, nachdem ich etliches an Zeit mit Menschen mit Demenz in Settings verbracht hatte, die die alte Pflegekultur mit ihrer malignen, bösartigen Sozialpsychologie und der offensichtlichen Vernachlässigung verkörpern, versuchte ich aus der Phantasie heraus zum Ausdruck zu bringen, wie die Erfahrung einer „unbehandelten Demenz" aussehen könnte. Ein Teil dessen, was ich schrieb, lautet wie folgt:

„Du stehst in einem wirbelnden Nebel und im Halbdunkeln. Du gehst umher an einem Ort, der entfernt vertraut scheint, und weißt dennoch nicht, wo Du bist. Du vermagst nicht zu erkennen, ob es Sommer ist oder Winter, Tag oder Nacht. Bisweilen lichtet sich der Nebel ein wenig, und Du bist in der Lage, ein paar Gegenstände wirklich klar zu sehen. Aber sobald Du Dich zu orientieren beginnst, wirst Du überwältigt von einer Art Dumpfheit und Stupidität; Dein Wissen schwindet, und abermals bist Du aufs Äußerste verwirrt.

Während Du im Nebel umherstolperst, hast Du den Eindruck, als umeilten Dich Menschen, schnatternd wie Paviane. Sie scheinen so energiegeladen und zielgerichtet, aber was sie beabsichtigen, bleibt unverständlich. Hin und wieder schnappst Du Bruchstücke einer Unterhaltung auf und hast den Eindruck, dass sie über Dich sprechen. Bisweilen erblickst Du ein vertrautes Gesicht, aber sobald Du Dich darauf zubewegst, verschwindet es oder verwandelt sich in einen Dämon. Du fühlst dich verzweifelt verloren, allein, bestürzt, verängstigt. In diesem furchtbaren Zustand stellst Du fest, dass Du Deine Blase oder Deinen Darm nicht unter Kontrolle hast. Du verlierst völlig den Halt. Du fühlst Dich schmutzig, schuldig, beschämt. Es gleicht so wenig dem, was Du einmal warst, dass Du Dich nicht einmal selbst kennst.

Und dann sind da die Befragungen. Amtspersonen fordern Dich auf, seltsame Aufgaben zu lösen, die Dir nicht völlig klar sind, etwa von 100 an rückwärts zu zählen oder der Aufforderung, ‚Wenn Sie über 50 sind, heben Sie die Hände über den Kopf', Folge zu leisten. Nie erfährst du den Zweck oder das Ergebnis dieser Befragungen. Du würdest – um Kooperation bemüht – gerne helfen, wenn Du nur wüsstest, um was es überhaupt geht, und wenn irgendjemand Dich ernst genug nähme, um dich anzuleiten.

Das ist die Wirklichkeit: Alles fällt auseinander, nichts wird abgeschlossen, nichts macht Sinn. Aber am schlimmsten von allem ist, dass du weißt: Es war nicht immer so. Hinter dem Nebel und der Dunkelheit liegt die vage Erinnerung an gute Zeiten, da Du wusstest, wo und wer Du warst, Dich anderen nahe fühltest und fähig warst, tägliche Aufgaben geschickt und elegant zu erledigen. Einst schien die Sonne hell und klar, und die Landschaft des Lebens war voller Reichtum und zeigte Profil. Dann wurde all das verwüstet, ruiniert, und Du bleibst zurück im Chaos, mit dem furchtbaren Gefühl eines nie wiedergutzumachenden Verlustes. Einst warst du eine Person, die zählte; jetzt bist Du nichts und zu nichts nutze. Ein Gefühl der Bedrückung hängt über Dir, das sich bisweilen bis zum nackten Entsetzen steigert; es bedeutet, dass Du für immer verlassen werden könntest, zurückgelassen, um zu verrotten und Dich ins Nicht-Sein aufzulösen" (Kitwood, 1990c, S. 40–41).

Schließlich gibt es noch die Möglichkeit des Rollenspiels. Es bedeutet, tatsächlich den Part einer Person mit Demenz zu übernehmen und in einer wirklichkeitsgetreu nachgeahmten Umgebung, in der Versorgung bzw. Pflege stattfindet, auszuleben. Tut dies jemand auf hölzerne und oberflächliche Weise, indem er hauptsächlich auf das Nachahmen äußeren Verhaltens zurückgreift, so wird sich nur sehr wenig lernen lassen. Diejenigen jedoch, die ihre Rolle mit Ernsthaftigkeit, Flexibilität und echter Hingabe übernehmen, werden wohl feststellen, dass sie sowohl verwirrend als auch erhellend ist. Indem wir nämlich eine solche Rolle übernehmen, beginnen wir, in Kontakt mit unserem eigenen Vorrat demenzähnlicher Erfahrungen zusammen mit den sie begleitenden Gefühlen zu treten: intensive Angst, Furcht vor dem Verlassenwerden, allgemeine Wut, das Verlangen, Chaos zu stiften, furchtbare Gefühle des Bestürztseins, der Langeweile, des Betrogenseins und der Isolation. (Ein solches Rollenspiel sollte natürlich unter Bedingungen stattfinden, in denen die Menschen psychologisch sicher sind, und wo es reichlich Gelegenheit für ein Debriefing und ein gründliches Ablegen der Rolle gibt.)

Es könnte behauptet werden, dies habe sehr wenig mit der Erfahrung von Menschen mit Demenz und viel mehr mit den verborgenen Erinnerungen der Rollenspieler zu tun. In gewissem Sinne stimmt das. Die meisten Berater und Therapeuten glauben jedoch, gänzlich in den Bezugsrahmen einer anderen Person hineinzugelangen. In der Annäherung an die Erfahrung der Demenz ist es vielleicht das Beste, was wir tun können, unseren eigenen Vorrat an emotionalen Erinnerungen zu nutzen und eine innere Erzählung zu kreieren, die zumindest eine gewisse Ähnlichkeit mit einem Leben unter Demenz hat. Diese Vorstellungen stehen der Theorie nahe, welche die von Stanislavski entwickelte Handlungsmethode und seine Ansichten über die Art und Weise, in der eine überzeugende Rolle geschaffen wird, untermauert (Margashack, 1961). Demnach ist das Rollenspiel der Demenz unter Umständen einer der mächtigsten Wege zum Verständnis. Hier nämlich gehen wir weit über einen lediglich intellektuellen Zugriff hinaus und nähern uns einem echten „Ausgesetztsein": Form und Gewicht von Dingen spürend, sie eher in Aktion als in bloßer Reflexion kennend (Kitwood, 1994b).

5.4 Die Bandbreite des Erfahrens bei Demenz

Mit dem Zusammenführen des Beweismaterials aus all den verschiedenen Quellen zeichnet sich ein Bild oder eine Karte des Erfahrungsbereichs bei Demenz ab. Einiges an Pionierarbeit zu diesem Thema wurde von Cheston und Bender (1999) geleistet, und das Folgende ist eine Entwicklung ihrer Ideen. Wir wissen bislang viel mehr über die schwierigen und schmerzlichen Aspekte des Erlebens von Demenz, und dies wird das hier zu diskutierende Hauptthema sein. Wie in **Tabelle 5-1** gezeigt, hat diese Karte drei Hauptbereiche.

Den ersten Bereich nehmen *Gefühle*, das heißt subjektive Zustände ein, in denen Emotionen klar mit spezifischen Bedeutungen assoziiert sind, z. B. Wut über die Unsensibilität eines Nachbarn, Frustration darüber, nicht Autofahren zu können, oder ein Gefühl der Nutzlosigkeit aufgrund der Unfähigkeit, den Haushalt zu führen. Gefühlszustände wie diese stehen Menschen zu Gebote, wenn die kognitive Beeinträchtigung relativ gering ist – wenn ihre Fähigkeit zu präziser Bedeutungsgebung im Wesentlichen intakt ist. Nicht jeder hat indessen Zugang zu ihnen; manche Menschen haben niemals eine persönliche „Gefühlssprache“ entwickelt, mittels derer sie das Spektrum ihres Erlebens umfassen könnten (Hobson, 1985).

Der mittlere Bereich wird von *allgemeinen Zuständen* eingenommen. Drei davon sind rohe Emotionen in Verbindung mit einer hochgradigen Aktivierung des sympathischen Nervensystems. Hier ist die Bedeutung diffus – nicht an spezifische Situationen, Personen oder Objekte gebunden. Der vierte Zustand in diesem Bereich ist einer der allgemeinen Verwirrtheit, die unter Umständen von hohen oder niedrigen Vigilanzgraden begleitet wird.

Tabelle 5-1: Domäne des „negativen“ Erlebens

Gefühle	Allgemeiner Zustand	Stadien des „Ausgebranntseins“
Angst vor dem Verlassensein		
Angst vor dem Kontrolliertwerden – Gefühl des Verfolgtseins	Schrecken	
Angst vor Erniedrigung – Gefühl der Bedrohung		
Gefühl der Absonderlichkeit		Verzweiflung
Gefühl des Gefangenseins – Panik		
Gefühl des Ausgeschlossenseins		
Trauer	Elend und Leid	Depression
Frustration über Schwächen		
Trauer über den Verlust des Familienlebens		
Angst, eine Last zu sein		Vegetieren
Frustration über den Verlust von Fähigkeiten		
	Wut	Erschöpfung
		Apathie
Wut über die Demenz		
Wut über die Reaktion anderer		
Gefühl der Nutzlosigkeit und Wertlosigkeit	Chaos	
Gefühl der Bestürzung		

Der dritte Bereich enthält *Stadien des Ausgebranntseins*, die typischerweise auftreten, nachdem sich das Nervensystem über lange Zeit auf einem hohen Vigilanz-Level befunden hat; es kommt ein Zustand, in dem es eine derartige Entladungsintensität nicht mehr erträgt. Der Zustand des Ausgebranntseins ist kein Zustand positiven Friedens, sondern einer sehr schweren Erschöpfung. Der vegetative Zustand, von dem behauptet wird, er sei der Endpunkt des zur Demenz führenden Prozesses, liegt am äußersten Ende; bei einigen Menschen, die diesen Zustand erreichen, scheint das Personsein derart erschöpft zu sein, dass es keine Wiederkehr gibt.

Mit der möglichen Ausnahme derer, die „ausgebrannt" sind, können Menschen mit Demenz diesen Bereich viele Male und in verschiedenen Richtungen durchwandern, dabei Zugang zu einer Vielzahl von Emotionen und Gefühlen haben und möglicherweise gleichzeitig mehr als eine Emotion bzw. ein Gefühl erleben, z. B. extreme Verwirrtheit und Schrecken. Bis zu einem gewissen Maß ist die Reise unabhängig von dem gewöhnlichen Gefühl des linearen Zeitablaufs (Bell & McGregor, 1991). Ein altes Leid oder eine alte Furcht kann plötzlich mit all ihrer ursprünglichen Frische in die Gegenwart einbrechen, wie viele in der Demenzpflege Tätige in der Zeit um die Gedenkfeiern zum VE Day[33] 1995 herum feststellten. Oft scheint eine Person mit Demenz kein Gefühl für ihr Alter zu haben und bezieht sich auf eine viel jüngere Person, als sei sie ein Elternteil. Die Intensität und Lebhaftigkeit emotionalen Erlebens scheinen oft der in der Kindheit vergleichbar. Das „Aufspalten" einer Person in zwei Teile – ein „gutes" und ein „schlechtes" Objekt, wie Therapeuten nach Klein sagen könnten – kommt recht häufig vor.

Der älteren Sichtweise zufolge kann eine Reise nur in einer Richtung, von links nach rechts ablaufen. Heute, wo erheblich umfassenderes Beweismaterial (s. Kap. 4) verfügbar wird, ist diese Ansicht indessen nicht länger zu halten. Manche Menschen durchlaufen ein Maß an Wiederherstellung geistiger Funktionen und erwerben erneut Fähigkeiten der Bedeutungsgebung, die scheinbar verlorengegangen waren. Mit zunehmendem Wissen um die Art der Hilfe für Menschen mit Demenz wird außerdem deutlich, dass manche tatsächlich neue Formen von „Gefühlssprache" erwerben können, und unter Umständen ist es möglich, einiges der schmerzlichen Erfahrungen durchzuarbeiten und in die kognitive Beeinträchtigung „hineinzuentspannen".

Entsprechend ihrer Persönlichkeit und Biografie unterscheiden sich Individuen erheblich in dem, was sie erleben, und demnach auch in ihrer Art des Umgangs damit. Besonders verwundbar sind diejenigen, die niemals bewussten Zugang zu hochdifferenzierten Gefühlen hatten. An einem Punkt, wenn das Erkennen schwer beeinträchtigt ist, brechen die Abwehrmechanismen wahrscheinlich zusammen und rohe Emotionen brechen mit quälender Intensität durch. Einige wenige – vielleicht diejenigen mit extrem phlegmatischem Temperament – sind unter Umständen imstande, ihre Abwehr aufrechtzuerhalten, und gehen langsam in den Bereich des Ausgebranntseins über. Der intensive Einsatz von Beruhigungsmitteln fördert natürlich einen solchen Prozess und umgeht die Subjektivität.

5.5 Was brauchen Menschen mit Demenz?

Das düstere Bild von Demenz, das wir untersucht haben, gibt vielleicht einen Stand der Dinge wieder, bei dem psychische Bedürfnisse bestenfalls unzureichend befriedigt werden. Wenn wir die Ergebnisse dieser Untersuchung mit dem Beweismaterial aus objektiveren Studien kombinieren, ist es möglich, versuchsweise auf die Art dieser Bedürfnisse zu schließen.

33 Victory in Europe Day, Gedenktag zum 8. Mai 1945, dem Ende des Zweiten Weltkriegs in Europa (Anm. d. Ü.)

Das Thema „Bedürfnis“ ist sowohl für seine begrifflichen Schwierigkeiten als auch für die empirischen Probleme, die es aufwirft, bekannt. Die Begrifflichkeit, die ich hier verwenden werde, ist eine starke und bedeutet, dass „ein Mensch ohne dessen Befriedigung nicht einmal minimal als Person funktionieren kann“ – in diesem Sinne kann gesagt werden, dass Weinreben kalkhaltigen Boden und Geparden weite, offene Flächen benötigen. Unsere Bedürfnisse als Spezies gründen sich in unserer evolutionären Vergangenheit und sind eng mit der Funktionsweise unseres Nervensystems verbunden. Bedürfnisse werden als Verlangen erlebt, aber manches Verlangen spiegelt kein Bedürfnis wider (Ollmann, 1971). Begrifflichkeiten von Bedürfnis werden stets innerhalb eines speziellen kulturellen Rahmens ausgedrückt und sind daher von den Bedeutungen und Werten der jeweiligen Kultur durchdrungen; meine Darlegung an dieser Stelle bildet da keine Ausnahme.

Im Gegensatz zu Theoretikern, die Hierarchien postuliert haben, schlage ich vor, dass wir eine Gruppe von Bedürfnissen bei Demenz betrachten könnten, die sehr eng miteinander verbunden sind und wie eine Art Kooperative funktionieren. Es ließe sich sagen, dass es nur ein allumfassendes Bedürfnis, nämlich das nach Liebe, gibt. Diese Ansicht wurde von Frena Gray-Davidson auf der Grundlage ihrer Erfahrungen als Pflegeperson sehr beredt zum Ausdruck gebracht. Sie stellt fest, dass Menschen mit Demenz oft ein unverhülltes und beinahe kindliches Verlangen nach Liebe zeigen. Unter Liebe versteht sie eine großzügige, verzeihende und bedingungslose Annahme, ein emotionales Geben von ganzem Herzen, ohne die Erwartung einer direkten Belohnung. Sie behauptet, das Vorliegen einer Demenz könne bei Familienmitgliedern eine psychospirituelle Krise auslösen: „Wenn wir uns nicht um unsere eigenen Angelegenheiten in der Liebe kümmern und um das Versagen von Liebe trauern, können wir nicht mit der Alzheimer-Krankheit leben“ (Gray-Davidson, 1993, S. 161).

Für unsere Zwecke bedarf es indessen einer detaillierteren Darstellung, und es kann helfen, sich fünf große, einander überschneidende Bedürfnisse vorzustellen, die sich im zentralen

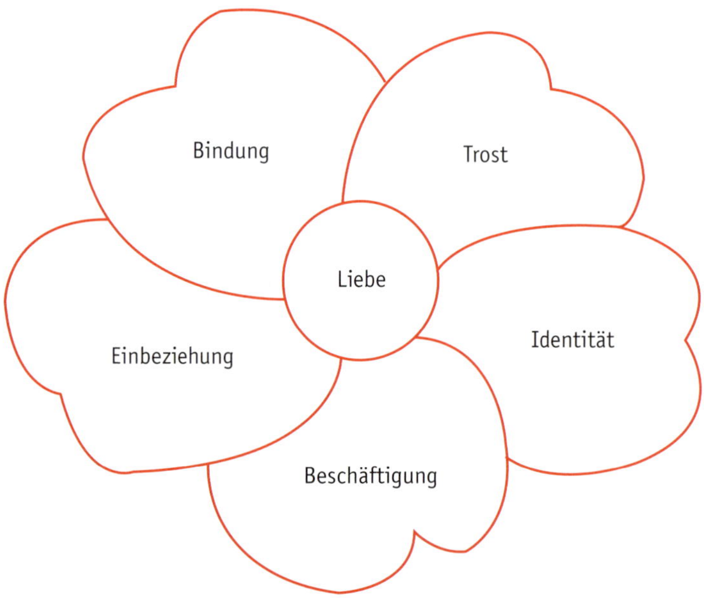

Abbildung 5-1: Die wichtigsten psychischen Bedürfnisse von Menschen mit Demenz

Bedürfnis nach Liebe vereinen, wie in **Abbildung 5-1** auf S. 132 gezeigt wird: Trost, primäre Bindung, Einbeziehung, Beschäftigung und Identität. Das Erfüllen eines dieser Bedürfnisse wird bis zu einem gewissen Grad auch die Erfüllung der anderen Bedürfnisse beinhalten. Die Unterscheidungen sind willkürlich und die Grenzen verschwommen.

Während man annehmen darf, dass diese Bedürfnisse bei allen Menschen vorhanden sind, sind sie bei den meisten Menschen die meiste Zeit nicht sichtbar. Vielleicht werden sie hinreichend befriedigt, um zumindest einen minimalen Grad an Funktion zu ermöglichen, und die Lücken und Schwächen werden oft verborgen. Erst wenn jemand unter starken Druck gerät, großer Entbehrung ausgesetzt ist oder eine Wunde aus früheren Zeiten schmerzhaft wieder geöffnet wird, treten die Bedürfnisse zutage. Dann lassen sie sich auch an ihrer gierigen, zwanghaften Qualität erkennen, als bestünden sie darauf, dass nichts anderes in der Welt von Bedeutung ist. Bei Menschen mit Demenz, die weitaus verletzlicher und gewöhnlich weniger in der Lage sind, die zur Befriedigung ihrer Bedürfnisse notwendigen Initiativen zu ergreifen, sind diese Bedürfnisse deutlicher sichtbar. Das Bedürfnismuster variiert entsprechend der Persönlichkeit und der Lebensgeschichte, und oft steigt die Intensität eines manifesten Bedürfnisses mit dem Fortschreiten der kognitiven Beeinträchtigung.

Lassen Sie uns nun die Bedürfnisse etwas genauer betrachten.

5.5.1 Trost

Dieses Wort trägt in seinem ursprünglichen Sinne Bedeutungen wie Zärtlichkeit, Nähe, das Lindern von Schmerz und Leid, das Gefühl der Sicherheit, das aus dem nahen Beieinandersein erwächst. Jemand anderen zu trösten bedeutet, ihm eine Art Wärme und Stärke zu geben, die es ihm ermöglicht, intakt zu bleiben, wenn er zu zerfallen droht. Bei Demenz dürfte das Bedürfnis nach Trost wohl besonders groß sein, wenn eine Person mit einem Gefühl von Verlust ringt, ganz gleich, ob es durch den Tod eines geliebten Menschen, das Versagen von Fähigkeiten oder das Ende eines langgehegten Lebensstils ausgelöst wird. Es hat drängende Momente, etwa in Zeiten der Trennung, und es ist auch ein stetes Thema. Die von manchen Menschen mit Demenz verspürte erhöhte Libido lässt sich unter Umständen zumindest teilweise als Ausdruck dieses Bedürfnisses interpretieren.

5.5.2 Primäre Bindung – „Attachment"

Wir sind eine hochgradig soziale Spezies, wie sich deutlich an der Bildung spezifischer Bande und primärer Bindungen zeigt. Der Pionier der Forschung auf diesem Gebiet, John Bowlby (1979), behauptete, dass Bonding eine transkulturelle Universale und seiner Natur nach instinktähnlich ist. Er legte dar, dass es eine Art Sicherheitsnetz bildet, vor allem in den ersten Lebensjahren, in denen die Welt voller Ungewissheit ist. Ohne die Sicherheit von primären Bindungen fällt es jedem Menschen unabhängig von seinem Alter schwer, gut zu funktionieren. Der Verlust einer primären Bindung untergräbt das Gefühl von Sicherheit, und wenn innerhalb kurzer Zeit mehrere Bande reißen, kann dies verheerende Auswirkungen haben. Es gibt allen Grund zu der Annahme, dass das Bedürfnis nach primärer Bindung auch bestehen bleibt, wenn ein Mensch Demenz hat; es kann sogar so stark wie in der Kindheit sein. Das Leben wird überschattet von Unsicherheiten und Ängsten, und manche gute Erinnerung an vergangene sichere Bindungen geht unter Umständen verloren. Bère Miesen (1992), der diese Thematik recht genau untersucht hat, vermutet, dass sich Menschen mit Demenz ständig in Situationen wiederfinden, die sie als „seltsam" wahrnehmen, und dass dadurch das Bedürfnis nach Sicherheit sehr stark angeregt wird.

5.5.3 Einbeziehung

Die soziale Natur des menschlichen Lebens hat einen weiteren Aspekt im Hinblick auf die Tatsache, dass wir uns als eine Spezies entwickelt haben, die für ein Leben in Gruppen von Angesicht zu Angesicht ausgelegt ist. Teil der Gruppe zu sein, war entscheidend für das Überleben, und in manchen Kulturen stellte der Ausschluss eine schwere Strafe dar. Das Bedürfnis nach Einbeziehung tritt bei Demenz sehr prägnant zutage, vielleicht im so genannten aufmerksamkeitheischenden Verhalten, in der Neigung zum Anklammern oder Umhergehen oder in verschiedenen Formen des Protests und der Zerrissenheit. In den üblichen Settings des Alltagslebens werden Menschen mit geistigen Behinderungen bislang noch sehr selten auf leichte Weise einbezogen. Sehr oft schwindet das soziale Leben von Menschen mit Demenz langsam dahin, indem das dialektische Wechselspiel zwischen neurologischer Beeinträchtigung und Sozialpsychologie seinen Lauf nimmt. In vielen Heim-Settings der alten Art wurde das Bedürfnis nach Einbeziehung überhaupt nicht angesprochen, da die Menschen zwar zusammen-, aber dennoch zutiefst alleingelassen wurden. Auf das Individuum zugeschnittene Pflegepläne und -pakete – obwohl eine immense Verbesserung – übersehen diesen Punkt bisweilen. Wird das Bedürfnis nicht befriedigt, so wird eine Person wahrscheinlich abbauen und sich zurückziehen, bis ihr Leben nahezu vollständig in der von Tessa Perrin (1997) beschriebenen Isolationsblase (s. Kap. 6.3) stattfindet. Wird das Bedürfnis indessen befriedigt, so ist eine Person unter Umständen in der Lage, sich wieder „auszudehnen" und als jemand anerkannt zu werden, der einen bestimmten Platz im gemeinsamen Leben einer Gruppe hat.

5.5.4 Beschäftigung

Beschäftigt zu sein bedeutet, auf eine persönlich bedeutsame Weise und entsprechend den Fähigkeiten und Kräften einer Person in den Lebensprozess einbezogen zu sein. Das Gegenteil ist ein Zustand der Langeweile, Apathie und Nichtigkeit. Die Wurzeln der Beschäftigung liegen in der Kindheit, wenn das Kind das Gefühl für Wirkung und Handlung entwickelt: die Erkenntnis, dass es möglich ist, Reaktionen bei anderen hervorzurufen und Dinge in der Welt geschehen zu lassen. Jemand kann in Gesellschaft anderer oder allein, mit einer offensichtlichen Handlung, mit Nachdenken oder mit Entspannen beschäftigt sein. Oft beinhaltet Beschäftigung, eine Art von Projekt zu haben, sei es bei der Arbeit oder in der Freizeit; sie kann aber auch einfach nur im Spielen bestehen. Werden Menschen der Beschäftigung beraubt, so beginnen ihre Fähigkeiten nachzulassen, und die Selbstachtung schwindet dahin. Auch bei Demenz ist das Bedürfnis nach Beschäftigung noch vorhanden; es zeigt sich beispielsweise deutlich, wenn Menschen helfen möchten oder eifrig an Aktivitäten oder Ausflügen teilnehmen. Es bedarf eines hohen Maßes an Geschicklichkeit, Befähigung und Vorstellungskraft, das Bedürfnis zu befriedigen, ohne falsche und grobe, vorgefertigte Lösungen aufzuzwingen. Je mehr über die Vergangenheit einer Person und vor allem über ihre Quellen tiefster Befriedigung bekannt ist, desto wahrscheinlicher ist es, dass Lösungen gefunden werden.

5.5.5 Identität

Eine Identität zu haben bedeutet, zu wissen, wer man ist, im Erkennen und im Fühlen. Es bedeutet, ein Gefühl der Kontinuität mit der Vergangenheit und demnach eine „Geschichte", etwas, das man anderen präsentieren kann, zu haben. Es umfasst außerdem das Schaffen einer Art roten Fadens durch die verschiedenen Rollen und Kontexte des gegenwärtigen Lebens. Bis zu einem gewissen Grad wird Identität von anderen verliehen, indem sie einer Person subtile Botschaften über deren Leistung übermitteln. Die Art, in der jedes Individuum seine Identität konstruiert, ist einzigartig. In der „alten Kultur" der Demenzpflege wurden viele der Identitätsquellen einer Person weggenommen, vor allem durch die Extreme der Institutionalisierung und das Beseitigen jeglichen Kontaktes mit der Vergangenheit. Heute lernen wir, dass sich angesichts kognitiver Beeinträchtigung eine Menge tun lässt, um die Identität zu erhalten. Zwei Dinge scheinen von essentieller Bedeutung zu sein (Kitwood, 1997a). Das erste besteht darin, einigermaßen detailliert über die Lebensgeschichte einer jeden Person Bescheid zu wissen; selbst, wenn jemand nicht in der Lage ist, an seiner narrativen Identität festzuhalten, so können dies andere immer noch tun. Das zweite besteht in Empathie, die es ermöglicht, auf eine Person in der Einzigartigkeit ihres Seins als Du zu reagieren. Wir haben dieses Thema bereits berührt und in Kapitel 9 wird noch einiges mehr zu sagen sein.

Die Hauptaufgabe der Demenzpflege, wie wir sie bereits definiert haben, besteht im Erhalt des Personseins angesichts versagender Geisteskräfte. Nun ist es möglich, weiter zu gehen und zu behaupten, dass dies durch sensibles Befriedigen dieser Gruppe von Bedürfnissen geschieht. Wird ein Hauptbedürfnis befriedigt, so hat dies auch Auswirkungen auf die anderen Bedürfnisse. So vermag beispielsweise eine Person, die sich in Bindung sicherer fühlt, einer Beschäftigung wahrscheinlich mehr Aufmerksamkeit zu widmen, weniger durch Angst, abgelenkt und von Furcht durchdrungen zu sein. Als Folge des höheren Grades an Beschäftigung wird auch das Gefühl von Identität gestärkt. Es lässt sich eine Menge von „Engelskreisen" ins Auge fassen. Mit der Befriedigung der gesamten Gruppe von Bedürfnissen wird es zu einer Verstärkung des globalen Selbstwertgefühls und des Gefühls, wertvoll und geschätzt zu sein, kommen. An einem gewissen Punkt der Befriedigung von Bedürfnissen kann eine Person unter Umständen in die Lage versetzt werden, aus Furcht, Trauer und Wut in den Bereich positiver Erfahrung zu wechseln, den wir bislang noch unerforscht gelassen haben.

5.6 Die Erfahrung einer person-zentrierten Pflege

Wir begeben uns nun auf Neuland, das für die meisten in der Demenzpflege Tätigen noch bis vor 5 Jahren unvorstellbar war.

Wie könnte die subjektive Welt der Demenz aussehen, wenn die von uns identifizierten fünf Bedürfnisse gut befriedigt würden? Obwohl in hohem Maße spekulativ, ist das Folgende aus sorgfältiger Beobachtung hergeleitet, und wie bei meiner Schilderung in Kapitel 6.3 (Kitwood, 1990c, S. 40–41) greife ich dabei bewusst auf meine eigene dichterische Phantasie zurück. Dieser fiktive Bericht beschreibt die Erfahrung einer Frau in den Achtzigern mit schweren kognitiven Beeinträchtigungen, die sich nun in Heimpflege befindet.

Du bist in einem Garten, zu Beginn eines Sommertages. Die Luft ist warm und lau, mit süßem Blumenduft, und ein leichter Nebel schwebt umher. Du kannst nicht von allem die Umrisse erkennen, aber Du nimmst einige herrliche Farben wahr: Blau, Orange, Rosa und Lila. Das Gras ist smaragdgrün. Du weißt nicht, wo Du bist, aber das macht nichts. Irgendwie fühlst Du dich „zu Hause", und da ist ein Gefühl von Harmonie und Frieden.
Beim Umhergehen nimmst Du andere Menschen wahr. Einige von ihnen scheinen Dich zu kennen; es ist eine Freude, herzlich und mit Namen gegrüßt zu werden. Bei einem oder zwei von ihnen bist Du Dir sicher, sie gut zu kennen. Und dann ist da diese eine besondere Person. Sie scheint so warm, so freundlich, so verständnisvoll. Sie muss Deine Mutter sein; wie schön ist es, wieder mit ihr Zusammensein. Das Licht des Lebens brennt nun hell und fröhlich in Dir. Es ist nicht immer so gewesen. Irgendwo tief drinnen gibt es blasse Erinnerungen an erdrückende Einsamkeit und eiskalte Furcht. Du weißt nicht mehr, wann das war, vielleicht in einem anderen Leben. Jetzt gibt es Gesellschaft, wann immer Du willst, und Ruhe, wenn Dir das lieber ist. An diesen Ort mit diesen wunderbaren Menschen gehörst Du hin; sie sind wie eine Art Familie.

Die Arbeit, die Du hier leistest, ist die beste, die Du je hattest. Die Arbeitszeiten sind flexibel und die Arbeit macht Spaß; mit Menschen zusammenzusein hat dir immer Freude bereitet. Du kannst die Arbeit genau in Deinem Tempo, ohne irgendwelche Eile und ohne jeden Druck erledigen, und Du kannst Dich ausruhen, wann immer es nötig ist. Da ist zum Beispiel dieser freundliche Mann, der oft nach Dir schaut – durch ein seltsames Zusammentreffen trägt er denselben Namen wie Dein Mann. Er scheint Dich zu brauchen und gerne mit Dir zusammenzusein. Deinerseits bist Du glücklich, Zeit für das Zusammensein mit ihm aufzubringen; seine Gegenwart ist Dir auf seltsame Weise angenehm.

Als Du an einem Spiegel vorübergehst, erhaschst Du einen Blick auf eine Person, die recht alt aussieht. Ist das Deine Großmutter oder die Person, die nebenan wohnte? Egal, es ist schön, auch sie zu sehen. Dann beginnst Du Dich müde zu fühlen, nimmst einen Stuhl und setzt Dich hin. Bald verspürst Du eine Kälte ums Herz, ein Gefühl des Sinkens im Magen – wieder kommt die tödliche Angst über Dich. Schon möchtest Du rufen, aber dann siehst Du diese freundliche Mutter-Person, die schon neben Dir sitzt. Ihre Hand ist Dir hingestreckt, wartet darauf, dass Du sie ergreifst. Während Ihr miteinander sprecht, verflüchtigt sich die Angst wie Morgennebel, und Du bist wieder in dem Garten, entspannst in der goldenen Wärme der Sonne. Du weißt, dass es nicht der Himmel ist, aber manchmal fühlt es sich an, als könne es auf halbem Wege dorthin sein.

Es lässt sich noch nicht sagen, wie viele Menschen diese Art von Erfahrung machen könnten, wenn es einen ernsthaften und anhaltenden Versuch gäbe, ihre psychischen Bedürfnisse zu befriedigen. Das Projekt ist bislang nicht in hinreichend großem Maßstab getestet worden. Selbst zu diesem Zeitpunkt können wir jedoch sicher sein, dass es vielen Menschen mit ihren Beeinträchtigungen besser gehen wird und sie eher in der Lage sein werden, ohne ein historisches Zeitgefühl oder ein geographisches Ortsgefühl zu leben. Bei jedem unvermeidlichen Leiden werden sie sich weitaus besser unterstützt und viel weniger allein fühlen. Sie werden ein neues Kapitel in ihrem Leben haben, mit seinen eigenen, speziellen Freuden und Vergnügen. Und schließlich werden sie auch eher in der Lage sein, in Ruhe den Eintritt des Todes zu akzeptieren.

5.7 Kommentar von Keith Oliver und Reinhard Guss

Wir sind eingeladen worden, diesen Kommentar gemeinsam zu schreiben. Der Grund hierfür ist, dass wir in den Jahren seit Keiths Diagnose eine beruflich begründete Freundschaft entwickelt und beide sehr intensiv über das Erleben einer Demenz nachgedacht haben. Zu der Zeit, als Kitwood seinen Text schrieb, hat es so eine Freundschaft wie auch diese Art gemeinsamen Schreibens eines solchen Kapitels noch nicht gegeben. Auch wären damals sicher die Grenzen zwischen Beruf und Persönlich-Privatem insbesondere in Bezug auf psychologische Aspekte problematisiert worden. Doch so hilfreich und erforderlich Grenzsetzungen in den Beziehungen zwischen denen, die Dienste in Anspruch nehmen, und jenen, die sie anbieten, sind, bergen sie auch Gefahren für ein gegenseitiges Verstehen in sich. Grenzen können Barrieren einschließen, einschränken und dem Gefühl einer gemeinsamen Sache, einem vereinten und gemeinschaftlichen Denken und Handeln zuwiderlaufen – was in ein „an ... getan" statt in ein „zusammen mit ... getan" mündet. Manche Menschen fühlen sich mit Grenzen und der damit verbundenen Verortung und Hierarchie wohl und sicher. Doch dies kann dazu führen, dass die Person, die mit Demenz lebt, sich ausgeschlossen, manipuliert und ausgenutzt fühlt – alles Merkmale einer malignen Sozialpsychologie. Für uns muss eine erfolgreiche berufliche Freundschaft des „zusammen mit" individuell und person-zentriert sein. Auf beiden Seiten müssen Vertrauen, ein sich umeinander Kümmern, Geduld, Respekt und Verständnis vorhanden sein. Und es braucht gute Kommunikation auf Basis der vom Dienstnutzenden bevorzugten Methode, weil dieser sich oftmals weniger gut anpassen kann als der Profi. Kitwoods Verständnis vom „Ich-Du"-Modus der Begegnung zwischen Personen hat uns geprägt und uns dabei geholfen, all diese Dinge im Laufe der Zeit aufzubauen und zu verhandeln. Als wir unsere Freundschaft eingingen, gab es für eine solche Arbeitsweise keinen Präzedenzfall. Heute können wir beide zahlreiche Beispiele anführen, wo die Vorteile für Individuen wie auch für umfassendere Dienstleistungen ungemein sind. Damit ist angedeutet, dass jene Art des Kulturwandels, wie Kitwood ihn beschrieben und sich vorgestellt hat, in der Demenzpflege Fuß gefasst hat.

Um zu gewährleisten, dass dieser Kommentar tatsächlich eine Koproduktion darstellt und mit den Erfahrungen und Ansichten von uns beiden völlig übereinstimmt, wurde er im Zuge einer Reihe persönlicher Arbeitstreffen im Haus von Keith verfasst und dann durch Diskussionen und zwischen uns hin- und hergehenden E-Mails fertiggestellt.

Auf *Dementia Reconsidered* sind wir auf sehr unterschiedliche Weisen gestoßen.

5.7.1 Wie Keith zum ersten Mal auf *Dementia Reconsidered* stieß

Nach der Diagnosestellung am Silvesterabend des Jahres 2010 in der Gedächtnisklinik von Canterbury mit dem Befund „Alzheimer-Erkrankung" war meine Laufbahn als Lehrer und Leiter einer Grundschule im Alter von 55 Jahren zu Ende. Nachdem ich drei oder vier Monate gemeinsam mit meiner Frau Rosemary verbracht hatte, um hiermit klar zu kommen, empfand ich den Wunsch und das Bedürfnis, die entstandene Leere mit etwas Nützlichem zu füllen. Ich hatte das unglaubliche Glück, in dieser Zeit Reinhard zu begegnen. Nachdem ich mit dem Versuch begonnen hatte, zu verstehen, was Demenz eigentlich ist, was sie mit mir tat und in Zukunft wahrscheinlich mit mir tun würde, beschloss ich, mein Gleichgewicht dadurch zu bewahren, dass ich mich als Person erhalte.

Obwohl ich denke, dass mir der Name Kitwood nach meiner Diagnose schon irgendwann einmal begegnet war, nahm ich ihn im August 2012 erstmals bewusst durch Mycal Miller wahr. Mycal ist ein langjähriger Mitarbeiter und beruflich verbundener Freund, der zu jener Zeit für Dementia UK als Trainer arbeitete. Mycal muss ich in Bezug auf Kitwood für so vieles danken. Er war es, der mir die Kitwood'sche Blume vorstellte und sie mir im Zusammenhang erklärte. Und der mir dann, was noch wichtiger ist, konsequent durch sein Handeln und seine Unterstützung zeigte, was Kitwood zufolge das Tun aller Profis demonstrieren soll, die mit Menschen mit Demenz arbeiten. Ich trage die Kitwood'sche Blume jeden Tag bei mir; sie ist in mein Tagebuch eingeklebt. Wenn ich ein Tattoo hätte, hätte ich mir sie als Motiv ausgesucht!

5.7.2 Wie Reinhard zum ersten Mal auf *Dementia Reconsidered* stieß

Zu der Zeit, als ich in Deutschland aufwuchs, war Demenz über lange Jahre Teil meiner Familienerfahrung, obwohl es damals keine Diagnosestellung, keine Erklärungen und bis zu den weit fortgeschrittenen Stadien auch keine Dienstleistungen gab. Während meines Psychologie- und Gerontologiestudiums entwickelte sich Demenz zu meinem Spezialgebiet und ich erinnere mich, wie hilfreich es war, neue Wege des Verstehens jener Veränderungen zu entdecken, die eine Demenz bei einer geliebten Person mit sich bringt.

Wie viele meiner Altersgenossen in der Klinischen Psychologie der 1990er Jahre war auch ich sehr von der Vorstellung angetan, die Psychologie als „echte Wissenschaft" mit einem Goldstandard für experimentelle Methoden und Wirksamkeitsevaluationen aufzustellen. Hier bildete die kognitive Verhaltenstherapie als das neue und besser bewiesene Modell für psychotherapeutische Interventionen die Grundlage meiner frühen Forschung und Praxis mit Gruppen wie auch meiner individuellen Unterstützung Angehöriger. Allerdings schien alles „Kognitive“ nicht so recht für Menschen mit einer Demenz zu passen, die ja das Gefühl haben, dass ihnen die Fähigkeit abhandenkommt, ihr Denkvermögen zu nutzen, die damit zu kämpfen haben, Modelle und Formulierungen zu verstehen und die vergessen, ihnen nach Hause mitgegebene Aufgaben zu erledigen. Auf den verbliebenen Langzeitstationen der alten Institutionen arbeiteten wir bei Ankunft überwiesener Patienten stärker mit verhaltensorientierten Ansätzen, die forderten, Patienten mit Demenz im Falle von „aufmerksamkeitssuchendem Verhalten“, „Aggressionen“ oder „Umherwandern“ zu unterstützen. Und in unserer neuropsychologischen Praxis führten wir mitunter Assessments bei Patienten mit nachlassenden intellektuellen Fähigkeiten durch, um die Kollegen in der Psychiatrie bei der Diagnosestellung zu unterstützen.

Ich hatte zwar einige von Tom Kitwoods vorangegangenen Aufsätzen gelesen und einen Kurs zum Dementia Care Mapping absolviert, den er an der Universität Bradford unterrichtete; doch hat erst *Dementia Reconsidered* den Schalter umgelegt. Ich stand unter dem Eindruck, eine philosophische und konzeptionelle Untermauerung gefunden zu haben, die sich im Feld Demenz über sämtliche Bereiche psychologischen Arbeitens hinweg anwenden ließ. Sie führte die Arbeit mit Systemen, Mitarbeitergruppen und in Familien zusammen und, vielleicht am allerwichtigsten, eröffnete Wege dazu, unmittelbar mit Menschen zu arbeiten, die mit einer Demenz leben. Seither ist kein Student, keine Assistentin und kein Praktikant meinen Vorlesungen oder Supervisionen ohne dieses Buch auf der Leseliste entkommen oder ohne Diskussionen darüber, wie sich das, was wir daraus gelernt haben, in unserer klinischen Praxis und unserem Denken über Dienste für Menschen anwenden lässt, die von einer Demenz betroffen sind.

5.7.3 Was wir angesichts der heutigen Situation (2017) von dem Kapitel halten

Obwohl vieles in diesem Kapitel für unsere heutige Praxis und heutige Dienste ganz eindeutig Relevanz besitzt, kann sich manches von Kitwoods Denken im Kontext von Beziehung und unserer gemeinsamen Arbeit in örtlichen und nationalen Beratungsgremien seltsam angestaubt anfühlen. Das gilt vor allem dann, wenn wir es dem Dementia Engagement and Empowerment Project (DEEP) gegenüberstellen, wo Dutzende politisch aktiver Gruppen von Menschen arbeiten, die mit einer Demenz leben. Will man die von Kitwood in den 1990er Jahren entwickelte Perspektive verstehen, muss man sie in den Kontext jener Zeit und der Veränderungen setzen, die dazu geführt haben, wie sich die Demenzszene heute darstellt.

Als Kitwood sein Buch schrieb, zeichnete sich der vorherrschende soziale und professionelle Diskurs über Demenz durch Angst, Stigma und einem Mangel an Dienstleistungen aus. Die Menschen neigten dazu, ihre Symptome so lange wie möglich zu verbergen oder zu bagatellisieren und die Experten erkannten frühe Anzeichen nicht als einen Grund zur Sorge. In Folge davon kamen Menschen erst in viel weiter fortgeschrittenen Phasen mit dem Hilfesystem in Kontakt. Daher kannte und schrieb Kitwood hauptsächlich über Menschen, die bereits seit Jahren eine zunehmende kognitive Einschränkung erlebt hatten. Ein Jahr vor Veröffentlichung von *Dementia Reconsidered* wurde in den USA Donepezil als erste einer Gruppe medikamentöser Behandlungen für Demenz vom Typ Alzheimer genehmigt. Obwohl dies keine kurative Behandlung darstellte, zog die Verfügbarkeit einer pharmakologischen Intervention sowohl in der Öffentlichkeit als auch im Berufsstand der Ärzte eine Welle des Interesses an der Diagnosestellung nach sich. Entscheidungsträger und Gesundheitsökonomen begannen damit, die Vorteile einer zeitlich verzögerten Aufnahme in ein Pflegeheim im Vergleich zu den Kosten einer medikamentösen Behandlung zu berechnen. Da diese Behandlungen für manche demenzielle Formen genehmigt wurden und für andere nicht, wurde die genaue Diagnose des jeweils vorliegenden Sub-Typs einer Demenz wichtig. Aufgrund der anfänglich hohen Kosten wurden auch Richtlinien in Bezug darauf erstellt, wo im Gesamtverlauf einer Demenz die Verschreibung dieser Medikament als am wirksamsten einzuschätzen waren. „Memory Kliniken", die vorher hauptsächlich in den Forschungseinrichtungen angesiedelt waren, entwickelten sich rasch weiter und wurden nun im Vereinigten Königreich im gesamten Nationalen Gesundheitsdienst (NHS) deutlich besser zugänglich.

Eine frühere Diagnosestellung hat sich seither aufgrund der technischen Entwicklungen im Bereich der Neurobildgebung (neuroimaging) und sinkender Kosten für Gehirnscans rasch entwickelt und es wird empfohlen, dass allen, die dies wünschen, eine Diagnose ermöglicht wird. Eine frühe Diagnose bildet weltweit einen Eckpfeiler Nationaler Demenzstrategien. Dies hat zunehmende Möglichkeiten für Menschen mit einer Demenz eröffnet, sich umzustellen, anzupassen, vorauszuplanen und vor allem ihren oftmals verwirrenden, beunruhigenden, losgelösten oder geradezu beängstigenden, schmerzlichen wie deprimierenden Erfahrungen einen Sinn zu geben. Diese Entwicklung hat zudem Türen für Unterstützung und für Interventionen zu einem früheren Zeitpunkt geöffnet, zu dem sie eine Wirkung zeigen können, mit deren Hilfe sich die schrecklichen Zustände vermeiden lassen, in denen Kitwood Menschen mit Demenz oftmals vorfand. Psychologische und psychosoziale Behandlungsmethoden dementieller Veränderungen, insbesondere in den früheren Stadien, und deren Nutzen sind bekannter geworden. Dies wiederum trägt dazu bei, dass solche Unterstützungsangebote für viele Menschen nun in einer Weise verfügbar sind, die zur Zeit Kitwoods nicht vorstellbar war. In den vergangenen Jahren ist viel über das Thema „mit Demenz gut leben" gesagt und geschrieben worden – ein Konzept, auf das Kitwood sich lediglich Hoffnung machen konnte. An guten Tagen, wenn unsere Bedürfnisse erfüllt zu sein scheinen, ist das möglich; doch kann die Vorstellung für viele an umnebelten Tagen auch Anlass zu Frustration wie auch Schuld- und Versagensgefühlen geben. Viele bevorzugen die Formulierung „mit Demenz leben", die etwas von dem Druck auf den Einzelnen nimmt, der Erwartung zu entsprechen, dass es ihm gut gehen müsse. Außerdem wird zunehmend anerkannt, dass die älter werdende Bevölkerung sich durch große Verschiedenartigkeit auszeichnet. Daher wird es sogar noch dringender, dass wir die Perspektive des Individuums zum Ausgangspunkt machen.

5.7.4 Sieben Zugangswege – neu bedacht

Die von Kitwood skizzierten sieben Zugangswege zum Erleben von Demenz erscheinen recht veraltet und über einige Formulierungen mussten wir doch schmunzeln. Die ersten vier Zugangswege konzentrieren sich auf das, was man von Menschen mit Demenz lernen kann – etwa dadurch, dass man von ihnen verfasste Beiträge liest, sich ihre Wortbeiträge in Einzel- oder Gruppengesprächen anhört oder auch dadurch, dass man sich darum bemüht, ihr Verhalten zu verstehen. Inzwischen gibt es viele Menschen im öffentlichen Raum, die darüber gesprochen haben, wie es ist, mit Demenz zu leben und darüber, welche Unterstützung sie sich wünschen. Christine Bryden, Richard Taylor, die Kent Forget Me Nots, Kate Swaffer, Helga Rohra, Keith Oliver und Wendy Mitchell haben Bücher über ihre Erfahrungen veröffentlicht (Bryden, 2005; Taylor, 2006; Jennings & the Forget Me Nots, 2014; Swaffer et al., 2016; Rohra et al., 2016; Oliver, 2016; Mitchell und Wharton, 2018). Und sie haben auch alle Auftritte in Radio und Fernsehen absolviert. Sir Terry Pratchett hat eine Reihe von Fernsehsendungen über seine Erfahrungen und auch über das Thema assistiertes

Sterben bei Demenz gemacht. Chris Roberts und seine Familie haben eine detaillierte „fly-on-the-wall“ Dokumentation über ihr Leben mit Demenz produziert. Es wird nunmehr als Selbstverständlichkeit betrachtet, dass Forscher und Kliniker, die versuchen, die Erfahrung von Demenz zu verstehen, diese vorhandenen reichhaltigen und vielfältigen Darstellungen heranziehen. So ist etwa *Dementia Diaries* eine lebendige und fortlaufende Sammlung gesprochener Berichte von Menschen völlig unterschiedlicher Hintergründe über ihr Leben und was ihnen wichtig ist. Sie werden über das Telefon ermittelt und auf der zentralen Website gesammelt (Dementia Diaries, 2018). Über das Projekt DEEP (Dementia Engagement and Empowerment Project, 2015) gibt es Workshops mit Beteiligungsgruppen und eine wachsende Zahl von Internet Blogs aus erster Hand (Houston, 2018; Mitchell, 2018; My Dementia Story, 2018; Shorthouse, 2018; Swaffer, 2018). Truthful Loving Kindness (Truthful Loving Kindness, 2018) veröffentlicht monatliche Aktualisierungen zusammengestellter Blog Posts. Und schließlich findet man im Internet zahlreiche Präsentationen und Vorträge, die Menschen mit Demenz auf nationalen und internationalen Tagungen gehalten haben.

Was die letzten drei Zugangswege zum Erleben von Demenz betrifft, haben wir Bedenken. Heutzutage gibt es keinen Grund mehr dafür, den Weg über Ableitungen aus dem Erleben von Menschen mit anderen kognitiven Beeinträchtigungen zu gehen, wo doch ein solch reichhaltiger Fundus von Erfahrungen aus erster Hand ohne weiteres verfügbar ist. Ein von Kitwood herausgestellter Zugangsweg war jener der Nutzung der poetischen Vorstellungskraft. Im Kapitel zitiert er John Killick, der *seine eigenen* kreativen Fähigkeiten nutzt, um über die Poesie einen Zugang zum Erleben von Menschen mit Demenz zu öffnen. Killicks Werk hat sich seither fortentwickelt und beinhaltet nun in einem weitaus größeren Maß die Ko-Kreation mit Menschen mit Demenz (Killick, 2017). Wichtig ist auch, dass Menschen mit Demenz ihre eigenen Gedichte über ihr Erleben von Demenz veröffentlichen – so beispielsweise Tracey Shorthouse (Shorthouse, 2018) und Kate Swaffer (Swaffer et al., 2016). In *Welcome to Our World* (Jennings & the Forget me Nots, 2014) hat eine Gruppe von Menschen, die mit Demenz leben, ihre eigene Sammlung von Gedichten und diversen Varianten schriftlich festgehaltenen Lebens (life writing) veröffentlicht – und wäre nicht erbaut über weitere Versuche Professioneller, für sie zu sprechen. Die Erfahrung einer mit Demenz lebenden Hauptfigur ist auch in einer Reihe von Kinoerfolgen thematisiert worden – so etwa in *Iris* (Eyre, 2001), *Still Alice* (Glatzer und Westmoreland, 2014) und *Ashes* (Whitecross, 2012) – und die meisten Seifenopern im Fernsehen haben Handlungsstränge gezeigt, in denen eine Figur mit Demenz vorkam. Natürlich haben Rollenspiele im Rahmen von Trainings, die auf die Entwicklung von Empathie und Verständnis bei den Mitarbeitenden ausgerichtet sind, inzwischen ihren Platz gefunden. Kitwood konnte sich damals nicht vorstellen, hierbei Betroffene einzubeziehen, doch heute wissen wir, dass Menschen mit Demenz durchaus in der Lage sind, im und außerhalb eines Lebens mit Demenz Rollen auszudrücken.

5.7.5 Wie wir das Erleben von Demenz verstehen

Tom Kitwood arbeitete in einer Welt, in der das mit Demenz verbundene Stigma deutlich größer war als es heute ist; einer Welt, in der es Dienstestrukturen, die eine zeitnahe oder frühe Diagnosestellung unterstützen, schlicht nicht gab und in der die Menschen, bei denen eine Demenz festgestellt wurde, bereits die späten Stadien erreicht hatten. Wir räumen ein, dass der Zugang zum Erleben von Demenz in den sehr späten Stadien schwieriger ist. Wir schätzen die diesbezüglichen Anstrengungen, dies durch Beteiligungsprogramme zu thematisieren, und hier sind Kitwoods Überlegungen dazu, wie man Zugang zu diesem Erleben erhalten kann, weiterhin von Bedeutung.

Gleichzeitig beinhaltet das Erleben von Menschen mit Demenz heute deren Rolle als Entscheider in Komitees, Lenkungsausschüssen und Gremien, als aktive Beauftragte zur Förderung besserer Dienste und als Aktivisten für eine bessere Lebensqualität. Überall auf der Welt verleihen Menschen mit Demenz durch Organisationen wie *Dementia Alliance International* ihrer Stimme Ausdruck. Durch das eigene Beispiel haben Aktivistinnen und Aktivisten aus dem Vereinigten Königreich, die mit einer Demenz leben, in den vergangenen Jahren hierzu in folgender Weise beigetragen:

- Im Board der *Dementia Action Alliance* – hier haben Peter Ashley, Peter Dunlop, Tommy Dunne und Keith Oliver das Arbeitsprogramm gestaltet.
- Die *Working Group of People with Dementia* – Chris Roberts hat beim Europäischen Gipfel zur Behinderung und Rechten gesprochen.
- *3 Nations Working Group* – sie wurde von Hilary Doxford, Chris Roberts und Keith Oliver gegründet und bringt Menschen aus dem gesamten Vereinigten Königreich zusammen.
- Beim *World Dementia Council* – hier ist Hilary Doxford eine der führenden Figuren.
- Im Ausschuss zum Schutz der Rechte von Menschen mit Behinderung zur Kontrolle und Regelüberwachung der UN Behindertenrechtskonvention – hier hat Keith Oliver die Ideenfabrik von DEEP bei den Vereinten Nationen vorgestellt.

Vor 20 Jahren wären viele dieser Menschen erst sehr viel später diagnostiziert worden. Spuren der Ansicht, eine „richtige“ Demenz zeichne sich dadurch aus, dass die Person die Fähigkeit einbüßt, über den eigenen Zustand sinnvoll zu kommunizieren, lassen sich heute in der weiterhin anhaltenden Debatte über diagnostische Kriterien einer „Leichten Kognitiven Beeinträchtigung“ (Mild Cognitive Impairment, MCI) und deren Unterscheidung von einer Demenz finden. Denjenigen, die der Einbeziehung von Menschen mit Demenz skeptisch gegenüberstehen, dürfte die Lektüre dieses Kapitels in ihrer Ansicht bestärken, dass Menschen wie Chris Roberts, Wendy Mitchell oder Keith überhaupt keine Demenz haben. Das wachsende politische Engagement von Menschen, die mit Demenz leben, und ihre Beteiligung in beratenden und politisch gestaltenden Gruppen waren vor 20 Jahren noch schlicht unvorstellbar.

5.7.6 Die Kitwood-Blume

Kitwood ist Vorkämpfer des Ansatzes, sich dem individuellen Erleben dadurch anzunähern, dass man sich in die Welt der Person hineinversetzt und die Verschiedenartigkeit an Lebenserfahrungen und Werten versteht. Er unterstreicht, dass all dies das Erleben einer Demenz formt. Sein Werk wurde im Kontext der zunehmenden Entwicklung narrativer Zugänge für das Verständnis der Werte und Lebensgeschichten von Menschen mit Demenz wie auch dabei genutzt, diese über den gesamten Entwicklungsverlauf ihres Zurechtkommens mit ihrer Diagnose hinweg zu unterstützen (Kaiser & Eley, 2016). Inzwischen wird weithin anerkannt, dass sich das Erleben einer Demenz im Anschluss an eine (frühe) Diagnose durch einen personalisierten, individuellen Pflegeplan verbessern lässt (Department of Health, 2009; Thompson et al., 2013; NHS England, 2015). Ein schlecht gemachter oder nicht vorhandener Pflegeplan passt zu Kitwoods Tabelle (Tab. 5-1, Bereich negativer Erfahrung, S. 130). Dagegen ist ein stärker person-zentrierter Pflegeplan, der auf Kitwoods bekannter „Blume“ beruht, (Abb. 5-1, die wichtigsten psychischen Bedürfnisse von Menschen mit Demenz, S. 132) mit einer höheren Wahrscheinlichkeit verknüpft, das Erleben der Person zu verbessern. Während es in den späteren Stadien Familienangehörige und professionell Pflegende sind, die Pflegepläne auf der Grundlage individueller Bedürfnisse, Wünsche und Werte zusammenstellen, wird die Mehrheit derjenigen, die heu te mit einer Demenz leben, vollkommen in der Lage sein, sich an der Erstellung solcher Pflegepläne mit einer eigenen Stimme und eigenen Sichtweisen als Koproduzenten zu beteiligen. Wo etabliert, werden eine solche Pflege und solche Pläne selbst den Charakter des Demenzerlebens verändern – und zwar weg von einem unverständlichen und unkontrollierbaren Verfall hin zu einer stärker integrierten und partizipativen Erfahrung aktiver Handlungsfähigkeit.

Über person-zentrierte Pflege wird so viel geschrieben und gesagt, dass es sich dabei oftmals leider nur um Worte handelt, die Professionelle benutzen, um sich mit Kitwoods Klugheit und seinen Theorien zu schmücken. Man hat den Begriff *person-zentrierte Pflege* im Kontext der Gesundheitsfürsorge derart überstrapaziert, dass es mitunter scheint, als sei seine originäre Kitwood'sche Bedeutung komplett verloren gegangen. Manchmal werden Ressourcen oder das Fehlen einer integrierten Pflege als Hemmnisse der Umsetzung dessen angeführt, was die Person mit Demenz braucht und wünscht. Obwohl wir dies verstehen und respektieren, werden sie doch häufig zum Vorteil Professioneller, der leistungserbringenden Organisationen oder des größeren Gesundheits- und Sozialfürsorgesystems erzeugt. Wenn wir Trainings anbieten oder Vorlesungen halten, entschuldigen wir uns nicht dafür, Kitwoods Werk zu empfehlen und dabei häufig die Blume mit dem Begriff „Liebe" im Zentrum heranziehen. Wir hoffen, dass Kitwood dies gutgeheißen hätte.

Keith sagt:
Die Übersichten in Tab. 5-1 und Abb. 5-1 stellen die Erfahrung vieler von uns mit dieser elenden Verfassung korrekt dar. Aus eigener Erfahrung kann ich sagen, dass sich in meinem Leben beides an ein- und demselben Tag zeigen kann. Ich versuche, dies mit den Metaphern der Sonne und des Nebels auszudrücken – wobei im Zeichen der Sonne die Blume und in dem des Nebels die negativen Erfahrungen überwiegen. Für mich gibt es keinen Zweifel, dass Profis wie auch Dienstnutzende es schwierig finden, über die negativen Erfahrungen zu sprechen. Es ist viel einfacher, jemandem Beachtung zu schenken, der „mit Demenz gut lebt". Doch für viele von uns entspricht dies nicht immer der Wirklichkeit. Kitwood hat dieses Modell sehr klug angelegt und ist ihm dann mit der Blume gefolgt, die dabei helfen kann, die negativen Auswirkungen abzuschwächen. Mir wäre es viel lieber, wenn die sechs Aspekte ein vorsorgliches, kohärentes und lückenlos etabliertes Modell darstellten, das allen zugutekommt.

5.7.7 Schlussfolgerungen

Derzeit liegt ein klares Hauptaugenmerk auf den Menschenrechten jener, die von Demenz betroffen sind. Wenn man Kitwoods Kapitel liest, könnte man zu dem Schluss gelangen, dies sei dort impliziert, doch war 1997 dafür noch kein wirkliches Gefühl vorhanden. Die letzten zehn Jahre haben hier einige bedeutsame Zuwachse und Veränderungen gebracht, die allerdings nach wie vor uneinheitlich und fragil sind. Um zu den Ergebnissen zu kommen, die Kitwood sich in diesem Kapitel erhoffte, müssen diese Rechte angesprochen werden. Im Jahr 2010 befragten 41 Organisationen, die später die nationale *Dementia Action Alliance* des Vereinigten Königreichs bildeten, von einer Demenz betroffene Menschen und auch andere Schlüsselorganisationen, welche Art der Pflege und Unterstützung sie sich für die Zukunft erhofften. Von diesen Gesprächen angeregt erstellten sie die Nationale Demenzerklärung (Dementia Action Alliance, 2010), eine Sammlung von sieben Erwartungen oder Aussagen darüber, wie das Leben für Menschen mit Demenz sein sollte. Bis 2017 bildeten diese Aussagen einen zentralen Faden für Politik und Praxis. Dann wurden sie überprüft und im Zeichen einer Schwerpunktsetzung auf den Rechten von Menschen mit Demenz umgeschrieben. Die ursprünglichen Aussagen sind weithin als die „Ich-Aussagen" bekannt gewor-

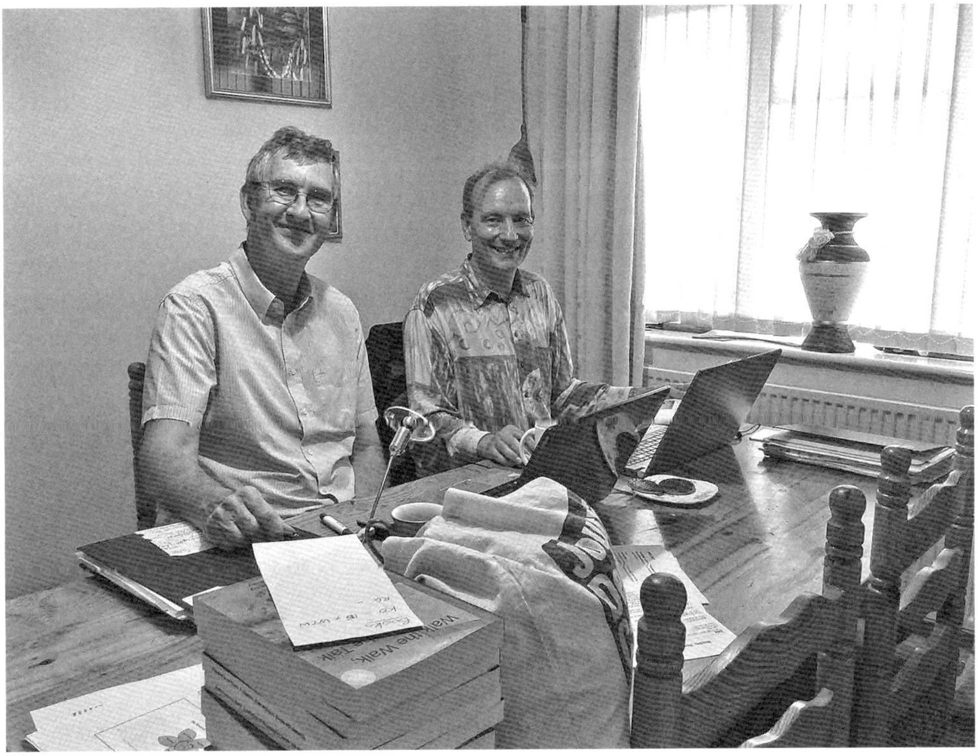

Abbildung 5-2: Ko-Produktion: Keith und Reinhard jeweils mit Laptop gemeinsam bei der Arbeit (© Keith Oliver)

den und die aktualisierte Version ersetzt dieses „Ich" in Anerkennung der Auswirkungen von Demenz sowohl auf die Person mit einer Diagnose als auch auf diejenigen, die uns am nächsten stehen, durch ein „Wir". Das ist auch in Bezug darauf wichtig, wie diese Aussagen geschrieben wurden und wie wir versuchen, sie zu implementieren.

Nur durch das oben skizzierte Denken war es möglich, dass diejenigen von uns, die in den vergangenen zehn Jahren eine Diagnose erhielten, sich mit Professionellen zusammentun konnten, um wichtige Arbeit wie etwa die *Dementia Statements* zu leisten. Dass so etwas geschehen könnte, lag für Kitwood außerhalb des Vorstellbaren – ebenso wie der Umstand, dass eine solche Erklärung als Koproduktion von Menschen mit und ohne Demenz gemeinsam entstand, statt Ergebnis eines Rollenspiels oder eine mit besten Absichten produzierte Vorstellung wohlmeinender, fleißiger und gewissenhafter Professioneller davon zu sein, welche Bedürfnisse Menschen mit Demenz und diejenigen haben, die ihnen nahestehen. Das Erleben von Demenz im Jahr 2017 unterscheidet sich für viele sehr stark von jenem des Jahres 1997 und hierfür schulden wir nicht nur Kitwood, sondern all denjenigen großen Dank, die mit einer Demenz leben und jenen, die sich um uns in bezahlter oder unbezahlter Funktion kümmern. Wie ein Teil der Arbeit belegt, die wir in den vergangenen sieben Jahren geleistet haben, wird das Erleben von Demenz sich nur dann zum Besseren hin verändern, wenn wir alle gemeinsam daran arbeiten.

5.7.8 Punkte, die ein Nachdenken lohnen

- Wie würde man heute vorgehen, um Zugang und Verständnis des Erlebens von Menschen mit Demenz zu bekommen?
- In welcher Hinsicht ist nach Ihrem Dafürhalten die ‚Domäne des negativen Erlebens' heute ebenso relevant wie 1997?
- Wie lässt sich das mit der Kitwood'schen Blume (S. 132) eingeführte Modell heute unter der Voraussetzung anwenden, dass das Erleben von Demenz für jedes Individuum einzigartig ist?

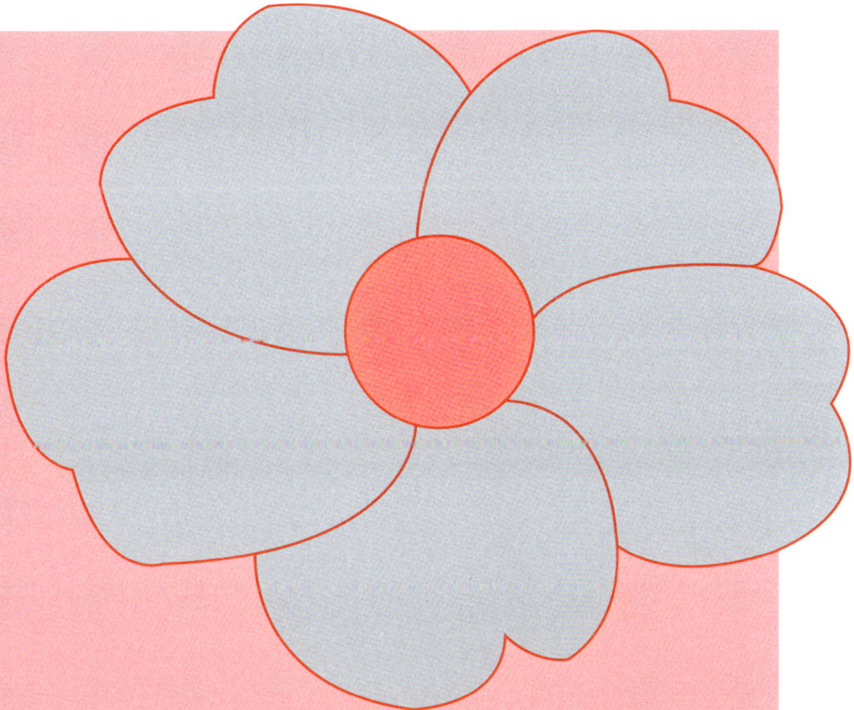

6 Die Pflege verbessern – Der nächste Schritt voran

Tom Kitwood

Würden wir Standards und Erwartungen der Demenzpflege von vor 10 Jahren mit den heute gültigen vergleichen, erschiene uns die Veränderung beinahe revolutionär. Wir haben bessere Assessment-Methoden, eine positive Pflegeplanung, ein reiches und vielfältiges Spektrum an Aktivitäten, eine Verpflichtung gegenüber den Bedürfnissen von Menschen statt gegenüber institutionellen Plänen, zweckgerichtete physische Umgebungen und viele andere enorme Verbesserungen. Die Grenzen der Demenzpflege sind in Bereichen wie diesen radikal umgewandelt worden, selbst wenn noch immer eine große Masse weit hinterherhinkt.

Triftige Gründe für eine bessere Pflege sind überwältigend stark geworden. Eine Ethik des Respekts für Personen erfordert es. Empirische Belege bestätigen es; heute ist viel mehr über die Fähigkeiten von Menschen mit kognitiven Beeinträchtigungen und über die Art und Weise, wie sich ihr Wohlbefinden erhalten lässt, bekannt. Die Pflegepraxis kann nicht länger kaum mehr als eine Angelegenheit des Sich-Kümmerns um körperliche Bedürfnisse sein, und niemand kann es rechtfertigen, Menschen mit Demenz für drei Viertel eines jeden Tages zu grober psychischer Vernachlässigung zu verurteilen. Selbst in dieser Phase der Geschichte, in der Kosteneffizienz zu einem Fetisch erhoben wurde, ist das Lagermodell der Heimpflege obszön geworden.

In vielen jener Settings, in denen die Pflegequalität gemessen an früheren Standards jetzt sehr hoch ist, scheint die Verbesserung einen Endpunkt zu erreichen. Dies ist nicht primär ein Ergebnis struktureller Unzulänglichkeiten oder schlechter personeller Ausstattung, sondern begrenzter interaktiver Fähigkeiten des Personals. In vielen kleinen Studien unter Einsatz des Dementia Care Mapping (Fox & Kitwood, 1994; Barnett, 1995; Bredin et al., 1995; Perrin, 1997) wurde beobachtet, dass positive Interaktionen dazu neigen, sehr kurzlebig und relativ ineffektiv zu sein. Die Mehrzahl von ihnen dauert – soweit es nicht um körperliche Pflege geht – weniger als 2 Minuten und besteht zu einem wesentlichen Anteil aus einem sehr stereotypen Austausch, etwa nach dem Muster:

> *„Hallo Janet, geht es dir gut?“*
> *„Ja, danke.“*
> *„Na ja, bald gibt es Mittagessen, und ich sehe dich dann.“*

Selbst dort, wo die maligne Sozialpsychologie nahezu vollständig eliminiert wurde, ist nur selten festzustellen, dass der Raum durch eine gründlich stärkende und stützende Sozialpsychologie ausgefüllt wurde. Um psychische Bedürfnisse wie die fünf im vorangehenden Kapitel herausgestellten kümmert man sich bislang erst auf sehr oberflächliche Weise.

Manchmal wird argumentiert, gestützte Interaktion sei in Settings mit einem Personalverhältnis von, sagen wir, 1:7 und bei hohen Graden physischer Abhängigkeit nicht möglich. Das stimmt natürlich, obwohl es oft Gelegenheit zu einer wesentlich höheren Interaktionsqualität gibt, während zentrale Aufgaben durchgeführt werden. Die entscheidenden Testfälle sind diejenigen, in denen das Personalverhältnis in hohem Maße günstig ist und bei, sagen wir, 1:3 oder 1:4 liegt. Hier, wo alle Bedingungen vorteilhaft sind, ist immer noch häufig festzustellen, dass die Interaktionen kurz und oberflächlich sind; sind die MitarbeiterInnen ihren essentiellen Pflichten nachgekommen, so neigen sie dazu, sich miteinander zu unterhalten oder etwas „Praktisches" zu tun. Die Grenzen, auf die wir immer und immer wieder stoßen, sind die der zwischenmenschlichen Bewusstheit und Befähigung.

Der wichtigste Punkt in dem neuen Plan zur Verbesserung der Pflegepraxis ist demnach das Anheben der Interaktionsqualität, und dies ist das zentrale Thema dieses Kapitels.

Zunächst werden wir Interaktion im Allgemeinen betrachten, und dann werde ich eine Theorie dessen entwickeln, was gegen Ende von Kapitel 4.5 als „positive Arbeit an der Person" bezeichnet wurde. Ich werde auch zeigen, warum und wie sich die sehr ehrgeizige Sichtweise von Pflege, die ich darlege, rechtfertigen lässt. Das Kapitel endet mit einer provokativen Hypothese, die der in den Kapiteln 3 und 4 entwickelten theoretischen Linie folgt, dass es sich bei dem gesamten Projekt nämlich nicht darum dreht, die allerbeste Palliativpflege zu liefern, sondern den Verlauf neurodegenerativer Erkrankungen tatsächlich neu zu gestalten.

6.1 Die Natur von Interaktion

Eine Person zu sein bedeutet, in einer Welt zu leben, in der Bedeutungen miteinander geteilt werden. Mit Ausnahme einiger weniger Fälle sind unsere Instinkte von einer „offenen" Art – in einem kulturellen Setting vervollständigt und mit Bedeutung gefüllt. Interaktion bedeutet nicht einfach nur das Reagieren auf Signale, sondern das Erfassen von Bedeutungen, die von anderen übermittelt werden. Es beinhaltet Reflexion, Antizipation, Erwartung und Kreativität. Diese Ideen sind zentral für die Theorie des symbolischen Interaktionismus, der als ein verglichen mit dem Behaviorismus exakteres Abbild des menschlichen Soziallebens entwickelt wurde (Burkitt, 1993). Für ein Verständnis der Demenz und der Demenzpflege ist es entscheidend, diese allgemeine Sichtweise beizubehalten, selbst wenn man anerkennt, dass sie modifiziert werden muss, um die kognitive Beeinträchtigung zu berücksichtigen. Sobald Menschen mit Demenz lediglich als „sich verhaltend" im Sinne bedeutungsloser Körperbewegungen und Verbalisierungen gesehen werden, geht ein essentielles Merkmal ihres Personseins verloren.

Die meiste Zeit über scheint der Alltag bemerkenswert glatt zu verlaufen. Menschen scheinen im Allgemeinen zu wissen, was zu tun ist und wie sie ihre Handlungen zusammen koordinieren. Ein Teil der Erklärung scheint in der Vorstellung von einer „Definition der Situation" zu liegen. Ist den Teilhabenden erst einmal klar, in was für einer Art von Situation sie sich befinden, werden gewisse übergreifende Regeln angemessenen Verhaltens ins Spiel gerufen. Selbst die Handlungen von Hooligans, so wurde behauptet, haben ihre eigenen, internen Regeln (Marsh et al., 1978).

Auf einer detaillierteren Ebene kann jede Episode im sozialen Leben gesehen werden, als habe sie eine Mikrostruktur, bestehend aus einer Reihe triadischer Interaktionen, bei denen Interaktion und Reflexion eine lebenswichtige Rolle spielen (Kitwood, 1993). Lassen Sie uns zwei Personen – P_1 und P_2 – betrachten, von denen jede ihre eigene, umschriebene Persönlichkeit, das heißt einen Vorrat an Handlungsressourcen einschließlich eines bis zu einem gewissen Grad entwickelten „Erfahrungsselbst", hat. Eine einzelne triadische Einheit hätte folgende Form:

P1	a)	ein Individuum mit einer einzigartigen Persönlichkeit,
	b)	in einem bestimmten empfindungsfähigen Zustand (Stimmung, Emotion, Gefühl etc.)
	c)	definiert eine Situation auf bestimmte Weise und

	d) mit gewissen Wünschen, Erwartungen, Intentionen etc. – vollführt eine Handlung.
P2	(für die die Betrachtungen unter a) bis d) gleichfalls gelten) interpretiert die Handlung von P1 und – reagiert.
P1	interpretiert die Reaktion von P2 und – denkt nach. (etwa indem sie prüft, ob P2 richtig verstanden hat und ob die Handlung wahrscheinlich erfolgreich abgeschlossen werden kann.)

Nach einer weiteren Pause des Nachdenkens könnte die nächste Initiative entweder von P_1 oder P_2 oder natürlich von jemand anderem ausgehen.

Während des jeweils laufenden Interaktionsprozesses ist das meiste dessen, was eintritt, „vorbewusst“ – unterhalb der Ebene gewöhnlicher Bewusstheit, aber ihr zugänglich. Dinge treten nur an die Oberfläche, wenn es ein Problem gibt, das besonderer Aufmerksamkeit bedarf, wie etwa eine plötzliche Unterbrechung oder ein Missverständnis, das dazu führt, dass die Situation abbricht. Jede soziale Handlung lässt sich als eine Abfolge dieser winzigen triadischen Einheiten analysieren. Dabei könnte sie so komplex wie eine sechsstündige Operation oder so einfach wie eine Fahrscheinkontrolle im Zug sein.

Unglücklicherweise ist die menschliche Existenz vom Idyllischen weit entfernt. Die Geschichte zeigt eine kontinuierliche Abfolge organisierter Akte der Gewalt, Grausamkeit, Unterdrückung und Ausbeutung. Nur sehr wenige Gesellschaften haben dauerhafte Wege einer Minimierung dieser Formen des Missbrauchs gefunden; das Problem ist dort besonders groß, wo eine große Unausgewogenheit von Reichtum und Macht herrscht. Wir müssen der Tatsache ins Auge sehen, dass die dem Menschen zur Kooperation eigenen, fein entwickelten Fähigkeiten auf hochgradig destruktive Weise nutzbar eingesetzt werden können.

Viel häufiger und heimtückischer sind – zumindest in der „zivilisierten“ Gesellschaft – jedoch jene subtilen Formen des Verächtlichmachens und Herabsetzens der Person, die in die gewöhnliche Interaktion eingebettet sind: winzige, spöttisch oder grausam gefärbte Bemerkungen, Ausübungen sozialer Gewalt, subtile Manipulationen, Anspielungen, der andere sei unzulänglich, Vermeidungen direkten sozialen Kontaktes. Diese werden auf bewusster Ebene oft nicht registriert und als „Normalität“ hingenommen. Ein zentraler Teil des Problems besteht hier darin, dass nur sehr wenige Menschen in der Lage sind, einander für mehr als nur ein paar flüchtige Augenblicke „freie Aufmerksamkeit“ zu widmen. Neulinge in Beratungskursen lernen oft überrascht und schockiert, wie inkompetent sie im aktiven Zuhören sind, und unter der gesamten Bevölkerung sind sie gerade diejenigen, bei denen diese Fertigkeit wahrscheinlich noch relativ gut entwickelt ist.

Die Szene spielt an einem Strand, an einem Tag im Hochsommer. Im Hintergrund sind Geräusche von Spiel und Gelächter, aber ein kleines Mädchen im Alter von 3 oder 4 Jahren weint erbärmlich. Seine Eltern sitzen nahebei in ihren Strandstühlen. „Hör auf zu weinen oder ich gebe dir etwas, dass du richtig weinen musst.“ Das Kind greint weiter. Es wird aufs Bein geschlagen. Es weint noch ein wenig und unterdrückt dann langsam sein Schluchzen. Es entfernt sich etwas weiter von seinen Eltern und beginnt, für sich allein im Sand zu graben.

Diese kleine Episode ist beispielhaft. In den Augen vieler gälte sie als Teil des üblichen Elternseins. Auf einer Ebene unterhalb des Bewusstseins lernte das Kind vielleicht ein paar wichtige Lektionen: dass sein unschuldiges Verlangen, mit anderen zu spielen, frustriert werden wird, dass es sich elterlicher Gewalt unterwerfen muss, dass es gut daran täte, seine Gefühle von Wut und Bestürzung zu verbergen. Durch Handlungen wie diese wird seine empfindliche Sensibilität abgetötet; seine Persönlichkeit wird durchdrungen von Vorsicht und psychischer Abwehr.

Entsprechende Beobachtungen wurden von vielen Psychologen gemacht, die in irgendeiner Weise mit Beratung und Psychotherapie befasst waren, z.B. Rogers (1961), Miller (1987) und Bradshaw (1990). Im Sinne Bubers besteht das Problem in dem wiederholten Versagen, einer Person als Du zu begegnen, und im Aufzwingen eines In-Beziehung-Tretens im Ich-Es-Modus. Inzwischen haben wir das Herabsetzen von Menschen als eine Norm im Alltag akzeptiert, und viele Menschen leben in einem interaktionistischen Gefängnis, ohne sich dessen jemals bewusst zu werden. Die maligne, bösartige Sozialpsychologie, die in Zusammenhängen wie der Demenz so offensichtlich zutage tritt, ist lediglich eine übertriebene und schamlose Form der „normalen“ Sozialpsychologie im alltäglichen Leben, deren bösartiger Effekt mit dem einer niedrigen Hintergrundstrahlung verglichen werden könnte.

6.2 Positive Arbeit an der Person

Wenn wir eine wirklich gute Demenzpflege auf der Ebene der grundlegenden triadischen Einheiten, aus denen sie besteht, einmal genau betrachten, so wird deutlich, dass mehrere verschiedene Arten von Interaktion daran beteiligt sind. Eine jede stärkt das Personsein auf andere Weise, indem sie ein positives Gefühl verstärkt, eine Fähigkeit nährt oder dabei hilft, eine seelische Wunde zu heilen. Die Qualität der Interaktion ist wärmer und gefühlvoller als im (britischen) Alltag. Eine Episode, die sich auf gewöhnliche Weise beschreiben lässt (erinnern, spazierengehen, essen etc.), besteht üblicherweise aus einer Abfolge kurzlebiger Interaktionen verschiedener Art, wie Perlen auf einer Schnur. Bisweilen ergibt die Abfolge von Interaktionen keinen sozialen Akt von erkennbarer Art; hier ist es, als habe sich die „Definition der Situation“ unterwegs geändert, und das vielleicht sogar mehrmals. Etwas sehr Ähnliches geschieht oft im Spiel von Kindern.

Die hier aufgeführten 12 verschiedenen Arten positiver Interaktion bilden nur eine sehr provisorische Aufstellung. Sie steht in Übereinstimmung mit den Ideen derer, die das Quality of Interaction Schedule (Clarke & Bowling, 1990; Dean et al., 1993) entwickelten und anwendeten. Auf der Beobachtungsmethode des Dementia Care Mapping aufbauend bietet es jedoch ein erheblich höheres Maß an Genauigkeit. Die genaue Untersuchung einer vollen Ausarbeitung steht noch aus.

1. *Anerkennen* (recognition). Hierbei wird ein Mann oder eine Frau mit Demenz als Person anerkannt, ist namentlich bekannt und wird in seiner bzw. ihrer Einzigartigkeit bestätigt. Anerkennen lässt sich durch einen einfachen Akt des Grüßens oder durch achtsames Zuhören über einen längeren Zeitraum, in dem jemand vielleicht einen Teil seines früheren Lebens beschreibt, erreichen. Anerkennen ist jedoch niemals rein verbal und kann auch völlig wortlos erfolgen. Einer der grundlegenden Akte des Anerkennens ist einfach der direkte Blickkontakt.
2. *Verhandeln* (negotiation). Das charakteristische Merkmal dieser Art von Interaktion besteht darin, dass Menschen mit Demenz nach ihren Vorlieben, Wünschen und Bedürfnissen gefragt werden, statt den Vermutungen anderer angepasst zu werden. Viel wird verhandelt über einfache Angelegenheiten des Alltags, etwa ob sich jemand in der Lage sieht, aufzustehen, eine Mahlzeit einzunehmen oder nach draußen zu gehen. Geschicktes Verhandeln berücksichtigt die Ängste und Unsicherheiten von Menschen mit Demenz sowie das langsamere Tempo, in dem sie mit Informationen umgehen. Verhandeln gibt selbst hochgradig abhängigen Menschen ein gewisses Maß an Kontrolle über die Pflege, die sie erhalten, und gibt ihnen Macht zurück.
3. *Zusammenarbeiten* (collaboration). Hier betrachten wir kurz zwei oder mehr Menschen

bei einer gemeinsamen Aufgabe mit einem bestimmten Ziel in Sicht. Zusammenarbeiten kann bisweilen sogar im wörtlichen Sinne stattfinden, etwa bei gemeinsamen Arbeiten im Haushalt. Weniger offensichtlich kann sie im Zusammenhang mit der persönlichen Pflege, etwa beim Anziehen, Baden oder beim Gang zur Toilette, werden. Das Kennzeichen des Zusammenarbeitens besteht darin, dass Pflege nicht etwas ist, das einer Person „angetan" wird, die ihrerseits in eine passive Rolle gezwängt wird; es ist ein Prozess, an dem ihre eigene Initiative und ihre eigenen Fähigkeiten beteiligt sind.

4. *Spielen* (play). Während Arbeit auf ein Ziel gerichtet ist, hat Spielen in seiner reinsten Form kein außerhalb der Aktivität selbst liegendes Ziel. Es ist einfach nur eine Übung in Spontaneität und Selbstausdruck, eine Erfahrung, die ihren Wert in sich selbst hat. Durch den schieren Überlebensdruck und die Arbeitsdisziplin verfügen viele Erwachsene auf diesem Gebiet nur über schlecht entwickelte Fähigkeiten. Ein gutes Pflegeumfeld ist eines, das diesen Fähigkeiten erlaubt zu wachsen.
5. *Timalation* (timalation). Dieser Begriff bezieht sich auf Formen der Interaktion, bei denen die primäre Zugangsweise sensorisch oder sinnenbezogen ist, ohne dass Begriffe und intellektuelles Verstehen eine Rolle spielen, z.B. bei einer Aromatherapie und Massage. Das Wort Timalation ist ein Neologismus, abgeleitet aus dem Griechischen Wort *timao* (ich halte in Ehren, ich würdige – und demnach verletze ich keine persönlichen oder moralischen Grenzen) und aus *Stimulation* (mit ihren Bedeutungen der sensorischen Anregung). Die Bedeutung dieser Art von Interaktion liegt darin, dass sie Kontakt, Sicherheit und Vergnügen bieten kann, während sie nur sehr wenig erfordert. Sie ist daher bei schwerer kognitiver Beeinträchtigung besonders wertvoll.
6. *Feiern* (celebration). Die Stimmung dabei ist aufgeschlossen und gesellig. Es ist nicht einfach eine Sache besonderer Gelegenheiten, sondern eines jeden Augenblicks, in dem das Leben als zutiefst freudvoll erlebt wird. Viele Menschen mit Demenz behalten trotz ihres Leidens die Fähigkeit zu feiern, vielleicht nimmt sie sogar zu, wo die Last der Verantwortung schwindet. Feiern ist die Form von Interaktion, bei der die Trennung zwischen Betreuendem und Betreutem einem vollständigen Verschwinden am nächsten kommt; alle werden von einer ähnlichen Stimmung erfasst. Die gewöhnlichen Grenzen des Ich sind verschwommen geworden, und das Selbst hat sich ausgeweitet. In manchen mystischen Traditionen ist dies die Bedeutung von Spiritualität.
7. *Entspannen* (relaxation). Von allen Formen der Interaktion ist sie diejenige mit dem niedrigsten Intensitätsgrad und vielleicht auch mit dem geringsten Tempo. Natürlich ist es möglich, allein zu entspannen, aber viele Menschen mit Demenz mit ihren ausgeprägten sozialen Bedürfnissen vermögen nur zu entspannen, wenn andere in der Nähe sind oder wenn unmittelbarer Körperkontakt hergestellt wird.

Während jede der sieben von uns untersuchten Arten der Interaktion einen stark positiven Gehalt hat, sind drei weitere deutlicher psychotherapeutisch ausgerichtet:

1. *Validation* (validation). Dieser Begriff hat eine lange Geschichte in der psychotherapeutischen Arbeit, die um einige Zeit vor den Punkt zurückreicht, an dem Naomi Feil ihn in der Demenzpflege berühmt machte (Laing, 1967). Die wörtliche Bedeutung ist: stark oder robust *(widerstandsfähig)* machen. Die Erfahrung eines anderen Menschen zu würdigen, zu validieren bedeutet, die Realität und Macht dieser Erfahrung und damit ihre „subjektive Wirklichkeit" zu akzeptieren. Der Kern der Dinge liegt im Anerkennen der Emotionen und Gefühle einer Person und im Antworten auf der Gefühlsebene. Validieren umfasst ein hohes Maß an Empathie

in dem Versuch, den gesamten Bezugsrahmen einer Person zu verstehen, selbst wenn er chaotisch, paranoid oder halluzinär ist. Wird unser Erleben validiert, fühlen wir uns lebendiger, verbundener, wirklicher; es gibt allen Grund zu der Annahme, dass dies auch bei Demenz so ist.

2. *Halten* (holding). Dies ist natürlich eine vom Halten eines leidenden Kindes abgeleitete Metapher. Im psychologischen Sinne zu halten bedeutet, einen sicheren psychologischen Raum, ein „Behältnis" *(„container")* zu bieten; hier können ein verborgenes Trauma oder ein Konflikt nach außen gebracht und Bereiche extremer Verwundbarkeit gezeigt werden. Ist das Halten sicher, kann eine Person im Erleben wissen, dass verheerende Emotionen, wie abgrundtiefer Schrecken oder überwältigende Trauer, vorübergehen und nicht zur Desintegration der Seele führen. Selbst heftiger Zorn und zerstörerische Wut, die sich für eine Weile gegen die haltende Person richten, werden letztere nicht verjagen. Wie im Falle der Kinderpflege kann das psychologische Halten in jedem Zusammenhang auch das körperliche Halten umfassen.
3. *Erleichtern* (facilitation). In seiner einfachsten Bedeutung besagt es, eine Person in die Lage zu versetzen, etwas zu tun, das sie ansonsten nicht tun könnte, indem diejenigen – und nur diese – Teile der Handlung übernommen werden, die fehlen. Erleichtern dieser Art verschmilzt mit dem, was ich Zusammenarbeiten genannt habe. Die psychotherapeutische Arbeit im eigentlicheren Sinne setzt ein, wenn der Handlungssinn einer Person ernsthaft erschöpft wurde oder wenn eine Person nicht mehr weiß, was sie tun soll und wie sie es tun soll. Vielleicht besteht alles noch Verbliebene in einer zögernden Bewegung in Richtung auf eine Handlung oder in einer elementaren Geste. Die Aufgabe des Erleichterns besteht nun darin, die Interaktion in Gang zu bringen, zu verstärken und der Person schrittweise zu helfen, sie mit Bedeutung zu füllen. Wenn dies gut vorgenommen wird, so besteht eine hohe Sensibilität gegenüber den möglichen Bedeutungen in den Bewegungen einer Person, und die Interaktion schreitet in einer Geschwindigkeit voran, die langsam genug ist, um der Bedeutung die Entwicklung zu ermöglichen.

Jede der Arten von Interaktion, die wir bislang betrachtet haben, repräsentiert eine Form von „Pflege" in dem Sinne, dass sich die Person mit Demenz primär am empfangenden Ende befindet oder aktiv in die soziale Welt hineingezogen wird. Es gibt jedoch einige Interaktionen, in denen die Situation umgekehrt ist: Die Person mit Demenz übernimmt die Führungsrolle, und die betreuende Person bietet eine empathische Reaktion an. Wie bei den anderen Arten von Interaktion können diese über mehrere Minuten anhalten oder so kurzlebig wie eine einzelne triadische Einheit sein. Dieses Thema erfordert eine viel genauere Analyse, zwei der typischen Arten von Interaktion sind jedoch folgende:

1. *Schöpferisch sein* (creation). Dabei bietet eine Person mit Demenz dem sozialen Setting spontan etwas aus ihrem Vorrat an Fähigkeiten oder sozialen Fertigkeiten an. Zwei häufige Beispiele sind, dass die Betreffenden zu singen oder zu tanzen beginnen und andere auffordern, mitzumachen.
2. *Geben* (giving). Dies ist eine Form der Interaktion, die sich dem Ich-Du-Modus annähert. Die Person mit Demenz bringt Besorgnis, Zuneigung oder Dankbarkeit zum Ausdruck, bietet Hilfe an oder macht ein Geschenk. Bisweilen finden sich eine große Sensibilität für die Stimmungen und Gefühle von Betreuenden und eine Wärme und Ernsthaftigkeit, die die recht kalte Kultur des gewöhnlichen Großbritanniens beschämt.

Diese Sichtweise von Interaktion in der Demenzpflege lässt sich durch eine kleine Vignette[34] illustrieren, die drei für eine annähern-

34 Zur Verfügung gestellt von Lisa Heller, Darnall Dementia Group, Sheffield

de Analyse hinreichend detaillierte Passagen enthält.

Stuart ist 65. Abgesehen von seiner Demenz ist er sprachlich erheblich beeinträchtigt. Seine Frau Mary arbeitet an einer örtlichen Schule. An einem Freitag, der erst sein fünftes Mal im Tageszentrum war, kam er ziemlich aufgeregt und unruhig an. Der Minibus hatte ihn eine Stunde zu spät abgeholt, mit dem Ergebnis, dass Mary zu spät zur Arbeit kam.

Stuart wurde begrüßt und willkommen geheißen und schien sich über einer Tasse Tee	ANK
zu beruhigen. Gutmütig gestattete er, dass um ihn herum eine Partie Domino stattfand.	ENT
Gegen Ende des Vormittags wurde er aufgefordert, sich an den Mittagstisch zu setzen. Stattdessen suchte er erst umher, scheinbar nach seiner Jacke, und ging dann zur Eingangstür. Mehrere Helfer boten ihm Gesellschaft am Tisch an. Er lehnte mit einem dünnen Lächeln und einem Ausdruck des „Natürlich-bleibe-ich-nicht-zum-Essens“ ab.	VER
Martin schlug vor, sich an einen separaten Tisch zu setzen, und Stuart sagte deutlich: „Nein, ich gehe, sie wird dort sein.“	VER
Martin sagte dann ruhig zu Stuart: „Mary kam heute Morgen zu spät zur Arbeit, nicht wahr? Haben Sie sich Sorgen gemacht?“ Stuart schaute an ihm vorbei und wollte noch immer gehen. Martin sagte: „Mary hat heute Morgen hier angerufen, sie weiß, dass Sie um drei Uhr nach Hause kommen. Ist das in Ordnung?“ Stuart war noch immer nicht bereit, sich zum Essen niederzulassen. „Sie ... Es ist dieses ...“ Martin sagte: „Mary ist jetzt bei der Arbeit, Stuart, und sie weiß, dass Sie hier sind. Sie sind heute Morgen gut zurechtgekommen, seit Sie sich Sorgen um Mary gemacht haben.	VAL
„Wie steht's mit einem Spaziergang vor dem Essen?“	VER
Stuart nahm diese Idee sofort an. Martin und er gingen zügigen Schrittes um den Block, einander bei den Händen haltend.	ERL
Als sie wieder hineingingen, sagte Martin: „Das war doch einmal richtig schöne, frische Luft, nicht wahr? Ich bin reif jetzt für mein Mittagessen, möchten Sie sich mir anschließen?“	VER
Nach dem Essen begann Stuart, in seinen Taschen herumzusuchen. „Sie haben für Ihr Essen bezahlt, Danke, Stuart.“ Stuart bestätigte dies: „Ja, gut, aber es ist ... dieses ... nein, dieses ... nicht ... Ich suche nach ...“ „Stuart, Sie haben keinen Schlüssel mit, weil Mary damit rechnet, vor Ihnen zu Hause zu sein. Wenn Sie noch so lange warten, bis wir Sie mitnehmen können, wird Mary dort sein.“	VAL
Martin bot ihm an, mit ihm an einer Collage zu arbeiten, die er in der vergangenen Woche begonnen hatte. Stuart konzentrierte sich nur für wenige Minuten darauf.	ZUS
Man schlug ihm eine Partie Dart vor. „Ich bin immer ... hinuntergegangen mit ...“ (seine Geste bedeutete ‹Trinken›)	VER

Er war eindeutig ein guter Dart-Spieler und genoss die Anstrengungen der mit ihm Spielenden. Er spielte 40 Minuten lang.	ANK
Dann sagte Stuart: „Ich ... nicht lange ...“ Maureen zeigte ihm ihre Uhr: „Wir gehen alle um drei Uhr, Stuart. Ich gehe mit dir.“	VAL

Abkürzungen für die Arten von Interaktion in der Demenzpflege: Anerkennen ANK; Verhandeln VER; Zusammenarbeiten ZUS; Spielen SPI; Timalation TIM; Feiern FEI; Entspannen ENT; Validation VAL; Halten HAL; Erleichtern ERL; Schöpferisch sein (durch die Person mit Demenz) SCHÖ; Geben (durch die Person mit Demenz) GEB.

Dieses Beispiel genügt für eine allgemeine Beschreibung. Wir können hier Augenblicke von mindestens sechs der Interaktionsarten sehen: Anerkennen, Verhandeln, Zusammenarbeiten, Entspannen, Validation und Erleichtern.

Gute Demenzpflege hat demnach eine Art Ökologie, bei der eine Vielfalt von Interaktionsarten miteinander verschmelzen, und es gibt eine kontinuierliche Abfolge. Wir könnten uns einen natürlichen Nadelwald vorstellen, durchsetzt mit kleinen Lichtungen mit alpiner Wiese, in denen auf ein paar Quadratmetern hundert Arten zu finden sind. Im Gegensatz dazu ist schlechte Pflege tot und reglementiert; es gibt lange Phasen der Vernachlässigung, und maligne, bösartige Sozialpsychologie füllt ein paar der Zwischenräume aus. Wir könnten dabei an eine Nadelgehölzplantage denken, die ausschließlich zu Zwecken des Agro-Business kultiviert wird, in der die Bäume in Reihen stehen und fast nichts zwischen ihnen wächst. Da gibt es wirklich keinerlei Anzeichen der Grazie und Schönheit eines natürlichen Systems, und die Atmosphäre ist düster und deprimierend.

6.3 Interaktionen zwischen Menschen mit Demenz

Dieser Aspekt der Pflegeökologie, des Pflegeumfeldes, wurde in der Literatur bis vor kurzem beinahe vollständig vernachlässigt. In einigen formellen Pflegeumgebungen tritt solche Interaktion kaum jemals auf, oder wenn, dann ist sie im Allgemeinen destruktiv: vielleicht der verderbliche Einfluss eines unbeachteten Leides oder ständige kleine Akte der Aggression. In anderen Umgebungen hingegen, wo die Teilnehmer im Wesentlichen den gleichen Grad an kognitiver Beeinträchtigung haben, gibt es ein beträchtliches Maß an Kommunikation und Kontakt der positiven Art. Eine Person bringt eine andere Person zur Toilette und wartet geduldig, bis sie fertig ist ... ein Mann und eine Frau gehen eine unausgesprochene Bindung ein, die ein wenig die Gestalt einer seit langem bestehenden Ehe annimmt ... eine Person spürt, dass eine andere Person noch hungrig ist und bringt ihr einen Extrateller mit Speise ... zwei Frauen sitzen nebeneinander und sind mit „Pseudostricken“ beschäftigt, kaum miteinander sprechend, aber sichtlich in Bezug zueinander ... drei Menschen gehen zusammen nach draußen, fühlen sich rundum wohl und entspannen in der Sonne. Dies sind Streiflichter einer besonderen Form sozialen Lebens, das in früheren Zeiten unsichtbar war.

Auf einer rein verbalen Ebene sind einige der auftretenden Interaktionen für einen phantasiebegabten Zuhörer verständlich und lassen sich unter Verwendung herkömmlicher linguistischer Werkzeuge analysieren (Sabat, 1994; Frank, 1995). Andere Interaktionen scheinen im Hinblick auf anerkannte linguistische Konventionen sehr wenig Sinn zu ergeben. Hier wird der größere Teil der Botschaft wahrscheinlich nonverbal übermittelt; in manchen Fällen sind die Worte mehr eine Ausschmückung oder Begleiterscheinung als ein Hauptvehikel zur Kommunikation von Inhalten. Sprachen haben vielfältige Gestalt, und es gibt welche, die weit weniger als die europäischen Sprachen von Grammatik und Vokabular abhängen, sondern viel stärker auf den Tonfall, die Gestik und den Kontext zurückgreifen. Unterhaltungen in diesen Sprachen könnten überhaupt keinen Sinn ergeben, würden sie auf herkömmliche Weise einfach vom Band transkribiert. Aus diesen Gründen wäre es unklug, irgendeine Interaktion zwischen Menschen mit Demenz als bedeutungslos oder nicht sinnvoll abzutun. Stattdessen könnten wir ihrem Einfallsreichtum beim Schaffen besonderer Formen der Kommunikation, die die kognitive Beeinträchtigung kompensieren, Beifall zollen.

Sehr wertvoll wäre es, im Einzelnen der Frage nachzugehen, warum solche reichhaltigen Interaktionen in manchen Pflege-Settings oder Pflegeumgebungen auftreten und in anderen nicht. Die grundlegende Antwort scheint eine einfache zu sein, obwohl sie durch die Forschung noch nicht untermauert wurde: Wenn ein person-zentrierter Pflegeansatz beständig und über eine lange Zeit hinweg angewendet wurde, werden allmählich viele psychische Bedürfnisse befriedigt. Erfahrung wird kontinuierlich gewürdigt; es gibt eine Sicherheit des Haltens und eine Kontinuität des Erleichterns. Persönliche Ressourcen schwinden nicht länger dahin, und das Gespenst des Vegetierens ist verschwunden. Die Hoffnung wird erneuert, und die Beteiligten haben das Vertrauen, ihr Leben als soziale Wesen zu leben.

Es muss gesagt werden, dass gute Pflege nicht darauf abzielt, das Narrenparadies der Konsumgesellschaft, einen Ort der Selbstsucht und sofortigen Befriedigung zu schaffen. Es ist nicht dies, woraus die Seinsweise eines reifen Erwachsenen besteht, und es ist kein Lebensmodell für diejenigen mit kognitiven Beeinträchtigungen. Wo das gesamte Umfeld sicher und gesund ist, sind die Teilnehmer in der Lage, mit gewissen Ausmaß an Konflikt, Herausforderung, Veränderung, Frustration, Verlust und Enttäuschung zurechtzukommen. Sie können bis zu einem gewissen Umfang die Bedürfnisse anderer würdigen und über ihre eigenen Sorgen hinausgehen. Es besteht dann eine immanente Gefahr zu unterschätzen, was Menschen mit Demenz tun können, wenn ernsthaft und nachhaltig der Versuch unternommen wird, ihre wichtigsten psychischen Bedürfnisse zu befriedigen. Die Illusion der Unfähigkeit wurde geschaffen, weil das Leben so oft zu für sie unmöglichen Bedingungen organisiert wurde.

6.4 Interaktion stärken

Die erste psychologische Aufgabe in der Demenzpflege besteht darin, Interaktion von wirklich positiver Art zu erzeugen helfen, die zweite Aufgabe liegt darin, zur Fortdauer dieser Interaktion zu befähigen. Im gewöhnlichen Ablauf des Alltags ist letzteres gewöhnlich kein Problem, und die notwendigen Fähigkeiten sind intakt. Hier ist es jedoch viel wahrscheinlicher, dass Interaktion abreißt. Seitens der Menschen mit Demenz wurden psychische Schranken, die früher die Angst in Schach hielten, unter Umständen geschwächt und sind in manchen Fällen vielleicht gänzlich zusammengebrochen; manche sind in hohem Maße verletzlich durch einen Einbruch von Wut, Trauer oder Angst. Bei schwerer kognitiver Beeinträchtigung kann die Fähigkeit des Definierens von Situationen oder der konstanten Verortung von Definitionen betroffen sein. Einst gebildete Absichten wurden unter Umständen mit der Zeit vergessen. Möglicherweise ist auch die Fähigkeit verlorengegangen, die Komponenten einer praktischen Aufgabe in eine Reihenfolge zu bringen. Es überrascht daher nicht, dass die Handlungen von Menschen mit Demenz dazu neigen, verwaschen zu werden, oder ins Leere laufen. Die Betreuenden ihrerseits bringen ihren eigenen Mangel an interaktiver Kompetenz und viele andere problematische Merkmale mit sich, die wir später in diesem Buch noch betrachten werden.

Nehmen wir an, die Person mit Demenz hieße „D.“. Soll die Interaktion vorankommen, so umfasst die Rolle der betreuenden Person mindestens folgende Punkte:

1. Erkennen, wann D. eine Handlung versucht – und reagieren.
2. Empathie einsetzen und ein Gefühl dafür bekommen, was D. unter Umständen erlebt.
3. D.'s Definition oder Protodefinition der Situation verstehen.
4. Dabei helfen, diese Definition mit Bedeutung zu füllen; nicht „korrigieren", um den Umgang damit zu erleichtern, oder sie in Arrangements der Institution einpassen.
5. Das von D. zum Ausdruck gebrachte Verlangen oder Bedürfnis würdigen und darauf reagieren, es erforderlichenfalls in eine Intention umwandeln.
6. D. in die Lage versetzen, seine bzw. ihre Handlung aufrechtzuerhalten; ihn bzw. sie davor bewahren, durch ein Versagen des Gedächtnisses ins Leere zu stürzen.
7. Sensibel auf jegliche Anzeichen dafür, dass sich D.'s Definition der Situation ändert, reagieren und mit jeglichen eintretenden Veränderungen mitgehen.
8. Genügend „schützenden Halt" (Geborgenheit, emotionalen Schutz) bieten, um D. in die Lage zu versetzen, jedwede emotionale Erfahrung durchzumachen, die die Interaktion mit sich bringt.
9. Bereit sein, entweder zu initiieren oder zu reagieren, wenn eine triadische Interaktionseinheit abgeschlossen wurde; weder zu rasch einschreiten noch sich zu lange zurückhalten.
10. Helfen, den gesamten Vorgang durchzuführen, sodass die Abfolge kleiner Einheiten eine abgeschlossene Handlung in der sozialen Welt wird.

Es gibt viele Weisen, in denen eine betreuende Person, der die notwendige Fertigkeit und Einsicht fehlt, unwissentlich eine Interaktion daran hindert, bis zu ihrem Abschluss zu gelangen. Die folgenden sind besonders häufig:

1. Versagen im Erkennen von D.'s erstem Handlungsversuch oder Abschreiben des Versuchs als Agitiertheit, Perseveration, „Unartigkeit" etc.
2. Auf übertrieben kognitive Weise arbeiten und auf der Gefühlsebene und der Ebene diffuser Bewusstheit nicht sensibel genug sein.
3. D. das eigene Rahmenwerk oder das der Einrichtung aufzwingen.
4. Nach Ingangkommen der Interaktion übermäßig auf einen einzigen und bestimmten Verlauf konzentriert sein.
5. Die Interaktion zu beschleunigen, statt sie in ihrem natürlichen Tempo ablaufen zu lassen.
6. Sich von der Interaktion zurückziehen, bevor der soziale Akt vollzogen ist.
7. Auf ein inneres Gefühl von Bedrohung oder Unsicherheit statt auf D.'s Bedürfnis reagieren; möglicherweise abblocken von D.'s Bemühungen um Kommunikation oder Einsatz von Taktiken der Distanzierung oder des Nicht-Berücksichtigens.

Es ist demnach klar, dass die Stärkung einer positiven Interaktion von der betreuenden Person eine Menge fordert. Vieles von der malignen Sozialpsychologie, die wir in Kapitel 4 untersucht haben, könnte als wohlmeinender, aber fehlgeleiteter Versuch, die interaktive Leere zu füllen, gesehen werden. Manche der Qualitäten und Fertigkeiten für eine positive Arbeit an der Person gleichen jenen, die bei einem Berater oder Psychotherapeuten benötigt werden, und manche sind spezifisch für die Demenzpflege. Je schwerer die Demenz, desto größer wird auch der Bedarf an speziellen interaktiven Kompetenzen.

6.5 Demenzpflege und Psychotherapie

Ich habe eine gute Demenzpflege als im Wesentlichen aus einer Reihe qualitativ hochwertiger Interaktionen bestehend beschrieben, die in einem Kontext der Stabilität und Sicherheit ablaufen. Manche dieser Interaktionen sind eindeutig therapeutischer Art. Ist Pflege demnach, als Ganzes gesehen, überhaupt wie Psychotherapie, und wenn ja, in welcher Weise? Können wir irgendwelche wirklich therapeutischen Ergebnisse erwarten? Unser Thema besteht hier nicht in der Beratung derjenigen, bei denen die Diagnose Demenz erst vor kurzem gestellt wurde, obwohl dies zweifellos einer der immer häufigeren Punkte der gegenwärtigen Praxis ist. Wir betrachten vielmehr die Möglichkeit einer Form von Psychotherapie für Menschen, deren Demenzprozess schon weit vorangeschritten ist, die bei jedem kognitiven Test tatsächlich null Punkte erreichen könnten.

Es hängt natürlich alles davon ab, was wir meinen. Bei einer früheren Untersuchung dieses Themas gab ich eine allgemeine (und ziemlich optimistische) Definition von Psychotherapie – eine, der Praktiker aus vielen verschiedenen Schulen zustimmen könnten:

> *Es ist ein Prozess, durch den eine Person in die Lage versetzt wird, seine bzw. ihre Art des In-der-Welt-Seins zu verändern, und vor allem in Bezug auf die Beziehungsfähigkeit zu anderen Menschen; ein Prozess, in dessen Verlauf alte Wunden geheilt, verborgene Konflikte gelöst und ungenutztes Potential zutage gefördert werden. Als Ergebnis wird das Leben zufriedenstellender, sicherer und produktiver. (Kitwood, 1990c, S. 43)*

Die Gründe für Skeptizismus sind offensichtlich. Wenn Menschen mit Demenz solche Probleme beim Aufrechterhalten der Aufmerksamkeit haben, wie wären sie dann in der Lage, sich wirklich in einem therapeutischen Prozess zu engagieren? Wenn ihr Gedächtnis, vor allem das Kurzzeitgedächtnis, so ernsthaft geschädigt ist, wie könnten neue Einsichten erhalten bleiben? Wenn sie in der Fähigkeit, Pläne zu machen und umzusetzen, so eingeschränkt sind, wie vermöchten sie ein neues Lebensmuster zu schaffen und dann zu festigen? Und wenn ihre Persönlichkeit langsam abgebaut wird, ist es nicht lächerlich, die Art tiefer innerer Neuorganisation zu erwarten, auf deren Bewirken Psychotherapie abzielt? Vom traditionellen Standpunkt gegenüber Demenz aus gesehen, demzufolge ein autonomer neurodegenerativer Prozess besteht, erscheint das gesamte Projekt hoffnungslos und nichtig. Von der Position aus, die ich in diesem Buch eingenommen habe, ist dem nicht so, und die Erfahrung vieler Praktiker beginnt darauf hinzudeuten, dass die traditionelle Sichtweise inkorrekt ist.

Obwohl Menschen mit Demenz enorm im Nachteil sind, gibt es einige Punkte, in denen sie einer therapeutischen Veränderung gegenüber unter Umständen offener sind, als andere. So sind sie beispielsweise oft äußerst ernsthaft und offen im Ausdruck dessen, was sie fühlen und benötigen, während viele kognitiv intakte Menschen sich hinter konventionellen Masken und Vorwänden verbergen. Menschen mit Demenz sind ausgesprochen gemeinschaftsbezogen, und es gibt viele, die eindeutig auf Beziehungssuche sind, während unsere Kultur oft Rückzug oder Selbstisolation erzeugt. Psychotherapie zielt generell darauf ab, einem Menschen zu helfen, seine psychische Abwehr zu verringern und gewissermaßen verwundbarer zu werden; viele Menschen mit Demenz befinden sich – wenn auch unfreiwillig – bereits in jenem Zustand. Würde eine schwere Demenz mit einer schweren Depression verglichen, so könnte sie als ein für psychotherapeutisches Arbeiten hoffnungsvollerer Bereich gelten.

Über die Art, in der eine therapeutische Veränderung eintritt, gibt es mehrere verschiedene Theorien. Eine Sichtweise, die sehr angesehen ist, misst dem Erkennen nur relativ geringes Gewicht bei und betrachtet den gesamten Prozess als grundlegend relational (Symington, 1988, S. 25–38). Im Verlauf der Therapie wird eine besondere Art der Beziehung gebildet, eine, die weitaus toleranter, annehmender und stabiler als im gewöhnlichen Leben ist. Für manche Menschen ist dies das allererste Mal, dass sie wirklich als eine Person anerkannt wurden. Die gute Beziehung wird langsam im emotionalen Gedächtnis internalisiert und hilft, Defizite in der frühen Eltern-Kind-Beziehung auszugleichen. Durch das „Halten“ ist jemand unter Umständen in der Lage, sich durch ungelöste Konflikte und schmerzliche Emotionen hindurchzuarbeiten. Durch das Validieren entwickelt eine Person die Fähigkeit, ihr Leben auf reichere Weise und mit einem geringeren Bedürfnis, Abwehr zum Auslöschen von Subjektivität einzusetzen, zu erfahren. Durch Erleichtern werden neue Handlungsschemata geformt, vor allem von relationaler Art, und diese werden dann in relationale Kontexte an anderer Stelle übertragen. Es kommt zu einer schrittweisen Reorganisation der Innenwelt, mit einer größeren Widerstandskraft und einem Vorrat an positiven Gefühlen.

Jede Sichtweise des therapeutischen Prozesses ist natürlich ein wenig spekulativ, und ich habe über diesen in hochgradig idealisierter Form berichtet. Es gibt jedoch guten Grund zu der Annahme, dass vieles von dem zumindest für manche Menschen mit Demenz verfügbar ist. Betrachten wir Interaktion einmal näher, so ist es tatsächlich möglich, den therapeutischen Prozess in seinem Ablauf zu sehen[35].

Bridget kam zweimal wöchentlich ins Tageszentrum. Sie war oft ängstlich und brachte ihre Emotionen bereitwillig zum Ausdruck. Während dieses speziellen Vorfalls ging Bridget weinend in dem großen Raum umher und fragte jeden, dem sie begegnete: „Hast du meine Mutter gesehen?" Eine Betreuungsperson trat auf sie zu und ging mit ihr. Das Gespräch verlief folgendermaßen (siehe S. 158 im Kasten).

In der Mikrostruktur dieser Episode können wir mindestens sieben der Interaktionsarten unterscheiden, die zuvor in diesem Kapitel beschrieben wurden: Anerkennen, Validieren, Halten, Verhandeln, Timalation, Entspannen und Geben (durch die Person mit Demenz). Halten und Validation haben hier eine besonders starke therapeutische Qualität.

35 Diese Vignette wurde von Deborah Smith, Respite Care Organizer, Alzheimer's Disease Society, Hammersmith and Fulham Branch, London, zur Verfügung gestellt.

Es gibt jedoch einen ganz entscheidenden Unterschied zwischen gewöhnlicher Psychotherapie und der besten Demenzpflege. In ersterem Fall wird ein Punkt erreicht, an dem eine hinreichende Veränderung eingetreten ist und zu festigen begonnen wurde, damit die Therapie zu einem Abschluss kommt. Der erfolgte Lernprozess kann dann ohne weitere Unterstützung durch den Therapeuten im täglichen Leben umgesetzt werden. Bei Demenz tritt dies nicht ein. Eine therapeutische Veränderung kann anhalten, aber es gibt keinen Punkt, an dem die therapeutische Arbeit getan ist. Personsein muss kontinuierlich gestärkt werden – wenn nicht, versickern Beziehungsvertrauen und gute Gefühle und lassen eine Person mit einer subjektiven Welt zurück, die abermals im Chaos und in Trümmern liegt. Therapeutische Interaktionen wie Halten, Validation und Erleichtern werden auf Dauer aufrechterhalten, ja sogar verstärkt werden müssen, wenn die kognitive Beeinträchtigung fortschreitet. Die gewöhnliche Psychotherapie strebt danach, einen Punkt stabilen Gleichgewichts zu erreichen. Die Psychotherapie bei Demenz kann nur einen metastabilen Zustand erreichen, und der ist leicht zu zerstören, etwa durch eine plötzliche Veränderung oder das wiederholte Versagen, ein dringendes Bedürfnis zu befriedigen. Interdependenz ist eine grundlegende Tatsache menschlicher Existenz und wird in der Reife durch Autonomie ausgewogen. Bei Demenz ist die Autonomie notwendigerweise bis zu einem gewissen Grad verringert, und die Interdependenz tritt deutlich zutage.

Selbst wenn sich Fragmente des therapeutischen Prozesses beobachten lassen, liegt der bedeutungsvollste Test in den therapeutischen Ergebnissen. Bislang wurde auf diesem Gebiet bezüglich der Demenz noch relativ wenig geforscht, obwohl viele erfahrene Pflegepraktiker über vereinzeltes Material verfügen. Meine eigene kleine Studie, über die gegen Ende von Kapitel 5.3 berichtet wird, zeigt deutlich das Vorhandensein einer therapeutischen Veränderung, und mit zunehmender Verbesserung der

„Suchst du nach deiner Mutter?" „Ja, hast du sie gesehen? Ich möchte nach Hause. Ich will meine Mutter."	ANK
„Wie sieht sie aus?" „Sie sieht … hmmm … normal aus." „War sie eine kleine oder eine große Frau?" „Sie ist normal. Wo ist sie? Ich will meine Mutter." „Fehlt sie dir?" „Ja", weinte Bridget, „bring mich nach Hause. Ich will meine Mutter. Wo ist meine Mutter?"	VAL
„Tut mir leid, Bridget", sagte die Betreuungsperson sanft, „sie ist nicht hier." Bridget weinte, als die Betreuungsperson den Arm um sie legte.	HAL
„Was würde deine Mutter tun, wenn sie hier wäre?" „Schöne Sachen."	ANK
„Würde sie dich schön in den Arm nehmen? Möchtest du, dass ich dich schön in den Arm nehme?" „Ja."	VER
Sie nahmen sich in den Arm, und die Betreuungsperson führte Bridget zu einem	HAL
Sofa, wo sie sich hinsetzten. Die Betreuungsperson hielt Bridget im Arm und glättete ihr Haar.	TIM
„Sicher hatte deine Mutter dich sehr lieb, und du warst ihr eine gute Tochter."	VAL
„Ja, und ich habe sie sehr lieb. Und ich habe dich lieb."	GEB
„Nun, ich bin hier an deiner Seite, Bridget."	HAL
Sie saßen für eine Weile beieinander, und dann war Bridget in der Lage, eine Tasse Tee und eine Zigarette zu genießen. Später schloss sie sich wieder der übrigen Gruppe an.	ENT
Abkürzungen für die Arten von Interaktion in der Demenzpflege: Anerkennen ANK; Verhandeln VER; Zusammenarbeiten ZUS; Spielen SPI; Timalation TIM; Feiern FEI; Entspannen ENT; Validation VAL; Halten HAL; Erleichtern ERL; Schöpferisch sein (durch die Person mit Demenz) SCHÖ; Geben (durch die Person mit Demenz) GEB.	

Pflegequalität können wir unter Umständen vernünftigerweise erwarten, dass dies bei einem größeren Anteil von Fällen eintritt.

6.6 Zwei Arten der Rechtfertigung

Ein Skeptiker könnte einwenden, meine Beschreibung der Demenzpflege sei in absurder Weise idealistisch, ich hätte den durch die neurodegenerative Erkrankung verursachten Schaden unterschätzt und einen unmöglichen Pflegeablauf vorgeschlagen, vor allem zu einer Zeit, in der Ressourcen derart begrenzt sind. Ich habe mich ständig auf das bezogen, was Menschen mit Demenz tun können, statt auf ihre offensichtlichen Beeinträchtigungen, und „Problemverhalten" wird nicht einmal als solches erwähnt. Dem Skeptiker kann auf zwei Weisen geantwortet werden.

Das erste Argument ist ein ethisches. Wenn sich zeigen lässt, dass eine Form der Praxis in logischer Übereinstimmung mit einer Ethik steht, der man sich verpflichtet hat, so kann diese Praxis als moralisch gültig bezeichnet werden. Die in Kapitel 2 umrissene Ethik enthielt drei zentrale Ideen: *Achtung gegenüber Personen, moralische*

Solidarität und *In-Beziehung-Treten* von Du und Ich. Es darf behauptet werden, dass die das gesamte Buch hindurch dargebotene Sichtweise von Demenzpflege mit dieser Ethik übereinstimmt, während strikte Verhaltensmodifikation, rohe Realitätsorientierung oder der intensive Einsatz von Sedativa dies nicht tun. Moralische Gültigkeit ist keine empirische Angelegenheit. Sie ist lediglich eine Frage, ob eine Form der Pflegepraxis logisch mit einem bereits eingenommenen ethischen Standpunkt übereinstimmt.

Dies ist indessen nur eine teilweise Antwort. Für diejenigen mit praktischem Verstand oder für jeden, der Pflegepraxis wo immer möglich auf Forschung beruhend sehen möchte, wäre sie nicht zufriedenstellend. Der Kernpunkt liegt darin, dass viele Handlungsweisen ethisch zu rechtfertigen sein könnten, und dennoch ist es notwendig, die einen eher als die anderen aufzugreifen. Erkennbare Wirksamkeit ist die offensichtliche Grundlage für die Auswahl. Hätte eine spezielle, aus ethischen Gründen in perfekter Weise gerechtfertigte Praxis keine erkennbar guten Folgen, so wäre es ratsam, noch einmal nachzudenken. Die zweite Antwort gegenüber dem Skeptiker ist daher, dass die von mir vorgebrachte Sichtweise der Demenzpflege vor das Gericht der empirischen Untersuchung gebracht werden muss. Sie sollte durch die Forschung getestet werden.

Der falsche Ansatz besteht im Einsatz von Forschungs-Designs, die jene von Arzneimittelstudien zu imitieren suchen. Hierbei wird rigoros versucht, die Auswirkungen der verschiedenen Variablen voneinander zu trennen. Die behandelte Person wird als isoliertes Individuum gesehen, und die Auswirkungen, nach denen gesucht wird, sind relativ kurzfristig. Diese Art der Forschung wurde bei Interventionen der Demenzpflege schon oft versucht, und die Ergebnisse waren relativ enttäuschend – selbst wenn gewöhnliche Beobachtung eine andere Schlussfolgerung nahelegte (Holden & Woods, 1995, S. 39–62).

Eine bessere Forschungsstrategie umfasst meiner Anregung nach das Assessment der Folgen eines Pflegepraxismusters als Ganzes genommen, ohne den Versuch, es genau in getrennte Variablen zu unterteilen. Diese Art des Ansatzes ist realistisch, indem akzeptiert wird, dass jegliche spezielle Pflegeintervention unter ihrer formellen Bezeichnung (Biografiearbeit in Gruppen, Musiktherapie etc.) in Wirklichkeit viele verschiedene Arten der Interaktion, wie etwa die weiter oben im Kapitel beschriebenen, umfasst. Darüber hinaus wird in diesem Ansatz anerkannt, dass sich eine Intervention an sich unmöglich von den persönlichen und moralischen Qualitäten derer trennen lässt, die sie anbieten. Ein so genanntes Programm zur Verhaltensmodifikation könnte in Wirklichkeit ein exemplarischer Fall einer person-zentrierten Pflege sein; eine elegante der Mode entsprechende Validationstherapie könnte sich in der Praxis als eine abstoßende Übung in maligner, bösartiger Sozialpsychologie herausstellen. Mit einem eher ganzheitlichen – oder ökologischen – Ansatz sind gesunde Designs noch möglich. Sie gleichen jedoch nicht sehr denen der „reinen" Forschung. Sie sind eher wie die aus Forschung und Entwicklung, bei denen das Ziel darin besteht, ein Produkt mit spezifizierten Leistungsmerkmalen zu bekommen, und es wird oft akzeptiert, dass das ganze System zu komplex und interaktiv ist, um in einzelne Variablen zerlegt zu werden (Kitwood & Woods, 1996).

Außerdem besteht unser Ziel beim Anbieten der Pflege darin, durch den gesamten Prozess der Demenz hindurch Personsein aufrechtzuerhalten und einen friedlichen und person-zentrierten Tod zu ermöglichen. Forschung mit einer langfristigen Perspektive ist in trauriger Weise vernachlässigt worden, vielleicht in der Annahme, sie sei zu schwierig oder zu teuer. Es ist indessen möglich, solche Forschung mit hinreichender Stringenz durchzuführen, um festzustellen, was wirklich wichtig ist, und es ist weniger kostenträchtig, als es denjenigen scheinen mag, deren geistiges Rüstzeug durch das Modell der Arzneimittelstudien geformt wurde. Das Mittel der Langzeituntersuchung wird der entscheidende empirische Test für die Validität der Begrifflichkeit person-zentrierter Pflege sein.

6.7 Jenseits palliativer Behandlungs- und Betreuungskonzepte

Wenn wir die dialektische Sichtweise von Demenz, wie sie in diesem Buch entwickelt wurde, akzeptieren, und wenn wir die volle Implikation der Tatsache der Verkörperung anerkennen, erscheint eine Schlussfolgerung unausweichlich, und zwar, dass die Natur der Pflege auf dem Weg über die psycho-neuro-endokrine systemische Relation physiologische Begleiterscheinungen und Konsequenzen hat. Gute Pflege steigert die Vitalität und senkt Stress; sie bietet genau das innere Umfeld, das der allgemeinen Gesundheit und der Gewebeerneuerung förderlich ist (Ornstein & Sohel, 1989; Siegel, 1991; Benson, 1996). Aus mehreren Studien zum Rementieren haben wir Hinweise darauf, dass gute Pflege eine bessere Nervenfunktion fördert; möglicherweise schafft sie auch die Bedingungen, die einen gewissen Grad an Nervenregeneration ermöglichen. Schlechte Pflege wertet die Person ab und bringt so den gesamten Organismus in Gefahr. Sie verstärkt Angst, Wut und Trauer, und diese ziehen alle möglichen pathologischen Zustände nach sich. Gegenwärtig sind wir also gerade dabei, den Verlauf der Alzheimer-Krankheit und anderer neurodegenerativer Erkrankungen zu ändern.

Die Qualität von Pflege lässt sich empirisch beurteilen, wie wir bereits in Kapitel 5 gesehen haben. Mit verbesserter Pflege erweisen sich die langfristigen Ausprägungen von Demenz unter Umständen als sehr verschieden von den in der älteren Literatur beschriebenen und in den Standardstadientheorien zusammengefassten. Vernünftigerweise können wir erwarten, weitaus weniger und möglicherweise gar kein Vegetieren zu finden. Es sollte ein viel höheres Maß anhaltenden Wohlbefindens und in einem Teil der Fälle die Art von langfristigen therapeutischen Veränderungen geben, die ich beschrieben habe. Demenz wird dann ein Komplex klinischer Zustände sein, der sich von dem, den wir ererbt haben und der in den heutigen Standardlehrbüchern beschrieben wird, unterscheidet.

All dies steht einer gründlichen Untersuchung mittels anerkannter Methoden der Sozialwissenschaft offen. Popper schlug vor, ein Wissenschaftler solle vor dem tatsächlichen Überprüfen riskante und falsifizierbare Feststellungen treffen. Hier also ist mein Statement. Stellt sich heraus, dass bessere Pflege, wie sie als Arbeitsdefinition beschrieben wurde, mit keiner Veränderung im gesamten Langzeitmuster einhergeht, so wird meine Darlegung von Demenz falsifiziert worden sein. Finden sich jedoch tatsächlich die Art von Veränderungen, über die ich aus einer kleinen Studie berichtet habe, sowie jene anderen von mir vorausgesagten, können wir die Krankheitsprozesse, die eine Demenz begleiten, nicht länger als autonom betrachten, und dann wird das „Standardparadigma" falsifiziert worden sein. Dann stünde der Weg offen für eine radikale Neuordnung des gesamten Gebiets, die der Demenzpflege einen um vieles bedeutenderen Platz zuwiese. Bei der Jahr für Jahr fortschreitenden Demenz-Epidemie ist dies eines der wichtigsten aller Forschungsthemen.

6.8 Demenzpflege als Interaktion

In der Pflege von Menschen mit Demenz besteht die „positive Arbeit an der Person" im Grunde in einer Interaktion, die auf die jeweiligen individuellen Bedürfnisse, Persönlichkeit und Fähigkeiten abgestimmt ist. Aufseiten der Pflegeperson erfordert dies einen hohen Grad an „freier Aufmerksamkeit".

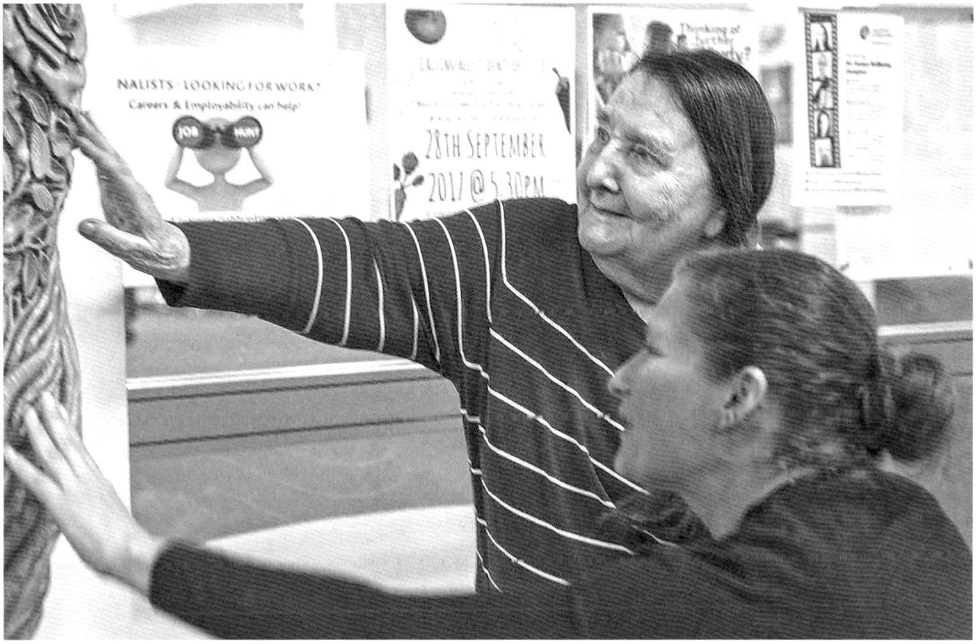

Abbildung 6-1: Pat und Michal in einem Moment des Zusammenwirkens, in dem sie beide eine wunderschöne Holzschnitzerei in einer Bibliothek in Worcester (UK) berühren (© Cathy Greenblat)

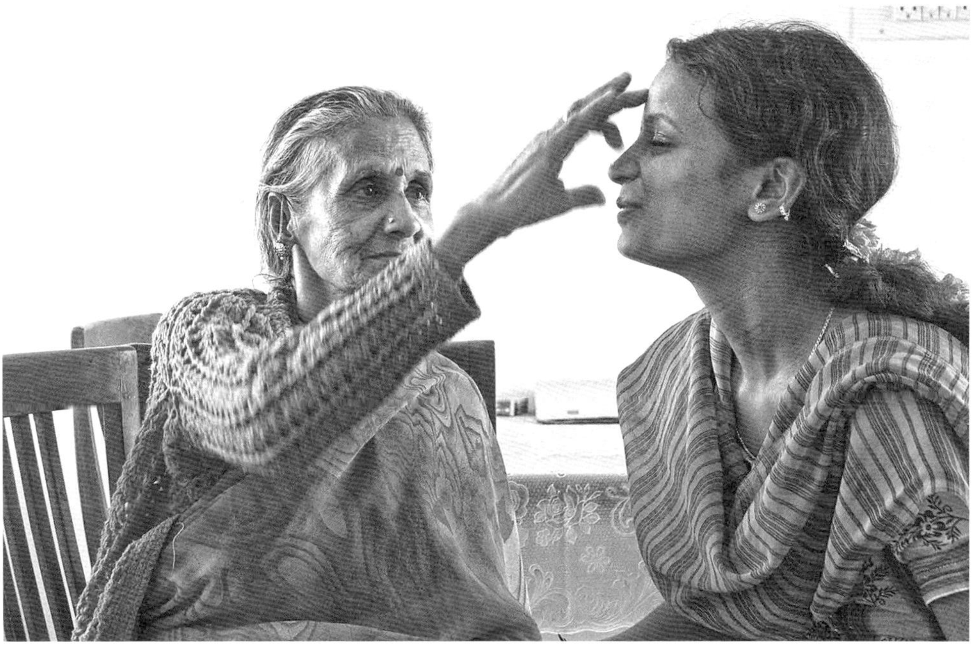

Abbildung 6-2: Bhanumati führt oft ein Finger-Ritual aus, um böse Geister abzuwehren, aber auch um ihre Fürsorge und Liebe gegenüber allen Helferinnen und Helfern des Nightingdale Tagesprogramms in Bangalore, Indien, zu zeigen (© Cathy Greenblat)

6.9 Kommentar von Richard Cheston

In diesem Kapitel beginnt Kitwood mit einer Verschiebung der Gewichtung in *Dementia Reconsidered* - und zwar vom Interesse am Erleben von Demenz hin zu seiner Vorstellung davon, wie Pflege im 21. Jahrhundert aussehen sollte. Indem er dies tut, erinnert er die Leserinnen und Leser an die beinahe revolutionäre Art und Weise, in der die Avantgarde der Demenzpflege während des davorliegenden Jahrzehnts Veränderungen vorangetrieben hatte, auch wenn „eine große Masse" noch immer „weit hinterherhinkt" (S. 146). Wenn wir von diesem Zeitpunkt aus im Schnelldurchlauf zwanzig Jahre vorwärtsspulen, dann erweist sich das Veränderungstempo an der Spitze der Demenzpflege als ebenso verblüffend wie 1997. Veränderung wird zum Teil von der Art und Weise angetrieben, in der Demenz in das öffentliche Bewusstsein und den politischen Diskurs eingeflossen ist: so werden inzwischen beinahe wöchentlich Berichte über neue Entwicklungen und Durchbrüche vermeldet. Es haben sich Modelle der Dienstleistungserbringung entwickelt und die digitale Technologie hat neue Möglichkeiten verfügbar gemacht, um Pflege vollkommen neu zu denken. Zugleich stellt sich die Realität des Alltagslebens für die Mehrheit derjenigen, die mit dementiellen Veränderungen leben, und die ihrer Familien, jedoch nach wie vor in einer Weise dar, mit der Kitwood allzu vertraut wäre. Zumindest im Kontext des Vereinigten Königreichs hat der von ihm beschriebene „Fetisch" namens Kosteneffizienz (S. 146) seinen Griff noch weiter verstärkt und ist nunmehr fest im Schrein eines Modells der Vergabe und Lieferung von Aufträgen bewahrt.

Doch dieses Kapitel ist weder eine Übung im selbstgefälligen Nebelbombenwerfen noch eine idealisierte Fantasievorstellung davon, was die Zukunft der Pflege sein könnte. Stattdessen umreißt es die Frage, wie das von Kitwood in den vorausgegangenen Kapiteln dargestellte phänomenologische Verständnis von Demenz sich in Beziehungen umsetzen lässt, die wirklich person-zentriert sind. Indem er dies tut, erinnert Kitwood nicht nur daran, dass die Ursprünge seines Paradigmas einem therapeutisch-beratenden Bezugsrahmen geschuldet sind, sondern auch daran, dass seine frühen Jahre als Psychologe auf die Frage konzentriert waren, wie familiäre Interaktionsmuster die moralische Entwicklung von Kindern formen (Kitwood, 1983). Im Kapitel finden die Kernkomponenten personzentrierter Beratung ihren Nachhall: Kongruenz, bedingungslose positive Aufmerksamkeit und Empathie. Allerdings liegt der Schwerpunkt hier nicht auf der Durchführung einer Therapie, wie das etwa in einer Therapiegruppe unmittelbar nach Diagnosestellung der Fall sein könnte. Vielmehr liegt er auf dem „Therapie-Sein", d.h. darauf, wie das Einbeziehen solcher therapeutischer Elemente in Beziehungen bedeuten könnte, dass Menschen mit Demenz das Gefühl erfahren, verstanden, geschätzt und emotional gehalten zu werden. Von dieser Warte aus werden Beratungsprinzipien in das Gesamtbild der Pflege eingewoben, sodass dies der Person mit Demenz dabei hilft, ihre Gefühle von Unsicherheit und Stress zu bewältigen. Das ist nach wie vor das Grundmaterial einer Revolution: sich vorzustellen, dass fast jede Interaktion mit jemandem, bei dem massive kognitive Beeinträchtigungen vorliegen, auf Empathie mit dem Bezugsrahmen dieser Person beruhen könnte; dass Pflegende vorbehaltlos Gefühle des Respekts für das Personsein des Individuums in Kraft setzen können und dass all dies auf einem Fundament von Wahrhaftigkeit aufbaut. Dies wäre wahrhaft personzentrierte Demenzpflege.

Als Ausdrucksmöglichkeit dafür, wie dies in der Praxis funktionieren könnte, stellt Kitwood eine Reihe positiver, person-zentrierter Interaktionen vor, von denen drei (Validation, Halten und Erleichtern) eine eindeutig psychotherapeutische Note aufweisen. Außerdem nutzt er eine Episode und das Transkript einer Interaktion, um eine stärker ausgearbeitete Argumentation dafür zu bieten, wie solche therapeutischen Interaktionsmuster sich vollziehen könnten. Seiner Argumentation zufolge sind solche Wege in Beziehung zu treten aus mindestens zwei Gründen bedeutsam: zum einen als Methode, den heimtückischen, subtilen Arten des „Verächtlichmachens und Herabsetzens“ einer Person entgegenzuwirken, die oftmals in gewöhnliche Interaktionen eingebettet sind. Und zweitens, weil für Menschen, die mit Demenz leben, „psychische Schranken, die früher die Angst in Schach hielten, unter Umständen geschwächt und [...] in manchen Fällen vielleicht gänzlich zusammengebrochen [sind]; manche sind in hohem Maße verletzlich durch einen Einbruch von Wut, Trauer oder Angst“ (S. 154).

Dieser Passus hat mich besonders beeindruckt. Denn mir scheint, er hält eine wirkmächtige zeitgemäße Beschreibung der emotionalen Herausforderung bereit, die Demenz darstellt. Wer jemals durch eine Krankenhausstation oder ein Pflegeheim gegangen ist und die Not miterlebt hat, die für eine pflegerisch unbehandelte Demenz symptomatisch ist, wird in dieser Erfahrung den Zusammenbruch von Abwehrmechanismen und das Hereinbrechen von „Wut, Trauer oder Angst“ verorten können. Allzu oft wird Demenz als Prozess kognitiven Verlusts entworfen, ohne dabei die existentiellen Herausforderungen zu erkennen, mit denen Menschen konfrontiert sind, die mit einer Demenz leben, wie darüber hinaus auch jene, die Zeugen dieses Kampfes werden (Cheston et al., 2015).

In den 20 Jahren seit Erscheinen von *Dementia Reconsidered* haben Forschung und Praxis im Bereich Demenz auf ein paar dieser Kitwood’schen Erkenntnissen aufgebaut, wohingegen andere vernachlässigt wurden. Ein eindeutiger Zugewinn hat im Bereich unseres Verständnisses von „herausforderndem Verhalten“ und in der Art und Weise stattgefunden, wie ein solches Verhalten unerfüllte Bedürfnisse, einschließlich dem nach emotionaler Sicherheit, kommuniziert (Moniz Cook et al., 2012; James & Jackman, 2017). Ein niederländischer Zeitgenosse Kitwoods, Bère Miesen, war wohl der erste Forscher, der überzeugend und mit Nachweisen belegt argumentiert hat, dass sich das Verhalten mancher Menschen, die mit gravierenderen kognitiven Beeinträchtigungen leben, in produktiver Weise als Versuch verstehen lässt, die eigene emotionale Sicherheit zu erhöhen (Miesen 1992, 1993; Miesen & Jones, 1997). Unter Heranziehung der Bindungstheorie hat Miesen dargelegt, dass die emotionale Wirkung des von einer Demenz verursachten kognitiven Abbaus sich als etwas verstehen lässt, das eine anhaltend „befremdende Situation“ erzeugt (Miesen, 1999). Je nach bestehendem Beeinträchtigungsniveau und ihren im Laufe des Lebens aufgebauten Strategien wird die Person diese Verunsicherung folglich mit einem bindungssuchenden Verhalten beantworten – oder anders gesagt: mit dem Versuch, größere emotionale Sicherheit zu erreichen.

Eines der von Miesen (1993) identifizierten sicherheitssuchenden Verhalten ist das der Elternfixierung. Hier verhält sich eine Person mit Demenz so, als seien ihre Eltern noch am Leben (während sie tatsächlich tot sind) – beispielsweise indem sie nach ihnen ruft oder sie aktiv sucht. Seit Miesen seine Konzepte formulierte, hat die Forschung immer mehr Nachweise erbringen können, die seine Behauptung voll unterstützen, dass ein solches Verhalten eine Strategie zur Schaffung von Sicherheit widerspiegelt (Browne & Schlosberg, 2005). Hier haben Osborne et al. (2010) festgestellt, dass Elternfixierung bei Menschen in Heimsituationen häufiger vorkommt als bei solchen, die weiterhin mit Partner/Partnerin oder einem anderen Angehörigen in der eigenen Häuslichkeit leben. Das ist das, worauf Miesens Theorie hinausläuft: Wo die Anwesenheit einer Bindungsfigur mit höherer Wahrscheinlichkeit gegeben ist, besteht für die mit schweren demenziellen Veränderungen lebende Person ein geringerer Bedarf nach Rückgriff auf eine Symbolfigur.

Zudem liegen ein paar Belege für eine andere von Miesen aufgestellte These vor. Ihr zufolge besteht eine Beziehung zwischen Verhaltensstrategien, die Menschen im Laufe ihres Lebens zur Reduktion von Stress erlernt haben, und den unterschiedlichen Verhaltensmustern, auf die sie im Falle einer Demenz zurückgreifen (Osborne et al., 2010). Bei Menschen, deren Verhalten man aus psychologischer Sicht als einen vermeidenden Bindungsstil beschreiben würde (d.h. wenn sie vor Auftreten ihrer Demenz auf ihre Selbständigkeit und darauf gepocht hätten, keine engen Beziehungen zu brauchen), besteht folglich bei Entwicklung einer Demenz eine höhere Wahrscheinlichkeit für das Auftreten paranoider Züge wie auch dafür, dass ihre Pflege sich sehr viel stressbehafteter gestaltet (Magai et al., 1996; Magai & Cohen, 1998). Wenn wir also verstehen, dass manche Formen herausfordernden Verhaltens eigentlich den Versuch darstellen, emotionale Sicherheit zu schaffen, dann lautet die klare Folgerung, dass Pflegeanbieter Wege finden müssen, um mehr emotionale Sicherheit zu schaffen. Ausschlaggebend dafür, dass dies geschieht, ist nun, dass Pflegende die personzentrierten und therapeutischen Qualifikationen anwenden können, die Kitwood in seinem Kapitel identifiziert und beschrieben hat. Nur so können Pflegemitarbeiter (beiderlei Geschlechts) jene Sicherheit und Wertschätzung bietenden Beziehungen schaffen, die für die meisten Menschen die Grundlage größerer emotionaler Sicherheit sind.

Die Bindungstheorie besagt aber auch, dass Menschen auch andere Wege finden, um für sich Sicherheit zu schaffen. In der Pflege von Menschen mit Demenz hat man es zunehmend verstanden, diese zu nutzen. So beruht etwa der Einsatz von Puppen (James et al., 2006) in der Pflege von Menschen mit Demenz auf dem Wissen, dass Menschen Übergangsobjekte als Möglichkeit der Überbrückung einer emotionalen Kluft in ihrem Leben nutzen. Allgemeiner formuliert hat man verstanden, wie Menschen mit Demenz in der stationären Pflege eine Vielfalt von Objekten zur Herstellung emotionaler Sicherheit nutzen (Stephens et al., 2013). So werden etwa im Rahmen der Simulierten Präsenztherapie oder durch Abspielen der Stimme von Ehemann, Ehefrau oder eines der Kinder mehr und mehr Möglichkeiten erprobt, emotionale Sicherheit zu bieten (Evans et al., 2015).

Eine letzte Anwendung der Bindungstheorie in der Demenzpflege geht auf die Erkenntnis zurück, dass die Interaktion zwischen einer mit Demenz lebenden Person und ihren pflegenden Angehörigen die verhaltensbezogene Reaktion der ersteren beeinflusst (Crispi et al., 1997; Cooper et al., 2008: Nelis et al., 2012). So haben Perren et al. (2007) 116 verheiratete Paare untersucht, bei denen jeweils eine Person von Demenz betroffen war, die von der Partnerin oder dem Partner betreut wurde.

Wo die Pflege erbringende Person sich durch einen vermeidenden Bindungsstil auszeichnete und gleichzeitig der mit Demenz lebende Partner oder Partnerin zu emotionaler Verunsicherung neigte und deshalb mehr Rückversicherung benötigte, konnte ein Zusammenhang zu einem höheren Grad an herausforderndem Verhalten und einem niedrigeren an Wohlbefinden seitens der sorgenden Partnerin bzw. des sorgenden Partners nachgewiesen werden. Die Autorinnen und Autoren begründen diesen Befund damit, dass manche Betroffene auf den Anstieg der mit ihrer Demenz verbundenen Not wohl so reagieren, dass sie nach mehr Rückversicherung durch die Partnerin oder den Partner suchen. Für Partnerinnen und Partner, denen es besonders schwer fiel, diesem Bedürfnis nach emotionaler Sicherheit nachzukommen, besteht dann die Ausweichmöglichkeit eines emotionalen Rückzuges von ihrem mit Demenz lebenden Beziehungspartner. Dies wiederum erzeugt dann ein noch größeres Bedürfnis nach Rückversicherung, wodurch sich ein Teufelskreis entwickelt. Auf einer etwas generelleren Ebene haben Edwards et al. (2017) die Forschungsliteratur ausgewertet und ein paar (wenn auch schwache) Nachweise zur Unterstützung der Behauptung gefunden, dass die Beziehungsqualität eines Paars zum Zeitpunkt der Diagnosestellung einen Zusammenhang zu dem Ausmaß aufweist, zu dem sich zu einem späteren Zeitpunkt herausforderndes Verhalten entwickelt. Dieses Forschungsgebiet legt somit nahe, dass das Vermögen von Paaren, einander zu nähren und während der Erkrankung eine größtmögliche emotionale Beziehung aufrecht zu erhalten, eine wesentliche Rolle bei der Bestimmung der Ergebnisse (eines dementiellen Prozesses, Anm. d.Ü.) spielt. Tatsächlich hat man sogar einen Zusammenhang zwischen Bindungsstil und Burnout bei stationärem Pflegepersonal nachgewiesen, das mit Menschen mit Demenz arbeitet (Kokkonen et al., 2014).

Die letzten beiden Jahrzehnte bindungstheoretischer Forschung in der Pflege von Menschen mit Demenz stützen mithin Kitwoods These, dass gute Demenzpflege im Wesentlichen „aus einer Reihe qualitativ hochwertiger Interaktionen" besteht, die in einem Beziehungskontext von „Stabilität und Sicherheit ablaufen" (S. 155). Für Kitwood drückt diese Behauptung seine Überzeugung aus, dass das Potential für psychotherapeutisches Wachstum und Veränderung nicht allein von der kognitiven Leistungsfähigkeit abhängt, sondern dass dabei auch die lebenslangen Erfahrungen der Person, ihre Persönlichkeit sowie, und zwar ganz entscheidend, die Qualität ihres sozialpsychologischen Umfelds Einfluss nehmen. Gute Demenzpflege erfordert mithin Beziehungen, die eine Verknüpfung aus Validation, Halten und Erleichtern aufweisen. Wo dies der Fall ist, kann dies bei der betroffenen Person eine grundlegende Re-Organisation ihrer inneren Welt erleichtern, die dann einen höheren Grad an Resilienz (Widerstandsfähigkeit) und ein Reservoir positiver Gefühle aufweist. Der Liste hieraus entstehender Kernvoraussetzungen würden wir dann noch hinzufügen, dass gute Demenzpflege auch anerkennt, dass Menschen mit Demenz wie alle anderen auch ein dauerhaftes Bedürfnis nach emotionaler Sicherheit haben und dieses Bedürfnis sich auf sehr unterschiedliche Weisen ausdrücken kann. Die Herausforderung, mit Menschen mit Demenz zu arbeiten, bleibt nach wie vor die, Wege zu finden, allen Bedürfnissen der Person nachzukommen, die mit Demenz lebt.

6.9.1 Punkte, die ein Nachdenken lohnen

- Kitwood zufolge sollte zum einen die emotionale Unterstützung im Zentrum der Demenzpflege stehen. Zum anderen können Menschen mit Demenz ungeachtet ihrer kognitiven Kapazitäten weiter wachsen und sich fortentwickeln, wenn die Beziehungen um die Person mit Demenz herum deren Personsein tatsächlich anerkennen.
- In der Demenzpflege stehen der Implementierung einer person-zentrierten Beratung zahlreiche Hindernisse entgegen. Sie entfalten sowohl auf der systemischen und institutionellen als auch der sozialen und persönlichen Ebene ihre Wirkung.
- Die emotionalen Bedürfnisse von Menschen mit Demenz anzuerkennen und praktische Wege zu finden, wie sich ihre Bedürfnisse nach emotionaler Sicherheit stützen lassen, kann wichtige und nachhaltige Methoden der Weiterentwicklung von Pflege verfügbar machen.

7 Die für- und versorgende Organisation

Tom Kitwood

Wann immer sich Menschen zusammenfinden, um eine komplexe Aufgabe wahrzunehmen, tritt unausweichlich eine Reihe von Fragen auf: Wie muss diese Aufgabe unterteilt werden? Lässt sich auf irgendeine Weise sicherstellen, dass die Menschen ihre Arbeit richtig machen? Wer ist wem und für was verantwortlich? Welcher Spielraum soll individueller Kreativität und Initiative in jeder Rolle gegeben werden? Wer hat das Sagen, und in welchen Bereichen? Fragen wie diese gelten für jede Art von Kontext (Produktion, Kommunikation, Dienste am Menschen etc.) und für jede Art der Organisation, von der kleinen und informellen, wie der Familie, bis zur großen und bürokratischen, wie etwa einer internationalen Bank oder der gesamten Zivilverwaltung. Viele der älteren Management-Theoretiker waren der Ansicht, es gäbe eine beste Art des Funktionierens für alle Organisationen. Heute hat sich indessen allgemein durchgesetzt, dass es für viele Organisationsformen einen passenden Raum gibt und dass es notwendig ist, die am besten zur Aufgabe passende Form zu finden. Demenzpflege bringt ihre eigenen organisatorischen Themen mit sich, obwohl diese im Allgemeinen noch nicht mit der ihnen gebührenden Tiefe und Gründlichkeit angegangen wurden. Die Crux liegt dabei in folgendem: Fürsorgen in seiner besten Form entspringt aus den spontanen Handlungen von Menschen, die über große Ressourcen verfügen und sehr bewusst sind, die einander zu vertrauen vermögen und leicht als ein Team arbeiten. Angestellte unterscheiden sich jedoch sehr hinsichtlich ihrer Erfahrung und Fertigkeit sowie in ihren Motiven für diese Art von Arbeit. Die Organisation muss demnach einen Weg finden, jeder Person den Freiraum zu geben, beste Arbeit zu leisten, während sie sich gleichzeitig gegen Schlamperei und Unzulänglichkeit schützt; Standards sind zu wahren. Es muss eine optimale Lösung gefunden werden, und dies in einem allgemeinen Kontext begrenzter Ressourcen.

In jeder Organisation, die einen Dienst am Menschen leistet, besteht eine enge Parallele zwischen der Art, in der Angestellte von ihren Vorgesetzten behandelt werden, und der Art, in der die Klienten selbst behandelt werden. Werden Angestellte alleingelassen und missbraucht, so werden es die Klienten vielleicht auch. Werden Angestellte unterstützt und ermutigt, so werden sie ihr eigenes Gefühl des Wohlbefindens in ihren Arbeitsalltag mit einbringen. Wenn also eine Organisation dem Angebot einer ausgezeichneten Pflege für ihre Klienten wahrhaft hingegeben, wenn sie ihrem Personsein verpflichtet ist, so muss sie notwendigerweise auch dem Personsein des gesamten Personals, und zwar auf allen Ebenen, verpflichtet sein. Jedes der Themen, die wir bislang in Bezug auf die Bedürfnisse von Menschen mit Demenz untersucht haben, lässt sich auch auf diejenigen anwenden, die zu ihrer Pflege angestellt sind.

In diesem Kapitel betrachten wir hauptsächlich die Merkmale einer einzelnen, an der Demenzpflege beteiligten Einheit: ein Wohnheim, ein Pflegeheim, eine Station im Krankenhaus, ein Tageszentrum. Diese Einheiten funktionieren gewöhnlich als Ableger einer übergeordneten Organisationseinheit und werden auf viele

Weisen durch Politik, Verfahrensweisen und Finanzpläne eingeschränkt, über die sie wenig oder gar keine Kontrolle haben. Wenn wir jedoch einige der Faktoren erkennen können, die eine einzelne Einheit in die Lage versetzen, gut zu funktionieren, so sagt dies unter Umständen etwas darüber aus, wie die größere Organisation auf sachdienlichere und effizientere Art operieren könnte.

7.1 Organisationsstil und -struktur

Diejenigen, die Organisationen im Detail untersucht haben, legen oft dar, dass es mehrere häufig vorkommende Stil- und Strukturarten gibt, von denen eine jede für einen anderen Zweck geeignet ist. Eine Art beispielsweise konzentriert sich auf persönliche Macht und Einfluss und arbeitet mit sehr formellen Verfahren, eine andere hat sehr strikte Rollendefinitionen und greift in hohem Maße auf bürokratische Praktiken zurück, wieder eine andere funktioniert, indem sie Erfahrung bei einem spezifischen Problem zum Tragen bringt und einen hohen Grad an Flexibilität aufrechterhält usw. (Handy, 1976, 1988). Die meisten Organisationen tragen die Elemente von mehr als einem Idealtypus, und manche sehr große Organisationen haben verschiedene Formen auf ihren verschiedenen Ebenen bzw. in verschiedenen Sektoren.

Bemerkenswerterweise wurden Stil und Struktur, die sich für eine an der Demenzpflege beteiligte Einheit gut eignen, kaum jemals erforscht, obwohl eine Reihe anderer damit in Verbindung stehender Themen recht genau untersucht wurden: große oder kleine Einheiten, demenz-spezifisch oder „gemischt" *(demenz-segregative oder demenz-heterogene Ansätze)*, das Design der Ausstattung und die physische Umgebung. Vielleicht spiegelt diese Vernachlässigung der Frage eines guten Managements den Aschenbrödel-Status der Demenzpflege im Allgemeinen wider. Wir werden einige der allgemeinen Themen betrachten, indem wir zwei verschiedene Arten von an der Demenzpflege beteiligten Einheiten, die wir als Typ A und Typ B bezeichnen, einander gegenüberstellen. Lassen Sie uns annehmen, dass es in jedem Fall drei hauptsächliche Rangstufen gibt: Manager, leitendes Pflege-Team und unmittelbares Pflegepersonal. Es gibt für diese Analyse keine systematische Forschungsgrundlage, das Folgende ist teils aus meinen eigenen, unstrukturierten Beobachtungen und teils aus der Befragung mehrere Personen hergeleitet, die umfangreiche Erfahrungen auf diesem Gebiet gemacht haben. Ich greife auch auf Material zurück, das während der Trainingskurse gesammelt wurde, in denen die TeilnehmerInnen ihre Erfahrungen mit guten und schlechten Organisationspraktiken mitteilen. Meine allgemeine Methode ist die der Schaffung leicht abstrakter Idealtypen, und ich lege dar, dass Typ B in hohem Maße für die Demenzpflege geeignet ist, während dies für Typ A nicht gilt.

In Typ-A-Settings neigt der Manager dazu, lediglich aufgrund seiner Rolle eine Position der Überlegenheit einzunehmen. Eine Hierarchie wird konstruiert, in der Befehle nach unten und Informationen nach oben fließen, vergleichbar einer Armee oder einer Fabrik alten Stils. Konstruktive Anregungen von „unten" werden sehr selten gehört. Der Manager ist mit Verwaltung und Beziehungen nach draußen und kaum jemals mit der direkten Pflege befasst. Er bzw. sie wird vom Personal als weit entfernt, unnahbar, anderweitig beschäftigt und nicht in Berührung mit den täglichen Einzelheiten bezüglich der Klienten und ihrer Pflege gesehen. In Settings vom Typ B beruht die Autorität des Managers auf einer anderen Grundlage, zu der Respekt und Vertrauen gehören. Die Rolle des Managers besteht demnach viel mehr im Befähigen und Erleichtern als im Kontrollieren, und dazu gehört es, dem Personal in großem Umfang Rückmeldungen (Feedback) zu geben.

In Typ-A-Settings werden mehrere Arten der „Wir-die Anderen-Grenze" gewahrt. Da ist die Trennung zwischen Manager und leitendem Pflege-Team und eine weitere zwischen leitendem Pflege-Team und den Pflegeassistenten. Diese Unterteilungen erzeugen eine Schranke zwischen dem Personal und den Klienten, welche leicht zu Fremden oder Unpersonen gemacht werden. Settings vom Typ B minimieren hingegen alle Wir-die Anderen-Unterteilungen und differenzieren Aufgaben nicht rigide nach formellen Definitionen. Die ganze Gruppe des Personals gedeiht durch Kooperation und Miteinander-Teilen. Bestehende Statusunterschiede werden durch wechselseitigen Respekt und gegenseitiges Vertrauen untermauert. Angehörige des Personals können sich an Fertigkeiten anderer erfreuen. Als Gegenstück zu dieser allgemeinen Offenheit und dem Egalitarismus gehören Menschen mit Demenz zu einer Gemeinschaft.

Die Organisationsform vom Typ A erhebt oft Verfahrensweisen und Schreibarbeiten zum Fetisch, während sie im Umgang mit persönlichen und zwischenmenschlichen Dingen auf seltsame Weise unfähig ist. Es gibt einfach keine Kommunikationswege: Unter Umständen entdecken MitarbeiterInnen der Einrichtung, dass ihre Verantwortlichkeiten oder Arbeitszeiten ohne jede vorherige Rücksprache geändert wurden. Wichtige Informationen in Bezug auf das Wohlbefinden eines Klienten – etwa, dass der Ehepartner gestorben ist – werden nicht weitergegeben. Eine spezifische Anfrage eines Mitarbeiters wird grundlos ignoriert. Entsprechend diesem Mangel an Fürsorglichkeit im Detail werden die Klienten stereotypisiert und isoliert. Die Organisation vom Typ B ist in zwischenmenschlichen Angelegenheiten sehr geschickt und verfügt über gut entwickelte Kommunikationskanäle. Vitale Information wird gespeichert und zugänglich gemacht, und es gibt auch einen reichen Wissens- und Erfahrungsschatz, der innerhalb der lebenden Kultur kultiviert und lebendig erhalten wird. In dieser Art von Setting kann jedes Mitglied des Personals mit der Erfahrung anderer Anwesender – MitarbeiterInnen und KlientInnen – in Berührung sein; es ist möglich, flexibel, effizient und in hohem Maße reaktionsbereit zu sein. Durch eine geschickte Kombination von Empathie und persönlichem Wissen lässt sich jede Person mit Demenz in ihrer Einzigartigkeit erkennen.

Dies führt uns zu einem eher psychologischen Punkt. Settings vom Typ A sind gegenüber dem Erleben und vor allem den Gefühlen ihres Personals unsensibel. Es ist keine Norm der Organisation, auf der Gefühlsebene zu operieren. Dementsprechend steht die Pflegepraxis in keiner Berührung mit den Gefühlen der Klienten, und es besteht eine starke Neigung dazu, bei der Kontrolle von „Problemverhalten" auf Medikamente zurückzugreifen. Dem Personal bleibt nichts anderes übrig, als am Arbeitsplatz eine professionelle Fassade aufrechtzuerhalten; Gefühle müssen anderswo eingeordnet werden oder sie werden unter erheblichem persönlichem Aufwand einfach unterdrückt. In Typ-B-Settings ist das Personal in stärkerem Maße in der Lage, es selbst zu sein; unabhängig von Rolle und Status: Gefühle stehen auf der Tagesordnung. Fühlt sich jemand zerbrechlich oder verletzlich, so muss dies nicht versteckt werden. Es kann in dem Bewusstsein nach außen getragen werden, dafür nicht kritisiert, sondern akzeptiert zu werden und die erforderliche Unterstützung zu erhalten. Die Parallele dazu bildet die klare und offene Art, in der man in der Pflegepraxis mit Gefühlen umgeht.

Der Unterschied zwischen den beiden Setting-Arten ist demnach in vieler Hinsicht eine Angelegenheit der Macht. In der Demenzpflege kann es – vielleicht mehr als in jedem anderen Kontext – große Unvereinbarkeiten und demnach ein enormes Potential an Korruption und Missbrauch geben. In Settings vom Typ A kommt es auf Macht und Status an. Personal auf der untersten Ebene fühlt sich oft machtlos und seine Selbstachtung am Arbeitsplatz ist gering. Die Klienten stehen in all dem ganz unten und ihre tatsächlichen Behinderungen werden mit den Nachteilen des organisatorischen Settings vermischt. Die geringe Selbstachtung des unmittelbaren Pflegepersonals wird auf die Klienten übertragen. In Typ-B-Settings wird hingegen sehr darauf geachtet, Machtgefälle zu

Tabelle 7-1: Zwei Arten des Pflege-Settings

	Typ A	Typ B
Rolle des Managers	autoritär, distanziert	beispielhaft, zugänglich
Statusunterteilungen unter dem Personal	groß, rigide	gering, flexibel
Status der Klienten	am niedrigsten von allen	dem Personal gleichgestellt
Kommunikation	in eine Richtung	in beide Richtungen
Gefühle und Verletzlichkeiten	verborgen, unbearbeitet	offen, bearbeitet
Machtgefälle	hoch	gering

minimieren, und jede Person wird ungeachtet ihrer Rolle gewürdigt, wie sie ist. Der Schwerpunkt liegt auf einer anderen und viel kreativeren Art von Macht: Elastizität, Kreativität, Großzügigkeit und der Fähigkeit, gute Dinge geschehen zu lassen. Die Klienten haben mehr Vertrauen in die eigenen Fähigkeiten; sie werden von dem Klima der Stärkung mitbeeinflusst.

Dies ist die Art von Dingen, die in der Demenzpflege Erfahrene vorbringen, wenn sie gebeten werden, über die Art und Weise nachzudenken, in der Pflege-Settings funktionieren. Bedeutsam ist, dass sie auf die Bitte, zwischen „schlechten" und „guten" Organisationen zu unterscheiden, erstere gewöhnlich in lebendigeren und konkreteren Begriffen zu beschreiben vermögen. Für manche sind gute Organisationen eine bloße Hypothese. An dieser Stelle folgt die Zusammenfassung der Beschreibung eines Wohnheims vom Typ A, die von einer Gruppe erstellt wurde. Ironischerweise nannten sie es „Kuschel-Ecke". Es hatte 50 Bewohner, 30 mit Demenz und 14 andere mit einer körperlichen Behinderung. Der (männliche) Manager war entrückt und autoritär und wurde kaum jemals im Pflegeumfeld gesehen. Das (weitgehend weibliche) Personal bestand aus der Leitung, 6 Vorgesetzten und 30 Pflegeassistenten, davon 28 Teilzeitkräfte. Eine typische Tagesschicht war mit insgesamt 5 Personen besetzt. Problemverhalten wurde routinemäßig mit Tranquilizern wie Melleril unter Kontrolle gehalten. Selbst der physische Aufbau war nicht hilfreich: Etagen bzw. Korridore waren nicht voneinander zu unterscheiden, die Toiletten lagen weit von den Gemeinschaftsbereichen entfernt. Das Leben der Bewohner verlief extrem trostlos, mit endlosen Stunden des Sitzens, ohne etwas zu tun zu haben. Es gab eine stete unterschwellige Stimmung der Feindseligkeit und des Leidens (distress). Für das Personal war es weitgehend eine Sache des Überlebens, bei dem sie mit Blick auf die Uhr und das Ende ihrer Schicht das bloße Minimum taten. Die Beschreibung „Kuschel-Ecke" ergab sich aus ihrem unmittelbaren Erleben; sie war eine bloße Karikatur. Die Unterschiede zwischen den beiden Arten des Settings werden in **Tabelle 7-1** zusammengefasst.

7.2 Stress, Anspannung und Burn-out

Der Zustand, den wir als Burn-out kennengelernt haben, wurde zuerst als ein Verlust an Energie, Freude, Vision und Hingabe sowie als allgemeines Gefühl beschrieben, dass es unmöglich sei, eine Tätigkeit so wahrzunehmen, wie sie eigentlich wahrgenommen werden sollte (Freudenberger, 1974; Maslach, 1982). Burn-out unterscheidet sich eindeutig von einfacher Erschöpfung, die sich durch Ruhe und Erholung beheben lässt. In manchen Fällen beginnt ein Burn-out auf dramatische Weise: Eine Person hat unter Umständen ganz plötzlich das Gefühl, sie könne nicht zur Arbeit gehen. Häufiger verläuft dieser Prozess jedoch schrittweise über einen Zeitraum von Monaten oder sogar Jahren. Natürlich sind Faktoren von persönlicher Art am Burn-out beteiligt. In der Forschung zu diesem Thema kommt man jedoch in beträchtlichem Umfang zu dem deutlichen Schluss, dass die Hauptursachen in der Funktionsweise von Organisationen, vor allem in Unzulänglichkeiten in der Konzeptionierung von Arbeitsplätzen, im Fehlen unterstützender Strukturen und in der Arbeitsbelastung selbst liegen.

Burn-out ist besonders wahrscheinlich in Beschäftigungen, die deutlich die Qualität einer Berufung tragen, und es wurde in den für- und versorgenden Berufen eingehend untersucht (Chernis, 1980). In der Demenzpflege war es jedoch bislang noch keiner eingehenden Erforschung unterworfen, obwohl es guten Grund zu der Annahme gibt, dass es auf diesem Gebiet ein ernsthaftes Problem darstellt. Burn-out ist wahrscheinlicher bei einer sehr bedürftigen Klientengruppe (Maslach, 1978).

Bei der Entwicklung eines Burn-outs wurden drei Hauptstadien identifiziert; das erste Stadium ist *Stress*, wie in **Abbildung 7-1** gezeigt. Zunächst wird ernsthaft versucht, die Arbeit/Anforderungen zu bewältigen, indem allen ihren Aspekten eingehende Aufmerksamkeit gewidmet wird. Ein Angestellter hat Vision, Energie und Entschlossenheit (persönliche Ressourcen), und eine kurze Zeit lang scheint es, als sei es möglich, die Arbeit gut zu erledigen. Das Ergebnis an guter Arbeit ist umfangreich. Die Anforderungen sind jedoch zu hoch, als dass sich diese Anstrengung aufrechterhalten ließe. Es entwickelt sich ein Zustand, in dem sich der Körper in einem mehr oder weniger permanenten Zustand der Übererregtheit befindet. Unter Umständen wird die Gesundheit allmählich beeinträchtigt, mit einer verringerten Resistenz gegenüber Virusinfektionen oder Symptomen wie Kopf- oder Rückenschmerzen. Es kann zu wiederkehrenden Angstzuständen kommen, und das Schlafmuster kann gestört sein. Stress, der sich aus dem Arbeitsplatz ergibt, tendiert zu Nebenwirkungen, z. B. einer Verschlechterung enger Beziehungen oder dem Verlust an Interesse für Freizeitaktivitäten. Eine sensible Person neigt unter Umständen dazu, das Problem zu internalisieren und den Stresszustand als Folge persönlicher Unzulänglichkeit zu bezeichnen. Unglücklicherweise ist dies eine Sichtweise, mit der manche Organisationen nur allzugern übereinstimmen.

Das zweite Stadium wird oft als eines der *Anspannung* beschrieben, wie in **Abbildung 7-2** dargestellt. Jetzt sinkt das Ergebnis an guter Arbeit, während die Erkenntnis zunimmt, dass die Tätigkeit, wie sie ursprünglich ins Auge gefasst wurde, nicht durchführbar ist. Wie beim Stress hat Anspannung ihre Entsprechungen in einer

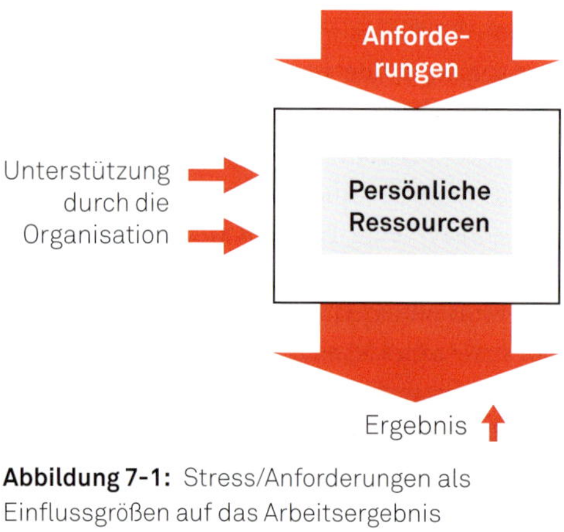

Abbildung 7-1: Stress/Anforderungen als Einflussgrößen auf das Arbeitsergebnis

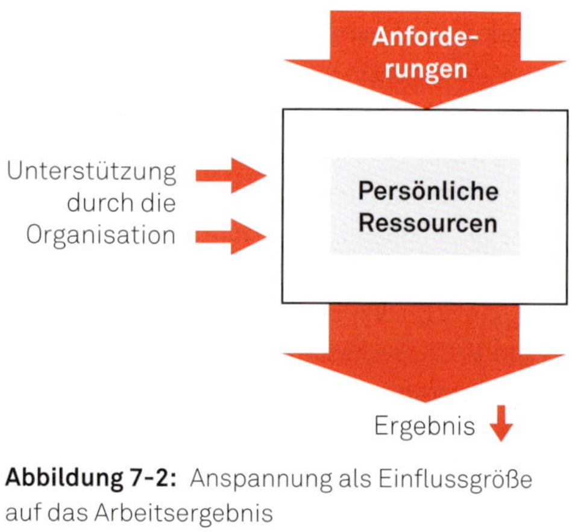

Abbildung 7-2: Anspannung als Einflussgröße auf das Arbeitsergebnis

veränderten Körperchemie, vor allem im Erleiden negativer Veränderungen des hormonellen Gleichgewichts. Es ist, als sei der Körper ständig im Alarmzustand gewesen, ohne jemals herauszufinden, gegen was er zu kämpfen oder vor was er wegzulaufen habe. Anspannung über lange Zeit scheint mit einer erhöhten Empfänglichkeit für schwere Erkrankungen, wie etwa Krebs, Darmulzera und Herzerkrankungen, einherzugehen (Cooper, 1981). Auch das chronische Müdigkeitssyndrom, über das noch sehr wenig bekannt ist, kann in einem gewissen Zusammenhang mit kontinuierlicher Anspannung stehen.

Das dritte Stadium ist eines von *konstanterem Funktionieren auf niedrigem Niveau*, wie in **Abbildung 7-3** wiedergegeben. Jetzt wird nicht länger versucht, alles zu tun, was die Tätigkeit wirklich erfordert. Es wird ein neues Gleichgewicht zwischen persönlichen Ressourcen und den Anforderungen der Organisation gebildet. Viele Aufgaben werden mit Mindestaufwand durchgeführt, und in der Pflegearbeit besteht die Tendenz, sich nach Erledigung der grundlegenden Aufgaben zurückzuziehen. Die Vorstellung, die Bedürfnisse des Klienten in vollem Umfang befriedigen zu sollen, wird aufgegeben, und es stellt sich eine Art von psychologischem „Disengagement" ein.

Burn-out wird auf verschiedene Weisen zum Ausdruck gebracht. Die deutlich erkennbaren ersten Anzeichen sind Verspätung, Fehlen am Arbeitsplatz, Achtlosigkeit, Ablehnen von Verantwortung und häufige Krankmeldungen. Oft besteht eine zynische oder reizbare Haltung, verbunden mit Kritik, die sich gegen jeden richtet, der mehr als das anerkannte absolute Minimum tut. Vieles davon gleicht dem Zustand der „erlernten Hilflosigkeit" (Mukulineer, 1995); eine Person hat entdeckt, dass es sinnlos ist, sich um eine Veränderung zu bemühen, und dass die Ergebnisse außerhalb ihrer Kontrolle liegen. Das dritte Stadium ist demnach eine Art von Pattsituation, die von den MitarbeiterInnen als eine Form des Selbstschutzes entwickelt wurde. Vielleicht ist es die einzige ihnen zu Gebote stehende Art und Weise des Zurechtkommens, während die Organisation ihre Arbeit in solch unrealistischer Weise anordnet.

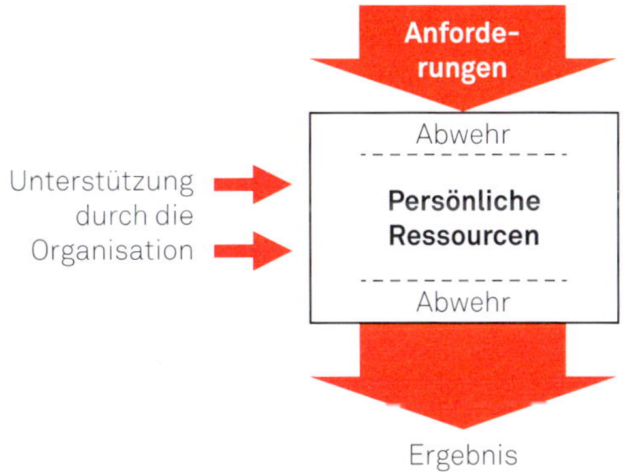

Abbildung 7-3: Mechanismus des dritten Stadiums „konstanten Funktionierens auf niedrigem Niveau" bei Burn-out (s. Text)

Diese Darlegung des Burn-outs in den für- und versorgenden Berufen mag beleuchten, was sich in der Demenzpflege abgespielt hat. In der Praxistradition, die wir geerbt haben, in der das Personal bei seiner Arbeit sehr wenig Unterstützung und Hilfe bekam, war die Mehrzahl derer, die dies überlebt haben, möglicherweise in einen chronischen Zustand des Burn-outs auf niedrigem Level gelangt. Die Situation wurde nur allzuleicht akzeptiert und in die Vorstellung umgewandelt, dass ein grundlegendes Minimum an körperlicher Pflege alles war, was Menschen mit Demenz benötigten. Da wir die Demenzpflege zu verbessern suchen, ist es demnach von entscheidender Bedeutung, dass Organisationen das volle Spektrum psychologischer und moralischer Verantwortlichkeiten übernehmen und Bedingungen schaffen, unter denen ihre Angestellten gedeihen können.

7.3 Für das Personal sorgen

Bis hierher ging es bei den bislang in der Demenzpflege erreichten Verbesserungen weitaus mehr um die Lebensqualität der Klienten als um die der MitarbeiterInnen. Das Wohlbefinden vor allem von Pflegeassistenten wurde in trauriger Weise vernachlässigt. Indessen wird früher oder später deutlich, dass eine enge Verbindung zwischen dem Personsein von Klienten und dem der MitarbeiterInnen besteht; es ist nur kurzfristig von Vorteil, letzteres zu ignorieren. Es gibt viele Wege, auf denen eine Organisation sich um ihr Personal kümmern kann, und acht von ihnen werden wir kurz betrachten. Das Folgende beruht auf einem Text, den Robert Woods und ich für eine Einrichtung der Wohlfahrtspflege, die ihre Demenzpflege verbessern wollte, geschrieben haben. Es greift teils auf unsere eigene Erfahrung und teils auf Gespräche mit mehreren erfahrenen Praktikern zurück (Kitwood & Woods, 1996).

7.3.1 Bezahlung und betriebliche Leistungen

Der Kernpunkt ist einfach und offensichtlich: Die MitarbeiterInnen sollten für ihre Arbeit angemessen entlohnt werden. Eine gute Organisation trifft Vorkehrungen gegen Krankheit und bei Urlaub und gibt denjenigen, die dies wünschen, Gelegenheit, in eine betriebliche Altersversorgung einzuzahlen. Wo diese Arrangements nicht getroffen werden, gibt die Organisation den MitarbeiterInnen zu verstehen, dass sie kaum mehr sind als GelegenheitsmitarbeiterInnen; es überrascht nicht, wenn die Mitarbeiterinnen und Mitarbeiter ihrerseits lockere Einstellungen und geringe Hingabe zeigen. Hingegen schafft ein gesunder Rahmen der Bezahlung und der Arbeitsbedingungen Sicherheit und vermittelt dem Personal, dass es geschätzt wird.

7.3.2 Einarbeitung

Das Erleben in den ersten paar Wochen nach Aufnahme der Arbeit verdient sehr sorgfältige Aufmerksamkeit. Die Besorgnis und der Mangel an Vertrauen, den viele neue Angestellte verspüren, ist leicht zu unterschätzen. Ein gut konzipierter Einarbeitungsprozess könnte über – sagen wir – 2 Monate laufen und dem neu Hinzugekommenen Zeit geben, sich alle notwendigen Informationen anzueignen und alle grundlegenden Aufgaben zu lernen. Eine Möglichkeit besteht darin, zwei Einarbeitungspakete zu verwenden. Das erste enthält Einzelheiten zu den betrieblichen Leistungen, zur Bezahlung und zur betrieblichen Altersvorsorge, zu Gesundheit und Sicherheit, zum Brandschutz, zu Disziplinarverfahren etc. Das andere steht mehr in Beziehung zur Tätigkeit selbst, mit einer klaren Feststellung dessen, was von einer bestimmten Rolle erwartet wird, sowie Informationen zur Pflegeplanung, Supervision und zu Qualitätsstandards. Es könnte auch Material zur Demenz und Demenzpflege enthalten. Während der Einarbeitungszeit wird ein Mitarbeiter ein höheres Maß an Supervision benötigen und sollte raschen, informellen Zugang zu einer erfahrenen Person haben, die ihn anleiten und unterstützen kann.

7.3.3 Ein Team schaffen

Pflege ist weitaus mehr als eine Angelegenheit von Individuen, die sich um Individuen kümmern. Im Idealfall ist es die Arbeit eines Teams von Menschen, deren Wertvorstellungen sich auf einer Ebene befinden und deren Talente beim Erreichen eines gemeinsamen Ziels freigesetzt werden. Es ist unwahrscheinlich, dass dies nur durch Zufall geschieht. Wird der Aufbau eines Teams vernachlässigt, so wird das Personal wahrscheinlich seine eigenen kleinen Cliquen bilden und allmählich in geheimem Einverständnis die weniger offensichtlichen Teile der Pflege meiden. Unter Umständen ist eine auf Entwicklung zielende Gruppenarbeit erforderlich, um das Sich-Öffnen zu erleichtern und zwischenmenschliche Barrieren abzubauen. Besonders wichtig ist es, die Bildung eines engen Zusammenhaltes zwischen den leitenden Pflegekräften zu fördern, einen Konsens über das Wesen guter Pflegepraxis zu erzielen sowie über die Art und Weise, in der leitende und überwachende Funktionen durchgeführt werden, Übereinstimmung zu finden. Bei Ankunft neuer Mitarbeiter sollten diese richtig in das Team integriert werden.

7.3.4 Supervision

In einem derart mit Ungewissheit beladenen Bereich wie der Demenzpflege ist es von vitaler Bedeutung, dass das Personal ein regelmäßiges Feedback über seine Arbeit erhält und Gelegenheit hat, Themen daraus mit jemandem zu besprechen, der über größere Erfahrung verfügt. In den besten Pflegeeinrichtungen werden alle Angestellten einschließlich des Managers regelmäßig supervidiert. Eine gute Einteilung sind eine Stunde Supervision im Monat und für neue Mitglieder der Belegschaft eine Stunde alle 14 Tage während der ersten paar Wochen ihrer Tätigkeit. Eine effiziente Supervision umfasst die Bildung einer Art „Lernallianz“ (learning alliance) mit einem klaren Verständnis für den Zweck und die Art der Durchführung (Hawkins & Shohet, 1989). Zwischen tatsächlich arbeitsbezogenen Themen und Angelegenheiten von eher persönlicher Natur, die einer Beratung außerhalb des Arbeitsplatzes bedürfen könnten, sollte eine ungefähre Grenze gezogen werden. Es entspricht jedoch einer Supervision, eine Art „schützenden Halt“ (containment) bei schmerzlichen Gefühlen, die sich unmittelbar aus der Arbeit ergeben, zu bieten. Supervision könnte zu Vereinbarungen über zu ergreifende Maßnahmen führen, etwa wenn deutlich geworden ist, dass eine bestimmte Fertigkeit fehlt. In manchen Settings erhalten die Supervisanden Gelegenheit zu einem Feedback betreffs ihrer Supervisoren; es ist beinahe wie eine umgekehrte Supervision. Es gibt auch Raum für etwas Supervision in Kleingruppen, vielleicht, um aus einem positiven oder negativen kritischen Vorfall zu lernen.

7.3.5 Betriebsinternes Training

In der Pflegearbeit auf allen Ebenen ist es ein zweckmäßiges Ziel, das Heranbilden eines „nachdenkenden, sich selbst reflektierenden Praktikers“ (reflective practitioner) (Schön, 1983) zu fördern, einer Person, deren Arbeit flexibel, selbstsicher und voll Verständnis ist. Eine mechanisierte Herangehensweise, bei der es sich lediglich um das Erwerben von „Kompetenzen“ handelt, geht nicht annähernd so weit. Das Training von MitarbeiterInnen wird – wenn es gut konzipiert ist – einen Prozess des Erfahrungslernens in Gang setzen, das einen Kreislauf von Aktion, Reflexion und Konsolidierung einer besseren Praxis umfasst (Kolb, 1992).

Vieles von dem betriebsinternen Training kann vom Manager und vom leitenden Pflege-Team durchgeführt werden, wenn die Organisation ihnen ermöglicht hat, zu lernen, wie man das macht. Training geschieht besser im Team als individuell, weil die Mitglieder gemeinsame Ziele entwickeln und einander beim Verbessern ihrer Praxis unterstützen können. Vereinzelte Trainingsmaßnahmen sind relativ unwirksam, da der Lernzyklus wahrscheinlich nicht abgeschlossen wird. Ein strukturiertes Programm von beispielsweise 6 zweistündigen Sitzungen über 6 Monate hinweg erbringt weitaus wahrscheinlicher eine kreative Veränderung. Der Trainingsinhalt sollte niemals ausschließlich theoretischer Natur sein, wie dies bei Demenz oft der Fall war. Er sollte die MitarbeiterInnen dazu anregen, ihre Praxis kontinuierlicher Reflexion zu unterziehen.

7.3.6 Individuelle Personalentwicklung

Über den eher offenkundigen Trainingsthemen und diesen übergeordnet besteht die Frage, wie jedes Mitglied der Belegschaft dazu befähigt werden kann, auf seine ganz eigene Weise zu gedeihen. In jedem Pflege-Team gibt es wahrscheinlich ein reiches Spektrum an Fähigkeiten und Interessen, die in die Arbeit einbezogen werden könnten. Werden MitarbeiterInnen einfach nur benutzt oder wird Pflege auf eine zu enge Weise definiert, so bleiben sie weitgehend verborgen. Eine fürsorgende Organisation wird es dem Personal ermöglichen, Kurse zu besuchen, flexiblere Arbeitszeiten anbieten, sodass einem besonderen Interesse nachgegangen werden kann, Neuerungen in den für die Klienten arrangierten Aktivitäten ermutigen und gestatten, dass Arbeitsplätze neu beschrieben werden, um neue Interessen zu berücksichtigen.

7.3.7 Anerkennung beruflicher Erfahrung und Beförderung

Eine Organisation, die sich um ihre MitarbeiterInnen kümmert, wird es denen, die sich in hohem Maße einsetzen, ermöglichen, eine Art Anerkennung ihrer beruflichen Erfahrungen verbunden mit berufsbegleitender Fortbildung („accreditation") zu erlangen und über einen Beförderungsmodus verfügen, der über den Status einer „angelernten MitarbeiterIn" hinausführt. Es gibt mehrere Programme, die eine landesweit anerkannte Fortbildung („accreditation") in Demenzpflege bis hin zu Qualifikationen auf Universitätsniveau ermöglichen. [So ist es in an der Universität von Bradford möglich, dass PflegeassistentInnen durch Absolvierung mehrerer berufsbegleitender Module eine Art staatliche Annerkennung erwerben können. Anm. d. Hrsg.] Soll die berufliche Fortbildung („accreditation") eine etablierte Praxis werden, so wird sie möglicherweise auch ein oder zwei Mitglieder des leitenden Pflege-Teams umfassen, die sich zusätzlich zu ihrer normalen Rolle als Supervisoren [Kitwoods Verwendung des Supervisionsbegriffs schwankt zwischen der einer therapeutischen Begleitung in Berufsprozessen und der einer Vorgesetztenaufgabe. Hierin spiegelt sich das ambivalente Supervisionsverständnis im angelsächischen Raum wider. Anm. d. Hrsg.] als Ratgeber, Tutoren oder Mentoren qualifizieren. Indirekt wird der gestiegene Aktivitätsgrad die Pflegequalität verbessern. Indem den Mitgliedern der Belegschaft mehr Gelegenheit gegeben wird, Qualifikationen mit besonderem Bezug zur Demenzpflege zu erwerben, steigt wahrscheinlich auch der allgemeine Status dieser Tätigkeit.

7.3.8 Effiziente Qualitätssicherung

Im Allgemeinen wird Qualitätssicherung als ein Weg gesehen, die Bedürfnisse und Interessen von Klienten zu schützen und die Inspektoren und leitenden Manager dahingehend zu befriedigen, dass grundlegende Pflegestandards erfüllt werden. Der gesamte Prozess hat auch noch eine andere Funktion: Er ist ein Weg, den MitarbeiterInnen ein systematisches Feedback und folglich, wenn richtig damit umgegangen wird, Sicherheit bei der Arbeit zu geben. Bei jedem Assessment der Pflegepraxis sollte demnach der „Entwicklungsschleife", d.h. einer Denk- bzw. Diskussionspause zur Entwicklung eines gemeinsamen Plans (developmental loop), große Aufmerksamkeit gewidmet werden, das heißt, gesammeltes Datenmaterial sollte den MitarbeiterInnen als Diskussionsgrundlage zugänglich gemacht werden, damit ein Plan zur Verbesserung der Pflege erstellt werden kann. Im Idealfall generiert jede Qualitätssicherungsrunde solch einen Plan, und die nächste Runde liefert Informationen darüber, ob der Plan auch tatsächlich effizient umgesetzt wurde. Es gibt einen unaufrichtigen Weg des Vorgehens bei der Qualitätssicherung, der im Wesentlichen darin besteht, „dabei gesehen zu werden, wie man das Richtige tut". Es ist eine weitaus stärkere Herausforderung, sich der Realität zu stellen und im Besonderen zu begutachten, was mit den Klienten im Pflegeprozess tatsächlich geschieht. Geschieht dies, so wird es notwendig sein, einigen bislang gemiedenen Themen ins Auge zu blicken; es besteht jedoch die Möglichkeit, einen positiven Kreislauf in Gang zu setzen, der die Befriedigung bei der Arbeit enorm steigert.

7.4 Die richtigen Leute einstellen

Wenn eine Organisation gut funktionieren soll, so ist es natürlich von entscheidender Bedeutung, dass sie über einen zuverlässigen Prozess für die Auswahl von MitarbeiterInnen verfügt. Dies ist nicht einfach nur eine Sache der Qualifikation auf dem Papier und der Erfahrung, es ist auch eine Frage ihres Potentials zur Entwicklung im Prozess der Arbeit selbst. Ein Pflege-Setting mag alle richtigen strukturellen Merkmale einschließlich der soeben untersuchten acht Punkte haben, wenn die Angestellten jedoch für ihre Tätigkeit ungeeignet sind, werden sehr rasch Grenzen erreicht sein. Zum Glück erwählen in dieser Zeit steigender Erwartungen an die Demenzpflege viel mehr für diese Tätigkeit gut geeignete Menschen eben dieses Arbeitsgebiet zu ihrer Spezialität.

Die richtigen Menschen in die Demenzpflege hineinzuziehen bringt es mit sich, die Arbeitsplätze in einer Weise zu konzipieren, die sie sowohl herausfordernd als auch attraktiv im Sinne des im vorangehenden Abschnitt Besprochenen macht. So werden gut motivierte Menschen beispielsweise dazu ermutigt, PflegeassistentIn oder PflegehelferIn zu werden, wenn es einen Weg der Beförderung und Gelegenheiten zur persönlichen Entwicklung gibt. Die Tätigkeit, wie sie beschrieben wurde, muss etwas mit der Realität zu tun haben. Manche Wohnheime leugnen noch immer das Vorhandensein von Demenz und bereiten das Personal dementsprechend auch nicht darauf vor. Beim betreuten Wohnen beschreiben einige Anbieter die Tätigkeit der Betreuungsperson noch immer so, als seien alle Bewohner psychisch unabhängig, während dies in Wirklichkeit nur sehr selten der Fall ist.

Beim Auswahlprozess bedarf es großen Scharfblicks. In vieler Hinsicht sind Einstellungen und Haltungen der Schlüssel. Es ist relativ leicht, jemandem beim Erwerb von Kenntnissen und Fertigkeiten zu helfen, aber Einstellungen und Haltungen lassen sich oft schwer ändern. Diskriminieren des Alters (ageism), Starrheit und jene Arroganz, die für einen Mangel an Offenheit gegenüber neuem Lernen spricht, sind besondere Nachteile. Eben dies sind die Veranlagungen, bei denen die Tendenz besteht, dass sie durch starke psychische Abwehr aufrechterhalten werden. Der Demenzpflege förderliche Einstellungen und Haltungen können sich unter Umständen durch Erfahrungen wie Elternschaft, Pflegschaft oder das Betreuen eines älteren Menschen in der Familie entwickelt haben. Manche Menschen haben durch ihre Arbeit für eine wohltätige Organisation beratende Orientierungen entwickelt. Wer auf dem Gebiet der Lernbehinderungen gearbeitet hat, ist auf Demenzpflege oft gut vorbereitet.

An diesem Punkt der Geschichte, wo so wenig getan wurde, um für ein Training zu sorgen, welches für das Arbeiten mit Demenz spezifisch ist, bedeuten Qualifikationen der herkömmlichen Art auf dem Papier sehr wenig. Sehr wenige Pflegepersonen haben beispielsweise irgendeine psychologische Vorbereitung für die Arbeit auf diesem Gebiet erhalten. Selbst Pflegepersonen, die eine psychiatriefachpflegerische Ausbildung genossen haben, haben nur wenig mehr als eine vereinfachte Einführung in das medizinische Modell erhalten, die in der Pflegepraxis nur sehr wenig Hilfe bietet. Ähnliches gilt auch für die Ausbildung in der Sozialarbeit, wo die Demenz nur sehr geringen Raum in dem zum Abschluss führenden Curriculum einnimmt. Mit einigen gut qualifizierten Fachkräften muss ironischerweise ein regelrechtes „Entlernen" vorgenommen werden, weil sie die pathologisierenden und distanzierenden Einstellungen und Haltungen, die mit den älteren Sichtweisen einhergehen, übernommen haben. Andererseits kommen viele Menschen, die eine bemerkenswerte Begabung für die Demenzpflege zeigen, zu dieser Tätigkeit, ohne über die beruflichen Standardqualifikationen zu verfügen. Es ist von vitalem Interesse, ihnen Wege zu öffnen, sich auch formell zu qualifizieren und sich so zu den echten Spezialisten zu entwickeln, die dieses Gebiet so dringend benötigt.

Während des Auswahlprozesses lassen sich die Einstellungen und Haltungen einer Person oft dadurch herausfinden, dass man sie bittet, Beispiele für gute und schlechte Praxis zu beschreiben. Manche Arbeitgeber laden die BewerberInnen ein, zu kommen und ein paar Stunden im Pflegeumfeld zu verbringen und in direktem Kontakt mit den Klienten zu sein. Anhand der Beobachtung ihrer Interaktionsweise lässt sich oft erkennen, wer wirklich für diese Art von Arbeit geeignet ist. Menschen mit Demenz haben im Allgemeinen ein deutliches Gespür dafür, wer sich wirklich um sie kümmert, und sie haben so auch ihre eigenen Auswahlverfahren.

Ein ganz entscheidender Faktor einer erfolgreichen Anstellung ist der „psychologische Kontrakt" (psychological contract) (Handy, 1976). Der Vertrag ist stimmig, wenn sowohl die Wünsche und Erwartungen des Angestellten als auch die Anforderungen des Arbeitgebers und die tatsächliche Situation am Arbeitsplatz übereinstimmen. Ist dies nicht der Fall, treten wahrscheinlich Probleme auf. Nehmen wir beispielsweise an, eine Organisation würde im Allgemeinen geringe Erwartungen an die Demenzpflege stellen und hätte ihre Praktiken entsprechend konzipiert, so wäre ein talentierter neuer Mitarbeiter, der mit hohen Erwartungen kommt, wahrscheinlich schon bald frustriert oder desillusioniert – sehr wahrscheinlich ein Opfer für ein Burn-out. Viele hervorragende Leute haben die Demenzpflege verlassen, weil das, was man von ihnen zu tun verlangte, nicht mit ihren Wertvorstellungen übereinstimmte. Nehmen wir andererseits an, eine Organisation hätte sehr hohe Standards gesetzt. Dann gäbe es ernsthafte Schwierigkeiten, gute Arbeit von einem Mitarbeiter zu bekommen, der hauptsächlich danach trachtet, ein wenig Geld zu verdienen. Verständlicherweise gibt es viele Menschen, bei denen dies der Fall ist; Pflegetätigkeit ist vielleicht der einzige ihnen offenstehende Weg einer Anstellung. Probleme dieser Art werden erschwert durch einen hohen Anteil an Teilzeitkräften, die im Allgemeinen einen geringeren Einsatz zeigen, wie im Fall der „Kuschel-Ecke" (s. Kap. 8.1). Die kreativste Lösung besteht darin, eine Gelegenheit zu echter Entwicklung am Arbeitsplatz zu bieten, sodass sich der psychologische Kontrakt neu verhandeln lässt.

7.5 Abwehrmechanismen von Organisationen und Demenzpflege

Wie wir mehrfach in diesem Buch festgestellt haben, scheint die menschliche Psyche verschiedene Wege entwickelt zu haben, um Angst abzuwehren – die „Abwehrmechanismen des Egos". Wir haben auch die Vorstellung berührt, dass es Abwehrprozesse gibt, die im Verlauf der Interaktion auftreten; zu diesem Punkt kehren wir in Kapitel 8 zurück. Eine weitere Hypothese der Tiefenpsychologie besteht darin, dass sich die Abwehrprozesse von Menschen, wenn diese in einer Art von Kollektiv zusammenkommen, aneinander ausrichten.

In vielen Organisationen ist es, als hätten die MitarbeiterInnen auf unbewusster Ebene Absprachen darüber getroffen, welche Dinge dem Bewusstsein verborgen bleiben müssen, und mit welchen Dingen sich durch die gewöhnlichen Prozesse symbolischer Interaktion auf bewusster Ebene sicher umgehen lässt (De Board, 1978). Wenn Menschen auf diese Weise verbunden sind, so ist ein Teil ihrer individuellen Psyche verlorengegangen bzw. der Organisation „übertragen" worden. Solange die Strukturen der Organisation intakt sind, hält die Abwehr stand, wird die Organisation jedoch abgebaut oder bricht in eine Krise aus, so werden die in Schach gehaltenen Ängste mobilisiert und bringen manche Menschen an den Rand einer Paranoia.

Es wurde dargelegt, dass Abwehrprozesse oft in Pflegeeinrichtungen Wirkung zeigen. Eine berühmte Pflegepraxisstudie von Isabel Menzies (1972) förderte dies zutage. Ihr Argument war, dass Pflegepersonen ständig mit Situationen konfrontiert werden, von denen erwartet werden könnte, dass sie extreme Angst auslösen, und für die sie gewöhnlich keine emotionale Unterstützung erhalten. Sie müssen Menschen helfen, die in hohem Maße verletzlich sind, bisweilen Schmerzen haben und oft ängstlich und allein sind; die Macht über Leben und Tod liegt in ihren Händen. Es ist wahrscheinlich, dass eine Reihe mächtiger und bisweilen einander widersprechender Emotionen geweckt wird: Mitgefühl, Mitleid, Furcht, Ekel, Neid, sexuelles Verlangen. Indessen waren die von Menzies beobachteten Pflegepersonen im Allgemeinen sehr gefasst, und die Normen ihres Berufs bewirkten eine beinahe unmenschliche Selbstkontrolle. Menzies erklärte diesen Widerspruch unter Einsatz der psychodynamischen Hypothese von Abwehrprozessen und identifizierte einige der „irrationalen" Verfahren, die einer defensiven Funktion zu dienen schienen.

Die Demenzpflege bietet eine Situation, die der allgemeinen Pflege in mancher Hinsicht ähnlich ist. Wie ich dargelegt habe, konzentrieren sich die Ängste auf zwei Hauptthemen: Altern und Gebrechlichkeit, Verrücktsein und Verlust des Selbst – mit der zusätzlichen Bedrohung, „eines Tages könnte ich es sein". Die eigentliche Aufgabe des Für- und Versorgens ruft unter Umständen bisweilen zusätzlich Ekel und Gefühle von Ohnmacht und Schuld hervor. In vielen Pflegeeinrichtungen der alten Art scheinen Abwehrprozesse ähnlich den von Menzies beschriebenen am Werk zu sein. So besteht beispielsweise oft eine unnötige und „irrationale" Form der Reglementierung. Die Pflegenden neigen dazu, sich bereitwillig praktischen Aufgaben zu widmen, während sie die subtileren Aufgaben der psychologischen Fürsorge vernachlässigen. Es gibt verschiedene Taktiken, Menschen mit Demenz auf Distanz zu halten, einschließlich der Verwendung entmenschlichender Bezeichnungen und des einfachen physischen Rückzugs. Oft entwickeln sich keine echten Beziehungen zu den Klienten, und Bedürfnisse nach primärer Bindung und Zuneigung werden nur sehr unzureichend befriedigt.

Praktiken wie diese lassen sich durch Verwenden eines vereinfachten medizinischen Modells von Demenz sehr leicht rationalisieren. Die Vorstellung einer fortschreitenden Neuropathologie lässt sich mit einem geschickten Kunstgriff zu der Implikation verwenden, Menschen mit Demenz würden nicht leiden und nur wenig mehr als die grundlegende körperliche Pflege benötigen. Dem Gipfel neuropathischer Ideologie begegnete ich in einem Pflegeheim, das einer privaten Gesellschaft gehörte. Es hatte vier Einheiten, eine entsprechend jedem vorgeblichen Stadium der Demenz. Die Bewohner in der vierten Einheit, so erklärte mir ein leitender Manager, seien „regelrecht hirntot". Außer während der Körperpflege bekamen sie nahezu keinerlei menschlichen Kontakt. Vermutlich bestand die Ideologie in dem, was die Mehrheit der MitarbeiterInnen auf einer bewussten Ebene glaubte, und enthob sie sowohl der Angst als auch der Verantwortung.

Wenn Abwehrprozesse sich eingeschliffen haben, so ist eine Organisation wahrscheinlich schwer in ihrer Fähigkeit behindert, eine gute Pflege zu bieten. Die Gespräche im Alltag werden zu trivial sein, zu viele Gefühle werden nicht zum Ausdruck gebracht, die Mitglieder der Belegschaft werden zu viel von sich selbst in den kollektiven Abwehrmechanismen verloren haben. Von den zwei Stilen und Strukturen, die wir weiter oben in diesem Kapitel betrachtet haben, arbeitet Typ A weitaus wahrscheinlicher auf hochgradig abwehrende Weise; Machtausübung und Abwehrbereitschaft gehen Hand in Hand. Obwohl das Vorhandensein einer eher kooperativen Struktur ähnlich dem Typ B zwar eine notwendige Vorraussetzung für den Abbau von Abwehr darstellt, bietet sie dennoch keine Garantie dafür. Die Ängste, welche die Demenz umgeben, sind sehr groß, und das Unbewusste ist äußerst einfallsreich im Schaffen neuer Formen des Vermeidens. Eine fürsorgende Organisation täte gut daran, bewusste Schritte zu unternehmen, um den Abbau von Abwehr dauerhaft zu gestalten.

7.6 Veränderungen Wirklichkeit werden lassen

Es ist niemals einfach oder leicht, neue Praktiken in eine Organisation einzuführen. Befindet sich eine bestimmte Struktur erst einmal vor Ort und ist ein fester Weg, Dinge zu tun, einmal etabliert, so tendieren sie dazu, bestehen zu bleiben. Mit einem bestimmten Zweck eingeführte Veränderungen werden zwischenzeitlich abgelenkt oder unterwandert; jede Bedrohung des Status quo trifft unter Umständen auf unbewussten Widerstand. Diese Betrachtungen gelten für jedwede Art einer organisatorischen Veränderung. Besteht das zentrale Thema darin, in einem Dienst am Menschen zu mehr person-zentrierten Praktiken zu wechseln, sind die Probleme tatsächlich sehr groß. In den vergangenen Jahren wurde dem allgemeinen Thema organisatorischer Veränderung große Aufmerksamkeit gewidmet, und zumindest etwas von dem gewonnenen Wissen wird auf die Demenzpflege angewendet. Ein Artikel von Lynne Phair und Valerie Good (1995) beispielsweise gibt jedem, der Verbesserungen in der Demenzpflege voranbringen möchte, eindeutigen Rat.

Lassen Sie uns annehmen, dass die Initiative von einer oder mehreren Personen in mittlerer Position ausgeht, wie es im Fall der Demenzpflege sehr wahrscheinlich ist, und dass die Gesamtstruktur der Organisation eine Art Hierarchie darstellt. Vielleicht stehen diejenigen, welche die Veränderung bewirken, auf der Ebene der Leitung eines Tageszentrums, einer Station im Krankenhaus oder eines Wohnheims. Ein Problem besteht darin, wie man die Organisation in weiterem Sinne dazu bekommt, zu akzeptieren, dass die vorgeschlagene Veränderung eine gute Idee ist, und sie dann positiv zu unterstützen. Ein weiteres Problem besteht darin, sich der Hingabe des Personals der engagierten Mitwirkung der MitarbeiterInnen zu versichern. Der Erfolg des gesamten Unternehmens erfordert klares strategisches Denken, eine Art macchiavellischen Bewusstseins dafür, wo Macht und Interessen liegen, und dann ein genaues Beachten der Taktik. Viele gute Ideen gehen aufgrund eines Versagens praktischer (und in gewisser Weise politischer) Intelligenz verloren.

Es ist beispielsweise notwendig, sehr klar in Bezug auf das zu sein, was zu tun ist, und eine Zeit zu wählen, zu der es realistisch ist, es zu versuchen. Die Vorschläge müssen denjenigen präsentiert werden, die die Macht haben, sie zu billigen und zu unterstützen, und es muss in einer Weise geschehen, die erkennbar mit einigen der übergeordneten Ziele der Organisation übereinstimmt. Es sollte ein detaillierter Plan erstellt werden, der genau zeigt, wie, in welchen Stadien und über welchen Zeitraum eine Veränderung eingeführt werden kann. Der Plan sollte auch Wege beinhalten, auf denen überwacht werden kann, ob die Veränderungen wirklich vorgenommen wurden, auf denen sich ihre Effizienz beurteilen lässt und auf denen sichergegangen werden kann, dass die Veränderungen auf Dauer verankert werden. Die Kosten müssen realistisch und zu rechtfertigen sein.

Obwohl person-zentrierte Pflege nicht im Einklang mit vielen der gegenwärtigen Trends steht und sicherlich im Widerstreit mit jeder Hinwendung zu Routinierung, Standardisierung und Kostensenkung liegt, hat sie nun eine moralische Kraft, die nicht unterschätzt werden sollte. Die meisten Organisationen in der Demenzpflege möchten so gesehen werden, als gäben sie eine exzellente Pflege; sicher ist es genau dies, was ihre „Kunden" wünschen. Die Herausforderung liegt darin, die Organisationen auch dazu zu bringen, es zu tun, statt einfach nur eine Fassade zu wahren.

7.7 Das Pflege-Setting und die Gemeinde

Jede Organisation ist Teil der Gesellschaft und mit ihr durch historische, ökonomische und persönliche Bande verwoben. Jedes Pflege-Setting hat sein lokales Umfeld, und seine Beziehung zu diesem Umfeld ist ganz entscheidend für sein

Wohlbefinden. Viele der Kliniken für Geisteskrankheiten alten Stils lagen bewusst ein wenig von den Kommunen oder Gemeinden (engl. community) [im Folgenden als Kommune übersetzt, anm. d. Lek], denen sie dienten, entfernt – und gewöhnlich auf dem Land. Vielleicht nahm man an, die Patienten würden frische Luft und einen vollständigen Szenenwechsel benötigen. Oft vermittelten diese Orte eine Aura übler Vorahnung; unschuldige Namen wie „Fulborn", „Cherry Knowle", „High Royds" oder „Craig Duneen" wurden zu Symbolen des Grauens. Inzwischen liegt der Schwerpunkt in der Demenzpflege wie auch auf anderen Gebieten der psychiatrischen Pflege und Versorgung auf kleineren und anheimelnderen Einheiten mitten im Herzen der Kommune. Im Prinzip ist dies sicherlich ein positiver Schritt. Es ist jedoch auch weiterhin möglich, dass diese Orte in Wirklichkeit noch immer genauso isoliert sind, wie jedes beliebige der alten Asyle, und eben weil sie der Kommune so nahe sind, können sie eine Quelle noch größerer Ablehnung und Angst sein.

Es lassen sich enorme Vorteile daraus ziehen, wenn die Tore der stationären Einrichtungen geöffnet werden und Zutritt in beide Richtungen ermöglichen. Die Klienten können ihre Verbindungen zur Kommune halten und leichter ein Gefühl von ihrer eigenen Geschichte bewahren, indem sie einkaufen, in die Kneipe, ins Theater, in die Kirche oder in den örtlichen Park gehen. Menschen aus der Kommune – nicht nur Verwandte und enge Freunde – können regelmäßige Besucher werden. In manchen Fällen hat eine örtliche Schule engen Kontakt zu einem Tageszentrum oder einem Wohnheim geknüpft. Manche Organisationen bieten Menschen Gelegenheit, vollwertige freiwillige Helfer zu werden, indem sie für die notwendige Vorbereitung und das Training sorgen (Kramer, 1995; Heller, 1996). Werden ehrenamtliche MitarbeiterInnen voll in die Demenzpflege einbezogen, lassen sich sogar Personalschlüssel von 1:1 erreichen.

Wirklich mehr ein Teil der Kommune zu werden, bringt einen Abbau der Barrieren gegenseitigen Misstrauens mit sich, die oft zwischen Familienangehörigen und bezahlten Betreuenden bestehen. Viele Menschen, die tief in die Betreuung einer Person mit Demenz involviert waren, möchten auch dann noch eine aktive Rolle spielen, wenn diese Person in ein Wohnheim gegangen ist; die Vorstellung, sie sollten nun lediglich Zuschauer sein, ergibt keinen Sinn. Soll ihrem Wunsch stattgegeben werden, so wird bezahltes Personal der Tatsache ins Auge sehen müssen, dass es genau beobachtet wird, und seine Furcht vor Kritik überwinden müssen. Familienangehörige ihrerseits werden ihre Vorurteile gegen bezahltes Personal abbauen und würdigen müssen, wie schwierig dessen Arbeit wirklich ist; ihre Einstellung muss eine der Unterstützung, nicht der Missbilligung sein. Sind die Schranken erst einmal gefallen, gibt es Potential für enorme Verbesserungen, wie Jean Tobin (1995) in ihrer Besprechung des „Pflege miteinander teilen" (sharing the care) gezeigt hat. Es entwickeln sich bessere Kommunikationswege; Familienmitglieder fühlen sich mehr in der Lage, ihren Wünschen Ausdruck zu verleihen. Sie werden in die Lage versetzt, die Pflege zu geben, die sie wirklich geben wollen, ohne die erdrückende Last, es allein tun zu müssen. Die Pflegeeinrichtung hat effektiv an personeller Ausstattung gewonnen, und dies tatsächlich ohne jegliche Zusatzkosten.

Ruth hatte ihren Ehemann John mit großer Hingabe betreut. Er hatte seit etwa 5 Jahren Demenz gehabt, und nun waren beide über 80. John war ein großer, schwer gebauter Mann, und Ruths Gesundheit und Kraft ließen nach. Obwohl sie ein wenig zusätzliche Hilfe erhielt, erkannte Ruth sehr widerstrebend, dass John in ein Wohnheim würde gehen müssen. Sie fand ein ausgezeichnetes Heim nicht weit von ihrem Wohnort entfernt. Zunächst ging John nur tageweise hin, und sie begleitete ihn. Später, als er zu einem ständigen Bewohner geworden war, war Ruth an den meisten Tagen für den größten Teil des Tages anwesend. Neben dem Zusammensein mit John lernte sie auch viele der anderen

Bewohner gut kennen. Ihr Beitrag war hochgeschätzt, und sie für ihren Teil blieb der Verpflichtung für ihren Ehemann treu. Dies blieb so bis zu dem Tag, an dem John starb.[36]

Dies ist ein bemerkenswert erfolgreiches Beispiel für das „Pflege miteinander Teilen". Obwohl die Dinge in vielen Fällen nicht so unkompliziert liegen, ist es zumindest ein Modell, nach dem die Praxis streben kann. Je mehr die Schranken zwischen Pflegeeinrichtungen und der Gemeinde abgebaut werden, desto mehr werden auch die Ängste zerstreut, die die Demenz umgeben. Gleichzeitig wird die Berufspraxis bodenständiger, vertrauter, menschlicher werden – und Betreuende aller Art können Mut fassen.

7.8 Kommentar von Bob Woods

Als ich nach zwanzig Jahren dieses Kapitel wieder aufschlage, höre ich Toms Stimme in meinem Kopf – seine sorgsame und elegante Wortwahl und Art des Formulierens, sein Bestreben, Dinge zu verdeutlichen und zu überzeugen, statt einen mit Anmerkungen gespickten „akademischen" Text zu produzieren. Tom stellt hier eine ausdrückliche Verbindung zwischen dem Kapitel über die „für- und versorgende Organisation" und einer Kooperation zwischen uns beiden her, die wir im Zuge der Entwicklung einer Aus- und Weiterbildungsstrategie für Demenzpflege in Formen institutionellen Wohnens meistern konnten (Kitwood & Woods, 1996). Tatsächlich haben wir damals viele der Überlegungen ausführlich diskutiert, die Tom hier erörtert. Unsere gemeinsame Arbeit bietet sich auch als Rahmen dafür an, einige der Themen und Probleme zu beleuchten, die bei dem Versuch entstehen, solche Konzepte zu implementieren.

Die Essenz des Kapitels besteht in etwas sehr Einfachem, auf das ich seit dieser Zeit immer wieder hingewiesen habe: wenn man person-zentrierte Pflege für Menschen mit Demenz verwirklichen möchte, muss man auf das Personsein derjenigen achtgeben, die damit beschäftigt sind, diese Pflege zu erbringen. Ebenso wie Menschen, die mit dementiellen Beeinträchtigungen leben, müssen auch die Mitarbeiterinnen und -mitarbeiter Anerkennung erfahren, als Individuen geschätzt werden und in einem sozialen Umfeld arbeiten, das unterstützend ist und positive Rückmeldungen und Ermutigung bietet. Wenn man Beschäftigte abwertet, klein macht und entmutigt, wird auch das Personsein der Menschen mit Demenz bedroht, mit denen sie arbeiten.

Kitwood versucht, zwischen unterschiedlichen Typen von Pflegeumgebungen zu unterscheiden, indem er seine bekannte Vorgehensweise der Kontrastierung zweier entgegengesetzter Pole anwendet. In diesem Fall unterscheidet er zwischen Pflegeumgebungen von „Typ A" und „Typ B". Im Falle von „Typ A" existiert eine klare Machthierarchie (mit den Bewohnerinnen und Bewohnern ganz unten und dem Pflegepersonal etwas darüber positioniert) und ein autoritäres und klar vom Pflegegeschehen abgerücktes Pflegemanagement, das aus „Verfahrensweisen und Schreibarbeiten [einen] Fetisch" macht (S. 170). Dagegen sind in den Pflegeumgebungen von „Typ B" Kooperation und das Teilen augenscheinlich und die Atmosphäre ist von Offenheit und dem Gemeinsinn aller geprägt – sowohl seitens des Personals als auch bei den Bewohnerinnen und Bewohnern. Mitarbeitende und Bewohnerinnen und Bewohner sind gleichwertig, die Kommunikation ist gut und es herrscht eine Offenheit gegenüber Gefühlen und Verletzbarkeiten, die in „Typ A"-Settings schlicht fehlt.

Die negativen Folgen eines herabgeminderten Personseins auf Seiten der Menschen mit Demenz spiegeln sich beim Personal in der Ge-

36 Das Material für diese Vignette stammt von der „Bradford Dementia Group Carers' Support"-Arbeit.

fahr von Belastung und Burnout. Ohne entsprechende Unterstützung durch die Organisation führen die alltäglichen Anforderungen und der mit der Erbringung von Pflege verbundene Druck zu einer Belastung, welche die Befähigung der pflegerisch Tätigen beeinträchtigt, sich der gesamten Palette von Bedürfnissen der Person mit Demenz anzunehmen – psychologischen, sozialen und körperlichen. Im Laufe der Zeit wird diese Belastung bei fehlender Unterstützung chronisch. Beim Versuch, dies zu bewältigen, brennt die Pflege erbringende Person aus, d.h. sie zieht sich mental und emotional aus der pflegenden Rolle zurück und erfüllt diese nur noch auf grundlegendster Ebene.

7.8.1 Das größere Ganze: Der Status von Pflegearbeit

Die im Kapitel dargelegten Strategien, die darauf angelegt sind, einen Unterschied für die Organisation und deren Kultur zu machen, fokussieren explizit auf das einzelne Heim oder den einzelnen Demenzbereich und nicht auf eine breitere Ebene wie etwa eine Kette von Pflegeheimen, ein größeres System des Gesundheitsversorgers oder gar auf die Gesellschaft insgesamt. Dahinter steht die Hoffnung, durch Bestimmung dessen, was im einzelnen Demenzbereich den ausschlaggebenden Unterschied macht, etwas für den breiteren organisationsbezogenen Kontext lernen zu können. Nun gibt es einen Bereich, für den ein solches Vorgehen, das sich als für eine psychologisch-pragmatische Betrachtungsweise typisch bezeichnen ließe, als am wenigsten geeignet erscheint. Das ist jener Bereich, der im Kapitel 7.3 *Für das Personal sorgen* im Abschnitt *Bezahlung und betriebliche Leistungen* (s. S. 207) ausgewiesen ist. Dies identifiziert unbestreitbar einen wesentlichen Einfluss(faktor) auf das Ausmaß, in dem Mitarbeiterinnen und Mitarbeiter sich wertgeschätzt fühlen. Allerdings sind die äußeren Einflüsse in dieser Angelegenheit schier übermächtig. Im Vereinigten Königreich haben Richtlinien der Regierung in Bezug auf Mindestlöhne und eine das Existenzminimum abdeckende Entlohnung dazu beigetragen, das Lohnniveau anzuheben, doch verhängt die Deckelung der öffentlichen Unterstützung für Pflegeheimplätze und die der häuslichen Pflege hier erhebliche Einschränkungen. Ein Soziologe könnte diesbezüglich argumentieren, dass das niedrige Lohn- und Gehaltsniveau die zweifache Bedrohung der Altersfeindlichkeit auf der einen und das mit Demenz verbundene Stigma auf der anderen Seite widerspiegelt. Gesellschaftlich werden diejenigen, die Menschen mit Demenz unterstützen, schlicht nicht wertgeschätzt – es ist etwas, das nicht als Beruf, nicht als eine Aufgabe gesehen wird, die Fertigkeiten und Fachkenntnisse erfordert. Mit der Tatsache, dass die große Mehrheit der Pflegenden nach wie vor weiblich ist, tritt noch die Geschlechterungleichheit hinzu, die sich in einer schlechteren Bezahlung und schlechteren Arbeitsbedingungen niederschlägt. Das soll nicht heißen, einzelne Demenzeinrichtungen könnten keine guten Beschäftigungsverhältnisse verwirklichen, die für die betroffene Belegschaft einen Unterschied machen. Doch der schlichte Umstand, dass Menschen inzwischen bis in ihr neuntes Jahrzehnt und darüber hinaus leben und damit einhergehend auch die Zahl derjenigen zunimmt, die mit Demenz leben, führt zu Vorhersagen eines erheblich steigenden Bedarfs an sozialer Fürsorge. Neben den steigenden Kosten für Regierung, Steuerzahler, Familien und das einzelne Individuum besteht echte Besorgnis, dass dies einen noch nie dagewesenen Zuwachs an Erwerbsarbeit im Bereich der öffentlichen Fürsorge erforderlich machen könnte. Es ist fraglich, ob dies ohne dramatische Veränderungen in Bezug auf das Lohnniveau und verbesserte Arbeitsbedingungen erreichbar wäre. Schon jetzt liegen Berichte vor, denen zufolge die für Pflege zuständigen Behörden nicht in der Lage sind, die bei ihnen gemeldete Nachfrage nach Pflegepersonal im Heimbereich zu erfüllen und folglich Heime geschlossen werden.

7.8.2 Aktionsforschung: das Kapitel wird auf den Prüfstand der Praxis gestellt

Kitwoods Anmerkungen zu der Notwendigkeit, auch für die Mitarbeitenden (gut) zu sorgen, fußt auf einer Strategie für die Fort- und Weiterbildung, die wir ursprünglich für eine große, im Bereich Pflege engagierte Wohlfahrtseinrichtung ausarbeiteten, die eine neue Einrichtung für Menschen mit Demenz eröffnet hatte. Dann bot man uns eine Beteiligung an der ersten Implementierung und Evaluation der Strategie an. Das Projekt wird von Lintern et al. (2000a, 2000b) und von Lintern (2001) umfassend beschrieben. Der Hauptakzent der Evaluation lag auf den beiden Aspekten, auf die auch Kitwoods Kapitel abhebt: der innerbetrieblichen Fortbildung und einer wirksamen Qualitätssicherung. Der erstgenannte Aspekt wurde in Form einer von Tom selbst durchgeführten zweitägigen Fortbildung abgedeckt; der zweite wurde über einen Dementia Care Mapping (DCM)-Zyklus abgesichert, der eine im sechsmonatigen Turnus durchzuführende DCM-Bestandsaufnahme durch unabhängige DCM-Protokollanten vorsah. Die von diesen rückgemeldeten Ergebnissen flossen dann in einvernehmlich verabschiedete Aktionspläne zur Qualitätsverbesserung ein.

Ursprünglich bestand die Hoffnung, von Anfang an Einfluss auf die Entwicklung der Pflegekultur des Heims nehmen zu können. Aufgrund einiger Verzögerungen einschließlich des Problems, qualifizierte psychiatrische Pflegefachkräfte (mental health nurses) einstellen zu können, begann die Fortbildungsphase des Projekts etwa ein Jahr nach Einzug der ersten Bewohnerinnen und Bewohner – und damit zu einem Zeitpunkt, als sich bereits eine Pflegekultur entwickelt hatte. Dies wurde im Rahmen der ersten DCM-Bestandsaufnahme und in Mitarbeiterinterviews erfasst, die einige Merkmale einer „Typ A" Kultur zutage förderten. Die Organisation war hierarchisch und zwischen Fachpersonal und den übrigen in der Pflege Mitarbeitenden fand praktisch keine Kommunikation statt. Die Kommunikation zwischen Pflegenden und Bewohnern konzentrierte sich auf die physische Pflege und es gab kaum Aktivitäten außer solchen, die von externen Besuchern organisiert wurden. Die Mitarbeitenden ließen in ihrer Reaktion auf Ausdrucksformen von negativem Stress oder innerer Unruhe seitens der Bewohnerinnen und Bewohner keine Souveränität erkennen. Auch schien in der Entwicklung von Routinen deren Zweckdienlichkeit für die Mitarbeitenden im Vordergrund gestanden zu haben, während sie Bewohnerinnen und Bewohner Wahl- und Kontrollmöglichkeiten verwehrten.

Die Fortbildung begann mit zwei Tagen für die höhere Mitarbeiterebene des Heims. Gemeinsam arbeitete man daran, die unterschiedlichen Fort- und Weiterbildungselemente wie Einarbeitung, hausinterne Fortbildungen, Supervision, Pflegeplanung und die Einbeziehung der Familien bestmöglich zu implementieren.

Dann wurden zweitägige Kurse für die Pflegemitarbeiterinnen und -mitarbeiter angeboten (die in zwei Hälften aufgeteilt wurden, um das Heim während der Fortbildungsphase weiterführen zu können). Die Kurse waren in Form interaktiver Lehrabschnitte gestaltet, die viel Raum für Reflektion und Diskussion ließen. Es gab Übungen und Demonstrationen zum Thema Personsein, Kommunikation, Relevanz der Lebensgeschichte und zum DCM, um die Mitarbeitenden dabei zu unterstützen, sich näher mit Aspekten der malignen Sozialpsychologie wie auch mit Anzeichen von Wohlbefinden zu befassen und diese zu identifizieren.

Nach dieser einführenden Fortbildungsphase konnte eine Reihe von Verbesserungen beobachtet werden. Die Pflegenden beteiligten sich an Aktivitäten und interagierten mit Bewohnerinnen und Bewohnern. Deren psychologische Bedürfnisse waren ihnen nunmehr offenbar bewusster und es erhöhte sich die Wahrscheinlichkeit, dass sie in ihren Reaktionen auf Bewohnerinnen und Bewohner auf Problemlösungsansätze zurückgriffen. Die

Haltungen waren positiver und bei den Mitarbeitenden ließen sich bei person-zentrierten wie auch bei hoffnungsbezogenen Einstellungen Zunahmen verzeichnen. Enttäuschend war dann jedoch, dass eine zweite DCM-Aufnahme insgesamt keine Verbesserung beim Wohlbefinden der Bewohnerinnen und Bewohner erkennen ließ. Wie es schien, hatte die Fortbildung womöglich erste Schritte in Bezug auf Haltungsänderungen, Kompetenzen und Einstellungen bewirkt, doch stand ihr entscheidender Beitrag zu einer Wende in der Kultur des Heims noch aus.

Aus verschiedenen praktischen Gründen verzögerte sich dann der Rückmeldungsteil zur zweiten DCM-Runde um einige Monate. Gemeinsam mit dem Mitarbeiterteam wurde jedoch ein Aktionsplan erstellt, um im DCM-Mapping identifizierte Themen anzugehen. Dies beinhaltete Veränderungen in der Pflegepraxis wie etwa die Beteiligung der Mitarbeitenden an mehr Aktivitäten mit den Bewohnerinnen und Bewohnern und eine stärkere Beachtung von Bewohnerinnen oder Bewohnern, die während des Tages sehr viel schliefen. Der Plan umfasste auch organisationsbezogene Veränderungen wie die Einführung von Supervisionssitzungen für die leitenden Mitarbeiterinnen und Mitarbeiter und die Bereitstellung ganz praktischer, beispielgebender Anleitungen durch einen erfahrenen Praktiker, der unmittelbar mit dem für die direkte Pflege zuständigen Team zusammenarbeitete. Eine wesentliche Veränderung in Bezug auf die Schaffung von mehr Kontinuität war das Aufgeben eines Dienstplans, auf dessen Grundlage Mitarbeiterinnen und Mitarbeiter im monatlich wechselnden Turnus im Demenzbereich und in einem eigenen Bereich für Bewohnerinnen und Bewohner mit hauptsächlich körperlichen Gesundheitsbedürfnissen eingesetzt worden waren. Trotz Verzögerungen bei der Erstellung des Aktionsplans identifizierte die dritte Evaluationsrunde weitere Verbesserungen bei den Haltungen der Mitarbeitenden – vor allem in Bezug auf eine hoffnungsvoll-optimistische Einstellung wie auch mit Blick auf gemeinsam mit Bewohnerinnen und Bewohnern unternommene Aktivitäten. Jetzt ließ das DCM Veränderungen in Form höherer Anteile an positiven Pflegewerten erkennen, auch wenn das individuelle Wohlbefinden der Bewohnerinnen und Bewohner sich nicht signifikant verbessert hatte.

Hierdurch veranlasst wurde dann unmittelbar nach diesem dritten DCM Durchgang ein zeitnaher Aktionsplan mit den Mitarbeiterinnen und Mitarbeitern erstellt. Zu den Zielen des Plans gehörte auch eine Steigerung des Spektrums angebotener Aktivitäten, die dazu dienen sollte, mehr geistige, soziale und physische Anregungen zu bieten und die Bewohnerinnen und Bewohner zu mehr Eigenständigkeit zu ermuntern. Auch wurde dem Einarbeitungstraining bei Neueinstellungen Priorität eingeräumt und das Thema Einarbeitung auch bei Aushilfskräften in die Philosophie sichergestellt. Eine zentrale organisatorische Veränderung war die Einführung von Dienstplänen, die ein gemeinsames Zeitfenster von Früh- und Spätschicht gewährleisten, damit alle an der Pflege Beteiligten (einschließlich der in der direkten Pflege Beschäftigten) bei den Übergaben beteiligt sein konnten. Dadurch konnte die Mitarbeiterkommunikation auf allen Ebenen verbessert werden. Das gemeinsame Zeitfenster ermöglichte zudem die zeitliche Unterbringung einer Supervision. Und schließlich wurde die zuvor recht klinisch und uniformiert anmutende Arbeitskleidung des Pflegepersonals durch einen weniger formellen Kleidungsstil abgelöst. Nachdem diese Veränderungen sechs Monate praktiziert worden waren, zeigte die vierte DCM-Runde schließlich eine signifikante Verbesserung des durchschnittlichen Wertes für Wohlbefinden der einzelnen Bewohnerinnen und Bewohner und eine Steigerung des Anteils positiver Pflegewerte an. In der Tat wurde eine Steigerung von 60 % beim Anteil der beiden höchsten Werte für Wohlbefinden (+ 3 und + 5) im Vergleich mit dem ersten Mapping vor Beginn der Interventionen festgestellt. Die Verbesserungen bei den Themen Haltung(en) und Fertigkeiten blieben bestehen, zeigten zu dem Zeitpunkt jedoch keine weitere Verbesserung.

Dieses Projekt veranschaulicht in beispielhafter Weise viele der in Kitwoods Kapitel übermittelten Botschaften. Die „Typ A"-Organisationskultur kann sich sehr schnell entwickeln – selbst wenn Person-Zentrierung angestrebt wird. Eine Fortbildungsreihe – sogar eine von Tom Kitwood persönlich durchgeführte – hat nicht ausgereicht, um einen Wandel der Pflegepraxis herbeizuführen, obwohl Haltung und Verhalten des Personals klare Verbesserungen erkennen ließen. Ohne geeignete organisationsseitige Unterstützung und den entsprechenden Kontext werden die Anstrengungen der einzelnen Mitarbeiterinnen und Mitarbeiter keine person-zentrierte Kultur hervorbringen. Am Ende des Projekts waren einige der im Abschnitt „Für das Personal sorgen" betrachteten Aspekte einschließlich Einarbeitung und Supervision angegangen worden. Anhaltspunkte wie ein Mehr an Kommunikationsbereitschaft zwischen den Mitarbeitenden auf allen Ebenen und ein Weniger an Hierarchie sowie eine stärker gewürdigte Stellung der Bewohnerinnen und Bewohner ließen eine Bewegung auf eine „Typ B"-Organisation hin erkennen.

7.8.3 Qualitätssicherung

Im beschriebenen Fall war DCM als Qualitätssicherungsinstrument außerordentlich wertvoll, weil es die Erstellung von Aktionsplänen unterfütterte, die auf organisatorische Hemmnisse und Hürden gerichtet waren. Dies war insbesondere dann der Fall, wenn die Rückmeldung pünktlich kam, sodass sie vom betroffenen Personal anerkannt und eingestanden werden konnte. Natürlich wurde DCM auch weiterhin als Agent des Wandels genutzt, indem DCM-Auswertungen zur Veränderung der Pflegepraxis herangezogen und die Wirkungen in mehreren Studien untersucht wurden (Brooker, 2005; Surr et al., 2018). Eine großformatige randomisierte kontrollierte Wirkungsstudie zum DCM als Instrument zur Verbesserung von Outcomes in Pflegeheimen für Menschen, die mit demenziellen Beeinträchtigungen leben, steht kurz vor dem Abschluss (Surr et al., 2016a, 2016b).

7.8.4 Achtung wichtig: Einstellungen der Mitarbeiterinnen und Mitarbeiter

Einer der unerwarteten Ergebnisse aus dem Aktionsforschungsprojekt war eine Einsicht zur Beziehung zwischen mitarbeiterseitigen Einstellungen und deren Zusammenhang mit der Pflegequalität. Kitwood erörtert die Einstellungen der Mitarbeiterinnen und Mitarbeiter vor allem unter dem Aspekt der Auswahl und Anstellung der „richtigen Leute" in einem Pflegesetting und deutet an, dass Einstellungen schwerer zu beeinflussen seien als Wissen und Fertigkeiten (S. 177). Negative Einstellungen gegenüber älteren Menschen, Unnachgiebigkeit und fehlende Offenheit für neue Ideen und ein Dazulernen wurden als nur schwer mit einem person-zentrierten Ansatz vereinbar erachtet. Paradoxerweise könnte man das von Tom gebotene Fortbildungstraining jedoch als stärker auf Einstellungen denn auf Fertigkeiten oder Wissen gerichtet beschreiben, da es darauf abzielte, Empathie mit der Person mit Demenz zu entwickeln. Für die Zwecke des Projekts wurde eine neue Skala erarbeitet: der Erhebungsbogen zu Betrachtungsweisen von Demenz (*Approaches to Dementia Questionnaire, ADQ*) (Lintern, 2001). Die statistische Analyse der Antworten deutete darauf hin, dass hier zwei Dimensionen abgebildet waren: zum einen die Anerkennung des Personseins des Menschen mit Demenz und zum anderen das Thema Optimismus im Sinne des Gefühls, für das Leben des einem anempfohlenen Menschen mit Demenz einen Unterschied machen zu können – dass das, was man tut, nicht vergebens ist. Die Projektergebnisse deuteten darauf hin, dass Einstellungen sich durch Fortbildung beeinflussen und ins Positivere wenden lassen und die Dimension Optimismus besonders wichtig in Bezug darauf war, die vom Pflegepersonal gelieferte Pflegequalität zu prognostizieren. Nur person-zentriert zu sein reichte mithin nicht aus. Wichtig war auch, Gefühle der Hoffnungslosigkeit im Umgang mit Menschen mit Demenz zu vermeiden.

Das *ADQ* hat dann in zahlreichen Studien weltweit Anwendung gefunden und sich als ein hilfreicher Indikator des Einstellungswandels nach Fortbildungen unterschiedlichen Typs erwiesen (Brooker & Latham, 2016; Surr et al., 2016a, 2016b). Nun könnte man erwarten, dass Mitarbeiterinnen und Mitarbeiter, die Burnout erleben, über mehr negative Einstellungen berichten würden. Doch eine der wenigen Studien, die sich den Zusammenhang zwischen *ADQ*-Werten und der am häufigsten eingesetzten Messmethode für Burnout (das *Burnout Inventory, MBI*) anschaute, ließ eine komplexere Beziehung erkennen (Kokkonen et al., 2014). Wie erwartet fand sich ein positiver Zusammenhang zwischen dem Faktor Zuversicht aus dem *ADQ* und der Skala zur Messung der eigenen Leistung aus dem *MBI*. Diese gibt wieder, was für Mitarbeiterinnen und Mitarbeiter in ihrer Rolle nach eigenem Empfinden erreichbar ist. Es ergab sich aber auch ein positiver Zusammenhang zwischen dem Thema Optimismus und einer zweiten Unterskala des *MBI*, nämlich Emotionale Erschöpfung. Dies lässt sich so verstehen, dass Pflegende, die in Sachen Demenz mit Zuversicht ausgestattet sind, es als Erfolgserlebnis verbuchen, wenn sie bei den ihnen anvertrauten Menschen etwas bewirken können. Auf der anderen Seite empfinden diese Mitarbeiterinnen und Mitarbeiter ihr Bemühen aber als anstrengender als Kolleginnen und Kollegen, die eventuell geringere Erwartungen an Resonanz oder Outcomes bezüglich der von ihnen geleisteten Pflege hegen. Dem ist hinzuzufügen, dass das Burnout-Niveau in dieser Studie im leichten bis mittleren Bereich lag. Folglich könnte man davon ausgehen, dass die Mitarbeiterinnen und Mitarbeiter mit höheren Burnout-Werten noch keinen Zustand erreicht hatten, in dem sie tatsächlich bereits „dichtgemacht" hatten – sie befanden sich aller Wahrscheinlichkeit nach in jenem von Kitwood beschriebenen Zwischenstadium, in dem der Mangel organisationsseitiger Unterstützung und die (teils selbst auferlegten) Rollenanforderungen ihren Tribut zu fordern beginnen. Kitwood äußert sich auch zu den zahlreichen großartigen Menschen, die aus der Demenzpflege ausgestiegen sind (S. 171). Vielleicht sind es genau diese Menschen, die eine Vorstellung davon haben, was sich erreichen ließe, die aber durch die organisationsbedingten Einschränkungen und Hürden am stärksten Gefahr laufen, verloren zu gehen.

7.8.5 Personalfortbildung

Trotz der klaren Botschaft, dass Personalfortbildung alleine nicht ausreicht, um zu einer guten Demenzpflege zu gelangen, wird ein Scheitern nach wie vor fehlender Mitarbeiterfortbildung zugeschrieben. Es wurden zahlreiche Initiativen zur Entwicklung von Fortbildungsprogrammen und Rahmenplänen (Health Education England, 2015) und einige Ansätze zur Evaluierung ihrer Wirkung durchgeführt. Surr et al. (2017) haben die vorhandene Evidenzlage zu den Faktoren überprüft, die zu einem effektiven Fortbildungsprogramm im Bereich Demenzpflege beitragen. „Wirksamkeit" (Effektivität) wurde auf vier Ebenen analysiert: (1) von den Lernenden berichtete Reaktion auf und Zufriedenheit mit der Fortbildung; (2) mit der Fortbildung in Beziehung stehendes Dazulernen einschließlich eines veränderten Standes von Wissen, Fertigkeiten und Einstellungen; (3) Veränderungen im Mitarbeiterverhalten nach der Fortbildung; und (4) Veränderungen in den Outcomes bei den Personen mit demenziellen Beeinträchtigungen, die Pflege erhalten. Die in das Review einbezogenen 152 Artikel wiesen ein unterschiedliches Qualitätsniveau auf; einem Drittel wurde hohe Qualität bescheinigt. Fast 40 % der Studien bewerteten Verhaltensänderungen bei den Mitarbeitenden und 25 % berichteten von Outcomes für Menschen mit Demenz – wobei hier hauptsächlich auf Agitiertheit und Aggression abgehoben wurde und nicht auf Lebensqualität. Es wurden gemeinsame Merkmale jener Programme identifiziert, die (über die vier Ebenen hinweg) wirksamer zu sein schienen. Hierzu zählten die Bedeutung einer erfahrenen Anleitungsperson, die Gewährleistung einer Fortbildung mit unmittelbarer Relevanz für die Aufgaben der Teilnehmenden, die auf bisherigen Erfahrungen aufbaut, sowie eine aktive *face to face*-Teilnahme. Ein anderer wichtiger Punkt war die Dauer der Fortbildung – die im Minimum acht Stunden betrug –, wobei Teilnehmende darüber hinaus auch Unterstützung bei der Umsetzung des Gelernten in die Praxis benötigten. Hilfreich waren auch klare Richtlinien oder ein strukturiertes Instrument zur Unterrichtung und Anleitung bei der Erbringung der Pflege. Interessant und beachtenswert ist, dass die von Kitwood im Aktionsforschungsprojekt durchgeführte Fortbildung tatsächlich viele, wenn nicht all diese Kriterien erfüllte.

7.8.6 Veränderungen Wirklichkeit werden lassen

Wenn man sich sämtliche Entwicklungen der vergangenen 20 Jahre anschaut, dann bleibt die Frage, wie sich eine qualitativ hochwertige Pflege und Betreuung von Menschen mit Demenz erreichen lässt, in vielerlei Hinsicht mysteriös und schwer fassbar. Obwohl Erfolge zu verzeichnen sind, kann es schwierig sein, die erreichte Qualität aufrechtzuerhalten und Hürden zu umgehen kann ebenfalls schwierig sein. Obwohl wir viele der Bestandteile einer guten Pflege kennen, scheint man sich bei der Frage nach der perfekten Rezeptur nach wie vor auf Versuch und Irrtum verlassen zu müssen. Das Schlimmste ist, dass in allen Bereichen der Pflege nach wie vor Missbrauch vorkommt und weiterhin schockierende Berichte darüber bekannt werden, wie Personsein nach wie vor verweigert wird. Wie man am besten mit den „organisatorischen Abwehrprozessen" zurechtkommt, von denen Kitwood spricht, stellt eine Herausforderung dar. Es besteht weitgehender Konsens darüber, dass das Thema Leitung von ähnlich großer Bedeutung ist wie das Thema Fortbildung. Doch die Aufgabe, die exakten Führungsqualitäten und -attribute zu benennen, derer es bedarf, bleibt erst noch zu lösen. Ansätze wie *Appreciative Inquiry* (Page et al., 2016) können dabei helfen, auf den positiven Ressourcen all derjenigen aufzubauen, die Pflege erbringen und erhalten und lassen Offenheit für ein (Dazu-)Lernen wie auch das Erfordernis gegenseitiger Achtung erkennen. Familien einzubeziehen kann mit Sicherheit zu mehr Wohlbefinden für Menschen mit Demenz in Pflegesettings führen, wenn durch offene Kommunikation und Verbindlichkeit zwischen den Angehörigen der Bewohner und dem Pflegepersonal das überwunden wird, was Kitwood ‚die Mauern gegenseitigen Argwohns' genannt hat (Woods et al., 2007. So sie dies wollen, kommt Familien beim Monitoring der Pflege wie auch bei der Unterstützung der Person, die mit dementiellen Beeinträchtigungen lebt, eine wichtige Aufgabe zu.

Hier bietet die CHOICE Studie (Killett et al., 2016) einiges an Erkenntnissen. Im Vereinigten Königreich wurden in elf Pflegeheimen umfangreiche Beobachtungen und Interviews durchgeführt und mit Hilfe einer vertieften Methode zum Vergleich von Fallstudien analysiert. Die Autorinnen und Autoren kommen zu dem Schluss, dass es „nicht hinreicht, eine Reihe organisationsbezogener Werte oder die ‚richtige' Leitungsfigur oder das ‚richtige' Personal einzubringen" (S. 160–188). Als entscheidend erschien vielmehr, Wege zu finden, wie man die Anforderungen der tagtäglichen Pflegepraxis erfüllt, die mit den Werten der Organisation im Einklang stehen. Es wurden sieben wichtige, miteinander in Wechselbeziehung stehende Elemente identifiziert, die stark mit den von Kitwood beschriebenen „Typ B"-Organisationen harmonieren. Dort existiert eine Art geteilte Sinnhaftigkeit, ein Führungsstil, der die

Mitarbeitenden vor einem Großteil des bestehenden Drucks von außen schützt und sie darin stärkt, für das Wohlbefinden der Bewohnerinnen und Bewohner Verantwortung zu übernehmen. Personal und Leitungsebene sind Veränderungen gegenüber aufgeschlossen. Diese Elemente unterfüttern dann das Gemeinschaftsgefühl aller Beteiligten (einschließlich der Angehörigen) und des Heims, das sich durch person-zentriertes Tun und Engagement auszeichnet, auch dem Umfeld des Heims Beachtung schenkt und Veränderungen und Verbesserungen zum Wohl der Bewohnerinnen und Bewohner bewerkstelligt.

Im Feld der Demenzpflege ist ein begrüßenswertes Wachstum bei der Verwendung implementierungswissenschaftlicher Erkenntnisse zu verzeichnen. Dies könnte dazu beitragen, die unterstützenden oder behindernden Faktoren für die Aufnahme vielversprechender neuer Entwicklungen zu verstehen. So haben etwa Brooker & Latham (2016) ein Implementierungsprojekt durchgeführt, mit dessen Hilfe ein person-zentriertes Fortbildungsprogramm auf 106 Pflegeheime skaliert wurde. Obwohl die Ergebnisse überall dort, wo mit der Fortbildung begonnen wurde, gut waren, konnte sie in einem Drittel der Heime nicht vollständig abgeschlossen werden. Zu den ermittelten Hürden zählten konkurrierende zeitliche Belastungen und eine hohe Personalfluktuation in den Heimen. Voraussetzungen für eine erfolgreiche Implementierung waren eine unterstützende Leitung und Organisationsstruktur wie auch die Stabilität der Mitarbeiterteams, denen ein garantiertes Zeitfenster zur Umsetzung des Gelernten zur Verfügung stand. Dies in Zeiten verwirklichen zu können, in denen die gesundheitliche und soziale Fürsorge für Menschen mit demenziellen Beeinträchtigungen unter immensem Druck steht, ist eine echte Herausforderung. Es wäre sicher hilfreich, wenn die Gesellschaft (und Politiker und Entscheidungsträger) Pflege samt derer, die sie leisten, mehr zu schätzen wüssten. Doch Einrichtungen, die ihr Personal wirklich schätzen und unterstützen, können bereits einiges zur Erhöhung der Standards beitragen.

7.8.7 Punkte, die ein Nachdenken lohnen

- Was sind die hauptsächlichen Gründe für die Schwierigkeit, hinreichend Personal einzustellen und zu halten, um Menschen, die mit dementiellen Beeinträchtigungen in Pflegeheimen leben, qualitativ hochwertige Pflege zu bieten?
- Warum gibt es in Settings zur Pflege von Menschen mit Demenz nach wie vor Missbrauch und Vernachlässigung?
- Welche Elemente tragen nach Ihrem Dafürhalten dazu bei, dass ein Pflegeheim Menschen mit Demenz eine gute Lebensqualität bieten kann?

8 Anforderungen an eine Betreuungsperson

Tom Kitwood

Eine der Folgen des Entpathologisierens von Demenz ist, dass es keine höchste medizinische Autorität gibt, zu der man hinsichtlich definitiver Antworten aufschauen könnte, und dass es auch keine vorgefertigten technischen Lösungen gibt, auf die man sich verlassen könnte. Wenn die behandelbaren Probleme, die das Versagen der Geisteskräfte einer Person umgeben, hauptsächlich im zwischenmenschlichen Bereich liegen, dann müssen auch die entsprechenden Antworten dort gesucht werden. In einem Sinne ist dies Anlass zur Erleichterung: Es ist nicht mehr notwendig, jene Wache im Tempel der biomedizinischen Wissenschaft fortzusetzen, die wir so lange erdulden mussten. In einem anderen Sinne bietet es jedoch eine enorme Herausforderung, weil es eine volle Annahme von Verantwortung bedeutet: Wir müssen alle Hauptquellen für das Fürsorgen in uns selbst finden.

Es überrascht nicht, dass so oft in der Vergangenheit kein ernsthafter Versuch gemacht wurde, sich mit der psychologischen Tagesordnung von Demenzpflege zu beschäftigen, oder dass die Anforderungen an eine Betreuungsperson zu einer Angelegenheit allgemeiner Freundlichkeit und gesunden Menschenverstandes trivialisiert wurden. Wenn wir die Aufgabe realistisch betrachten, so wird sie selbst in Settings mit beispielhaften Arbeitsbedingungen beängstigend erscheinen. Diese sind jedoch extrem selten, und viel häufiger wird Personal schlecht unterstützt, unterbewertet und erhält nur wenig Gelegenheit, sein Potential zu entwickeln. Betreuungspersonen aus dem Kreis der Familie tun ihrerseits viel von ihrer Arbeit allein. Sie haben eine Aufgabe übernommen, die sich unter den bestehenden Bedingungen unmöglich auf gute Weise erledigen lässt, und es ist keine Aufgabe, für die der Mensch „konzipiert" wurde.

In diesem Kapitel werden wir demnach eingehender untersuchen, was Demenzpflege von Seiten einer Betreuungsperson erfordert, und die Art von persönlicher Entwicklung, die dabei unter Umständen beteiligt ist. Auf einigen in Kapitel 6 dargelegten Vorstellungen aufbauend untersuchen wir zuerst die Rolle der Betreuungsperson beim Schaffen von Interaktion, die die Person stärkt. Dann gehen wir zu einem weniger offensichtlichen Thema über, nämlich zu den verborgenen Motiven, die Menschen oft in die Pflegearbeit hineinziehen. Ich werde darlegen, dass diese Motive zu einer mächtigen Ressource werden können, wenn sie „inneres Eigentum" sind und verstanden und integriert werden. Dies führt zum Thema der Empathie, das in jedem zwischenmenschlichen Zusammenhang von Bedeutung, auf diesem Gebiet, wo die Empfänger von Pflege so leicht depersonalisiert werden, jedoch doppelt wichtig ist. Zum Schluss betrachten wir kurz die Tiefenpsychologie der Pflegearbeit, und ich werde psychodynamische Prozesse, die eine effektive Pflege behindern, und solche, die sie erleichtern, einander gegenüberstellen.

8.1 Der Anteil der Betreuungsperson an der Interaktion

Die erste Anforderung ist täuschend einfach, wenn auch tiefgreifend in ihren Implikationen. Sie besteht darin, dass die Betreuungsperson im

Sinne einer tatsächlichen psychologischen Verfügbarkeit auch wirklich verfügbar ist. In der Beratung und Psychotherapie ist dies bisweilen als „freie Aufmerksamkeit" bekannt, das heißt, mit und für eine andere Person ohne Ablenkung von außen und Störung von innen präsent sein und den anderen mit weitaus weniger Verzerrungen, Projektionen und von Vorurteilen getragenen Reaktionen, wie sie echte Begegnung so oft hemmen, wahrzunehmen. Freie Aufmerksamkeit zu vermitteln, ist in jedem Kontext schwierig, dennoch besteht weithin Übereinstimmung, dass sie für psychologisches Arbeiten, das wirklich hilft und heilt, von entscheidender Bedeutung ist. Manche Menschen schaffen es nicht, freie Aufmerksamkeit zu widmen, weil sie in dem mit ihrer beruflichen Rolle verbundenen Eigendünkel gefangen sind. Vor allem, wer über große Macht verfügt, wie Fachärzte und leitende Manager, geht besonders leicht in diese Falle. Bisweilen dreht sich das Problem um schiere Überlastung; die unmittelbaren Anforderungen an die Psyche sind zu groß, als dass sie sie ertragen könnte. Allgemeiner gesprochen versagen Menschen jedoch, weil sie in hohem Maße von ihrer Verletzlichkeit und Angst oder von ihrem Schmerz getrieben werden. Wenn Demenz, wie ich dargelegt habe, gewisse universelle Ängste aktiviert, so liegt hier ein besonders wichtiges Thema. Im umgangssprachlichen Sinne schenken Menschen keine freie Aufmerksamkeit, weil zu viel von ihrem eigenen emotionalen Ballast in den Weg gerät. Präsent zu sein, kann nicht als eine bloße Technik gelernt werden; man muss dem Ballast ins Auge sehen und sich damit auseinandersetzen.

Die Fähigkeit „präsent zu sein", ist ein Geschenk an andere und eine Art Selbstbefreiung. Es bedeutet, weniger besorgt um die Vergangenheit, weniger ängstlich wegen der Zukunft und von daher mehr auf das vor Augen Liegende zentriert zu sein. „Präsent zu sein" bringt es mit sich, die Zwanghaftigkeit im *Handeln* loszulassen und eine höhere Kapazität dafür zu haben, einfach nur *zu sein*. Natürlich befreit es eine Person weder von körperlichem noch von seelischem Schmerz, obwohl es zu besseren Formen des Umgangs mit Schmerz führen kann. Es ist eine absolute Voraussetzung für eine gute Fürsorge, denn Präsentsein ist die Qualität, die allen echten Beziehungen und jeder Ich-Du-Begegnung zugrunde liegt.

Während die erste Anforderung eine Art des Seins ist, impliziert jede der Interaktionsarten, die wir in Kapitel 6 (S. 146) untersucht haben, eine spezifische Form des Handelns. Hier gewinnen wir einen weiteren Einblick in die spezielle Findigkeit, die die Demenzpflege erfordert.

- *Anerkennen* (recognition). Die Betreuungsperson bringt eine offene und vorurteilslose Haltung, frei von Tendenzen des Stereotypisierens oder Pathologisierens, mit und begegnet der Person mit Demenz in ihrer Einzigartigkeit.
- *Verhandeln* (negotiation). Die Betreuungsperson stellt alle vorgefertigten Annahmen über das, was zu tun ist, zur Seite und wagt es zu fragen, zu beraten und zuzuhören.
- *Zusammenarbeiten* (collaboration). Bewusst wird vom Einsatz von Macht und damit von jeder Form des Aufdrängens und des Zwangs Abstand genommen. Für die Person mit Demenz wird „Raum" geschaffen, so weit wie möglich zur Handlung beizutragen.
- *Spielen* (play). Die Betreuungsperson ist frei, sich auf einen freien, kindgleichen, kreativen Weg des Seins zu begeben.
- *Timalation* (timalation). Die Person mit Demenz erfährt Vergnügen auf direktem Weg über die Sinne, und das bedeutet, dass sich die Betreuungsperson mit ihrer eigenen Sinnlichkeit wohlfühlt – ungestört durch Schuld oder ängstliche Hemmung.
- *Feiern* (celebration). Über die Belastungen und unmittelbaren Anforderungen der Arbeit hinaus ist die Betreuungsperson für Freude offen und dankbar für das Geschenk des Lebens.
- *Entspannen* (relaxation). Die Betreuungsperson ist für eine Weile frei, die aktive Arbeit zu unterbrechen und sogar mit dem Planen

aufzuhören. Sie identifiziert sich positiv mit dem Bedürfnis mancher Menschen mit Demenz: Tempo drosseln und Körper und Geist eine Ruhepause gönnen.

- *Validation* (validation). Die Betreuungsperson geht über ihren Bezugsrahmen mit seinen vielen Bedenken und Sorgen hinaus, um den anderen empathisch zu verstehen; das Erkennen wird herabgesetzt und die Sensibilität gegenüber Gefühl und Emotion erhöht.
- *Halten* (holding). Welches Leid die Person mit Demenz auch immer durchläuft, die Betreuungsperson bleibt voll präsent – beständig, selbstsicher und reaktionsbereit, fähig, den Widerhall jeder verwirrenden Emotion im eigenen Sein zu tolerieren.
- *Erleichtern* (facilitation). Hier wird eine feinsinnige und sanfte Phantasie aufgerufen. Es besteht die Bereitschaft, auf die Geste einer Person mit Demenz zu reagieren – nicht, indem ihr Bedeutung aufgezwungen wird, sondern durch Teilnahme am Schaffen von Bedeutung und am Ermöglichen von Handlung.
- *Schöpferisch sein* (creation) durch die Person mit Demenz. Die von der Person mit Demenz initiierte schöpferische Handlung wird als solche gesehen und anerkannt. Die Betreuungsperson reagiert, ohne die Kontrolle zu übernehmen.
- *Geben* (giving) von Seiten der Person mit Demenz. Die Betreuungsperson ist bescheiden genug anzunehmen, was immer ihr eine Person mit Demenz an Freundlichkeit oder Unterstützung gibt, und ehrlich genug, ihre eigene Bedürftigkeit anzuerkennen. Vorstellungen eines Wohltäters oder Spenders von Mildtätigkeit alten Stils haben keinen Raum.

Selbst dieser kurze Abriss genügt, um zu zeigen, dass gute Pflege eine sehr hochentwickelte Person erfordert: jemanden, der offen, flexibel, kreativ, mitfühlend und reaktionsbereit ist und sich innerlich wohlfühlt. Es ist auch hilfreich, dieses Thema vom Standpunkt der Transaktionsanalyse (TA) mit ihrem Konzept von drei Hauptzuständen des Ich – Elternteil (kontrollierend-kritisch, nährend), Kind (angepasst oder frei) und Erwachsener – aus zu betrachten (Steward & Joines, 1987). Die Demenzpflege alten Stils einschließlich eines großen Teils der sie begleitenden malignen, bösartigen Sozialpsychologie verlief von der Betreuungsperson als kontrollierend-kritischem Elternteil ausgehend zu der Person mit Demenz als angepasstem Kind. Pflege, wie ich sie hier beschrieben habe, beinhaltet zumindest die in **Tabelle 8-1** wiedergegebenen Transaktionsarten. Diese Tabelle sollte eher als Anregung denn als definitiv verstanden werden, da die Natur der Transaktion vom Standpunkt der Transaktionsanalyse her sehr stark davon abhängt, welche Ich-Zustände den Beteiligten aktuell zur Verfügung stehen. Der Kernpunkt besteht im Anerkennen der Findigkeit der Betreuungsperson und des Reichtums der Pflegeökologie.

Selbst der direkte Umgang mit nur einer Person mit Demenz erfordert demnach außergewöhnliche Geschicklichkeit und Bewusstheit

Tabelle 8-1: Ich-Zustände und Demenzpflege

Betreuungsperson	Person mit Demenz	Art der Interaktion
Erwachsener	Erwachsener	Anerkennen, Verhandeln, Zusammenarbeiten
Nährender Elternteil	Kind	Timalation, Validieren, Halten
Kind	Nährender Elternteil	Geben (durch die Person mit Demenz)
Kind	Kind	Spielen, Feiern, Entspannen, Schöpferisch sein (seitens der Person mit Demenz)

seitens der Betreuungsperson, aber natürlich ist das nicht alles. In stationären und teilstationären Einrichtungen ist jedes Mitglied des Pflege-Teams gewöhnlich gehalten, mehrere Personen zu betreuen, und muss demnach einen Weg finden, um mit Anforderungen zurechtzukommen, die im Widerstreit miteinander stehen. Einander ungeteilte Aufmerksamkeit zu widmen, unterliegt erheblichen Einschränkungen. Es entstehen viele Situationen, in denen es keine Ideallösung gibt und die die Betreuungsperson mit Gefühlen der Unzulänglichkeit und Schuld zurücklassen. So kann sich beispielsweise ein/e MitarbeiterIn der Wut oder Enttäuschung eines Familienangehörigen ausgesetzt sehen, und das ist besonders schwierig, wenn diese Person ihr eigenes Gefühl, in der Pflege versagt zu haben, projiziert. Ein hochkompetentes Mitglied des Pflege-Teams muss unter Umständen mit fachlich weniger entwickelten Kollegen zusammenarbeiten und dabei bisweilen das durch deren Unfähigkeit verursachte Chaos lichten. Eine gut funktionierende Pflegeabteilung trägt unter Umständen die Folgen von Stümpereien in anderen Bereichen des Systems mit. Unglücklicherweise kommt es gegenwärtig sehr häufig vor, dass jemand von einem Krankenhausaufenthalt sehr erschöpft und verwirrt zurückkehrt, und bisweilen lässt sich die persönliche Verschlechterung nicht wieder rückgängig machen.

In der britischen Kulturtradition besteht die Standardreaktion auf solche Vielschichtigkeit im Rückzug auf eine hochgradig kognitive, „managerhafte" Form des Umgangs damit. Wenn dies Wirkung zeigt, dann nur in sehr begrenztem Sinne. Es vermeidet viele der schwierigeren Themen und schneidet einige der wichtigsten Informationen, die durch Gefühle vermittelt werden, ab. Die auf diese Weise gefundenen Lösungen tragen außerdem unnötig zu den psychischen Belastungen der Menschen mit Demenz bei. In Organisationen mit großem Machtgefälle neigt man dazu, ungelöste Probleme nach unten zu den am Fuß der Pyramide Stehenden zu verlagern. Im Idealfall sind die Mitglieder eines guten Pflege-Teams demnach offen für Komplexität und drängen nicht auf einfache, kurzfristige Notbehelfe. Dies erfordert einen außergewöhnlichen Grad an psychischer Widerstandskraft.

8.2 Lebenskonzepte und Pflegearbeit

Aus einer Vielfalt von Gründen heraus begeben sich Menschen auf das Gebiet der Demenzpflege. In Zeiten, in denen Arbeitsplätze rar sind, ist es einer der leichtesten Wege, eine Anstellung zu bekommen, indem man Pflegeassistent wird. Was auch immer eine Person zunächst einmal in diese Arbeit hineinzieht, so ist doch wahrscheinlich, dass viele derer, die bleiben, dies tun, weil sie sie in besonderer Weise anspricht. Heutzutage gibt es viele Frauen und eine kleine, aber zunehmende Anzahl von Männern, die sich positiv dafür entschieden haben, mit denen zu arbeiten, die Demenz haben, während dies vor etwa 10 Jahren in der Tat sehr selten war.

Oft wurde dargelegt, es gäbe verborgene – und im Allgemeinen nicht anerkannte – Motive, die Menschen zur Pflegearbeit hinziehen, und ich möchte zu diesem Thema ein paar sehr positive Anregungen geben. Eine der erhellendsten Formen, die Dinge zu untersuchen, ist die Vorstellung von einem „Lebenskonzept", wie es besonders im Rahmen der Transaktionsanalyse entwickelt wird. Der Begriff selbst ist eine vom Theater abgeleitete Metapher. Sie impliziert, dass eine Person auf eine Weise leben könnte, die einem Schauspieler gleicht, der eine Rolle spielt: Der Text wurde von jemand anderem geschrieben, und die Handlung findet unter Bühnenleitung statt. Befindet sich die Person in ihrem Lebenskonzept, so trifft sie ihre Auswahl aus einem begrenzten Spektrum; es bestehen verborgene Handlungseinschränkungen, und es gibt Muster, die nicht bewusst erkannt werden.

Theoretiker der Transaktionsanalyse haben argumentiert, dass die Anfangsgründe eines Lebenskonzepts in der Kindheit liegen. Es entwickelt sich in der frühkindlichen Phase und hat sich bis zum Alter von 7 oder 8 Jahren zu einer bestimmten Seinsweise verfestigt. In gewissem Sinne ist dies – wie auch beim ethogenen Ansatz – lediglich ein alternatives Vokabular, um zu beschreiben, wie eine Person den Satz an Handlungswerkzeugen zu erwerben beginnt, der die Persönlichkeit bildet. Die Lebenskonzept-Theorie hebt hingegen die verborgenen Handlungseinschränkungen und das Vorliegen wiederkehrender Muster hervor.

Ein Kind hat sehr wenig Macht und ein oft magisches Denken, wenn Ursachen nicht richtig verstanden werden. Es muss einen Weg finden, um Aufmerksamkeit und Anerkennung zu bekommen, Verletzung und Schaden so gering wie möglich zu halten und eine autonome Person mit etwas Gefühl für Identität zu sein. Das eine Kind stellt fest, dass es möglich ist, ein gesellschaftlicher Star zu sein, immer im Rampenlicht; ein anderes findet heraus, dass es Aufmerksamkeit bekommt, indem es super-gut und hilfreich ist, und wieder ein anderes merkt, dass sich Schmerz am besten vermeiden lässt, indem man sich in eine ganz eigene Welt zurückzieht. Die gefundene Lösung muss natürlich mit den Erwartungen mächtiger anderer Personen in unmittelbarer Umgebung und entsprechend vielleicht auch mit deren unbefriedigten und nicht anerkannten Bedürfnissen zusammenpassen. So lernt das Kind, dass das Lebenskonzept funktioniert, und in der späten Kindheit fühlt es sich vollkommen natürlich, als gäbe es gar keine andere Art des Seins. In der Adoleszenz und im Erwachsenenalter wird das Lebenskonzept weiter gefestigt und wirkt sich auf den Lebensstil, die Partnerwahl, Beruf und Schicksal aus (Robins, 1995). Von denen, auf die das Lebenskonzept schlecht passt, suchen manche eine Beratung oder Psychotherapie auf.

Ist ein Lebenskonzept erst einmal ausgeformt, so ist es extrem resistent gegen Veränderungen, weil es immer und immer wieder geübt wurde. Vermutlich ist es sogar regelrecht in die Nervenstruktur inkorporiert (s. Kap. 2, S. 42, 195). Würde jemand plötzlich aus der vorgeschriebenen Rolle heraustreten, so würde er sich „unnatürlich" fühlen, und es würde beinahe sicher extreme Angst verursachen. Außerdem verursacht das Leben außerhalb des Lebenskonzepts Aufregung unter anderen Menschen, weil deren Erwartungen enttäuscht werden.

Alison, die sich sehr in der Fürsorge für andere einsetzt, durchläuft eine Phase, in der sie sich sehr unsicher und beunruhigt fühlt. Oft bricht sie ohne erkennbaren Grund in Tränen aus. Eines Tages besucht sie ihre 80-jährige Mutter und versucht, über ihre Sorgen zu sprechen.

„Ich bin so zittrig und weinerlich, Mutter. Ich weiß nicht, was mit mir los ist. Vielleicht leide ich an Depression."
„Sei nicht dumm. Du bist nicht depressiv. Ich komme nicht mit Dir zurecht, wenn du depressiv bist."

Selbst in dieser kleinen Vignette gewinnen wir einen kurzen Einblick in Alisons Lebenskonzept – und möglicherweise auch in die Ursache, die ihrem gegenwärtigen Unbehagen zugrunde liegt.

Die Theorie von Lebenskonzepten kann nicht in stringenter Weise getestet werden, hat sich jedoch bei der Beratung und Psychotherapie als wertvoll erwiesen und kann dazu dienen, einige der verborgenen Motive für die Aufnahme einer pflegerischen Arbeit zu untersuchen. Das vielleicht häufigste Fürsorge-Lebenskonzept ist das des Retters, der dazu neigt, sehr abhängige und bedürftige Menschen anzuziehen und wiederholt mit denen in Verwicklungen zu geraten, die das entsprechende Lebenskonzept des Opfers haben. Da ist der beratende Führer, die Art von Person mit einer nahezu unfehlbaren Fähigkeit zu wissen, was andere denken und fühlen. Da gibt es den Märtyrer, der außergewöhnlich selbstaufopfernd ist und dessen normales Leben eine beinahe übermenschliche Arbeitsbelastung im Befriedigen der Bedürfnisse anderer zu beinhalten scheint. Und da ist der Held, einer, der kraftvoll für eine noble Sache steht, von weitem geschätzt, aber manchmal einsam und im eigenen Leben wenig unterstützt.

In Lebenskonzepten wie diesen scheint es einen gemeinsamen Themenkern zu geben, wie bei Pflegepersonen (Herrick, 1992), Psychotherapeuten (Miller, 1987) und Sozialarbeitern (Lawton, 1982) gezeigt wurde. Der Psychoanalytiker David Malan (Barnes, 1980) hat diesem Thema besondere Aufmerksamkeit gewidmet. Meine eigene Erfahrung in der tiefenpsychologischen Arbeit mit etwa 50 sehr stark in der Demenzpflege engagierten Menschen bestätigt diese Ansicht durchaus, und ich bilde da keine Ausnahme. Im Wesentlichen entsteht dieses Lebenskonzept aus dem Versagen, einige der Bedürfnisse des Kindes zu befriedigen. Vielleicht erhielt das Kind keine schlüssige Botschaft, dass es intensiv und unwandelbar geliebt wurde, und es musste demnach ein Weg gefunden werden, um Aufmerksamkeit und Zustimmung oder eine schwächere Form der Liebe zu finden. Mit einem pflegebezogenen Lebenskonzept war das Kind oft in Gegenwart anderer Menschen von großer Bedürftigkeit: Krankheit, körperliche Gebrechlichkeit, Alkoholismus, Depression. In manchen Fällen war das Kind in Gefahr und musste daher eine äußerste Empfindsamkeit entwickeln, um zu wissen, wann Missbrauch oder Gewalt in der Luft lagen oder wann eine weitere Episode des Verlassenwerdens eintreten würde. Auf diese und andere Weisen wurde die Entwicklung zum Personsein überrollt. Das Kind erhielt nicht die Freiheit, verspielt zu sein, in echter Sorge, um andere heranzuwachsen, das volle Spektrum seiner Fähigkeiten zu entdecken oder sich mit seinem Verlangen zu arrangieren.

Erwachsene mit solchen Lebenskonzepten neigen zu einem chronisch geringen Selbstwertgefühl hinter ihrer Alltagsfassade. Unter Umständen haben sie Schwierigkeiten mit psychologischen Grenzen und neigen dazu, ihre eigenen Wünsche und Bedürfnisse mit denen anderer Menschen zu verwechseln. Hier liegen beinahe sicher die Wurzeln der Co-Abhängigkeit, bei der sich eine Person zwanghaft mit anderen, sehr bedürftigen Menschen einlässt (Mellody, 1993). Manche Menschen mit ausgeprägten Lebenskonzepten dieser Art müssen, wenn sie in der Pflegearbeit tätig sind, eine ständige Spannung zwischen ihren eigenen Entbehrungen und den Bedürfnissen derer, die sich in ihrer Pflege befinden, aushalten. Werden die zugrunde liegenden Themen nicht gelöst, besteht ernsthafte Gefahr eines Burnouts. Unter Umständen wendet sich eine Person in tiefem Ressentiment gegen eben jene Sache, der sie sich so hingebungsvoll verschrieben hatte, wenn ihr schließlich die Wahrheit dämmert, dass diese ihre verborgene Bedürftigkeit nicht befriedigen wird.

Lebenskonzepte wie diese haben jedoch einen sehr positiven Aspekt. Es soll hier keinem flachen Zynismus Raum gegeben werden, der behauptet, alle Menschen, die Betreuungspersonen würden, seien unzulänglich oder würden sich dieser Arbeit aus selbstsüchtigen Motiven zuwenden. In jedem Fall bedeutete das Lebenskonzept die Entwicklung von Ressourcen der Persönlichkeit, die in einer auf Habgier und Egoismus fixierten Kultur nur allzu selten sind. Jedes Lebenskonzept repräsentiert eine kreative, angesichts von Schwierigkeiten getroffene Wahl. Das Kind entschied sich nicht, destruktiv, rachsüchtig oder extrem egozentrisch zu werden. Es beschloss nicht, sich aus sozialem Kontakt zurückzuziehen. Stattdessen führte das Lebenskonzept zu einem Entschluss, dabei zu helfen, die Welt zu einem besseren Ort zu machen. Es war der erste Schritt in Richtung auf Moralität im wahren Sinne, ein Votum für die Menschlichkeit und für das Leben selbst. Wie Robin Skynner dargelegt hat, besteht die Schlussfolgerung nicht darin, dass Menschen mit solchen Lebenskonzepten für Pflegeberufe nicht geeignet seien. Es ist vielmehr wichtig, „die Gans zu füttern, die goldene Eier legt“ (Schlapobersky, 1991, S. 155–169).

8.3 Erholung vom Lebenskonzept

Menschen mit tiefsitzenden Lebenskonzepten von der Art, wie wir sie untersucht haben, können sowohl für sich selbst, als auch für andere eine Gefahr sein. Das Lebenskonzept beinhaltet gewöhnlich einen Mangel an Bewusstheit und sogar eine Selbsttäuschung, und so bringt es jemanden dazu, den Kontakt mit der Realität zu verlieren. Um sich von einem Lebenskonzept zu erholen, ist unter Umständen einiges an vernünftiger Entwicklungsarbeit nötig, die allmählich zu einer volleren und ehrlicheren Bewusstheit und zu einer eher sicheren und ausgewogenen Lebensweise führt. Sowohl aus meiner eigenen, unmittelbaren Erfahrung als auch aus der Arbeit mit anderen heraus schlage ich vor, dass zumindest vier Aspekte dabei eine Rolle spielen.

Das erste ist eine Art „Bewusstwerdung“. Wenn eine Person als Kind nicht geliebt, in die Überangepasstheit manipuliert oder auf irgendeine Weise – physisch, emotional, sexuell, kommerziell, spirituell – missbraucht wurde, so ist es notwendig, sich dies zu eigen zu machen, der traurigen und schwierigen Wahrheit ins Auge zu sehen. Dies bedeutet, idealisierte Elternbilder und utopische Geschichten der Vergangenheit loszulassen. Eine Art Trauer mag dabei sein, mit Gefühlen des Bedauerns, Wut, Entsetzen und Einsamkeit, wie sie den Verlust einer geliebten Person begleiten. Manche Menschen, die diesen Prozess durchlaufen, stellen fest, dass depressive Neigungen, von denen sie über Jahre verfolgt wurden, zu verschwinden beginnen, und dass sie ein neues Gefühl des Vertrauens, der Leichtigkeit und des Friedens gewinnen.

Das zweite besteht im Entwickeln einer toleranteren und großzügigeren Haltung gegenüber dem Selbst. Wo dem Kind die Liebe anderer fehlte, kann eine innere Liebe einiges von dem Mangel ausgleichen. Wo das Kind vernachlässigt, unterdrückt oder missbraucht wurde, besteht ein besonderes Bedürfnis nach Freundlichkeit und Zärtlichkeit. Wo es ein harsches und kritisches Über-Ich gibt, das einem beständig einimpft: „nicht genug“, „nicht gut genug“, muss dessen Stimme erkannt und sanft, aber bestimmt zurückgewiesen werden. Diese innere Freundlichkeit ist weder Nachlässigkeit gegenüber sich selbst noch Selbstmitleid. Es ist einfach nur eine Angelegenheit des Kultivierens jener Eigenliebe, die eine höhere Widerstandsfähigkeit und Flexibilität mit sich bringt und der ein wirkliches Sich-Kümmern um andere entspringt. Im Idealfall ist Eigenliebe natürlich das Erbe bedingungsloser Elternliebe. Wo diese jedoch ernsthaft gefehlt hat, muss ein tiefer Heilungsprozess in Gang gesetzt werden.

Drittens kann eine Person lernen, neue Wege zur Befriedigung einiger persönlicher Bedürfnisse zu finden. Mit dem Lebenskonzept einhergehend besteht unter Umständen eine nahezu abergläubische Überzeugung, tiefe Bedürfnisse ließen sich durch Selbstaufopferung oder höchste Hingabe befriedigen; dies ist ein Überbleibsel des magischen Denkens der Kindheit. Es ist demnach ein großer Schritt voran, wenn jemand sein Leben auf realistischere Art zu ordnen beginnt. Obwohl einige der am tiefsten sitzenden Defizite unter Umständen niemals ausgeglichen werden, sind bedeutendere Änderungen der Lebensweise nahezu mit Sicherheit möglich. Im Laufe der Arbeit stellt eine Person unter Umständen fest, dass sie nun offen dazu stehen kann, wenn sie sich verletzlich fühlt und Unterstützung fordert, oder dass sie auf direktem und ehrlichem Weg um Hilfe bitten kann. Natürlich ist das Pflegeumfeld kein Ort, um auf die persönlichen Lebenspläne von MitarbeiterInnen einzugehen, es kann jedoch oft ein weitaus besser unterstützender Ort sein, wenn Menschen anzuerkennen vermögen, wer sie sind und was sie mitbringen.

Viertens bedarf es des Realismus. Jedes der von uns untersuchten Lebenskonzepte hat die Tendenz, jemanden dazu zu bringen, sich zu viel aufzuladen. Die Ursprünge davon liegen unter Umständen in einem Zeitabschnitt, in dem das Kind die wirklichen Kräfte und Fähigkeiten anderer Menschen noch nicht zu erkennen vermochte und ein unrealistisches Verantwortungsgefühl verspürte. Mit wachsender Bewusstheit beginnt eine Person zu erkennen, wann sie zu viele Projekte hat, sich den Tag mit zu vielen Verpflichtungen belädt, und andere arbeitssüchtige Neigungen. Dies ist auf keinem

Arbeitsgebiet, auf dem es eine sehr starke Bedürftigkeit gibt, einfach. Außerdem können gegenwärtig viele Arbeitgeber bei einem Verhalten, das von einem Lebenskonzept beeinflusst wird, im Namen der Produktivität leicht ihren Schnitt machen. Die Aufgabe besteht darin, eine ausgewogene Existenz zu schaffen, in der Erholung, Sozialleben und persönliche Erneuerung ihren angemessenen Platz haben. Oft tritt die Wende ein, wenn jemand erkennt, dass er nicht unersetzlich ist.

Von einem Lebenskonzept beeinflusstes Verhalten neigt dazu, blind und zwanghaft zu sein. In einem tiefen Sinne mangelt es ihm an Richtung, abgesehen von der durch Angst vorgeprägten und durch unbefriedigte Bedürftigkeit angegebenen. Mit einsetzender Erholung erkennt eine Person deutlicher, was sie da tut, und lernt, vertraute, durch das Lebenskonzept vorgegebene Szenen zu unterbrechen. Auswahlen werden realistischer und objektiver und berücksichtigen ein breiteres Spektrum an Faktoren. Entscheidet sich eine Person im Licht neuer Bewusstheit für die Fortsetzung einer so schwierigen und anspruchsvollen Arbeit wie der Demenzpflege, so geschieht dies auf der Grundlage einer klaren und von Herzen getroffenen Wahl und nicht aufgrund eines nicht anerkannten Zwangs. Ein auf diese Weise umgewandeltes Lebenskonzept kann zur wahren Berufung werden.

Anne ist Leiterin eines Tageszentrums. Sie ist ihrer Arbeit sehr verpflichtet und sie ist gut darin. Sie hat eine ausgeprägte Neigung zur Überarbeitung, und wegen Stress und Depression musste sie schon zweimal eine Auszeit nehmen. Mit Hilfe eines Beraters gelang es ihr, ihr Lebenskonzept zu erkennen. Sie war die älteste Tochter von 8 Kindern, 5 Jungen und 3 Mädchen. Soweit sie sich zurückerinnern kann, war sie die Helferin ihrer Mutter und hatte nur wenige Erinnerungen an Spielen. Ihr Vater scheint – außer wenn er betrunken nach Hause kam – in ihrer gesamten Kindheit kaum eine Rolle gespielt zu haben. Allmählich erkannte Anne, dass sie als Kind unter Umständen nur wenig echte Liebe bekommen hat. Gleichzeitig fühlte sie große Zärtlichkeit gegenüber ihrer Mutter und schätzte die vielen fürsorgenden und helfenden Fertigkeiten, die sie gelernt hatte. Mit wachsender Einsicht unternahm sie Schritte, um entspannter und spielerischer zu werden. Sie begann Töpfern zu lernen und schloss sich einer Gruppe von Frauen an, die regelmäßig spazieren gehen. Sie verhandelte wegen eines halben freien Tages in der Woche und hörte auf, viele unbezahlte Überstunden zu machen. Sie begann, sich in Bezug auf sie selbst viel besser zu fühlen, und ist der Ansicht, ihre Arbeit habe sich enorm verbessert und vertieft.

8.4 Schmerzliche und verletzliche Punkte

Es gibt noch ein anderes Thema, das ebenfalls in Bezug zur Vergangenheit einer Person steht, sich jedoch unmittelbar aus dem ergibt, was in der Pflegeeinrichtung geschieht. Ein Manager wird in der Phantasie vielleicht als mächtiger Elternteil gesehen. Zwei oder mehr MitarbeiterInnen könnten sich in einem Ringen um Aufmerksamkeit oder Belohnung wiederfinden und dabei unbewusst erneut die Situation einer Rivalität zwischen Geschwistern schaffen. Es können Probleme wegen der jeweiligen Rolle bestehen: Ein Mitarbeiter aus der Pflege ärgert sich vielleicht im Stillen darüber, dass so viel von ihm erwartet wird, oder ein anderer könnte den Eindruck haben, dass ihm nicht genügend Verantwortung übertragen wird. Manche MitarbeiterInnen könnten in ihrer Rolle sehr unsicher sein und brauchen einiges an Rückenstärkung.

Morgan übernahm eine Arbeit als Pflegehelfer, als er arbeitslos war, um wenigstens etwas zu tun. Zu seiner Überraschung gefiel ihm die Tätigkeit, und er begann, sich ihr verbunden zu fühlen. Er erhielt jedoch niemals eine Rückmeldung über seine Leistung und hatte bisweilen den Eindruck, als Eindringling in einen Frauenbereich angesehen zu werden. Mit der Zeit „schwand er immer mehr dahin“, bis sein Selbstvertrauen völlig verebbt war. Schließ-

lich gab er, wenn auch mit großem Bedauern, die Pflegetätigkeit auf.

Vorurteile vieler Art – ethnische Zugehörigkeit, Alter, soziale Klasse, sexuelle Orientierung oder, wie in obigem Beispiel, ganz einfach das Geschlecht – können eine gute Pflegepraxis behindern. Bei zwischenmenschlichen Schwierigkeiten in Bereichen wie diesen werden Tätigkeiten wahrscheinlich weniger effizient ausgeübt. Situationen werden weniger realistisch wahrgenommen, weil sie durch Projektionen verzerrt werden; wahrheitsgetreue Kommunikation wird beeinträchtigt. Viel zu viel von der Arbeit der Organisation wird der Befriedigung nicht anerkannter Bedürfnisse der MitarbeiterInnen gewidmet.

Schwierige und unerwartete Gefühle werden bisweilen durch Episoden geweckt, die in direktem Kontakt mit den Klienten auftreten. Dies kann in jeder Art von Pflegearbeit vorkommen, ist jedoch in der Demenzpflege, wo Menschen bisweilen bis an ihre Grenzen belastet sind, besonders wahrscheinlich. Auch sind wahrscheinlich eben diejenigen betroffen, die die größte Bereitschaft mitbringen, sich tief einzulassen. Eine starke Reaktion könnte zum Beispiel durch den Tod einer Person ausgelöst werden. Jemand aus dem Pflege-Team könnte feststellen, dass er oder sie über die zu diesem Ereignis gehörende Trauer hinaus in überwältigenden Gefühlen von Trauer und Verlust gefangen ist. Vielleicht wurden andere, nicht völlig durchgearbeitete Trauermomente aktiviert. Oder eine Person mit Demenz könnte sehr spitze und persönliche Bemerkungen machen, die dazu führen, dass sich ein in der Pflege Tätiger furchtbar verletzt und zerbrechlich fühlt. Es kann sein, dass eine Beziehung zu einem Klienten emotionale Erinnerungen an eine andere Beziehung, vielleicht zu einem älteren Mitglied der eigenen Familie der Pflegeperson, weckt. Falls es einen Demenzfall in der Familie eines oder einer Angehörigen des Personals gegeben hat, kann es in diesem Zusammenhang noch ungelöste Dinge geben. Eine weitere Möglichkeit besteht darin, dass sich jemand unter Umständen wegen eines Problems im Privatleben verletzlich fühlt und durch all die Bedürftigkeit und Verletzlichkeit am Arbeitsplatz überwältigt wird.

Eine Funktion der Abwehrmechanismen einer Organisation, die in Kapitel 7 besprochen wurden, besteht darin, Dinge wie diese daran zu hindern, zutage zu treten, indem die Gefühle der MitarbeiterInnen abgeblockt werden. Die alte Vorstellung von professioneller Distanz, des „Sich-nicht-zu-stark-Engagierens", diente eindeutig diesem Zweck. Eine hochgradig abwehrende Struktur bedeutet jedoch, dass wirklicher Kontakt mit den Menschen mit Demenz unmöglich ist und viele der tieferen Aufgaben der Pflege niemals wahrgenommen werden. Die Alternative besteht im Schaffen eines Pflege-Settings, in dem Gefühle erfahren und zum Ausdruck gebracht werden und in dem es Menschen „gestattet ist", um Unterstützung nachzusuchen, wenn sie das Bedürfnis danach verspüren.

Eines Nachmittags saß Kate dicht neben Michael und las eine Zeitschrift mit ihm. Unter der Zeitschrift legte Michael ihr die Hand auf den Schenkel. Sie sprang auf, verließ den Raum und wurde später, sehr verängstigt und wütend, in der Wäschekammer gefunden. Am folgenden Tag gestand Kate im Gespräch mit ihrer Supervisorin ein, dass ihre Reaktion „überzogen" gewesen sei, und vermochte sich zu eigen zu machen, dass sie von ihrem Onkel sexuell missbraucht worden war. Kates Supervisorin hatte ihrerseits Wege gefunden, um Michaels sexuelle Avancen abzuwehren und gleichzeitig sein Bedürfnis nach Nähe und Kontakt zu befriedigen.

Ob es nun ein schlecht angepasstes Lebenskonzept gibt oder nicht, jede/r bringt Themen persönlicher Art in die Arbeit mit, die in einem Bereich wie der Demenzpflege wahrscheinlich auf sehr verschärfte Weise aktiviert werden. Die Implikation ist, dass die meisten wirklich effizient Tätigen diejenigen sind, die über ein gut entwickeltes „Erfahrungsselbst" verfügen, mit

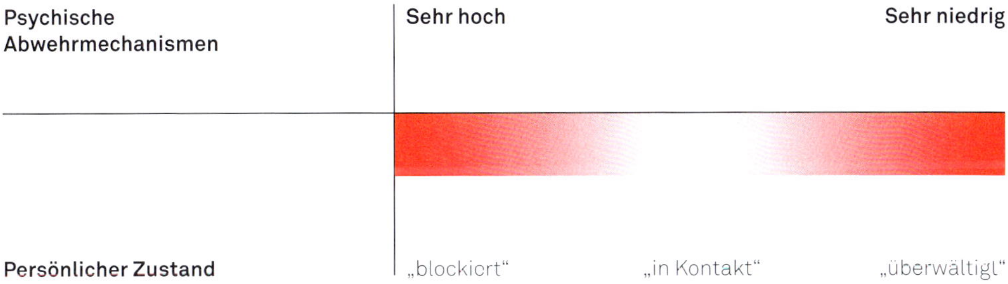

Abbildung 8-1: Das Spektrum der Abwehr in der Pflegearbeit

der Welt von Gefühlen vertraut sind, ihre eigenen Verletzlichkeiten akzeptieren und in der Lage sind, mit einem geringen Maß an psychologischer Abwehr zu leben. Dabei könnten wir uns ein Spektrum wie das in **Abbildung 8-1** wiedergegebene vorstellen.

Blockiert zu sein bedeutet, den lebendigen Kontakt mit den psychologischen Realitäten verloren zu haben; überwältigt zu sein bedeutet, in jeder praktischen Hinsicht unwirksam zu sein. Zwischen beiden Extremen, am jeweils gering ausgeprägten Ende, liegt der Spielraum für die größte Wirkmächtigkeit. Hier ist eine Person in der Lage, ihre Gefühle und Intuitionen zu gutem Nutzen einzubringen.

8.5 Die Psychodynamik der Demenzpflege

Die zentrale Vorstellung der Tiefenpsychologie besteht darin, dass wir Motive, Konflikte, Einbildungen haben, deren wir uns für gewöhnlich nicht bewusst sind. Wir können sie „unbewusste geistige Prozesse“ nennen, obwohl es exakter wäre, von neurologischer Aktivität zu sprechen, die im Bewusstsein nicht registriert wird und die, zum jeweiligen Zeitpunkt der Entwicklung einer Person, auch nicht registriert werden kann. Möglicherweise stehen die notwendigen „Schaltkreise“ im Gehirn einem Einsatz nicht zur Verfügung oder wurden bis dahin noch nicht vollständig ausgebildet. Meist drehte es sich bei der Tiefenpsychologie um das, was sich innerhalb der individuellen Psyche abspielen könnte, wogegen zwischenmenschlichen Prozessen weniger Aufmerksamkeit gewidmet wurde. In diesem Abschnitt möchte ich beides tun, indem ich zunächst einmal die Grundlage der Empathie und dann die Natur der Demenzpflege betrachte. Vieles davon ist spekulativ. Das meiste, was sich sagen lässt, ist, dass es kompatibel mit dem ist, was sich beobachten lässt, und dass es manchen Menschen zu einem besseren Verständnis zu verhelfen scheint, wer sie sind und was sie tun.

8.5.1 Die Natur von Empathie

Wir haben dieses Thema bereits einige Male in diesem Buch berührt. Der Begriff selbst, wie ich ihn verwendet habe, bedeutet, ein Verständnis für das zu haben, was eine Person unter Umständen erlebt und wie das Leben – von ihrem Bezugsrahmen aus betrachtet – sein könnte. Empathie bedeutet nicht, zu fühlen, was eine andere Person fühlt. Es ist unwahrscheinlich, dass dies jemals möglich ist, weil wir alle so verschieden sind.

Wenn wir Empathie gegenüber jemandem entwickeln, dessen Geisteskräfte insgesamt intakt sind, so achten wir sowohl auf seine Worte als auch auf seine nonverbalen Signale. Bisweilen bemerken wir Diskrepanzen zwischen den beiden Arten von Botschaft. So könnte beispielsweise jemand behaupten, er sei „völlig in Ordnung“, während er gleichzeitig deutliche

Zeichen von Angst oder innerem Aufruhr zeigt. Indem wir alle Informationen in einer Art „weichem Fokus“ festhalten, gewinnen wir ein Gefühl für das, was er vielleicht erlebt. Eine Person mit hochentwickelter empathischer Fertigkeit ist in der Lage, ihre eigenen Gefühlszustände beizubehalten, während sie sich gleichzeitig des Gefühlszustandes der anderen Person bewusst ist. Bei der Entwicklung von Empathie für eine Person mit Demenz liegen die Dinge ähnlich, aber nicht genau gleich. Wie wir gesehen haben, ergeben Worte und Sätze unter Umständen keinen gewöhnlichen Sinn und haben dennoch durch Metaphern und Anspielungen eine Art dichterische Bedeutung. Nonverbale Zeichen sind möglicherweise besonders deutlich. Die volle Rekonstruktion des Bezugsrahmens einer anderen Person umfasst demnach mehr als den Versuch, stückweise Sinn in die verbalen und nonverbalen Signale zu bringen, die eine Person übermittelt. Es beinhaltet auch, auf Gefühle zurückzugreifen, die wirklich unsere sind (s. auch S. 135, 140, 150, 155, 162).

Wenn dies die wahre Grundlage von Empathie ist, so lässt das vermuten, dass sich selbst die schwierigsten und schmerzhaftesten Erinnerungen zum Guten nutzen lassen. Wenn sie es wagen, hinzuschauen, werden die meisten Menschen feststellen, dass sie Erfahrungen hatten, die in geringem Umfang dem gleichen könnten, was eine Person mit Demenz durchmacht: Zeiten des Verlassenseins, des Betrogenseins, großer Einsamkeit, eines Gefühls der Machtlosigkeit und erschreckenden Unfähigkeit oder des Zurückgelassen- oder Ausgegrenztwerdens. Jeder hat einen Anteil der im Alltag vorhandenen malignen, bösartigen Sozialpsychologie aushalten müssen und wurde dazu gebracht, sich mehr als Objekt denn als Person zu fühlen. Mit wachsendem „Erfahrungsselbst“ werden diese emotionalen Erinnerungen verfügbar. Selbst jene Entbehrungen, Deprivationen und Verletzungen, die Lebenskonzepten wie denen, die wir untersucht haben, zugrunde liegen, lassen sich zu Ressourcen für die Pflegearbeit umwandeln.

8.5.2 Projektive und empathische Identifikation

Lassen Sie uns nun zu der Eins-zu-eins-Pflegesituation zurückkehren. Bildlich gesprochen können wir sagen, dass jede Person unabhängig von einer kognitiven Beeinträchtigung ein „Kind“ in sich trägt, und bisweilen kann dieses Kind bedürftig, hilflos oder fordernd sein. Dies wird in **Abbildung 8-2** dargestellt.

Nehmen wir nun an, die Betreuungsperson verbliebe in einem Zustand der Verleugnung und Selbsttäuschung, unfähig oder unwillig, eigene Schädigungen und Defizite in den Blick zu nehmen, zu erkennen. Standfest hält sie eine professionelle Fassade aufrecht. Wahrscheinlich wird solch eine Person von dem Abwehrvorgang der „projektiven Identifikation“ erfasst, der zuerst von Melanie Klein beschrieben wurde (Segal, 1992), das heißt, die Betreuungsperson „sieht“ Aspekte des eigenen Selbst in der Person mit Demenz und kann diese Person sogar dazu bringen, einige dieser Aspekte auszuagieren und sie noch wütender, hilfloser, verwirrter etc. machen, wie in **Abbildung 8-3** dargestellt.

Dieses radikale Sich-Entäußern, dieses „Abspalten“ ist natürlich nur möglich, wenn da auch eine Person mit offensichtlichen Defiziten ist, die zu einem Träger der Projektionen gemacht werden kann. Die betreute Person wird so unwillentlich dazu gebracht, eine doppelte Last zu tragen: ihre eigene Last zusammen mit dem, was auf sie projiziert wurde. Er bzw. sie

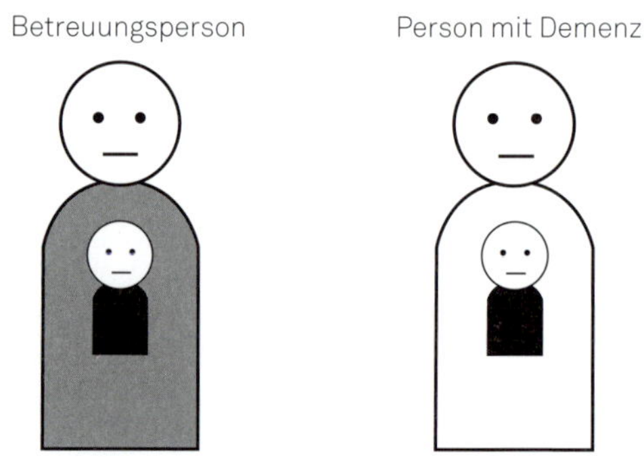

Abbildung 8-2: Das Kind in jedem von uns

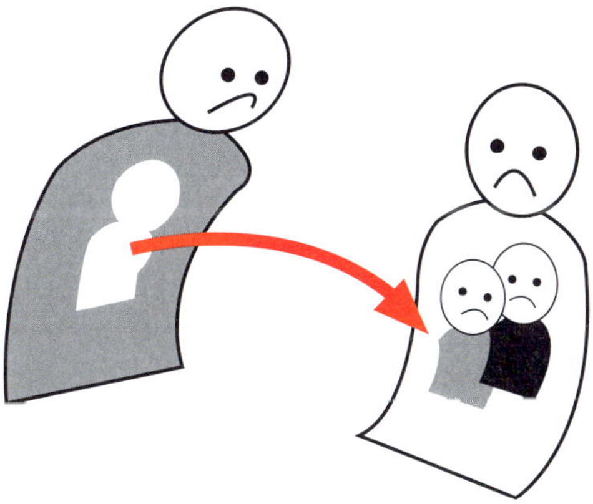

Abbildung 8-3: Projektive Identifikation

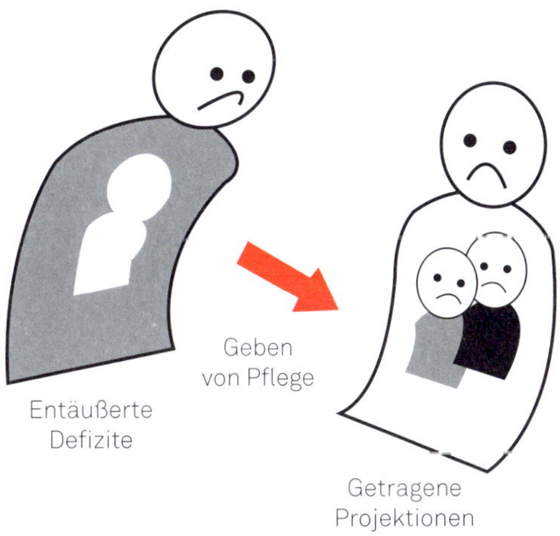

Abbildung 8-4: Betreuungsperson und betreute Person sind ineinander verstrickt

erscheint unter Umständen stärker beeinträchtigt, als es tatsächlich der Fall ist. Die Betreuungsperson kann einen Zustand der Selbsttäuschung aufrechterhalten und nimmt gleichzeitig denjenigen, der gepflegt wird, auf falsche Weise wahr. Der Anteil des „bedürftigen Kindes" der Betreuungsperson selbst wird in der betreuten Person magisch versorgt; die beiden sind auf eine Weise ineinander verstrickt, die sie beide behindert. Dies wird in **Abbildung 8-4** wiedergegeben.

Diese Vorstellungen sind offensichtlich auf stationäre und teilstationäre Pflege anwendbar, und möglicherweise wirken Projektionsprozesse dieser Art in vielen medizinischen Settings mit sehr großem Machtgefälle. Wird die Pflege von Familienangehörigen oder Freunden gegeben, so setzt sich die Psychodynamik lange bestehender Beziehungen, die oft eine projektive Identifikation umfasst, wahrscheinlich fort, und zwar in manchen Fällen in übertriebener und schädlicher Form (Sayers, 1994).

Im Gegensatz dazu wollen wir uns nun einmal vorstellen, dass die Betreuungsperson einige Mühe auf sich genommen hat, um ihre Erfahrungsressourcen zu entwickeln; mit dem Lebenskonzept wird umgegangen, und das innere Kind wird anerkannt und umhegt. Die Psychodynamik dieser Situation zeigt **Abbildung 8-5**. Jetzt befinden sich die betreuende und die betreute Person auf derselben menschlichen Ebene und sind weitaus besser in der Lage zu würdigen, was sie gemeinsam haben.

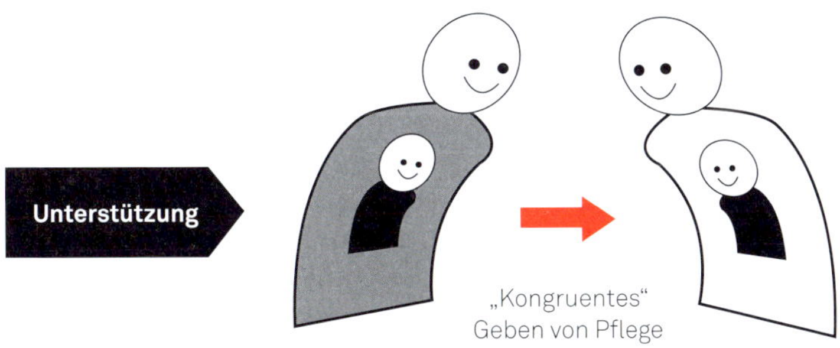

Abbildung 8-5: Ausgeglichene Beziehung zwischen Betreuungsperson und betreuter Person

Beide tragen sie ein bedürftiges Kind in sich, und beide hängen sie von der Unterstützung und dem Trost ab, den andere ihnen bieten. Die Betreuungsbeziehung wird indessen nicht durch Projektion zementiert. Die demenzartigen Erfahrungen der Betreuungsperson sind für die Entwicklung von Empathie verfügbar geworden. Die Person mit Demenz wird genauer wahrgenommen; es gibt keine Dynamik, um ihre Behinderungen zu übertreiben, und Bedürfnisse können genauer erkannt werden. Der Anteil des „inneren Kindes" der Betreuungsperson selbst wird – meist außerhalb des Pflege-Settings – auf offenere und ehrlichere Weise versorgt. Der Pflegeprozess ist wahrhaftig, ernsthaft, akkurat, egalitär, und die Kommunikation ist kongruent. Die gesamte Beziehung ließe sich als eine der empathischen Identifikation beschreiben.

8.6 Zwei Wege der persönlichen Entwicklung

Wird Demenzpflege in der von mir beschriebenen Weise gesehen, so erfordert diese Arbeit unbestreitbar ein sehr hohes Niveau persönlicher und moralischer Entwicklung seitens derer, die sie durchführen. Es kann gar keine Rede davon sein, Menschen mit einem Wissensfundus zu überschütten oder jemandem eine Reihe von Fertigkeiten quasi-technisch einpauken zu wollen. Wir halten Ausschau nach sehr intelligentem und flexiblem Handeln eines „nachdenkenden, sich selbst reflektierenden Praktikers". Die Essenz dessen, was gefordert wird, könnte sich als Freiheit von dem so engen, herrischen, konformistischen, habgierigen, klammernden und fordernden Ich beschreiben lassen. Unter der Herrschaft des Ichs leben die meisten Menschen ihr gewöhnliches Leben. Niemandem kann daraus ein Vorwurf gemacht werden. Oft ist es eine Sache des Überlebens, und bis zu einem gewissen Grad ist es das, was es heißt, ein Mitglied unserer Art von Gesellschaft zu sein. Paradoxerweise wird mit dem Überschreiten des Egos hauptsächlich die psychische Beschränkung aufgegeben; es ist eine Angelegenheit der *zunehmenden* und nicht der abnehmenden Selbstwerdung.

Gegenwärtig stehen uns zwei Hauptwege der persönlichen Entwicklung offen. Der erste wurde durch die Psychotherapie, der zweite durch die Meditation eröffnet. Sie konkurrieren nicht miteinander, wie verschiedene Fachleute gezeigt haben (Watts, 1973; LeShan, 1983). Ein Individuum kann mit beiden gemeinsam befasst sein, und sie lassen sich auch in einer Art von Gruppenprozess kombinieren.[37]

Die Psychotherapie versucht sich mit den Themen zu beschäftigen, die eine Person belasten, primär, indem sie den Inhalt dieser Themen entwirrt, und oft, indem sie deren Ursprünge untersucht. Wenn alles gut geht und sich eine Beziehung des Vertrauens entwickelt, treten verborgene Gefühle zutage, das Verständnis nimmt zu und die Selbstachtung wächst. Wir haben diesen Prozess in unserer Untersuchung der Beziehung zwischen Psychotherapie und Demenzpflege berührt. Entgegen der Situation bei Demenz können wir hier vernünftigerweise erwarten, dass therapeutische Ergebnisse konsolidiert und neue Seinsweisen durch Einüben verstärkt werden, und dass das in der therapeutischen Beziehung Gelernte im Gedächtnis behalten und autonom anderswohin transferiert wird.

Bei der Meditation ist der Ansatz indessen eher indirekt. Eine Person unternimmt Übungen, die zur Stärkung der Struktur der Psyche ausgelegt sind, und zwar primär durch das Kultivieren eines regungslosen, gelassenen Zentrums, das sich nicht dem inneren Gespräch widmet. Mit dem Eintritt dieser Entwicklung findet ein Zuwachs an innerem Gleichgewicht, Bewusstheit und Flexibilität statt. Eine Person ist

---

37 Diese Art von Arbeit wird während des 4-tägigen Vollzeitkurses „The Depth Psychology of Dementia Care" (Die Tiefenpsychologie der Demenzpflege) geleistet, der von der Bradford Dementia Group durchgeführt wird.

mehr in der Lage, „präsent" zu sein, und vermag in größerem Umfang spontan und rückhaltlos zu handeln. Übervorsichtige und defensive Haltungen, die früher unter Umständen als Schutz gedient haben, können nach und nach abgelegt werden. In gewissem Sinne besteht das Ziel bei der Meditation darin, zu lernen, „nicht zu denken". Der Inhalt spezieller Themen wird im Allgemeinen nicht angesprochen, sondern man lässt ihn sich selbst organisieren. Noch immer gibt es einiges an Vorurteilen gegen Meditation, teils, weil sie manchmal als sonderbar oder als nicht von dieser Welt parodiert wurde, teils wegen ihrer offensichtlichen Verbindung zu verschiedenen religiösen Traditionen, die sie in einem säkularen Zeitalter unmodern machen. In Wahrheit sind zwar manche Meditationspraktiken „religiös", es gibt jedoch einige andere, die sich auch von jemandem praktizieren lassen, der keine theistischen Vermutungen hegt und keine religiösen Überzeugungen der üblichen Art hat.

Welcher Weg persönlichen Wachstums auch immer gewählt wird: Die Schwierigkeit der Aufgabe sollte nicht unterschätzt werden. Wir müssen daran denken, dass die Aufgabe – wie auch in der Pflegearbeit – keine „rein psychologische", sondern auch eine neurologische ist. Die Veränderung alter Gewohnheiten kann den regelrechten Abbau bestehender Nervenbahnen und deren schrittweise Neubildung beinhalten. Und diese neuen Nervenbahnen, so könnten wir vernünftigerweise hoffen, haben mehr Verbindungen als die alten und versetzen eine Person in die Lage, bewusster zu sein, in engerem Kontakt mit dem, was sie gerade durchlebt, zu stehen und stärker mit den Prozessen des Lebens in Berührung zu sein.

Ich gehe die Straße hinunter.
Da ist ein tiefes Loch im Gehsteig.
Ich falle hinein.
Ich bin verloren ... bin ohne Hoffnung.
Es ist nicht mein Fehler.
Es dauert eine Ewigkeit, wieder herauszukommen.
Ich gehe dieselbe Straße hinunter.
Da ist ein tiefes Loch im Gehsteig.
Ich tue, als sähe ich es nicht.
Ich falle wieder hinein.
Ich kann nicht glauben, wieder am selben Ort zu sein.
Aber es ist nicht mein Fehler.
Es dauert immer noch eine Ewigkeit, wieder herauszukommen.
Ich gehe dieselbe Straße hinunter.
Da ist ein tiefes Loch im Gehsteig.
Ich sehe, dass es da ist.
Ich falle immer noch hinein – es ist eine Gewohnheit.
Meine Augen sind offen.
Ich weiß, wo ich bin.
Es ist mein Fehler.
Ich komme sofort heraus.
Ich gehe dieselbe Straße hinunter.
Da ist ein tiefes Loch im Gehsteig.
Ich gehe darum herum.
Ich gehe eine andere Straße hinunter.
(Rinpoche, 1976, S. 31–32)

Dieser Text wurde von einem tibetischen Buddhisten im Zusammenhang mit einem Vortrag über Meditation geschrieben. Es könnte ebensogut eine plastische Schilderung des schwierigen Weges einer therapeutischen Veränderung sein.

8.7 Kommentar von John Keady und Ruth Elvish

Als Tom Kitwood sich daran machte, dieses Kapitel zu schreiben, hatte er hauptsächlich – wenngleich nicht ausschließlich – das lohnabhängige Pflegepersonal im Blick. Er tat dies, indem er an die Konstruktionen der malignen Sozialpsychologie anknüpfte, die in stationären Pflegeumgebungen vorhanden waren und wo man die Gefährdung von Personsein und person-zentrierter Pflege als am höchsten erachtete. Das Kapitel enthält eine Fülle wundervoller Erkenntnisse und Herausforderungen – beispielsweise die Wichtigkeit, der Person, die mit Demenz lebt, zu begegnen, „wo sie ist", und die Bedeutsamkeit, dass Pflegemitarbeiter im gleichen physischen Raum, der gleichen Zeit und am gleichen Ort wie die Person mit Demenz „präsent sind". Diese relationale Verbindung zwischen „präsent sein" und den Interaktionen des Pflegepersonals mit der Person, die mit Demenz lebt, hat man als Voraussetzung dafür erachtet, dass sich „gute Pflege" vollziehen kann und dass das pflegerische Handeln an sich innerhalb des Wertesystems, den Überzeugungen und den empathischen Fähigkeiten der Person angesiedelt ist, die zur Pflege und Betreuung bereit ist. Oder anders gesagt: damit Pflegende für eine Person mit Demenz sorgen oder sich um sie sorgen, müssen sie sich darüber im Klaren sein, wer sie sind, und die eigenen Motivationen und Lebensereignisse/Erfahrungen überdenken, die sie dazu veranlasst haben, einer Person, die mit Demenz lebt, ihre Unterstützung als bezahlte Pflegeperson anzubieten.

Wenn die Leserin oder der Leser einen Moment innehält und über die Bedeutung der letzten Aussage nachdenkt, dann erweist sie sich als ebenso provokativ wie wegweisend. Was Kitwood hier sagt, ist, dass die Verantwortung für erfolgreiche Kommunikation und Interaktion mit Menschen, die mit Demenz leben, beim Pflegepersonal und dem organisatorischen/kulturellen Umfeld zu finden ist, in dem Pflege stattfindet und nicht bei der Person, die mit Demenz lebt. So führt etwa jedes Versagen beruflich Pflegender, dem Erfordernis nach Selbsterkenntnis und nach Heilung eigener, in der Vergangenheit liegender Ereignisse nachzukommen, dazu, dass die erbrachte Pflege nicht person-zentriert und/oder auch nicht von guter Qualität ist. Diese Betonung von Selbsterkenntnis und der Bereitschaft Pflegender, eine sorgende Rolle zu übernehmen, ist der Grund dafür, warum viele Seiten des Kapitels auf die Transaktionsanalyse und das Erfordernis eingehen, Lebenskonzepte im Vorrat menschlicher Erfahrungen zu identifizieren. Beispielsweise wurde es dann als besonders wichtig erachtet, sich hiermit zu befassen, wenn eine Pflegeperson sich mit dem Lebenskonzept des „Retters" oder der „Retterin" identifiziert – und damit, wie ein solches Konzept möglicherweise zustande gekommen ist – und warum eine solche Pflegeperson einer anderen, die mit Demenz lebt, dann das Lebenskonzept des „Opfers" zuschreibt ... das der logischen Folge entsprechend der „Errettung" bedarf. Eine Veränderung des narrativen Verlaufs der zugeschriebenen oder zugewiesenen Lebenskonzepte – vor allem jener, die auf die Person projiziert werden, die mit Demenz lebt, beispielsweise vom „Opfer" zur „Person mit Handlungsmacht", die nicht gerettet werden muss – beinhaltet eine komplexe Reihe psychologischer Veränderungsprozesse. Wie Kitwood argumentieren würde, sind diese letztlich jedoch notwendig, damit im Ergebnis echte Person-Zentriertheit entstehen kann. Tatsächlich ist dies heute ebenso notwendig wie zu dem Zeitpunkt, als der Text zu Kapitel 8 erstmals in Druck ging.

Darüber hinaus gibt es Bereiche im Text, denen nach den seit Erstveröffentlichung vergangenen 20 Jahren ausführlichere Erläuterungen oder Erweiterungen zugutekommen würden. Für diesen Kommentar haben wir drei solche Bereiche ausgewählt:

1. Die Ausweitung des gesetzten Schwerpunkts auf die Anforderungen an eine Betreuungsperson, die einen Menschen mit Demenz als pflegende/betreuende Angehörige begleitet. Dieser Fall findet in Kitwoods Kapitel zwar Erwähnung, wird dort aber nur kurz abgehandelt.
2. Eine Betrachtung der Weiterentwicklungen, die sich in der Literatur zu Gesundheit und Wohlergehen am Arbeitsplatz vollzogen haben, sowie an die im Kapitel gemachten Beobachtungen anschließend eine Erörterung der Frage, wie sich hier Selbst-Reflektion und Resilienz (Widerstandsfähigkeit) des Pflegepersonals stärken lassen.
3. Die Hervorhebung der Rolle der Kommunen als Räume und Orte des Sorgens. Dieser Akzent auf einem aktiven Leben für Menschen

mit Demenz außerhalb der eigenen Haus- oder Wohnungstür findet in Kitwoods Kapitel keine Erwähnung, hat jedoch seit der Erstpublikation von *Dementia Reconsidered* an Bedeutung gewonnen. Folglich werden wir die Aufmerksamkeit auf die Entwicklung demenzfreundlicher Kommunen als weltweite Bewegung richten, um Zeugnis von dieser positiven Wendung in gesellschaftlichen und öffentlichen Einstellungen abzulegen.

Diese drei Bereiche stellen jeweils für sich genommen große und wichtige Themenfelder dar. Folglich ist das Folgende notwendigerweise lediglich als Überblick über Schlüsselthemen und nicht als in die Tiefe gehende Analyse zu verstehen.

8.7.1 Pflegende Angehörige

Wie die Niederschrift von Kapitel 8 belegt, erkannte Tom Kitwood, dass pflegende Angehörige „einen Großteil ihrer Arbeit allein" tun und dies keine Aufgabe ist, „für die der Mensch ‚konzipiert' wurde" (S. 192). Diese Beobachtungen sind seither unzählig oft wiederholt und in unterschiedlicher Weise zum Ausdruck gebracht worden. So lohnt es beispielweise, sich ins Gedächtnis zu rufen, dass pflegende Angehörige von Menschen mit Demenz jeden Tag zwischen fünf und zwanzig Stunden Pflege und Betreuung leisten (Marziali & Donahue, 2006). Diese Pflegepersonen zeichnen sich durch folgende Merkmale aus:

- Unter Berücksichtigung sämtlicher Krankheitszustände stellen sie die Gruppe pflegender Personen dar, die dem höchsten Grad an Stress und Belastung ausgesetzt ist (Alzheimer's Disease International, 2009).
- Für Menschen, die mit Demenz leben, sind pflegende Angehörige die wichtigste ihnen zur Verfügung stehende Ressource (Department of Health, 2009).
- Sie sind mehrheitlich Frauen – Pflege und Sorge ist eine vergeschlechtlichte Erfahrung und hat als solche in der [demenzbezogenen, Anm. d. Ü.] Literatur relativ wenig Aufmerksamkeit erfahren. Dies gilt insbesondere für das Setting der privaten Häuslichkeit (Erol et al., 2016).
- Sie erfüllen ihre Aufgabe primär als dyadische Beziehung; gleichwohl wirkt sich Pflege/Sorge innerhalb der Familie und zwischen Generationen aus. Zu diesem Punkt liegt bislang jedoch nur eine begrenzte Zahl von Studien vor (Koo & Pusey, 2017).
- Pflegende Angehörige gibt es überall auf der Welt in ganz unterschiedlichen Kulturgruppen; entsprechend unterliegen sie bei der Erfüllung ihrer Aufgabe unterschiedlichen kulturellen Normen und Erwartungen in Bezug auf das, was „gute" Pflege und Betreuung ausmacht (Hilman & Latimer, 2017).
- Für die Person, die mit Demenz lebt, sind sie die tragende Säule des Erlebens von Wohlergehen und Lebensqualität. Dies gilt vor allem aufgrund des Umstands, dass die Mehrheit der Menschen mit Demenz zu Hause leben und nicht in unterstützten Lebenswelten wie etwa Pflegeheimen (Alzheimer's Society, 2014).

Vor einer solchen Kulisse wurden zahlreiche Interventionstypen entwickelt, die darauf abzielen, pflegende Angehörige von Menschen mit Demenz zu unterstützen – so etwa Formen der individuellen Beratung und Bildung zur Unterstützung der persönlichen Bewältigung und Widerstandsfähigkeit. Hierbei lassen sich verschiedene Varianten des Modus der Erbringung dieser Interventionen unterscheiden, so etwa die Erbringung der Unterstützungsbemühungen in Form von Gruppenangeboten, auf 1:1 Basis, über das Telefon oder in computer-/videogestützter Form. Aufgrund der schieren Bandbreite verfügbarer Interventionen ist eine Abschätzung der vorhandenen Beweislage für solche Ansätze mit Herausforderungen konfrontiert, was durch Faktoren wie die Heterogenität der Gruppe pflegender Angehöriger (Zarit & Femia, 2008) und die zu beanstandende Qualität einiger Studien (Maayan et al., 2014) noch verschärft wurde. Gleichwohl ist angesichts dieser Herausforderungen zu fragen: Was haben wir im Lauf der letzten 20 Jahre dazugelernt? Eine zu Beginn der 2000er Jahre durchgeführte Meta-Analyse konnte keine signifikanten Wirkungen psychosozialer Interventionen in Bezug auf die Belastung pflegender Angehöriger feststellen (Acton & Kang, 2001). Allerdings wiesen dann die Ergebnisse von zwei darauf folgenden Meta-Analysen auf kleine bis moderate Wirkungen in Bezug auf die psychische Morbidität und das Fachwissen pflegender Angehöriger (Brodaty et al., 2003) wie auch in Bezug auf Belastung, Depression, Wissen und subjektives Wohlergehen hin (Pinquart & Sörensen, 2006). Mit Beginn der 10er-Jahre begann man dann, die vorhandenen Nachweise als moderat in eine positive Richtung weisend zu verstehen (Vernooij-Dassen et al., 2011) – und dieser Trend hat sich fortgesetzt. So hat beispielsweise ein von Elvish et al. (2012) durchgeführtes Review psychologischer Interventionen bei pflegenden Angehörigen von Menschen mit Demenz erbracht, dass Interventionen mit mehreren Komponenten zu den wirkungsvollsten zählten und auf kognitiven und kognitiv-verhaltensbezogenen Modellen beruhende Interventionen das Potential bescheinigt wurde, bedeutsame Veränderungen herbeizuführen. Damit wurden die Ergebnisse eines Cochrane Reviews wiederholt, der die Wichtigkeit einer kognitiven Neurahmung (Reframing) zur Senkung psychischer Morbidität und subjektivem Stressempfinden unterstrichen hatte (Vernooij-Dassen et al., 2011). Die andere, von Elvish et al. (2012) identifizierte Gruppe von Interventionen mit der stärksten Wirksamkeit hat auf eine Verknüpfung von individuellen und Gruppensitzungen gesetzt, die mit Hilfe computergestützter Bild-Telefone oder mit althergebrachten Telefongeräten durchgeführt wurden. Dieser Befund wird durch ein neueres Cochrane Review (Lins et al., 2014) bekräftigt, demzufolge Telefonberatung bei pflegenden Angehörigen depressive Symptome reduzieren kann. Für die Zukunft stellt sich die Rolle der Technik bei der Unterstützung von Informationsbedürfnissen und betreuungsbezogenem Handeln, etwa über eine App auf dem heimischen Tablet, als bedeutsam und entwicklungsfähig dar – und als etwas, das es schlicht noch nicht gab, als das originäre Kapitel geschrieben wurde.

8.7.2 Wohlergehen am Arbeitsplatz

Stress und schlechtes Befinden sind mit einer Reihe arbeitsplatzbezogener Problemkreise wie Motivation, Mitarbeiterfluktuation, Arbeitsausfällen und Mitarbeiterbeziehungen verknüpft (Government Office for Science, 2008), deren Thematisierung seit 1997 mehr und mehr zugenommen hat. Diese stärkere Fokussierung auf das Wohlergehen am Arbeitsplatz lässt sich anhand einer Anzahl von Auftragsarbeiten belegen. Hierzu zählen u.a. der *Foresight Mental Capital and Wellbeing Report* (Vorausschau Geistiges Kapital und Wohlergehen) (Government Office for Science, 2008), *Wellbeing and Work* (Arbeit und Wohlergehen) (New Economics Foundation, 2014) und *Thriving at Work* (Bei der Arbeit zur Entfaltung kommen) (Department for Work and Pensions & Department of Health, 2017). Tom Kitwood bezieht sich in Kapitel 8 implizit und explizit auf die Thematik des Mitarbeiter-Wohlergehens und hebt die Relevanz von Psychotherapie, Meditation und Work-Life Balance hervor. Inzwischen findet diese Erkenntnis in Rahmenregelungen wie etwa den *Mental Health Core Standards* (Kernstandards zum Thema Geistige Gesundheit) (Department for Work and Pensions & Department of Health, 2017) Anerkennung. Diese Standards betonen das arbeitgeberseitig bestehende Erfordernis, die psychische Gesundheit ihrer Arbeitnehmerschaft nachzuverfolgen, Mitarbeitergespräche zum Thema psychische Gesundheit anzuregen, wo erforderlich für Mitarbeiterinnen und Mitarbeiter emotionale Unterstützung bereitzustellen und eine gesunde Work-Life Balance zu fördern. Auch werden für Arbeitgeber, die als wegweisend gelten, „erweiterte Standards“

entworfen, die u.a. Haftungsübernahme und die Bereitstellung betriebsinterner Unterstützungsmaßnahmen für den Erhalt der psychischen Gesundheit einschließen.

Hinzu kommt, dass sich in den letzten 20 Jahren der Charakter pflegerischer Arbeit im Bereich Demenz (*dementia care work*) ebenfalls weiterentwickelt hat. Wenn wir also vom Mitarbeiter-Wohlergehen in der Pflege und Betreuung von Menschen mit Demenz sprechen, beziehen wir uns auf eine breite Palette von Rollen einschließlich der direkten Pflege, Aufgaben von Assessment und Behandlung im Rahmen der gedächtnisbezogenen Dienste und schließlich auf Forschung und wissenschaftliches Arbeiten bezogene Tätigkeiten. Eine Erörterung der jeweils spezifischen Bedürfnisse der unterschiedlichen Arbeitnehmergruppen würde den Rahmen dieses Kommentars sprengen, doch Themen wie lange Arbeitszeiten, starke Arbeitsbelastungen und fehlende Unterstützung sind über die Bereiche des unmittelbaren Patienten- bzw. Klientenkontakts (*direct care*) hinaus bis in die klinischen und akademischen Umgebungen weit verbreitet (Kinman & Jones, 2003; Lewis et al., 2010; Lim et al., 2010). Diese Stressoren dürften wohl seit langem bekannt gewesen sein, erfahren aber erst jetzt verbindliche Anerkennung und es werden Rufe nach Veränderungen laut. Auch wenn die Anzahl von Studien zum Thema Mitarbeiter-Wohlergehen in der Pflege und Begleitung von Menschen mit Demenz weiterhin beschränkt bleibt (Baker et al., 2015), wird Tom Kitwoods Sicht der Relevanz von Methoden wie Psychotherapie und Meditation am Arbeitsplatz vielleicht endlich in verschiedenen Interventionsformen verwirklicht. So unterstreichen etwa Baker et al. (2015) den potentiellen Nutzen achtsamkeitsbasierter Therapien für das Pflegeheimpersonal und erörtern Blagg und Petty (2015) die Wichtigkeit einer reflektierenden Praxis und positiver Management-Rückmeldungen als Faktoren, die zum Wohlergehen des im Nationalen Gesundheitsdienst (National Health Service, NHS) arbeitenden stationären Personals in psychiatrischen Einrichtungen für Menschen mit Demenz beitragen. Unser eigenes Beispiel ist der Service „Mitarbeiter-Wohlergehen“ im Rahmen des Forschungsprojekts „Nachbarschaften und Demenz“ (Neighbourhoods and Dementia), in der wir beide eine führende Rolle einnehmen (Department of Health, 2012). Nach unserem beider bestem Wissen ist dieses Angebot das erste, das einem über mehrere Standorte verteilten Forschungsprogramm eigens angefügt wurde. Es hat eine gute Aufnahme gefunden: mehr als 25 Prozent des in die Studie einbezogenen Personals (von einer Gesamtzahl von 46 Arbeitnehmerinnen) haben bis zum jetzigen Zeitpunkt (März 2018) von der Möglichkeit der Selbst-Zuweisung von 1:1 Sitzungen Gebrauch gemacht. Dies markiert den bestehenden Bedarf und weist darauf hin, dass wir mit dem Verstehen gerade erst beginnen.

8.7.3 Demenzfreundliche Kommunen

In direktem Zusammenhang mit dem gerade erwähnten Beispiel ist eine der innovativsten Entwicklungen seit Veröffentlichung von *Dementia Reconsidered* die, dass die Betreuung einer Person, die mit Demenz lebt, eine Zuständigkeit der gesamten Gesellschaft geworden ist, statt etwas darzustellen, das ausschließlich der Verantwortung von Betreuungspersonen aus dem Familienkreis oder professionell Pflegenden obliegt. Diese gesamtmaßstäbliche Verschiebung in Bezug auf Verantwortlichkeiten und die öffentliche Wahrnehmung von Demenz ist durch die „Demenzfreundliche Kommune“ Bewegung auf lokaler, nationaler und internationaler Ebene sinnfällig geworden (Alzheimer's Society, 2013; Alzheimer's Disease International, 2015). Die Vorstellung davon, was eine demenzfreundliche Kommune ausmacht, kann Interpretationen gegenüber offen sein (Lin, 2017). Crampton et al. (2012) haben vier Schlüsseldimensionen identifiziert – Menschen, Orte, Netzwerke und Ressourcen – wobei Menschen, die mit Demenz leben, im Zentrum einer jeden Einzeldimension stehen. Menschen, die mit Demenz leben, mögen sich mit der Redeweise von einer demenzfreundlichen Kommune mitunter unbehaglich fühlen, weil sie diese für selbst-zuschreibend und selbst-darstellend halten (Swaffer, 2014). Unstrittig ist jedoch, dass Menschen mit Demenz zu verstehen nunmehr eine soziale Verantwortung darstellt, die allen Mitgliedern der Gesellschaft zugeschrieben ist. Es ist eine Verantwortung, die von den Nachbarn nebenan in die Straßen, in denen Menschen mit Demenz leben und zu den Läden und kommunalen und freizeitbezogenen Einrichtungen reicht, die im Alltagsleben in Anspruch genommen werden. Als solche obliegen die Schritte, die in Tom Kitwoods unnachahmlichen Worten dazu führen, „in der Präsenz" einer Person mit Demenz zu sein, nunmehr der Verantwortung aller. Als jemand gesehen zu werden, der/die sich um die kognitiven und physischen Bedürfnisse von Menschen mit Demenz kümmert und diesen Rechnung trägt, ist nunmehr ein Maßstab dafür, was es beispielsweise bedeutet, für einen gut unterrichteten und Anteil nehmenden Arbeitgeber zu arbeiten, oder schlicht ein guter Nachbar/eine gute Nachbarin bzw. eine gute Bürgerin oder ein guter Bürger zu sein.

Unter Umständen bewegt diese Rekonstruktion in der Bedeutung von Care – Pflege und Sorge – diese aus ihrem formalen und lediglich in eine Richtung verlaufenden „Pflegeperson an Person mit Demenz" Zusammenhang, wie er sich in Kapitel 8 findet. Stattdessen wird der Akt des Pflegens nunmehr als Erzeugnis unseres individuellen und kollektiven sozialen Bewusstseins und unseres sozialen Handelns gesehen. Diese dynamische Verschiebung in Bezug auf Verantwortlichkeit ist ebenjene Manifestation des Zusatzes, der dem Buchtitel *Dementia Reconsidered* beigegeben wurde, nämlich: „Die Person kommt zuerst". Es ist vielleicht eine Zukunft, auf die Tom Kitwood einen Blick erhaschte, als er das Buch schrieb, die aber erst noch vollständig begrifflich zu fassen war. Abgesehen davon bleibt in der sozialen Bewegung für demenzfreundliche Kommunen viel zu tun und es gilt, neue Wege zu beschreiten, um die Bemessung von Gemeinschaftlichkeit, Nachbarschaft, bürgerschaftlichen und relationalen/sorgenden Handlungen (neu) zu denken. Dies ist eine der dringlichsten und bedeutsamsten Agenden, die dem Feld vorausliegt.

8.7.4 Abschließende Gedanken

Tom Kitwood hat auf jeder Seite von *Dementia Reconsidered* Innovation und Erfindungsreichtum erzeugt. Gleichwohl möchten wir unseren Kommentar zu Kapitel 8 mit der Feststellung beschließen, dass es Betreuungspersonen und Pflegemitarbeiterinnen und -mitarbeiter sind, die Innovation und Erfindungsreichtum in die alltäglichen Handlungen des Pflegens und Sorgens einbringen. Ein Beispiel hierfür aus unserer eigenen Arbeit war eine pflegende Angehörige, die beschloss, das gemeinsame Zuhause anzupassen, indem sie vom Schlafzimmer zur Toilette LED- Leuchtbänder anbrachte, um der mit Demenz lebenden Person zu helfen, sich nachts besser zurechtzufinden. Kreativlösungen alltäglicher Probleme wie diese werden einem nicht beigebracht; vielmehr sind sie sorgfältig geplant und erwogen, auf den individuellen Fall zugeschnitten und funktionieren von einer Familie zur nächsten anders. Nicht jede pflegerische Handlung oder problemlösende Betätigung wird im wissenschaftlichen Sinn der Begrifflichkeit evidenzbasiert (d.h. nachweisgestützt, Anm. d.Ü.) sein. Menschen sind unwillkürlich innovativ und erfindungsreich. Außerdem ist, wie Richards (2007) bemerkt hat, Alltagskreativität keineswegs „trivial" und „repräsentiert eine allgegenwärtige und dynamische Art des Seins und Wissens und der Begegnung mit der Welt" (Richards, 2007, S. 48). Vielleicht ist ein nach vorne weisender Weg für das Feld der Dementia Studies der, sich in Bezug auf Interventionen bei den Pflegenden von der „großen Idee" abzuwenden und stattdessen kreative Handlungen von Betreuungspersonen (jedweden Typs) ebenso wie von denjenigen, die mit Demenz leben, im

Alltagsleben zu begrüßen und aufzunehmen. Diese Annäherung des „kleinen-k“ an Kreativität (Kaufman & Beghetto, 2009) zu begrüßen würde zu neuen Denkweisen über Pflege und Sorge (care), ihre Bedeutungen, Verkörperung und Bemessung führen. Wir müssen nur unsere Blickfelder flexibel und gegenüber Veränderungen und Herausforderungen offen halten – ganz ähnlich wie Tom Kitwood dies in seinem zwischenmenschlichen Wirken und seinen Publikationen getan hat.

8.7.5 Punkte, die ein Nachdenken lohnen

- Was wäre aus Ihrer Sicht ein guter Startpunkt, um die Art und Weise zu verbessern, in der wir Pflegemitarbeiterinnen und -mitarbeiter am Arbeitsplatz unterstützen?
- Was macht eine demenzfreundliche Kommune ... freundlich?
- Wie stellen Menschen, die mit Demenz leben, in ihrem Alltagsleben Kreativität unter Beweis?

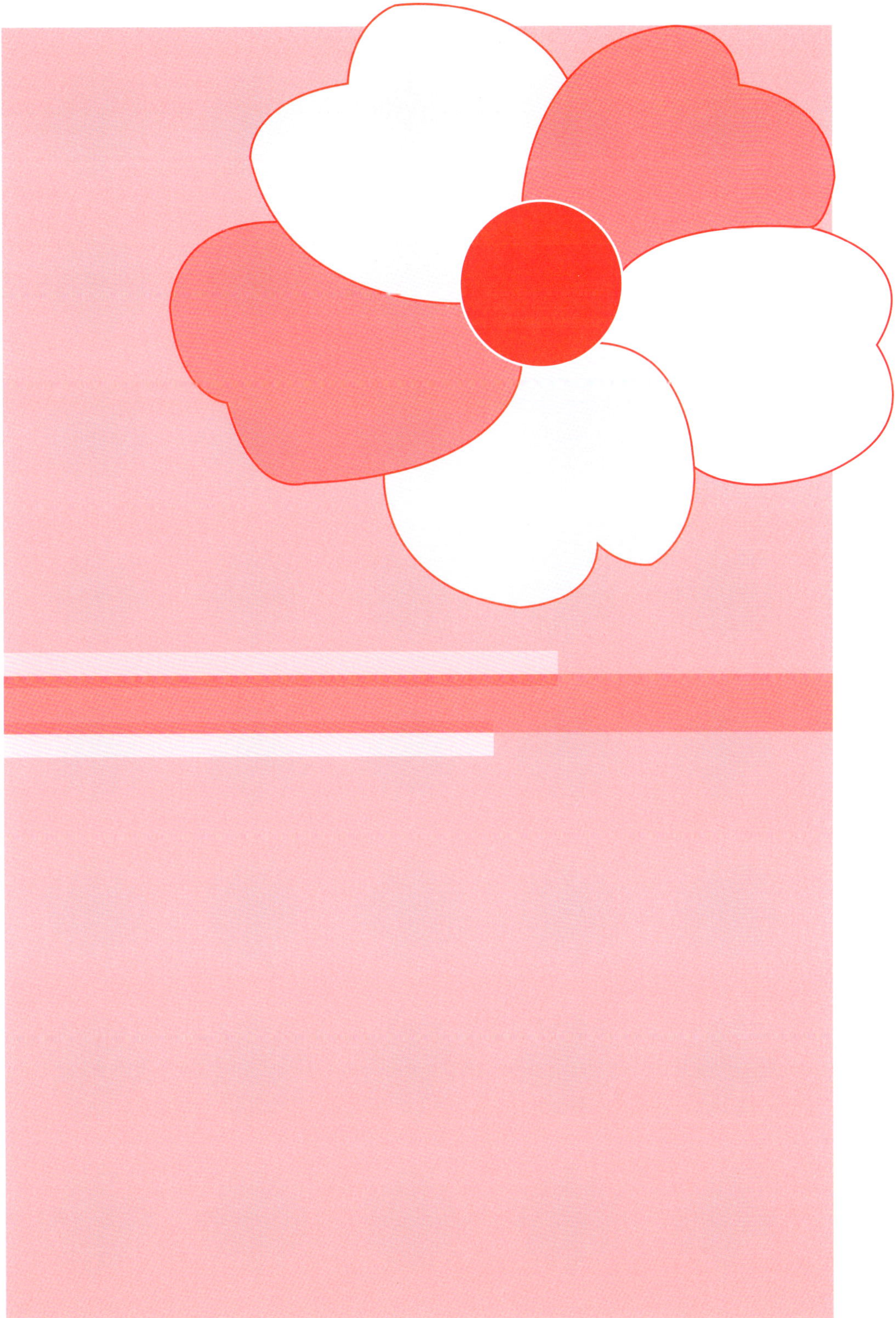

9 Die Aufgabe der kulturellen Transformation

Tom Kitwood

Im radikalen Überdenken der Demenz haben wir nun einen sehr weiten Weg zurückgelegt. Wie ich in diesem Buch zu zeigen versucht habe, ist nun beinahe jede liebevoll gehegte Annahme in Frage gestellt worden. Selbst die Kategorie der „organisch bedingten psychischen Erkrankung", die ein Jahrhundert und länger zu den Fundamenten psychiatrischen Praktizierens gehörte, hat der Überprüfung durch die Zeit nicht eben gut standgehalten.

Unter all den mittlerweile eingetretenen Veränderungen überragt ein Faktum alle anderen, dass nämlich Frauen und Männer aus den Orten, an denen sie verborgen gehalten wurden, hervorgetreten sind. Sie haben die Bühne der Geschichte betreten, und man begann, sie als Personen in der vollen Bedeutung des Wortes zu sehen. Demenz als begriffliche Entität beginnt, die erschreckenden Assoziationen mit dem tobenden Irren im Asyl vergangener Tage zu verlieren. Sie wird als verstehbarer und menschlicher Zustand wahrgenommen, und die davon Betroffenen werden allmählich anerkannt, willkommen geheißen, umfangen und gehört. Die Errungenschaften biomedizinischer Wissenschaft, obwohl in den Medien so sehr gerühmt, sind - verglichen mit dieser stillen Revolution - unbedeutend.

Während hier einerseits so viel Grund zur Ermutigung liegt, verläuft dieser Prozess der Humanisierung oder, genauer gesagt, der Personalisierung, nur sehr langsam. Es gibt eine Menge Hindernisse, und die Kräfte der Reaktion sind sehr stark. Denkbar ist, dass die meisten Fortschritte der letzten Jahre zunichte gemacht werden könnten, und dass der Stand der Dinge im Jahre 2010 so schlimm wie in den siebziger Jahren sein könnte, mit dem Unterschied, dass er durch wortgewandte Leitbilder übertüncht und durch schöne Gebäude und prächtige Broschüren maskiert würde.

Es ist demnach unbedingt notwendig, die Situation im richtigen Licht zu sehen. Die Neuformulierung der Demenz reicht weit über stückweise Verbesserungen in der Pflegepraxis, bessere Personalentwicklung, effizienteres Betreiben von Einrichtungen und ähnliches hinaus. Sie erfordert weit mehr als einen Paradigmenwechsel im Verständnis. Die strategische Aufgabe liegt in einer kulturellen Transformation, und dies zu einer Zeit, in der viele der Umstände nicht günstig sind.

9.1 Pflegekulturen und ihr erweiterter Kontext

Eine Kultur in dem Sinne, in dem ich den Terminus hier verwende, ließe sich als feststehende, mit Mustern ausgestattete Art auffassen, der menschlichen Existenz Bedeutung zu vermitteln und dem Handeln in dieser Kultur Struktur zu verleihen (Williams, 1976). Jede Kultur repräsentiert eine Form der Adaptation an das Umfeld und wird durch eine Art evolutionären Prozess stabilisiert. In den heutigen industriellen und postindustriellen Gesellschaften scheint eine übergreifende Kultur eine dominierende Position einzunehmen, die das Gesamtgefüge für ökonomisches und politisches Leben liefert. In unterschiedlichen Graden der Anpassung oder des Widerstandes sind viele kleinere Kulturen darin eingebettet.

Für unsere Analyse an dieser Stelle sind drei Aspekte einer Kultur besonders wichtig. Zunächst einmal gibt es Organisationen, die in beständiger Weise Machtbeziehungen wahrnehmen. Organisationen schaffen Wissenssammlungen, die herrschende Interessen widerspiegeln und oft auf subtile Weise den Status quo rechtfertigen. Jede größere Einrichtung hat ihre „herrschende Wahrheit" (Foucault, 1967). Zweitens gibt es Normen, das heißt, Standards und Muster akzeptablen Verhaltens, vor allem für die Darstellung der sichtbareren Rollen. Drittens gibt es Überzeugungen, sowohl hinsichtlich dessen, was real ist, als auch bezüglich dessen, was sein sollte. Eines der erstaunlichsten Dinge in Bezug auf menschliches Leben ist die große Vielfalt von Kulturen, von denen eine jede für diejenigen, die in ihr leben und verstrickt sind, ungeheuer überzeugend ist.

Ist eine dominante Kultur erst einmal etabliert, so ist sie extrem resistent gegen Veränderung. Institutionen verkörpern Eigeninteressen und produzieren Wissen, das diese Interessen rechtfertigt. Nahezu automatisch folgen Normen und werden als Teil dessen, was Freud das Über-Ich nannte, internalisiert. Überzeugungen gewinnen, sobald sie von einer anerkannten Autorität gestützt werden, eine Art selbstverständlicher Qualität und mutieren zu den unumstößlichen Wahrheiten gesunden Menschenverstandes. Darüber hinaus wurde dargelegt, dass jede Kultur ihre eigene Art des Verbergens oder Ausschließens von Aspekten der schmerzhaften Wahrheit über die Form des Lebens, welches sie legitimiert, und in diesem Sinne eine allgemeine Ich-verteidigende Funktion hat (Becker, 1972). Manche Kulturen sind defensiver als andere: Wo es große soziale Ungerechtigkeit gibt, zum Beispiel unter kolonialen Bedingungen oder in der Apartheid, gibt es mehr auszuschließen. Eine Kultur zu verändern ist niemals leicht. Es umfasst nicht nur eine Herausforderung für Privilegien und Macht, sondern auch das Aufdecken tiefer psychischer Widerstände.

Die alte Kultur der geriatrischen Pflege, die sich durch mehrere verschiedene Phasen hindurch entwickelt hatte, fügte sich gut in das größere kulturelle Bild ein, das die westlichen Gesellschaften geschaffen hatten. Darin herrschte der Intellekt als oberste Instanz, und die sinnlichen Qualitäten des menschlichen Lebens wurden in die Randbereiche verbannt. Darin konnten Menschen *massenhaft* für die Sache der industriellen Produktion ausgebeutet oder in sinnlosen Kriegen *massenhaft* zum Tode verurteilt werden, und das Plündern ferner Länder und die Unterwerfung ganzer Bevölkerungen galt darin als natürliches Recht. Das Unterbringen alter, gebrechlicher oder verwirrter Menschen in Verwahranstalten stand mit dieser gefühllosen Missachtung menschlicher Würde und Integrität in völliger Übereinstimmung. Ein person-zentrierter Ansatz in der Pflege von Menschen mit Demenz, wie ich ihn in diesem Buch und an anderer Stelle beschrieben habe, passt nicht zu dieser kulturellen Tradition. Er steht auch nicht im Einklang mit einer postindustriellen Gesellschaft und ihrer Sucht nach „Information", ihrer extremen Hervorhebung des autonomen, sich selbst erschaffenden Individuums, ihrem Ersetzen moralischer Integrität durch externe Kontrolle und ihrer beinahe religiösen Verehrung des Marktes.

9.2 Die alte und die neue Kultur

Im gesamten Buch habe ich zwei verschiedene Paradigmen oder konzeptionelle Rahmenwerke für das Verständnis der Natur von Demenz einander gegenübergestellt. Jedes von ihnen impliziert eine „Pflegekultur". In einer früheren Abhandlung zu diesem Thema (Kitwood, 1995d) habe ich zehn Vergleichspunkte aufgestellt, von denen sieben in leicht überarbeiteter Form in **Tabelle 9-1** wiedergegeben werden.

Die „alte Kultur", wie ich sie hier dargestellt habe, ist keine Parodie. Wird die Reihe von Aussagen, die ihren wesentlichen Inhalt vermitteln, ohne jeglichen Kontrast einfach nur

Tabelle 9-1: Zwei Kulturen der Demenzpflege

Alte Kultur	Neue Kultur
Allgemeine Sichtweise der Demenz	
Die primär degenerativen Formen der Demenz sind verheerende Krankheiten des Zentralnervensystems, in deren Verlauf Persönlichkeit und Identität nach und nach zerstört werden.	Zur Demenz führende Erkrankungen sollten primär als Formen der Behinderung gesehen werden. Wie ein Mensch dadurch beeinträchtigt wird, hängt ganz entscheidend von der Qualität der Pflege ab.
Bedeutendste Wissensquelle	
Ärzte und Hirnforscher sind diejenigen, die in Bezug auf Demenz über das zuverlässigste, am besten begründete und relevanteste Wissen verfügen. Wir sollten uns ihrem Urteil beugen.	Geschickte, erfahrene und verständnisvolle PflegepraktikerInnen sind diejenigen, die in Bezug auf Demenz über das zuverlässigste, am besten begründeteste und relevanteste Wissen verfügen.
Stellenwert der Forschung	
Bis zu einem Durchbruch in der Medizin können wir für eine Person mit Demenz nicht viel tun. Daher ist dringend sehr viel mehr biomedizinische Forschung notwendig.	Es gibt eine Menge Dinge, die wir durch Erweiterung menschlicher Einsicht und Erfahrenheit jetzt tun können. In diesen Punkten besteht der dringendste Forschungsbedarf.
Was die Fürsorge mit sich bringt	
Der Pflege geht es im Wesentlichen um Dinge wie das Schaffen einer sicheren Umgebung, die Befriedigung von Grundbedürfnissen (sich ernähren, sich kleiden, ausscheiden, sich warmhalten, reinlich sein, ausreichend schlafen etc.) und um eine kompetente Körperpflege.	Der Pflege geht es im Wesentlichen um Erhalt und Stärkung des Personseins. Das Schaffen einer sicheren Umgebung, die Befriedigung von Grundbedürfnissen und die Körperpflege sind allesamt essentiell, aber nur ein Teil der Pflege des ganzen Menschen.
Prioritäten des Verstehens	
Es ist wichtig, sich präzise über die Beeinträchtigungen einer Person im Klaren zu sein, vor allem über die kognitiven. Der Verlauf einer zur Demenz führenden Erkrankung kann in Stadien des Verfalls dargestellt werden.	Es ist wichtig, sich präzise über die Fähigkeiten, Geschmacksrichtungen, Interessen, Wertvorstellungen und Formen der Spiritualität einer Person im Klaren zu sein. Es gibt ebensoviele Manifestationen von Demenz, wie es Menschen mit Demenz gibt.
Problematisches Verhalten	
Zeigt eine Person ein Problemverhalten, so muss technisch gut und effizient damit umgegangen werden.	Jedes sogenannte Problemverhalten sollte primär als Versuch der Kommunikation im Zusammenhang mit einem Bedürfnis gesehen werden. Es bedarf des Versuchs, die Botschaft zu verstehen und so auf das unbefriedigte Bedürfnis einzugehen.
Gefühle der Betreuenden	
Der Kernpunkt des Pflegeprozesses besteht darin, unsere eigenen Sorgen, Gefühle, Verletzlichkeiten etc. zur Seite zu stellen und die Arbeit auf vernünftige und effiziente Art zu erledigen.	Der Kernpunkt des Pflegeprozesses besteht darin, mit unseren eigenen Sorgen, Gefühlen, Verletzlichkeiten etc. in Kontakt zu stehen und sie in positive Ressourcen für unsere Arbeit umzuwandeln.

aufgeführt, so erscheint sie vielen Menschen noch immer als Wahrheit – sogar denjenigen mit beträchtlicher Erfahrung in der Demenzarbeit. Beim Übergang von der alten zur neuen Kultur geht es nicht darum, ein paar bislang fehlende Punkte hinzuzufügen, sondern darum, beinahe jedes Merkmal auf verschiedene Weise zu sehen. Diesen Kontrast möchte ich nun hervorheben, wobei ich die neue Kultur bewusst idealisiere, um die zentralen Aussagen dieses Buches zusammenzufassen.

Die neue Kultur pathologisiert Menschen mit Demenz nicht, indem sie sie nicht als Menschen mit einer abstoßenden Krankheit ansieht. Sie reduziert sie auch nicht auf die zu stark vereinfachenden Kategorien irgendeines vorgefertigten strukturellen Schemas, wie etwa die Theorie der Stadien des geistigen Verfalls. Die neue Kultur stellt die Einzigartigkeit jeder Person in den Mittelpunkt. Sie respektiert Erreichtes und ist voll Mitgefühl mit dem, was die Person jeweils erlitten hat. Sie setzt die Emotionen als Quelle menschlichen Lebens wieder in ihre Bedeutung ein und freut sich daran, dass wir körperliche Wesen sind. Sie betont die Tatsache, dass unsere Existenz im Wesentlichen sozial ist.

Die beiden Kulturen betrachten Demenzpflege auf fundamental unterschiedliche Weise. Die alte Kultur leugnete im Allgemeinen das Bestehen psychischer Bedürftigkeit bei Menschen mit Demenz oder neutralisierte sie durch beruhigende Medikamente. Die alte Kultur umfasste nur minimale Interaktion, und dann im Wesentlichen auch nur im Hinblick auf grundlegende körperliche Belange. Die neue Kultur hat sich indessen dazu verpflichtet, sich um psychische Bedürftigkeit zu kümmern. Die überraschende und erfreuliche Entdeckung liegt darin, dass den Bedürfnissen in vielen Fällen hinreichend gut entsprochen werden kann, um eine neue Phase relativen Friedens und relativer Entspannung zu bringen. Die neue Kultur betrachtet Interaktion als außerordentlich positiv und sieht in ihr die wahrhaft heilende Komponente der Pflege.

Die neue Kultur führt Menschen von sehr unterschiedlicher Art auf gemeinsamem Grund zusammen und sucht all jene Wir-die Anderen-Barrieren, die echte Begegnung verhindern, auf ein Minimum zu reduzieren. Die deutlichste dieser Barrieren ist die zwischen Menschen mit Demenz und allen anderen Menschen. Aber da gibt es dann auch noch die Barrieren zwischen betreuenden Familienmitgliedern und Betreuenden auf Honorarbasis, zwischen „ausgebildeten“ und „unausgebildeten“ MitarbeiterInnen sowie zwischen denen, die die manuelle Arbeit tun, und ihren vorgesetzten Leitern. Auf breiterer Basis gibt es die Barrieren zwischen der Gemeinde und den Orten, an denen stationäre und teilstationäre Pflege geleistet wird. Langfristig – so meine Argumentation – sind alle Wir-die Anderen-Unterteilungen künstlich und nicht hilfreich; ihr psychologisches Substrat besteht in Misstrauen, Neid, Widerwillen und Angst.

Die beiden Kulturen unterscheiden sich erheblich in ihren Auffassungen von validem, gültigen Wissen und echter Erfahrung. Vor 20 Jahren bedeutete Demenzforschung hauptsächlich drei Arten von Aktivität. Die erste bestand in naturwissenschaftlichen Forschungen zur Struktur, Funktion und Pathologie des Gehirns. Die zweite bestand in experimentellen Untersuchungen, hauptsächlich an Tieren. Die dritte bestand im individualistischen Studium der mit Demenz einhergehenden Defizite, hauptsächlich auf kognitivem Gebiet. Bei all dem kümmerte sich niemand darum, wie Demenz wirklich gelebt und erfahren wurde, und es gab keinen Raum für die Art des Wissens, das aus persönlicher Anteilnahme herrührt. Die neue Kultur ordnet den traditionellen Formen der Forschung einen relativ niedrigen Stellenwert zu. Bei weitem höchste Priorität hat das alltägliche Leben von Menschen mit Demenz und dabei wiederum ist das zentrale Thema die Wahrung des persönlichen Wohlbefindens. Vieles von dem bedeutsamsten Wissen haben diejenigen, die tatsächlich an der Demenzpflege beteiligt sind. Die erforderlichen Forschungsfertigkeiten sind nicht die eines leidenschaftslos Untersuchenden, sondern solche, wie sie durch Hingabe und Engagement hervorgerufen werden. Kohärentes und diszipliniertes Reflektieren der Praxis ist die wirksamste aller Arten der Forschung.

Der essentielle Unterschied zwischen den beiden Kulturen ist folgender: Die alte Kultur war in vieler Hinsicht eine Kultur des Sich-Abwendens und der Entfremdung. Demenz war von Meidung und Verleugnung umgeben. Viele Betreuende wurden von ihrer eigenen inneren Quelle der Vitalität und des Mitgefühls abgeschnitten und in Praktiken hineingezogen, von denen sie intuitiv wussten, dass sie falsch waren. Im Ausleben der kollektiven Lüge wurden sie auch des lebenspendenden Kontaktes untereinander beraubt. Menschen mit Demenz konnten unter den früheren Behandlungsweisen nicht gedeihen. Oft wurden sie in Isolation und Verzweiflung getrieben und zum „sozialen Tod" verurteilt. Im Gegensatz dazu ist das Eintreten in die neue Kultur wie ein Nachhausekommen. Indem wir entdecken, wie wir von unseren Gefühlen, unserer Intuition und unserer Spontaneität Gebrauch machen und auf angenehmere Weise mit unseren Fehlern leben können, gewinnen wir Vertrauen in unsere Kraft zu wissen, zu teilen, zu geben, zu empfangen und zu lieben. Die Tatsache einer Demenz kann offen und ohne Scham akzeptiert werden. Es gibt reichlich Ich-Du-Begegnung.

9.3 Quellen des Widerstands

Eine anhaltende Veränderung in der Kultur der Demenzpflege zu bewirken, ist nicht einfach, wie die Erfahrung der wenigen vergangenen Jahre bereits gezeigt hat. Eine Kultur ist aus einem Guss: die anerkannten Formen der Praxis, die Art gängiger Überzeugungen, die Struktur von Organisationen und deren Machtverhältnisse greifen jeweils ineinander. Wenn es darüber hinaus tatsächlich so ist, dass Kulturen von Formen psychischer Abwehr unterlegt sind, so sind diese wahrscheinlich besonders stark, wenn es um etwas derart Bedrohliches wie die Demenz geht. In jedem Angang, eine Veränderung zu bewirken, wird eine Herausforderung vielfältiger bestehender Interessen und eine Mobilisierung sicher verborgener Ängste liegen.

Das augenfälligste aller Hemmnisse einer kulturellen Transformation ist der Ballast an Tradition. In Europa wenigstens reichen die institutionellen Praktiken der Bändigung sozialer Außenseiter immerhin 300 Jahre zurück. Nur sehr selten zeigt die Geschichte Beispiele eines ernsthaften und weitreichenden Versuchs, das Personsein alter, gebrechlicher oder geistig verwirrter Menschen ernstzunehmen. Es gab eine Menge individueller Reformer, viele radikale Kritiker, aber ohne eine Kultur, die ihre Bemühungen unterstützt, wurde ihre Arbeit sehr leicht umgestoßen oder ausgelöscht.

Einer der am stärksten schädigenden Aspekte unseres Erbes ist der sehr niedrige Status der Pflege „älterer Menschen" und vor allem jener mit Demenz. Die in der Pflege Tätigen trugen durch Assoziation das ihren Klienten anhaftende Stigma, mit der heimtückischen Folge einer geringen Selbstachtung und eines allgemeinen Gefühls der Machtlosigkeit im Hinblick auf das Bewirken einer positiven Veränderung. Wer versuchte, eine über die Norm hinausreichende Pflege zu geben, war oft dem Druck ausgesetzt, seine Bemühungen zu reduzieren – sogar bis hin zur Ächtung. Manche Pflegepersonen gingen im Bewusstsein der traditionellen Prestige-Ordnung in ihrem Beruf sogar so weit, die Familie und Freunde in Bezug auf ihre Arbeit zu belügen, um nicht durch das Image gerontopsychiatrischer Arbeit befleckt zu werden.

Eine weitere Barriere war die Macht und das Ansehen des ärztlichen Berufsstandes. Demenz wurde traditionell als ureigenes Territorium der Psychiatrie dargestellt, mit der Implikation, dass sich alle anderen Disziplinen ihrem „höheren" Wissen zu beugen hätten. Wie wir gesehen haben, war die Sorge um Personsein nicht gerade groß, während es sich andererseits um ein wunderbares Gebiet zur Grundlagenforschung handelte. Selbst in jüngster Zeit wurde die Ansicht geäußert, Menschen mit Demenz würden es der Gesellschaft (sprich: der biomedizinischen Forschungslobby) schulden, sich selbst als eine Art der Bezahlung für ihre Pflege zu Forschungszwecken anzubieten (Berghmans & ter Meulen, 1995; Kitwood, 1995a). Natürlich stimmt es, dass die Psychiatrie und ihre Hilfswissenschaften für exaktere diagnostische Instrumente und ein erhebliches Maß an Wissen gesorgt haben, das zu einer Verbesserung der medizinischen Intervention führt. Indessen hat die Psychiatrie wenig getan, um die profunden persönlichen Dinge erhellen zu helfen, die die Demenz umgeben, und wenn es dann schließlich um die zwischenmenschlichen Prozesse des Fürsorgens und Versorgens geht, steht der Kaiser ohne Kleider da.

Es gibt auch kommerziellen Druck, um die alte Kultur etabliert zu halten. Nun schon seit langem gibt es eine Art geheimes Einverständnis zwischen den Hauptströmungen der Medizin und der pharmazeutischen Industrie. Auf allen Gebieten stehen Ärzte unter enormem Druck, Medikamente zu verschreiben, und dies um so mehr, als ihre Patienten dies inzwischen auch erwarten. Ärzte, die sich in der Situation befinden, nichts Heilendes anbieten zu können, erleben wahrscheinlich ein Gefühl der Schuld oder Unzulänglichkeit, sodass ein Rezept für *sie* eine Art Placebo darstellt. Die geriatrische Medizin ist da ein besonders anfälliges Gebiet, da es hier typischerweise um chronische Krankheiten und dann oft noch um mehrere gleichzeitig geht. Die Arzneimittelhersteller ihrerseits wissen, dass sich aus einer Medikalisierung des Alters riesige Gewinne schlagen lassen und dass der Markt mit zunehmender Anzahl sehr alter Menschen wächst.

Die traditionelle Kultur der Demenzpflege mit ihrer Tendenz zu einem starken Einsatz von Medikamenten, vor allem von Tranquilizern verschiedener Art, hat sicher gut dazu gedient, den Absatz von Pharmazeutika zu steigern (Thomas, 1995). Inzwischen sind die Chancen für einen Profit atemberaubend, sobald durch „wissenschaftliche" Mittel gezeigt werden kann, dass ein Produkt bei Demenz wirkt, und sei es nur geringfügig. Die Tatsache, dass viele betreuende Angehörige von den Versprechungen der biomedizinischen Wissenschaft fasziniert sind und beinahe abergläubisch auf die baldige Entdeckung von Wunderheilmitteln hoffen, verleiht der Lobby des Arzneimitteleinsatzes weiteres Gewicht. Die neue Kultur der Demenzpflege, die der medikamentösen Behandlung nur einen geringen Stellenwert beimisst und die Menschen aus der „chemisch gepolsterten Zelle" zu befreien sucht, gerät mit diesen kommerziellen Interessen in Konflikt.

Neben dem starken wirtschaftlichen Druck, der seitens der pharmazeutischen Industrie zur Erhaltung der alten Kultur zu erwarten ist, sind noch weitere finanzielle Interessen involviert. Da ist die Tatsache, dass Pflege relativ billig ist, wenn Personsein gründlich missachtet wird. Wenn jedes Problemverhalten „wegsediert" wird, wenn der Erhaltung der Kontinenz nur wenig Aufmerksamkeit gewidmet wird und wenn zur Befriedigung psychischer Bedürfnisse nichts getan wird, lassen sich die Kosten auf ein Minimum senken. Selbst in speziellen Demenz-Settings ist es dann möglich, mit einem Personal-Patienten-Verhältnis von 1:10 zu überleben. Person-zentrierte Pflege erfordert indessen typischerweise ein Personalverhältnis von 1:4 und bei einem hohen Grad an körperlicher Abhängigkeit gar von 1:3 oder 1:2. Manche Dienstleister, vor allem Gesellschaften mit dem Interesse, Gewinne zu erzielen, halten eine person-zentrierte Pflege möglicherweise für zu teuer und bewahren die alte Kultur, soweit sie sich dies trauen. Der unter extremem Druck mangelnder Ressourcen stehende öffentliche Sektor wird eine langfristige Verantwortung, wo immer möglich, abwiegeln. In Großbritannien neigt man dazu, Wohnheime für Menschen mit Demenz als Pflegeheime registrieren zu lassen, weil diese Kategorie mehr Geld bringt. Dies widerspricht indessen den Tatsachen, dass die Demenzpflege größtenteils keines speziellen Pflege-Inputs bedarf und eine Registrierung als Wohnheim genügt (Bell & McGregor, 1995).

Die bis hierher erwähnten Quellen des Widerstands sind gewöhnlichen Untersuchungsmethoden zugänglich, selbst wenn sie dem gesunden Menschenverstand undurchsichtig erscheinen. An vielen Stellen in diesem Buch habe ich darauf hingewiesen, dass hinter den gewöhnlichen Realitäten des Alltags – oder vielleicht zwischen ihnen – viele Formen psychischer Abwehr liegen: persönliche, zwischenmenschliche und organisationsgebundene. Aus psychoanalytischer Sicht könnte die alte Pflegekultur als Ganzes so gesehen werden, dass sie eine defensive Funktion hat. Die Medikalisierung von Demenz mit ihrer Suche nach Lösungen ausschließlich im Rahmen der Naturwissenschaften diente dazu, die Betroffenen auf Distanz zu halten. Die Ansicht, Menschen mit Demenz gebreche es an Einsicht oder sie hätten gar aufgehört, subjektive Wesen zu sein, rationalisierte einen Mangel an Aufmerksamkeit gegenüber ihrem Leid und rechtfertigte es, echtes Engagement durch bloße Verhaltensmodifikation zu ersetzen. Stadientheorien implizierten, dass der Weg in die globale Verschlechterung unvermeidlich war, und legitimierten damit das Reduzieren von Pflege auf die Befriedigung offensichtlicher physischer Bedürftigkeit. Viele betreuende Angehörige behaupteten durch die Macht der Ideologie beeinflusst, dass die Person, die sie einst kannten und liebten, verschwunden sei, um durch eine andere, vollkommen unkenntliche ersetzt zu werden. Dies verhinderte einen echten Trauerprozess und das Entstehen einer neuen, empathischeren und intuitiveren Art der Beziehung, als es die vorige gewesen war. Selbst die „Alzheimerisierung von Demenz“ könnte als Abwehrbewegung gesehen werden, die dazu diente, den Prozess der kulturellen Transformation zu hemmen.

9.4 Der Veränderungsprozess

Wenn es so mächtige Kräfte gibt, die den Status quo erhalten und die Anfänge eines positiven Wandels sabotieren, ließe sich sehr wohl fragen, wie denn eine neue Kultur der Demenzpflege überhaupt entstehen könnte. Es wird nicht durch einen Paradigmenwechsel auf lediglich theoretischer Ebene geschehen. Akademische Argumente an sich haben nicht die Macht, ausgedehnte soziale Veränderungen zu bewirken. Harte Fakten aus der Forschung werden, wenn sie gegen tiefverwurzelte Interessen verstoßen, nur allzuleicht herabgewürdigt oder ignoriert. Eine radikale Verbesserung wird nicht durch die angebliche Freiheit und Flexibilität eintreten, von denen behauptet wird, dass ein „Pflegemarkt“ sie bieten könne. Die Annahme, menschliche Dienstleistungen ließen sich in gleicher Weise wie Autos oder Fernseher liefern, ist, wie wir gesehen haben, grotesk. Eine radikale Verbesserung wird nicht durch den gängigen politischen Prozess eintreten, selbst wenn es eine Regierung gäbe, die den Bedürfnissen unterprivilegierter Minderheiten einen hohen Stellenwert beimisst. Bessere Ressourcen und geeignete Formen der Regulierung sind notwendige, aber nicht hinreichende Bedingungen für eine kulturelle Veränderung.

Die Erfahrung der vergangenen Jahre deutet darauf hin, dass die ersten Stadien wahrscheinlich aus einer allmählichen inneren Umwandlung einiger der gegenwärtig vorhandenen Strukturen bestehen werden, bis diese Strukturen schließlich auf eine radikal verschiedene Weise funktionieren. Der Prozess besteht in einer anhaltenden, subtilen und raffinierten Substitution von bestehenden durch neue Arrangements. Vielleicht wird eine Arbeitseinheit, die früher eindeutig eine Organisationsform vom Typ A hatte, schrittweise zu einer Einheit vom Typ B (s. Kap. 7.1, S. 171) und erzeugt dann großes Wohlbefinden bei den Klienten, zusammen mit einer größeren Befriedigung und Hingabe der MitarbeiterInnen. Für eine gewisse Zeit könnte die äußere Hülle – die Selbsthilfegruppe, das Tageszentrum, das Wohnheim etc. – so ziemlich genauso aussehen wie vorher, während das leitende Management nicht erkennt, was vor sich geht. Schließlich tritt jedoch die Wahrheit zutage, und selbst frühere

Gegner sind eifrig darum bemüht, sich mit der offensichtlichen Erfolgs-Story zu identifizieren.

Wie einengend die gesetzlichen Restriktionen und finanziellen Einschränkungen auch sein mögen, gibt es doch immer etwas Bewegungsfreiheit, eine Möglichkeit, Neues zu tun. Selbst unter dem Totalitarismus fanden Menschen nach und nach Wege eines humaneren Lebens, dabei das aufgezwungene System unterwandernd und wir sind davon weit entfernt. Die bemerkenswerte Tatsache im Hinblick auf Demenz ist, wie viel trotz der allgemein so ungünstigen Bedingungen bereits getan worden ist. Jeder der Hauptsektoren – der öffentliche, der private und der unabhängige – hatte dabei eine kreative Rolle. Glücklicherweise gibt es ein paar Veränderungen, die sich ohne riesige Kostenimplikationen, im Wesentlichen durch eine bessere Selektion und ein besseres Training der MitarbeiterInnen und das Einbeziehen von Ehrenamtlichen, bewirken lassen. Wahrscheinlich gibt es auch ein paar Wege, auf denen die neue Kultur kosteneffizienter als die alte Kultur ist, und zwar aufgrund einer höheren Hingabe und weniger Fehlzeiten, Krankmeldungen und Fällen von Burn-outs der MitarbeiterInnen.

Längerfristig kann ein Wechsel in der Pflegekultur jedoch nur dort eintreten, wo es hinreichende Ressourcen gibt, um all die in Kapitel 7.3 besprochenen Komponenten einer guten Praxis zu etablieren. Jede Organisation, die behauptet, eine person-zentrierte Pflege zu bieten, sie jedoch vernachlässigt, stellt beinahe sicher betrügerische Behauptungen auf. Der öffentliche Sektor befindet sich dabei erheblich im Nachteil, vor allem in jenen kapitalistischen Ökonomien wie Großbritannien, die sich in ständigem langfristigem Abstieg befinden. Große private Gesellschaften stehen immer unter dem Druck der Kostensenkung, um ihren Aktionären einen großen Gewinn ausweisen zu können. Gegenwärtig liegt das größte Potential bei jenen kleineren privaten Einrichtungen, geschaffen von Menschen mit ausgesprochen hohem Engagement, von denen einige ihre gesamten Ersparnisse in ihr Unternehmen gesteckt haben, sowie bei den unabhängigen, aber nicht gewinnorientierten Anbietern. In beiden Fällen gibt es eine klare Grundlage an Wertvorstellungen, eine Gelegenheit für die Angestellten, an das zu glauben, was sie tun. Dort können eine relative Freiheit von Tradition und bürokratischer Kontrolle sowie die Chance zu Kreativität und Innovation bestehen. Der hauptsächliche finanzielle Druck besteht einfach darin, die Bilanz ausgewogen zu halten, wenn alle abgehenden Zahlungen und der entwicklungsbedingte Bedarf berücksichtigt worden sind.

Wenn es zu einer kulturellen Transformation kommen soll, so ist es entscheidend, auf allen Ebenen angemessen ausgebildete Arbeitskräfte zu haben. Pflegeassistentinnen und -helferInnen müssen nicht nur für die wesentlichen physischen Aspekte ihrer Arbeit, sondern auch für die psychologischen Aufgaben, vor allem im Entwickeln jener in Kapitel 7 beschriebenen interaktiven Fertigkeiten ausgerüstet werden. Leitende Pflegepersonen und -manager benötigen natürlich eine Menge mehr, aber auch hier liegt der wichtigste und dennoch hochgradig vernachlässigte Teil ihrer Arbeit auf zwischenmenschlicher Ebene. Der Status des gesamten Bereichs muss angehoben, von allen altersdiskriminierenden Assoziationen befreit und akzeptiert werden als einer, der hochgradigen Sachverstand erfordert.

In Großbritannien dämmert langsam die Erkenntnis, dass es ein enormes Trainings- und Ausbildungsdefizit gibt und dass keine der bestehenden Formen beruflicher Vorbereitung die in der Demenzpflege auftauchenden Themen richtig anspricht. In den vergangenen Jahren hat es eine Menge kleiner und unsystematischer Trainingsinitiativen gegeben, das ist wenigstens ein Anfang. Strategisch gesprochen schätze ich, dass wir in Großbritannien dringend etwa 2000 Personen benötigen, die in der Lage sind, PflegehelferInnen in der ambulanten Pflege und MitarbeiterInnen in der stationären und teilstationären Pflege zu unterweisen; außerdem bedarf es einer vergleichbaren Anzahl von Personen, die ein Programm zur Unterstützung

Betreuender zu organisieren und durchzuführen vermögen (Kitwood, 1997b). Das Problem ist von gigantischem Ausmaß und sollte auf der Meta-Ebene angegangen werden (Ausbilder ausbilden etc.). Dies bedeutet, dass es essentiell ist, Spezialkurse in Demenzpflege sowohl für Anfänger als auch für Fortgeschrittene zu entwickeln und vorzuhalten, wie es sie auch auf angewandten Gebieten wie der Optometrie oder der Fußpflege gibt. Wenn die ersten Schritte, die in dieser Richtung unternommen wurden, ein Hinweis sind, wird es keinen Mangel an ausgezeichneten BewerberInnen geben.

Die Verpflichtung zur Veränderung der Pflegekultur wird auf einer Reihe von Motiven begründet sein, die sich sehr von denen unterscheiden, welche die Kultur der Industriegesellschaften in den vergangenen Jahren beherrscht haben, da die kapitalistische Mentalität noch weiter in die Nischen eingedrungen ist, die zuvor vom Humanismus besetzt waren. Zu den Motiven für gutes Arbeiten gehören das Gefühl von Stärke, das sich aus der Nähe zu anderen Menschen ergibt, die Erfüllung aus freiem Geben heraus, die Freude, zum Wohle des Menschen zu arbeiten, der mit Integrität einhergehende innere Friede und die Befriedigung, einer Sache verpflichtet zu sein, die jenseits der eigenen Person liegt. Außerdem folgen paradoxerweise Erleichterung und Trost, wenn man ein gewisses Maß an Leiden als Teil des menschlichen Daseins akzeptiert, statt verzweifelt danach zu streben, in einem vergeblichen prometheischen Projekt seine Ausmerzung zu erreichen. Viele Menschen sehen darin eine Art geistiger Gesundheit und ein Gefühl der Ganzheit, wenn Motive wie diese ins Spiel gebracht werden. Die in der heutigen Gesellschaft kontinuierlich hervorgerufenen Motive – Habgier, Eigennutz, Machtliebe und die Angst vor dem Entdecktwerden – scheinen im Vergleich dazu Schund.

Ich habe dargelegt, dass mächtige Formen psychischer Abwehr mithelfen, die alte Kultur der Demenzpflege in ihrer Stellung zu halten. Im Rückgriff auf eine altehrwürdige Metapher könnte man sagen, dass enorme Mengen psychischer Energie beteiligt sind. Werden die Schilde indessen gesenkt und die Menschen in die Lage versetzt, den mobilisierten Ängsten ins Antlitz zu schauen und sich hindurchzuarbeiten, so wird diese Energie für eine konstruktive Arbeit freigesetzt. In jenen seltenen Einrichtungen, in denen dies eingesetzt hat, gibt es neuen Schwung und Freude, und es ist ungeheuer ansprechend. Die neue Kultur lädt uns ein, jene, deren geistige Kräfte versagen, als unsere Mitmenschen und nicht als Fremde oder Aliens zu betrachten. Wir erlangen das Gefühl von Gemeinschaft zurück, das lang in den Tiefen unseres kollektiven Unbewussten verborgen war: einen Ort, an dem Menschen einander mit Realismus und zu gleichen Bedingungen akzeptieren können. Mit dieser Ermutigung können wir die Tatsache unseres eigenen Alterns und sogar die Möglichkeit akzeptieren, vor unserem Tod unter denen zu sein, die Demenz haben.

9.5 Die Implikationen auf breiterer Ebene

Mit dem beginnenden 21. Jahrhundert finden sich die Industriegesellschaften der westlichen Welt in einer außergewöhnlichen und paradoxen Zwangslage. Es wird deutlich, dass das System einer liberalen Demokratie mit vorgeblich rationaler Organisation und einem auf Gewinnerzielung begründeten Wirtschaftsleben grundlegend brüchig geworden ist. Dieses System ist tief verstrickt in viele Formen globaler Ungerechtigkeit und in die rücksichtslose Zerstörung der Biosphäre; es vermag nicht einmal allen seiner eigenen Bürger ein Leben in Sicherheit und Wohlstand zu bieten. In vielen Nationalstaaten ist der „Wohlfahrtskapitalismus" regelrecht am Ende, und es wurde eine permanente Unterklasse geschaffen, die wie in der viktorianischen Ära und davor von den gewöhnlichen Privilegien des Bürgerrechts abgeschnitten ist. Und obwohl alte Hoffnungen und Erwartungen enttäuscht haben, hat ein neuer und kraftvoller

Humanismus an Boden gewonnen: stärker engagiert, psychologisch bewusster, kulturell sensibler, praktischer und pragmatischer als alles andere zuvor. Dies ist der historische Kontext, in dem die „Demenz-Epidemie" aufgetreten ist. Unter allen sozialen Themen ist dieses vielleicht das am tiefsten in die Widersprüche verstrickte, weil der Bedarf so dringend und das Ausmaß des Problems so immens ist. Die Widersprüche werden beinahe sicher noch weiter zunehmen, da der demographische Wandel noch mehr Menschen in das 8. und 9. Lebensjahrzehnt bringt.

Was auch immer mit der Demenz geschieht, kann nicht länger eine unbedeutende, kleine Angelegenheit bleiben, die auf das Gebiet der Geriatrie beschränkt ist. Es wird notwendigerweise tiefgreifende Auswirkungen in der Gesellschaft als Ganze geben. Die positive Transformation der Pflegepraxis wird, sofern sie auf breiter Basis eintritt, alle oberflächlichen Formen des Determinismus untergraben und die besessene Suche nach technischen Lösungen für menschliche Probleme unterbrechen. Sie wird die Stupidität und Engstirnigkeit der Marktmentalität und vor allem die Vorstellung, menschliche Dienstleistungen könnten effizient geliefert werden, als seien sie Gebrauchsgüter, herausfordern. Sie wird die Suche nach einem besseren als dem gegenwärtigen wirtschaftlichen Prozess anregen – nach einem Prozess, bei dem die Vorteile gesellschaftlicher Existenz hinsichtlich der tatsächlichen Bedürftigkeit weitaus gerechter verteilt werden.

Vor allem anderen ermutigt uns die Neubetrachtung der Demenz zu einem anderen Verständnis dessen, was es ist, eine Person zu sein. Die vorherrschende Betonung von Individualität und Autonomie wird radikal in Frage gestellt, und unsere wahre Interdependenz tritt zutage. Gebrechlichkeit, Endlichkeit, Sterben und Tod werden annehmbarer, und grandiose Hoffnungen auf technische Utopien werden ausgemerzt. Der Verstand wird von dem Podest gehoben, das er in so ungerechtfertigter Weise und für so lange Zeit besetzt hielt; wir gewinnen unsere Natur als fühlende und soziale Wesen wieder zurück. So entspringt unter Umständen aus einem Winkel, der vielleicht als der am wenigsten wahrscheinliche erschien, ein Quell der Energie und des Mitgefühls. Und hier finden wir im Vergleich zur konventionellen Psychiatrie möglicherweise eine unermesslich reichere Auffassung von der Heilung des Geistes.

9.6 Kommentar von Claire Surr

In diesem letzten Kapitel konzentriert sich Kitwood auf den Prozess der kulturellen Transformation in Sachen Demenz, indem er die seit 1980 erfolgten Schritte, aber auch die noch zu erfüllenden Aufgaben hervorhebt, die notwendig sind, um das zu schaffen, was er als die „neue Kultur" der Pflege von Menschen mit Demenz bezeichnet. Bei der Lektüre dieses Kapitels war mir bewusst, dass die kulturelle Transformation weitergegangen ist und wir uns inzwischen in einer erheblich anderen sozialen und politischen Landschaft bewegen als jener, die vorhanden war, als Kitwood sein Buch schrieb. Ein Teil des Erbes von Kitwood bestand vielleicht darin, dass er die Samen des Wandels zu einer Kultur säte, die auf die zentrale Bedeutung der Personen abhebt, die mit Demenz leben. Deren Situation in der Gesellschaft hat sich inzwischen jedoch in einem solchen Maß verändert, dass es an der Zeit ist, über die „Neue Kultur" Kitwoods hinaus in Richtung einer Kultur zu gehen, die für Menschen mit Demenz wirklich inklusiv ist.

Kitwood definierte Kultur als „feststehende [...] Art [...], der menschlichen Existenz Bedeutung zu verleihen" (S. 214). Er beschrieb, wie Kulturen, so sie einmal etabliert sind, gegenüber Veränderungen resistent sind und kulturelle Normen von ihren Mitgliedern verinnerlicht werden. Andere Autorinnen und Autoren haben allerdings andere Sichtweisen in Bezug darauf vorgestellt, wie schnell, oder auch nicht, es möglich ist, Kulturen zu verändern (Varnum & Grossmann, 2017). Highmore

(2016) beschreibt Kultur als eine Art Objektiv, durch das Individuen die Welt sehen und das die Art und Weise prägt, in der das Leben gelebt wird. Kultur wird durch die Interaktionen zwischen den Individuen in einer Gruppe mittels der sozialen Einflüsse geformt und aufrechterhalten, die Individuen oder Gesellschaften aufeinander ausüben. Folglich ist soziale Einflussnahme in Bezug auf die Aufrechterhaltung oder Veränderung einer Kultur oder ihrer Werte instrumental (Nowak et al., 2012).

In den letzten Jahren hat eine große Anzahl sozialer Entwicklungen stattgefunden, die in Bezug auf Demenz einen raschen Kulturwandel unterstützt haben. Über die Ursachen hierfür nachzudenken ist interessant, doch haben hier die Sozialen Medien eine Rolle gespielt, die zu Kitwoods Lebzeiten noch nicht einmal begrifflich fassbar war. Menschen mit Demenz, diejenigen, die sie pflegen und sie unterstützen, wie auch Organisationen, die ihre Rechte und Sichtweisen vertreten, verfügen quer durch ein vielfältiges Spektrum Sozialer Medien über eine starke Präsenz. Dies hat weltweit ganz unterschiedlichen Gruppen von Menschen ein Instrument an die Hand gegeben, um direkt und unmittelbar ein globales Publikum zu erreichen, persönliche Erfahrungen zu teilen, den Status quo in Frage zu stellen und Veränderung zu verlangen. Die Sozialen Medien haben Menschen mit Demenz und diejenigen, die sie pflegen und sie unterstützen, in die Lage versetzt, miteinander auf eine Weise in Verbindung zu treten, wie dies zuvor nicht möglich war und damit die Schaffung einer kollektiven Stimme und eines starken Netzwerks zur Unterstützung Mitbetroffener befördert.

Um zu prüfen, wie gesellschaftliche Wahrnehmungen von Demenz sich seit den 1990er Jahren verändert haben, werde ich mich vor allem auf drei Schlüsselbereiche konzentrieren, die auf der Makro- (gesellschaftlichen), Meso- (organisatorischen) und Mikro- (individuellen) Ebene wirken und von denen jede eine komplexe und vernetzte Beziehung mit den anderen unterhält. Dabei handelt es sich um

1. Soziale Bewegungen und den Aktivismus von Menschen mit Demenz,
2. Demenz als eine weltweite politische und gesundheitliche Dringlichkeit,
3. Demenz im öffentlichen Bewusstsein.

9.6.1 Soziale Bewegungen und Aktivismus von Menschen mit Demenz

Soziale Bewegungen sind eine Folge von mehr oder weniger miteinander verbundenen Ereignissen, die in einem bestimmten Zeitraum auftreten und dazu dienen, eine nachhaltige Herausforderung gegenüber denjenigen darzustellen, die im Rahmen der herrschenden Kultur die Macht innehaben. Sie sind nicht an ein bestimmtes Individuum oder eine besondere Organisation gebunden, sondern vielmehr an aus vielen Individuen bestehende Netzwerke, die zusammenwirken, um ein kollektives Handeln zu entwickeln (Diani, 2003). Auf der gesellschaftlichen Ebene tritt kultureller Wandel gewöhnlich über eine sich hinziehende Zeitspanne auf und ist oft schwer zu beherrschen (Costanze et al., 2014). Soziale Bewegungen stellen jedoch naturgemäß einen Mechanismus dar, der einen raschen Kulturwandel in der Gesellschaft unterstützt. Kitwood war bestrebt, die Person mit Demenz und deren Erleben ins Zentrum der Demenzpflege zu stellen. Es mag sein, dass sein Vermächtnis gewesen ist, die rahmensetzenden Bedingungen zu schaffen, die neuere soziale Bewegungen im Feld möglich gemacht haben. Was sich im Feld Demenz formiert hat, ist eine soziale Bewegung, die in den letzten Jahren von Menschen mit Demenz angeführt worden ist. Durch diese Bewegung haben sie die Veränderungen erreicht, deren Anfänge Kitwood in den späten 1990er Jahren beobachtete, als er schrieb:

> *Unter all den mittlerweile eingetretenen Veränderungen überragt ein Faktum alle anderen, dass nämlich Frauen und Männer aus den Orten, an denen sie verborgen gehalten*

> *wurden, hervorgetreten sind. Sie haben die Bühne der Geschichte betreten, und man begann, sie als Personen in der vollen Bedeutung des Wortes zu sehen. (S. 214)*

Kitwoods Vision einer „Neuen Kultur“ der Pflege wurde von seiner Auffassung beschränkt, das Verständnis von Demenz müsse von „erfahrenen Praktikern“ geleitet werden (S. 174). Wie der Kommentar zu Kapitel 5 bescheinigt, haben wir uns hierüber weit hinausbewegt. Mittlerweile ist erwartbar, dass Menschen mit Demenz im sozialen und politischen Aktivismus eine zentrale und aktive Rolle einnehmen, um die Stereotypen über Menschen mit Demenz als passive Empfänger einer Pflege, die von anderen als den Experten bereitgestellt wird, in Frage zu stellen und als die anerkannten Experten ihres eigenen Erlebens in Erscheinung zu treten. Der Kommentar zu Kapitel 5 hat viel zum Aufkommen von Engagement- und Beteiligungsgruppen für Menschen mit Demenz im Vereinigten Königreich skizziert, das dabei geholfen hat, Individuen, die mit Demenz leben, zu mobilisieren und miteinander in Kontakt zu bringen. Die Arbeit dieser Gruppen stützt sich auf die individuellen und kollektiven Stimmen derjenigen, die mit Demenz leben, um die Ausrichtung von Politik und gesellschaftliche Einstellungen zu beeinflussen (Bartlett, 2014) sowie zur Entwicklung demenzrelevanter Dienste und der von Forschungsprogrammen beizutragen. Im sich diesem Kommentar anschließenden Nachwort hebt Kate Swaffer, Mitbegründerin der *Dementia Alliance International*, das globale Anwachsen von *Dementia Advocacy* hervor (der themenanwaltschaftlichen Vertretung der Interessen von Menschen mit Demenz, Anm. d. Ü.).

Ein Beispiel für eine sich für Veränderungen stark machende soziale Bewegung, die von vielen Gruppen (einschließlich jener, die von Menschen mit Demenz angeführt werden) unterstützt wird, ist die Kampfansage an die Verwendung stigmatisierender Begriffe in der Kommunikation über Demenz und diejenigen, die von diesem Zustand betroffen sind. Sie wird von der theoretischen Position unterfüttert, dass die Worte, die wir – bewusst oder unbewusst – wählen, um über Demenz zu sprechen, im wörtlichen Sinn bedeutungsvoll sind und kulturelle Auffassungen beschreiben, ausdrücken und verstärken (Gerritsen et al., 2016). Begriffe wie „dement“, „Demente“ oder (an Demenz) „Leidende“ können stigmatisierende oder negative Auffassungen von Menschen, die mit Demenz leben einschließlich Furcht, Zerfall (Van Gorp et al., 2012) und einen Verlust des Selbst (Van Gorp & Vercruysse, 2011) ständig fortschreiben (Swaffer, 2014). Zudem wirken sie sich in negativer Weise auf Menschen mit Demenz und ihre Familien aus (Herrmann et al., 2018). Chris Roberts, der mit einer im jüngeren Lebensalter (d. h. vor dem 65. Lebensjahr, Anm. d. Ü.) einsetzenden Demenz lebt, hat dies so ausgedrückt:

> *Ich leide, meine Familie leidet auch. Ich leide tagtäglich. Ich lebe nicht immer gut. Aber ich bin kein an Demenz Leidender. Ich bin Chris. Ich lebe mit Demenz. (Tweet von Chris Roberts)*

Die Bewegung hat stigmatisierende Worte und etikettierende Formulierungen wie „herausforderndes Verhalten“ und „verhaltensbezogene und psychische Symptome der Demenz“ (zur Kennzeichnung von Verhalten, das häufig kein Symptom des Zustands, sondern das Ergebnis unerfüllter Bedürfnisse darstellt) hinterfragt und sich für alternative Begrifflichkeiten eingesetzt (Alzheimer's Australia, n.d.; Dementia Engagement and Empowerment Project, 2014). Es bleibt zweifellos noch ein ganzes Stück Weg zurückzulegen, um zu beseitigen, was als unakzeptable und stigmatisierende Sprache um das Thema Demenz gesehen wird. Dennoch wurde in manchen Bereichen ohne jeden Zweifel bereits eine kulturelle Verschiebung in Sachen Akzeptabilität und Wirkung von Sprache erreicht.

In der Entwicklung von Politik und nationalen Leitlinien wird weithin die Notwendigkeit einer Sicherstellung anerkannt, dass die Stimme von Menschen mit Demenz und die derjenigen, die sie pflegen und unterstützen, repräsentiert wird. Beispielsweise haben in England Menschen mit Demenz und pflegende Angehörige Arbeitsgemeinschaften unterstützt, die die Entwicklung der ersten Demenzstrategie des Landes (Department of Health, 2009) wie auch der „Ich"- und „Wir"-Aussagen (siehe den Kommentar zu Kapitel 5.7, S. 136) untermauert haben, welche die nationale Strategie und Praxis unterfüttern. Im akademischen Bereich hat sich der Einsatz von Experten aus Erfahrung (oft als Patientenbeteiligung oder Einbindung der Öffentlichkeit bezeichnet) in der demenz-bezogenen Forschung (Boote et al., 2015; Kelly et al., 2015) und im Rahmen der Bildung für Beschäftigte im Gesundheitswesen (Kenny et al., 2016) gleichsam zu einer Norm entwickelt, statt lediglich eine Ausnahme darzustellen. Auch hat sich in den letzten Jahren Forschung zum sozialen Aktivismus und die Fruchtbarmachung von Konzepten wie dem des Bürgerstatus (*citizenship*, Anm. d.Ü.) von Menschen mit Demenz entwickelt (Baldwin, 2008; Kelly & Innes, 2011; Bartlett, 2012, 2014). Hierdurch konnte die soziale Bewegung mit einer Evidenzgrundlage ausgestattet und Forschung auf wirksamere Weise erbracht (Iliffe et al., 2013) und in Bereichen durchgeführt werden, die für Menschen mit Demenz und ihre Familienangehörigen wichtig sind und von diesen vorangetrieben werden.

9.6.2 Demenz als weltweite politische und gesundheitliche Dringlichkeit

Aufgrund der Anerkennung von Demenz als einer weltweiten gesundheitsbezogenen Dringlichkeit (WHO & Alzheimer's Disease International, 2012) war in den vergangenen Jahren ein rasches Anwachsen des internationalen Interesses an demenzbezogener Pflege und Forschung zu verzeichnen. Dies hat zu einer Reihe internationaler politischer Gipfeltreffen, Konferenzen und Veranstaltungen mit nachhaltiger Wirkung (sog. *legacy events*) geführt. Durch sie sollte eine koordinierte weltweite Anstrengung unterstützt werden, die zum einen auf eine Erhöhung von Forschung und die Verbesserung der Dienste für die von einer Demenz Betroffenen abzielt und zum anderen zahlreiche Nationale Strategien, Rahmenkonzepte und Pläne im globalen Maßstab (WHO, 2017a) sowie einen von der Weltgesundheitsorganisation veranlassten Globalen Aktionsplan Demenz (WHO, 2017b) hervorgebracht hat. Auch ist Demenz ein Befinden, das nunmehr von der UN-Behindertenrechtskonvention erfasst wird (UN General Assembly, 2007). Am Ende von *Dementia Reconsidered* bezieht sich Kitwood auf das Dilemma, in dem sich „industrialisierte Gesellschaften der westlichen Welt" (S. 27) in Bezug auf das Erfordernis sehen, die Bedürfnisse von Menschen mit Demenz zu erfüllen. Als eine weitere kulturelle Verschiebung ist hier die heutige Anerkennung zu sehen, dass Demenz sich keineswegs nur auf die Länder mit hohen Einkommen auswirkt. Nachdem 68 Prozent der weltweiten Population derjenigen, die mit Demenz leben, im Jahr 2050 in Ländern mit niedrigen und mittleren Einkommen leben werden, darf man Demenz tatsächlich als ein globales Befinden bezeichnen. Demenz steht in einem Ausmaß auf der politischen Tagesordnung, das zu jener Zeit nicht vorstellbar war, in der Kitwood *Dementia Revisited* schrieb. Dies hat gesteigerte Investitionen in die Forschung und eine ganze Spanne von Initiativen mit sich gebracht, die auf ein Mehr an öffentlichem Bewusstsein gegenüber Demenz gerichtet sind.

9.6.3 Demenz im öffentlichen Bewusstsein

Zweifelsohne hat es in der breiten Öffentlichkeit wie auch bei denjenigen, die in den Diensten der Gesundheits- und Sozialfürsorge arbeiten, noch nie ein größeres Bewusstsein für das Thema Demenz gegeben. Sein Aufstieg auf der politischen Tagesordnung hat Kampagnen und Initiativen zur Bewusstseinsbildung wie etwa jene zur Entwicklung demenzfreundlicher

Tabelle 9-2: Die inklusive Kultur für eine Gesellschaft, die Menschen mit Demenz als vollwertige Mitglieder behandelt

Generelle Sicht von Demenz
Demenz wird als eine Form von Behinderung erachtet. Diejenigen, die hiervon betroffen sind, sind voll- und gleichwertige Bürgerinnen und Bürger und in alle gesellschaftlichen Aspekte vollständig einbezogen. Wie jemand diesen Zustand erlebt, wird von der gesamten Spannbreite biologischer, physischer, sozialer, psychologischer, spiritueller und umgebungsbedingter Faktoren in Verbindung damit bestimmt, wie einbeziehend und unterstützend Kommunen und die breitere Gesellschaft sind. * **Es ist unser Recht, unser alltägliches Leben und unser Familienleben ohne Diskriminierung und einen ungerechten Kostenaufwand fortzuführen und akzeptiert und in unsere Gemeinwesen einbezogen zu sein, statt isoliert und einsam leben zu müssen.**
Ultimative Wissensquelle
In Bezug auf Demenz sind diejenigen, welche über das zuverlässigste und gültige Wissen verfügen, jene, die mit dem Zustand leben wie ihre Familienangehörigen. * **Es ist unser Recht, respektiert und als Partnerinnen und Partner in die Pflege einbezogen und mit Bildung, Unterstützung, Diensten und Weiterbildung versorgt zu werden, die es uns ermöglichen, für die Zukunft zu planen und Entscheidungen zu treffen.**
Betonung von Forschung
Es gibt vieles, das in Sachen Prävention, Behandlung, Heilung, Pflege und Unterstützung für Menschen mit Demenz und ihre Familien getan werden kann. All diese Bereiche erfordern Forschung. Hier sollte einer Forschung, die mit Menschen mit Demenz und ihren Familienangehörigen gemeinsam konzipiert und erbracht wird, Priorität eingeräumt werden. Es werden dringend mehr Finanzmittel für Forschung benötigt und die Mittel sollten zu gleichen Teilen für Prävention und Heilung auf der einen und pflegebezogene Forschung auf der anderen Seite verwendet werden. * **Es ist unser Recht, darüber Bescheid zu wissen und zu entscheiden, ob wir in Forschungsarbeiten eingebunden werden, die Ursachen, Heilung und Pflege im Bereich Demenz untersuchen. Und wir wollen bei der Beteiligung Unterstützung erhalten.**
Menschen mit Demenz und ihre Familie unterstützen
Menschen mit Demenz sind in erster Linie Bürgerinnen und Bürger. Ihre Bedürfnisse sollten in einem viel weiteren Sinn als lediglich mit Blick auf die Bereitstellung von Pflege berücksichtigt werden. Um weiterhin aktive Bürgerinnen und Bürger zu bleiben, die Verfügungsgewalt über ihr Leben haben, müssen Menschen mit Demenz einbezogen und unterstützt werden. Sofern formelle und informelle Pflege erforderlich ist, muss diese die breiten, ganzheitlichen Bedürfnisse der Menschen erfüllen und durch die Aufrechterhaltung von Personsein untermauert werden. * **Wir haben ein Recht auf eine frühzeitige und präzise Diagnosestellung und darauf, Pflege und Behandlung zu erhalten, die evidenzbasiert, angemessen, anteilnehmend und angemessen finanziert sind und von hierfür qualifizierten Menschen erbracht werden, die uns verstehen und wissen, wie sich Demenz auf uns auswirkt. Dies muss unsere Bedürfnisse erfüllen – und zwar ungeachtet davon, wo wir leben.**

Kollektives Verständnis

Es ist wichtig, das breite Spektrum von Menschen, die mit Demenz leben, anzuerkennen wie auch die Variabilität im Hinblick darauf, wie sich dieser Zustand auf unser Leben auswirkt. Verständnis wird durch Partnerschaft und Beziehung zwischen allen Akteuren erreicht. Wir müssen die besten und erfolgreichsten Herangehensweisen verstehen, um all diejenigen, die mit Demenz leben, einzubeziehen und in die Lage zu versetzen, ihre Prioritäten, Bedürfnisse und Wünsche zum Ausdruck zu bringen.

* **Es ist unser Recht, als diejenigen, die wir sind, anerkannt zu werden und Wahlmöglichkeiten für unser Leben zu haben. Dies schließt das Recht darauf ein, Risiken in Kauf zu nehmen und einen Beitrag für die Gesellschaft zu leisten. Unsere Diagnose sollte uns nicht definieren und wir sollten uns nicht für sie schämen.**

Verhalten verstehen

Worte zählen. Deshalb ist die Art bedeutsam, in der über Verhalten gesprochen oder berichtet wird. Denn sie kann definieren oder etikettieren, wie Verhalten aufgefasst wird. Sämtliches Verhalten sollte in erster Linie als Mitteilungsversuch in Bezug auf Bedürfnisse verstanden werden. Es ist unerlässlich, die Botschaft zu verstehen und sich so mit dem unerfüllten Bedürfnis auseinander zu setzen oder mit der Erfahrung des Individuums, das dieses Verhalten zeigt. Das ist etwas, das es zu verstehen und zu unterstützen gilt.

Die sorgende Beziehung

Unterstützung und Sorge bilden einen Prozess, der sich in Beziehung vollzieht. Daher müssen die Bedenken, Gefühle, Verletzlichkeiten etc. sowohl seitens der Person, die mit Demenz lebt, als auch seitens ihrer Familienangehörigen anerkannt und unterstützt werden. Formelles und informelles Sorgen/Pflegen wird als emotional und physisch herausfordernd anerkannt und diejenigen, die Pflege leisten, müssen geeignetes Wissen wie auch Unterstützung erhalten, um für die Person mit Demenz wie auch für sich selbst zu sorgen.

Nachhaltigkeit und Kontext

Als Gesellschaft müssen wir auf Demenz mit Lernfähigkeit antworten und mit der Fähigkeit und Bereitschaft, möglichst rasch das zu entwickeln, wovon Menschen mit Demenz, ihre Familie, Praktiker und Forscher sagen, dass es benötigt wird. Unterstützende Kommunen und qualitativ hochwertige Dienste für diejenigen, die mit dem Zustand leben, lassen sich nur durch permanente Offenheit für Verbesserung und Wandel erreichen und erhalten. Es braucht die Bereitschaft für eine ambitionierte Vision.

* Die Demenz-Statements, von Menschen mit Demenz und ihren Angehörigen in England entwickelt (Dementia Action Alliance, 2017).

Kommunen nach sich gezogen, die eine erhebliche Eigendynamik entfaltet haben (Lin & Lewis, 2015). Eine einheitliche Definition dessen, was eine demenzfreundliche Kommune ausmacht, gibt es nicht, doch der zugrunde liegende Leitgedanke ist, dass versucht wird, Demenz in der Gesellschaft zu normalisieren (Lin, 2017) und dass sich dies in ganz unterschiedliche Arten und Weisen umsetzen lässt, die Kommunen zu Örtlichkeiten zu machen, welche für Menschen mit Demenz in sozialer wie umgebungsbezogener Hinsicht zugänglich sind. Im Rahmen dieses Arbeitsprogramms hat man zahlreiche Stränge des Engagements und der öffentlichen

Bewusstseinsbildung aufgenommen; hierzu gehört auch die generationenübergreifende und bildungsbezogene Arbeit mit jungen Menschen (Galbraith et al., 2015; Parveen et al., 2015; Isaac et al., 2017), mit deren Hilfe eine „demenzfreundliche Generation" entstehen soll. Noch ist unklar, ob und wie die Entwicklung demenzfreundlicher Kommunen sich in den kommenden Jahren weiterentwickeln wird, doch wird hierbei die wachsende Forschung zur Definition, Bemessung und Erreichung von Demenzfreundlichkeit nicht ohne Einfluss sein. Die Vorstellung, dass diejenigen, die mit Demenz leben, in der Gesellschaft, aber außerhalb eines „pflegerischen Zusammenhangs" unterstützt werden könnten, führt uns über Kitwoods „neue Kultur" hinaus. Sie anerkennt, dass das, was es braucht, um im Rahmen einer unterstützenden Gesellschaft die Bedürfnisse des breiten und vielfältigen Spektrums an Menschen zu erfüllen, die mit Demenz leben, keine Herangehensweise parentaler Sorge ist, sondern der Denkansatz einer inklusiven Gesellschaft, welche die Stellung von Menschen mit Demenz als voll- und gleichwertige Bürgerinnen und Bürger unterstützt.

9.6.4 Über Kitwoods „Neue Pflegekultur" hinausgehen

Obwohl Kitwoods Werk in der Kampfansage an einen vormundschaftlichen, krankheitsbasierten Ansatz zum Umgang mit Demenz und der Unterstützung einer Humanisierung derjenigen, die mit dem Zustand leben, in seiner Zeit visionär war, hat sich seine „neue Pflegekultur" durch das Objektiv unserer Zeit betrachtet überholt. Obwohl sich womöglich ein dahingehendes Versagen feststellen lässt, möglichst viel von dem zu stärken, was Kitwood angestrebt hat, hat doch eine deutliche Verlagerung in Bezug darauf stattgefunden, wie Demenz konzeptualisiert wird. Aus diesem Grund ist nun eine zeitgemäße Re-Konzeptualisierung von Kitwoods „neuer Kultur" erforderlich.

Ich habe diese „post-neue Kultur" die Inklusive Kultur genannt (s. **Tabelle 9-2**, S. 227–228). Im Rahmen der inklusiven Kultur werden Menschen mit Demenz und ihre für sie sorgenden Familienangehörigen und Freunde als die Experten verstanden. Demenz wird hier in Begriffen jenseits der Erbringung von Pflege formuliert und als etwas gesehen, das nach einer unterstützenden Erwiderung auf der gesellschaftlichen Ebene verlangt, welche die betroffenen Menschen in die Lage versetzt, ungeachtet des Ausmaßes ihrer kognitiven Beeinträchtigung ein erfülltes und aktives Leben als gleichwertige Bürgerinnen oder Bürger zu führen. Die inklusive Kultur anerkennt die Vielfalt derjenigen, die mit Demenz leben. Die Beeinträchtigungen in Bezug auf Kommunikation, Denken und Urteilsvermögen, die das Voranschreiten einer Demenz mit sich bringen oder die Auswirkungen, die dies auf die Fähigkeiten der Individuen hat, ihre Bedürfnisse auszudrücken und in die Gesellschaft einbezogen zu sein, werden von ihr weder ignoriert noch verniedlicht. Sie erkennt jedoch, dass nur das Arbeiten in einer umfassenden Partnerschaft mit Menschen mit Demenz und ihren Familienangehörigen uns in die Lage versetzen wird, eine inklusive Kultur zu erreichen. Kitwood hat Kultur als eine relativ stabile Ausprägung verstanden. Doch um in einem Kontext starker und sich rasch ändernder sozialer Einflüsse zu überleben, anerkennt die inklusive Kultur die Notwendigkeit, dass Gesellschaft, Kommunen und Dienste willens und in der Lage sind, sich ständig anzupassen und zu entwickeln. Eine inklusive Kultur ist daher nicht statisch und erkennt an, dass wir niemals „da" sein werden, wenn es um die Unterstützung von Menschen mit Demenz geht. Vielmehr werden durch die inklusive Kultur ständig neue Wege der Verbesserung und des Wandels bestimmt und begrüßt. In die Tabelle zur inklusiven Kultur habe ich auch (in fett) die Demenz-Statements einbezogen, die in England von Menschen mit Demenz und denjenigen, die für sie sorgen entwickelt worden sind

(Dementia Action Alliance, 2017). Sie sind als eine Illustration der spezifischen Erwartungen gedacht, die von Menschen gehegt werden, die von dem Demenz genannten Befinden betroffen sind und die in einer inklusiven Kultur erfüllt werden sollten.

9.6.5 Und die Zukunft?

Wohin also geht es in der Zukunft für das Feld Demenz? Wie wir angesichts der Alterung der globalen Bevölkerung die Bedürfnisse der wachsenden Anzahl von Menschen erfüllen werden, ist eine Frage, die vielen auf den Lippen brennt. Einige der größten Herausforderungen werden vielleicht erst noch auf uns zukommen, während wir als Kommunen und Nationen darüber verhandeln, wie wir im Kontext von Sparpolitik und Arbeitskräftemangel qualitätsvolle Pflege und Unterstützung bieten. Obwohl wir nach wie vor selbst die Basics von Kitwoods Vorstellung einer „neuen Kultur" erst noch großflächig erfüllen müssen, haben sich unsere Bestrebungen in Bezug auf das, was sich erreichen ließe, weit darüber hinaus bewegt. Was wir sicherstellen müssen ist, dass wir weiterhin danach streben, unsere Ziele zu erreichen und unsere Vorstellungen davon, was möglich ist, kontinuierlich zu erneuern. Dies wird ohne jeden Zweifel mitunter schwierig und der Weg nach vorne nicht immer klar sein. Doch die inklusive Kultur steht dafür ein, dass wir bereit sein müssen, ein ambitioniertes Zukunftsbild zu haben, ganz so wie Kitwood dies war.

9.6.6 Punkte, die ein Nachdenken lohnen

- Wie können Sie eine inklusive Kultur der Demenzpflege unterstützen? Welche Hindernisse stehen nach Ihrem Dafürhalten dem Erlangen einer inklusiven Kultur entgegen und was können wir als Gesellschaft tun, um sie zu überwinden?
- Der Schritt in Richtung einer inklusiven Gesellschaft, in der die Stimmen von Menschen mit Demenz und ihren Familienangehörigen die Entwicklung von Politik und Praxis unterfüttern, ist durch eine soziale Bewegung beschleunigt worden, die von Menschen mit Demenz und denjenigen angeführt wird, die sie unterstützen. Obwohl dies eine positive und starke Bewegung darstellt, könnte es sein, dass sie die Stimmen und Erfahrungen von lediglich einem Teil der Menschen repräsentiert, die mit Demenz leben – nämlich denjenigen, die hierzu fähig und selbstsicher sind und darin unterstützt werden, ihre Stimme zu erheben. Wie können wir sicherstellen, dass das gesamte Spektrum der Stimmen derjenigen, die mit Demenz leben, zu Gehör gebracht wird?
- Ein Bereich, um den es erhebliche Auseinandersetzungen gibt, ist die Sprache, die wir wählen, um über Demenz zu sprechen. Sprache ist wirkmächtig und kann Stigmata fortschreiben, Angst und Scham erzeugen oder aber Ermächtigung (Empowerment) befördern. Welche Begriffe, die der Beschreibung derjenigen dienen, die mit Demenz leben, unterstützen eine inklusive Kultur? Was sind nach Ihrer Einschätzung die Gründe, warum manche Gruppen oder Mitglieder der Gesellschaft nach wie vor Redeweisen verwenden, von denen viele Menschen, die mit Demenz leben, sagen, dass sie verletzend und inakzeptabel sind?

9.6.7 Die inklusive Kultur für Bürgerinnen und Bürger, die mit Demenz leben

Während die „alte Kultur" oftmals Menschen in die Isolation und Entfremdung gezwungen hat, stellt die „neue Kultur" ein Feiern von Vertrauen, Konvivialität und Interdependenz dar. In der inklusiven Kultur werden Menschen als Bürgerinnen und Bürger mit vollständigen Rechten behandelt.

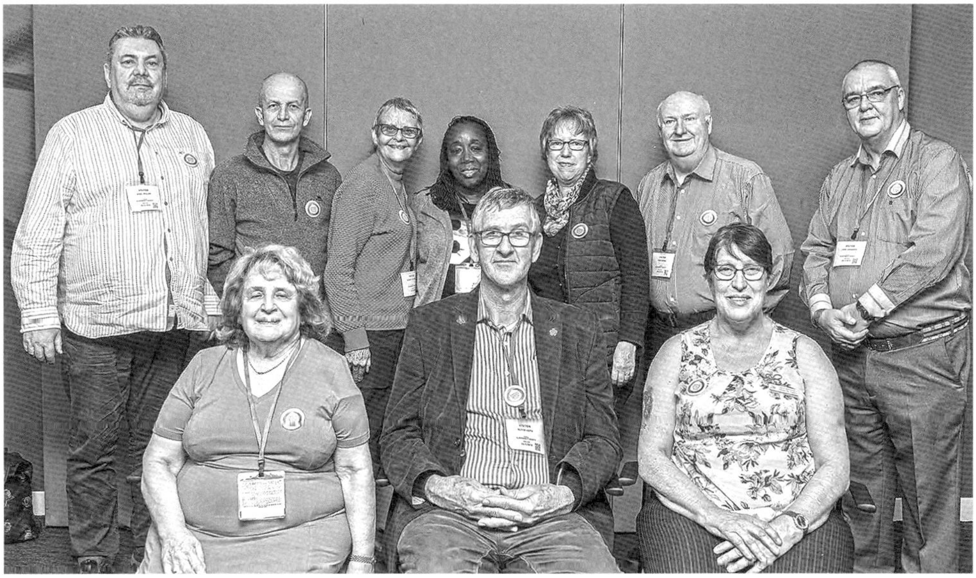

Abbildung 9-1: Die *Three Nations Working Group* (die England, Nord Irland und Wales umfasst, Anm. d. Ü.) entstand 2017, um ihr Erleben als Expertinnen und Experten mit persönlichem Wissen über Demenz für die Gesellschaft beizusteuern (© Peter Pannicia)

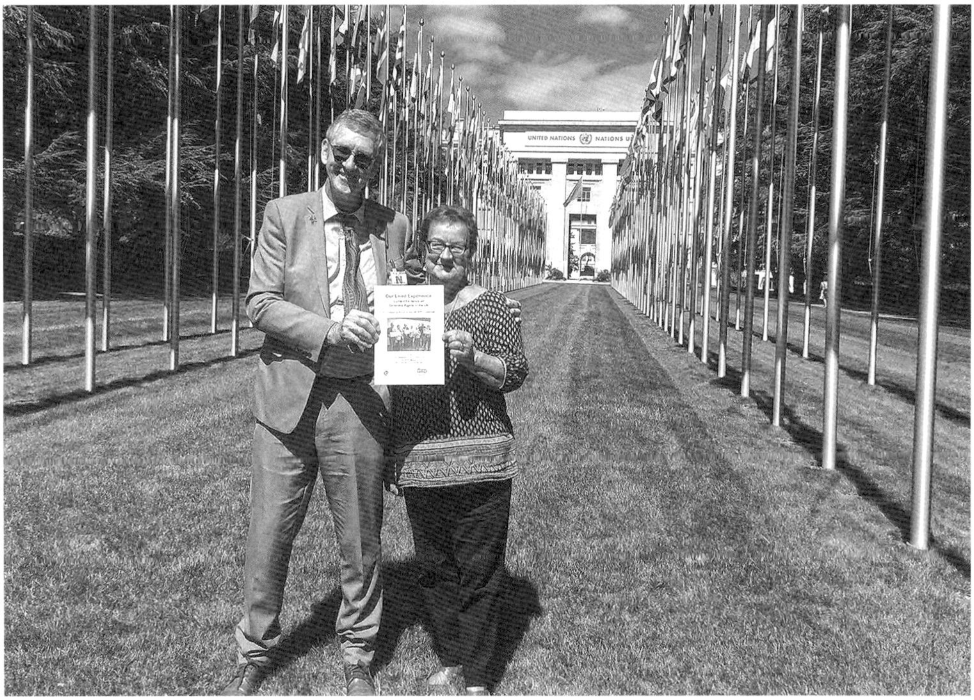

Abbildung 9-2: Keith Oliver und seine Frau Rosemary vertreten die Sache von Personen, die mit Demenz leben, vor dem UN Komitee für die Konvention zu den Rechten von Menschen mit Behinderungen im Jahr 2017 (© Keith Oliver)

Nachwort von Kate Swaffer

Kitwoods Buch wurde erstmals 1997 veröffentlicht. Es ist bemerkenswert, dass Demenzadvokaten, d.h. themenanwaltschaftliche Vertreterinnen und Vertreter in eigener Sache, vor dieser Zeit aktiv waren – wenngleich in sehr kleiner Zahl. Christine Bryden AM (Mitglied des Order of Australia, d.h. des nationalen Verdienstordens Australiens) wurde 1995 im Alter von 46 Jahren als alleinerziehende Mutter dreier Kinder mit Alzheimer-Demenz diagnostiziert und war die erste themenanwaltschaftliche Selbstvertreterin in Sachen Demenz in Australien. Sie hat bei der dortigen nationalen Alzheimer Gesellschaft – damals Alzheimer's Australia und heute Dementia Australia – zum Patient Engagement angespornt, dann mit ADI (Alzheimer's Disease International, der internationalen Föderation aller nationalen Alzheimer und Demenz Organisationen, Anm. d. Ü.) zusammengearbeitet und war die erste mit Demenz lebende Person im dortigen Vorstand. James McKillop, MBE (Member of the Order of the British Empire/Mitglied des Ordens des Britischen Weltreiches) aus Schottland, erfand 2001 die weltweit erste Demenz Selbsthilfekarte[1]. Er wurde 1999, im Alter von 59 Jahren, mit Demenz diagnostiziert. Der verstorbene Peter Ashley erhielt 2000 die Diagnose Lewy-Body-Demenz, engagierte sich zunächst stark im Vereinigten Königreich und dann auch auf der globalen Ebene bei ADI. Im Gefolge dieser und weiterer Pioniere wurden viele andere Menschen mit Demenz zu aktiven und lautstarken Selbstvertreterinnen und Selbstvertretern, was dann auch zu einer wachsenden Zahl demenzbezogener Arbeitsgemeinschaften und Beratergruppen beitrug. Und dies wiederum führte dazu, dass viele andere von Demenz betroffene Menschen bei Konferenzen und anderen Veranstaltungen auftraten oder an Universitäten und in demenzbezogenen Qualifizierungszentren oder bei Gruppen von Dienstanbietern über das Erleben von Demenz aufklärten.

Sowohl die Selbst-Vertretung in Sachen Demenz als auch Demenz-Arbeitsgemeinschaften (Dementia Working Groups, DWGs) haben sich in zunehmendem Maße entwickelt. 2000 gründeten Christine Bryden und eine Gruppe weiterer Selbstvertreter aus den USA und Kanada die erste internationale Gruppe themenanwaltschaftlicher Selbstvertreterinnen und -vertreter, das Dementia Advocacy Support Network (DASNI), wenngleich die Mitgliedschaft nicht ausschließlich Menschen mit Demenz vorbehalten war. 2002 riefen James McKillop und andere 2002 die Scottish Dementia Working Group (SDWG) ins Leben. Dann brauchte es einige Jahre, bis mehr Gruppen dieser Art hervortraten; inzwischen gibt es eine wachsende Anzahl von ihnen. Peter Ashley und eine starke Gruppe Britischer Selbstadvokaten haben bei der Entwicklung und Implementierung der (ersten, 2009 veröffentlichten, Anm. d. Ü.) Nationalen Demenzstrategie Englands und der „Herausforderung in Sachen Demenz" (des damaligen Premierministers David Cameron, 2012, Anm. d.Ü.) mitgewirkt. Bis zur vollständigen Etablierung der 3 Nations Dementia Working

1 https://www.ncbi.nml.nih.gov/pmc/articles/PMC3042458/

Group, die England, Wales und Nordirland umfasst, dauerte es allerdings bis zum Jahr 2017.

Hier ist eine Liste der bekannten nationalen oder regionalen Arbeitsgemeinschaften und Beratergruppen einer themenanwaltschaftlichen Selbstvertretung in Sachen Demenz:

2000: Dementia Advocacy Support Network International (DASNI)

2002: Scottish Dementia Working Group (SDWG)

2006: Alzheimer's America Early Stage Advisory Group (EAG)

2012: Highlands Dementia Working Group

2013: European People with Dementia Working Group (EUPDWG)

2013: Dementia Australia Dementia Advisory Committee (DADAC)

2013: Irish Dementia Working Group (DWG)

2014: Dementia Alliance International (DAI)

2014: Japan Dementia Working Group (JDWG)

2014: Southern (Kiama) Dementia Advisory Working Group

2015: Ontario Dementia Advisory Group (ODAG)

2016: Dementia Advocacy Awareness Team (DAAT)

2017: 3 Nations Dementia Working Group (3NDWG)

2018: NZ Dementia Advisory Group (NZDAG)

Außerdem ist wichtig, darauf hinzuweisen, dass Länder wie Taiwan und Singapur 2019 ihre eigenen Arbeitsgemeinschaften starten werden; zudem treten in Ländern wie diesen kontinuierlich weitere Selbstvertreterinnen und -vertreter in Sachen Demenz auf den Plan. Dies ist möglicherweise auf die Arbeit von DAI wie auch von ADI Mitgliedern zurückzuführen, die nunmehr entschlossen dabei sind, die Inklusion von Menschen, die mit Demenz leben, im jeweils eigenen Land zu stärken und zu ermöglichen.

Dementia Alliance International (DAI) ist am 1. Januar 2014 an den Start gegangen und gilt inzwischen als die globale Stimme von Menschen mit Demenz. DAI wurde ursprünglich dafür aufgebaut sicherzustellen, dass wir eine authentische Stimme haben und gemeinsam Inklusion einfordern können, nachdem individuelle Selbstvertreterinnen und Selbstvertreter nur allzu oft ignoriert oder zum Schweigen gebracht worden sind. Da wir größtenteils keine Unterstützungsleistungen erhielten, beschlossen wir, unsere eigenen einzurichten. Alle DAI Mitglieder sind Personen mit einer Demenzdiagnose und DAI bietet Basis-Unterstützung einschließlich Mentoring/Beratung, Selbsthilfegruppen wie auch Bildungsangebote in Form von Webinaren, Cafés und anderen Online-Diensten an. Mit Blick auf ihre Ausrichtung hat DAI sich zu einer weltweiten aktivistischen Organisation entwickelt, die u.a. bei zentralen Konferenzen mitarbeitet – wie etwa der Conference of States Parties (COSP) zur Behindertenrechtskonvention (Covention on the Rights of People with Dementia, CRPD), bei der Weltgesundheitsorganisation(WHO), den Vereinten Nationen (UN) und anderen Organisationen.

DAI ist, nächst vertraulich und dann öffentlich, dafür eingetreten, eine Person mit Demenz in das World Dementia Council (WDC)[2] aufzunehmen. Mittlerweile sind dort zwei Personen aktiv, die mit Demenz leben. DAI arbeitet zudem eng mit zahlreichen nationalen, regionalen und lokalen Arbeitsgemeinschaften von Menschen mit Demenz zusammen. Durch Zusammenarbeit und gemeinsame Nutzung sämtlicher Informationen aus allen internationalen Zusammenkünften, an denen DAI teilnimmt, zielt die Organisation darauf ab, wirklichen Wandel sicherzustellen. Es sind viele schöne Worte darüber gemacht worden, dass man die sich unter dem Strich stehenden Ergebnisse für Menschen mit Demenz einschließlich einer rechtzeitigen Diagnose, Diensten und Unter-

2 https://www.dementiaallianceinternational.org/open-letters-world-dementia-council/

stützung verbessern wolle, doch passierte im Vorfeld der Ersten WHO-Ministerkonferenz zu Demenz im März 2015 wenig mehr als die Erstellung von Veröffentlichungen (WHO, 2015). Zu dieser Konferenz war ich als Hauptrednerin eingeladen und habe dort drei Forderungen gestellt, von denen eine sich auf die Behindertenrechtskonvention und die zweite auf einen Menschenrechtsansatz zu Demenz bezog. Meine drei Forderungen wurden in Dr. Margaret Chans abschließenden Handlungsaufruf der WHO aufgenommen. Seither ist viel passiert, auch wenn DAI Mitglieder nach wie vor berichten, dass ihnen geraten wurde, nach Hause zu gehen und sich auf ihr Lebensende vorzubereiten, statt darin unterstützt zu werden, positiv mit Demenz zu leben.

Mitglieder darin zu stärken, positiver und produktiver mit Demenz zu leben und auch bessere Unterstützung zu verlangen, statt wie geraten lediglich nach Hause zu gehen und daran zu sterben, ist zu einer der Schlüsselrollen von DAI geworden. Dies ist auch der Grund, warum ich glaube, dass person-zentrierte Pflege teilweise noch immer ein Pflaster ist. Womöglich liegt hier auch ein Teil der Ursache dafür, dass dieses Konzept nie wirklich in die Praxis übersetzt worden ist. Wir müssen das, was mit der diagnostizierten Person und ihrer Familie geschieht, zum Zeitpunkt der Diagnosestellung ändern, um bei Behinderungen zu unterstützen, damit eine längere Unabhängigkeit zu fördern und die Lebensqualität und angenommene Lebenserwartung zu verbessern. Solange sich weder die Art, wie die Diagnose eröffnet wird, noch an der sich unmittelbar anschließenden postdiagnostischen Unterstützung etwas ändert und man uns weiterhin Nicht-Beteiligung[*, 3,4] verordnet, wird sich für diejenigen mit einer Diagnose möglicherweise nur wenig ändern.

Es war die Macht des Internets, die eine globale Zusammenarbeit wie die von DAI möglich gemacht hat. Dadurch hat eine globale Stimme das Wissen der Menschen und dann auch ihren Wunsch und ihre Bereitschaft tatsächlich verstärkt, zu öffentlichen Anwälten in eigener Sache zu werden. Dies ist teilweise der Möglichkeit geschuldet, sich online zu treffen, zu unterstützen, zusammenzuarbeiten und Kampagnen und Präsentationen mit gemeinsamen Botschaften zu planen. Zudem bietet DAI denjenigen, die dies wünschen, sehr viel Beratung in Sachen Menschenrechte und Behindertenrechtskonvention. Anders als ADI und andere Organisationen konnte DAI einigen der internationalen Nichtregierungsorganisationen für Menschen mit Behinderung beitreten, was für die nationalen Organisationen nicht möglich ist, da ihre Mitglieder keine Menschen mit Behinderung sind. Im Grunde beschert uns dies mehr Wissen und folglich mehr Macht, unsere Rechte einzufordern. Durch Kooperation, Zusammenwirken und gemeinsames Arbeiten sind wir um so vieles stärker.

Aus meiner Erfahrung als Pflegefachkraft im Ruhestand, vormals informell Pflegende dreier Menschen, die an Demenz gestorben sind, als jemand, der seit mehr als zehn Jahren mit einer Demenzdiagnose lebt und nunmehr als Forscherin im Feld Demenz glaube ich, dass Kitwoods person-zentrierte Pflege nicht grundsätzlich in die Praxis übersetzt worden ist. Stattdessen hat sie hauptsächlich als Kontrollkästchen im Rahmen der Dokumentationsarbeit einer Organisation gedient. Indem dieses Buch eine Revision und einen zeitgemäßen Blick auf Kitwoods ungewöhnliche und innovative Theorien bietet, hat es das Potential dafür, wirkliche Veränderungen zu schaffen. Diese werden von den Anwälten in eigener Sache nunmehr eingefordert. Meine einzige Sorge, selbst im Zuge der Revision dieses Buches, ist die, dass ich oftmals das Gefühl habe, dass wir nicht das knarrende Rad auswechseln müssen, sondern vielmehr ein funkelnagelneu-

---

3 Swaffer. K. (2014). Dementia and Prescribed Disengagement™. *Dementia*, 14(1), 3–6 https://journals.sagepub.com/doi/10.1177/1471301214548136

4 Swaffer, K. (2014), Reinvesting in a life is the best prescription, *Australian Journal of Dementia Care*, vol. 3, no 6, 31–32.

es brauchen. Menschen mit Demenz wollen weltweit wirklichen Wandel, keine schönen Worte oder angekreuzten Kästchen zu vermeintlich guter Praxis.

Kate Swaffer
Vorsitzende, Geschäftsführerin & Mitbegründerin der Dementia Alliance International
Vorstandsmitglied von Alzheimer's Disease International
Mitglied des World Dementia Council
PhD Kandidatin, University of South Australia
Global Leader, 2018 unter den 100 einflussreichsten Frauen Australiens gelistet
Autorin des Fachbuchs „Was zum Teufel geschieht in meinem Hirn?“ (Swaffer, 2017)

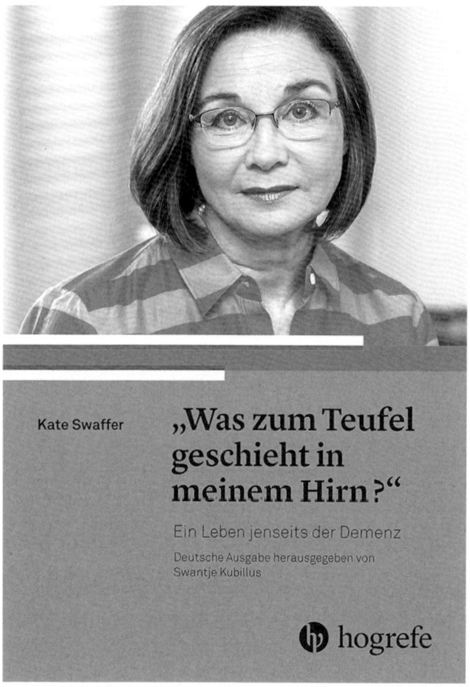

Literatur Kapitel 1 bis 9

Absher, J. R. & Cummings, J. L. (1994). Cognitive and non-cognitive aspects of dementia syndromes: an overview. In A. Burns & R. Levy (Eds.), *Dementia* (pp. 59–76). London: Chapman and Hall.

Acton, G. J. & Kang, J. (2001). Intervetions to reduce the burden of caregiving for an adult with dementia: a meta-analysis. *Research in Nursing and Health, 24*(5), 349–360. https://doi.org/10.1002/nur.1036

Ader, R., Felten, D. L. & Cohen, N. (Eds.). (1991). *Psychoneuroimmunology*. San Diego, CA: Academic Press.

Albert, M. S. (1982). Geriatric neuropsychology. *Journal of Consulting and Clinical Psychology, 49,* 835–50. https://doi.org/10.1037/0022-006X.49.6.835

Allardyce, J. (1996a). The secondary dementias: an overview. *Journal of Dementia Care, 4*(3), 28–29.

Allardyce, J. (1996b). *The secondary dementias*, 2: hypothyroidism. *Journal of Dementia Care, 4*(5), 28–29.

Allardyce, J. (1996c). The secondary dementias, 3: diabetes mellitus. *Journal of Dementia Care, 4*(5), 26–27.

Alston, W. P. (1976). Traits, consistency and conceptual alternatives for personality theory. In R. Harré (Ed.), *Personality*. Oxford: Blackwell.

Alzheimer's Australia. (n.d.). *Dementia Language Guidelines, Alzheimer's Australia*. Verfügbar unter https://www.dementia.org.au/sites/default/files/full-language-guidelines.pdf

Alzheimer's Disease International. (2009). *World Alzheimer Report 2009*. London: Alzheimer's Disease International.

Alzheimer's Disease International. (2017). *Dementia Friendly Communities: Global Develoments,* (2nd ed.). London: Alzheimer's Disease International. Verfügbar unter https://www.alz.co.uk/adi/pdf/dfc-developments.pdf

Alzheimer's Disease Society. (1996). *Opening the Mind*. London: Alzheimer's Disease Society.

Alzheimer's Society. (2013). *Building Dementia Friendly Communities: A Priority for Everyone*. London: Alzheimer's Society.

Alzheimer's Society. (2014). *Dementia 2014: Opportunity for Change*. London: Alzheimer's Society. Verfügbar unter www.alzheimers.org.uk/sites/default/files/migrate/downloads/dementia_2014_opportunity_for_change.pdf

Alzheimer's Disease International. (2015). *World Alzheimer Report 2015. The Global Impact of Dementia*. https://www.alzint.org/u/WorldAlzheimerReport2015.pdf

Ames, D., Dolan, R. & Mann, A. (1990). The distinction between depression and dementia in the very old. *International Journal of Geriatric Psychiatry, 5,* 193–198. https://doi.org/10.1002/gps.930050308

Annerstedt, L. (1987). *Collective Living for the Demented in Later Life*. Lund: Gerontologist Centrum.

Archibald, C. (1990). *Activities*. Stirling: Dementia Services Development Center.

Archibald, C. (1993). *Activities II*. Stirling: Dementia Services Development Center.

Arie, T. (1983). Pseudodementia. *British Medical Journal, 286,* 1301–1302. https://doi.org/10.1136/bmj.286.6374.1301

Atkinson, T., Evans, S., Darton, R., Porteus, J., Smith, R. & Cameron, A. (2014). Creating the asset base – a review of literature and policy on housing with care. *Housing, Care and Support, 17*(1), 16–25. https://doi.org/10.1108/HCS-09-2013-0017

Baker, C., Huxly, P., Dennis, M., Islam, S. & Russell, I. (2015). Alleviating staff stress in care homes for people with dementia: protocol for stepped-wedge cluster randomized trial to evaluate a web-based Mindfulness-Stress Reduction course. *BMC Psychiatry, 15,* 317. https://doi.org/10.1186/s12888-015-0703-7

Baldwin, C. (2008). Narrative(,) citizenship and dementia. *Journal of Aging Studies, 22*(3), 222–228. https://doi.org/10.1016/j.jaging.2007.04.002

Baldwin, C., Capstick, C., Phinney, A. et al. (2007). Personhood. In C. Baldwin & A. Capstick (Eds.), *Tom Kitwood on Dementia: A Reader and Critical Commentary* (pp. 171–172). Maidenhead: Open University Press.

Balfour, A. (1995). Account of a study aiming to explore the experience of dementia. *PSIGE Newsletter, 53,* 15–19.

Ballard, C., Corbett, A., Orrell, M., Williams, G., Moniz-Cook, E., Romeo, R., Woods, B., Garrod, L., Testad, I., Woodward-Carlton, B., Wenborn, J., Knapp, J. & Fossey, J. (2018). Impact of person-centered care training and person-centered activities on quality of life, agitation, and antipsychotic use in people with dementia living in nursing homes: a cluster-randomised controlled trial. *PLoS Medicine, 15*(2), e1002500. https://doi.org/10.1371/journal.pmed.1002500.

Barham, P. & Hayward, R. (1991). *From the Mental Patient to the Person.* London: Routledge.

Barnes, B. (1980). David Malan: psychodynamic scientist. *New Forum, August,* 3–5.

Barnes, T., Sack, J. & Shore, J. (1973). Guidelines to treatment approaches. *Gerontologist, 13,* 513–527. https://doi.org/10.1093/geront/13.4.513

Barnett, E. (1995). A window of insight into quality care. *Journal of Dementia Care, 3*(4), 23–26.

Barnett, E. (1996). *„I need to be me": a thematic evaluation of a dementia care facility, based on the client perspective* (Unpublished PhD thesis). University of Bath.

Bartlett, R. (2012). The emergent models of dementia activism. *Ageing and Society, 34*(4), 623–644. https://doi.org/10.1017/S0144686X12001158

Bartlett, R. (2014). Citizenship in action: the lived experiences of citizens with dementia who campaign for social change. *Disability and Society, 29*(8), 1292–1304. https://doi.org/10.1080/09687599.2014.924905

Basting, A., Toway, M. & Rose, E. (2016). *The Penelope Project: An Art-based Odyssey to Change Elder Care.* Iowa City, IA: University of Iowa Press.

Beard, R. (2011). Art therapies and dementia care: a systematic review. *Dementia, 11*(5), 633–656. https://doi.org/10.1177/1471301211421090

Becker, E. (1972). *The Birth and Death of Meaning.* New York: Free Press.

Bell, J. & McGregor, I. (1991). Living for the moment. *Nursing Times, 87*(18), 46–47.

Bell, J. & McGregor, I. (1995). A challenge to stage theories of dementia. In T. Kitwood & S. Benson (Eds.), *The New Culture of Dementia Care* (pp. 12–14). London: Hawker.

Benjamin, B. (1999). Validation: A communication alternative. In L. Volicer & L. Boom Charette (Eds.), *Enhancing Quality of Life in Advanced Dementia* (pp. 107–125). Philadelphia: Brunner/Mazel.

Benson, H. (1996). *Timeless Healing.* London: Simon & Schuster.

Benson, S. (1994). Sniff and doze therapy. *Journal of Dementia Care, 2*(1), 12–15.

Berghmans, R. L. P. & ter Meulen, R. H. J. (1995). Ethical issues in research with dementia patients. *International Journal of Geriatric Psychiatry, 10,* 647–651. https://doi.org/10.1002/gps.930100803

Berrios, G. E. & Freeman, H. L. (1991). *Alzheimer and the Dementias.* London: Royal Society of Medicine Services.

Blagg, R. & Petty, S. (2015). Sustainable staff well-being within older adult mental health. *Mental Health Review Journal, 20*(2), 92–104. https://doi.org/10.1108/MHRJ-08-2014-0027

Blessed, G., Black, S. E., Butler, T. & Kay, O. W. K. (1991). The diagnosis of dementia in elderly: a comparison of CAMCOG (the cognitive section of CAMDEX), the AGECAT program, OSM-III, the Mini Mental State Examination and some short rating scales. *British Journal of Psychiatry, 159,* 193–198. https://doi.org/10.1192/bjp.159.2.193

Blessed, G., Tomlinson, B. E. & Roth, M. (1968). The association between quantitative measures of dementia and of senile change in the cerebral grey matter of elderly subjects. *British Journal of Psychiatry, 114,* 797–811. https://doi.org/10.1192/bjp.114.512.797

Blum, N. (1991). The management of stigma by family carers. *Journal of Contemporary Ethnography, 21*(3), 263–284. https://doi.org/10.1177/089124191020003002

Blum, N. (1994). Deceptive practices in managing a family member with Alzheimer's disease. *Symbolic Interaction, 17*(1), 21–36. https://doi.org/10.1525/si.1994.17.1.21

Boller, E., Forette, F., Khatchaturian, Z., Pancet, N. & Christen, Y. (Eds.). (1992). *Heterogeneity of Alzheimer's Disease.* Berlin: Springer Verlag.

Boote, J. D., Twiddy, M., Baird, W., Birks, Y., Clarke, C. & Beever, D. (2015). Supporting public involvement in research design and grant development: a case study of a public involment award scheme managed by a National Institute for Health Research (NIHR) Research Design Service (RDS).

Health Expectations, 18(5), 1481–1493. https://doi.org/10.1111/hex.12130

Bowlby, J. (1979). *The Making and Breaking of Affectional Bonds.* London: Tavistock.

Bradshaw, J. (1990). *Homecoming.* London: Piatkus.

Brane, G., Karlsson, I., Kohlgren, M. & Norberg, A. (1989). Integrity-promoting care of demented nursing home patients: psychological and biomedical changes. *International Journal of Geriatric Psychiatry, 4,* 165–172. https://doi.org/10.1002/gps.930040308

Bredin, K., Kitwood, T. & Wattis, J. (1995). Decline in quality of life for patients with severe dementia following a ward merger. *International Journal of Geriatric Psychiatry, 10*(11), 967–973. https://doi.org/10.1002/gps.930101109

British Psychological Society. (2014). A Guide to Psychosocial Interventions in Early Stages of Dementia. *Faculty of Psychology and Older People.* Verfügbar unter https://www.dementiavoices.org.uk/wp-content/uploads/2021/02/a_guide_to_psychosocial_interventions_in_dementia.pdf

Brodaty, H., Green, A. & Koschera, A. (2003). Meta-analysis of psychosocial interventions for people with dementia. *Journal of the American Geriatrics Society, 51,* 657–664. https://doi.org/10.1034/j.1600-0579.2003.00210.x

Brooker, D. (1995). Looking at them, looking at me. A review of observational studies into the quality of institutional care for elderly people with dementia. *Journal of Mental Health, 4,* 145–156. https://doi.org/10.1080/09638239550037686

Brooker, D. (2005). Dementia care mapping: a review of the research literature. *Gerontologist, 45*(1), 11–18. https://doi.org/10.1093/geront/45.suppl_1.11

Brooker, D. & Latham, I. (2016). *Person Centred Dementia Care: Making Services Better with the VIPS Framework* (2nd ed.). London: Jessica Kingsley Publishers.

Brooker, D. & Surr, C. (2006). Dementia Care Mapping (DCM): initial validation of DCM 8 in UK field trails. *International Journal of Geriatric Psychiatry, 21*(11), 1018–1025. https://doi.org/10.1002/gps.1600

Brooker, D., Evans, S.C., Evans, S.B., Bray, J., Saibene, F.L., Scorolli, C., Szcześnaik, D., d'Arma, A., Urbańska, K.M., Atkinson, T., Farina, E., Ryaszewska, J., Chattat, R., Henderson, C., Rehill, A., Hendriks, I., Meiland, F. & Dröes, R-M. (2018). Evaluation of the implementation of Meeting Centers Support programme: The impact on people living with dementia in Italy, Poland and UK; exploration of the effects on people with dementia. *International Journal of Geriatric Psychiatry, 33,* 883–892 https://doi.org/10.1002/gps.4865

Brooker, D., La Fontaine, J., De Vries, K. & Latham, I. (2013). The development of PIECE-dem: focusing on the experience of care for people with living with advanced dementia. *British Psychosocial Society Clinical Psychology Forum, 250,* 38–46.

Brooker, D., La Fontaine, J., Evans, S., Bray, J. & Saad, K. (2014). Public health guidance to facilitate timely diagnosis of dementia: Alzheimer's Cooperative Valuation in Europe (ALCOVE) Recommendations. *International Journal of Geriatric Psychiatry, 29*(7), 682–693. https://doi.org/10.1002/gps.4066

Brooker, D., May, H., Walton, S., Francis, D. & Murray, A. (2007). Introducing SOFI: a new tool for inspection of care homes. *Journal of Dementia Care, 15*(4), 22–23.

Browne, C.J. & Schlosberg, E. (2005). Attachment behaviours and parent fixation in people with dementia: the role of cognitive functioning and premorbid attachment style. *Aging and Mental Health, 9*(2), 153–161. https://doi.org/10.1080/13607860412331336760

Bruce, E. (1995). Support through human contact for family carers. In T. Kitwood & S. Benson (Eds.), *The New Culture of Dementia Care* (p. 49). London: Hawker.

Bruce, E. (Ed.). (1996). *Focus on Dementia: A Guide to the Structured Support of Carers.* Bradford: Bradford Dementia Group.

Bryden, C. (2005). *Dancing with Dementia: My Story of Living Positively with Dementia.* London: Jessica Kingsley Publishers.

Buber, M. (1937). *I and Thou* (Übersetzung R.G. Smith). Edinburgh: Clark.

Buber, M. (1970). *I and Thou* (Übersetzung W. Kaufmann). New York: Charles Scribner's Sons.

Buber, M. (1999). *Ich und Du.* Gütersloh: Reclam.

Buckland, S. (1995). Dementia and residential care. In T. Kitwood, S. Buckland & T. Petre, *Brighter Futures: A Report on Research into Provision for Persons with Dementia in Residential Homes, Nursing Homes and Sheltered Housing.* Oxford: Anchor Housing Association.

Buetow, S. (2016). *Person-centred Health Care.* London: Routledge. https://doi.org/10.4324/9781315744247

Burkitt, I. (1993). *Social Selves.* London: Sage.

Burns, A. & Forstl, H. (1994). The clinical diagnosis of Alzheimer's disease. In A. Burns & R. Levy (Eds.), *Dementia* (pp. 309–326). London: Chapman and Hall.

Burns, A., Jacoby, R., Philpot, M. & Levy, R. (1990). Psychiatric phenomena in Alzheimer's disease: 1. Disorders of thought content. *British Journal of Psychiatry, 157,* 72–76. https://doi.org/10.1192/bjp.157.1.76

Burns, A., Jacoby, R., Philpot, M. & Levy, R. (1991). Computerised tomography in Alzheimer's disease: methods of scan analysis, comparison with normal controls and clinical/radiological associations. *British Journal of Psychiatry, 159,* 609–614. https://doi.org/10.1192/bjp.159.5.609

Butler, R.N. (1963). The life review: an interpretation of reminiscence in the aged. *Psychiatry, 26,* 65–76. https://doi.org/10.1080/00332747.1963.11023339

Butters, N., Heindel, W.C. & Salmon, D.P. (1990). Dissociation of implicit memory in dementia: neurological implications. *Bulletin of the Psychonomic Society, 28*(4), 359–366. https://doi.org/10.3758/BF03334042

Bytheway, B. (1995). *Ageism.* Buckingham: Open University Press.

Callegaro, F. (2013). The ideal of the person: recovering the novelty of Durkheim's sociology. Part II: Modern society, the cult of the person, and the sociological project. *Journal of Classical Sociology, 16*(1), 37–52. https://doi.org/10.1177/1468795X13497128

Camic, P.M., Tischler, V. & Pearman, C.H. (2014). Viewing and making art together: a multi-session art-gallery-based intervention for people with dementia and their carers. *Aging and Mental Health, 18*(2), 1661–168. https://doi.org/10.1080/13607863.2013.818101

Capstick, A. (1995). The genetics of Alzheimer's disease: rethinking the questions. In T. Kitwood & S. Benson (Eds.), *The New Culture of Dementia Care.* London: Hawker Publications.

Carone, L., Tischler, V. & Dening, T. (2016). Football and dementia: a qualitative investigation of a community-based sports group for men with early onset dementia. *Dementia: The International Journal of Social Research and Practice, 15*(6), 1358–1376.

Carpenter, B.D. & Strauss, M.E. (1995). Personal history of depression and its appearance in Alzheimer's disease. *International Journal of Geriatric Psychiatry, 10,* 669–678. https://doi.org/10.1002/gps.930100807

Cayton, H. (1995). Diagnostic testing who wants to know? *Journal of Dementia Care, 3*(1), 12–13.

Chapman, A. & Marshall, M. (Eds.). (1996). *Dementia: New Skills for Social Workers.* London: Jessica Kingsley.

Chenoweth, L., King, M.T., Yun-Hee, J., Brodaty, H., Stein-Parbury, J., Norman, R., Haas, M. & Luscombe, G. (2009). Caring for Aged Dementia Care Resident Study (CADRES) of person-centred dementia care, dementia-care mapping, and usual care in dementia: a cluster-randomized trail. *Lancet-Neurology, 8*(4), 317–325. https://doi.org/10.1016/S1474-4422(09)70045-6

Chernis, C. (1980). *Staff Burnout: Job Stress in the Human Services.* Beverly Hills: Sage.

Cheston, R. (1996). Stories and metaphors: talking about the past in a psychotherapy group for people with dementia. *Aging and Mental Health, 16,* 579–602.

Cheston, R. & Ivanecka, A. (2017). Individual and group psychotherapy with people diagnosed with dementia: a systematic review of the literature. *International Journal of Geriatric Psychiatry, 32*(1), 3–31. https://doi.org/10.1002/gps.4529

Cheston, R. & Bender, M. (1999). *Understanding dementia: the man with the worried eyes.* London: Jessica Kingsley Publ.

Cheston, R., Christopher, G. & Ismail, S. (2015). Dementia as an existential threat: the importance of self-esteem, social connectedness and meaning in life. *Science Progress, 98*(4), 416–419. https://doi.org/10.3184/003685015X14467423210693

Clare, L., Bayer, A., Burns, A., Corbett, A., Jones, R., Knapp, M., Kopelman, M., Kudilack, A., Leroi, I., Oyebode, J., Pool, J., Woods, B. & Whitaker, R. (2013a). Goal-oriented cognitive rehabilitation in early-stage Alzheimer's and related dementias: a multi-centre single-blind randomized controlled trail (GREAT). *Trails, 14,* 152.

Clare, L., Nelis, S.M., Quinn, C., Martyr, A., Henderson, C., Hindle, J.V., Jones, I.R., Jones, R.W., Knapp, M., Kopelman, M.D., Morris, R.G., Pickett, J.A., Rusted, J.M., Savitch, N.M., Thom, J.M. & Victor, C.R. (2014). Improving the experience of dementia and enhancing active life – living well with dementia: study protocol for the IDEAL study. *Health and Quality of Life Outcomes, 12,* 164. https://doi.org/10.1186/s12955-014-0164-6

Clare, L., Whitaker, R., Woods, R.T., Quinn, C., Jelley, H., Hoare, Z., Woods, J., Downs, M. & Wilson, B.A. (2013b). AwareCare: a pilot randomized controlled trial of an awareness-based staff training intervention to improve quality of life for residents with severe dementia in long-term care settings. *International Psychogeriatrics, 25*(1), 128–139. https://doi.org/10.1017/S1041610212001226

Clare, L. (2017). Rehabilitation for people with dementia: A practica framework of positive support. *IPLosS Med, 14*(3): e1002245. https://doi.org/10.1371/journal.pmed.1002245

Clarke, C.L., Keyes, S.E., Wilkinson, H., Alexjuk, J., Wilcockson, J., Robinson, L., Reynolds, J., McClelland, S., Hodgson, P., Corner, L. & Cattan, M. (2013). *HEALTHBRIDGE: The National Evaluation of Peer Support Networks and Dementia Advisers in Implementation of the National Dementia Strategy for England, Department of Health Policy Research Programm Project*. Verfügbar unter http://www.gov.uk/government/uploads/system/uploads/attachement_data/file/249789/August_2013_NDS_Final_Brief_Report.pdf

Clarke, P. & Bowling, A. (1990). Quality of everyday life in long-stay institutions for the elderly. *Social Science and Medicine, 30,* 1201–1210. https://doi.org/10.1016/0277-9536(90)90260-Y

Coleman, V. (1986). Issues in the therapeutic use of reminiscence with elderly people. In J. Hanlay & M. Gilhooly (Eds.), *Psychological Therapies for Elderly* (pp. 41–64). London: Croom Helm.

Coleman, V. (1988). *The HealthScandal*. London: Sidgewick and Jackson.

Cooper, C., Owens, C., Katona, C. & Livingston, G. (2008). Attachment style and anxiety in carers of people with Alzheimer's disease: results from the LASER-AD study. *International Psychogeriatrics, 20*(3), 494–507. https://doi.org/10.1017/S104161020700645X

Cooper, C.L. (Ed.). (1984). *Psychosocial Stress and Cancer*. Chichester: Wiley.

Costa, P.T. & McCrae, R.R. (1985). *NEOPI-R: Profesisonal Manual*. Orlando, FL: Psychological Assessment Resources Inc.

Costanze, D.P., Blacksmith, N., Coats, M.R., Severt, J.B. & DeCostanza, A.H. (2014). The effect of adaptive organizational culture on long-term survival. *Journal of Business Psychology, 31,* 361–381. https://doi.org/10.1007/s10869-015-9420-y

Crampton, J., Dean, J. & Eley, R. (2012). *Creating a Dementia Friendly York*. York: Joseph Rowntree Foundation. Verfügbar unter https://www.jrf.org.uk/report/creating-dementia-friendly-york

Crispi, E.L., Schiaffino, K. & Berman, W.H. (1997). The contribution of attachment to burden in adult children of institutionalized parents with dementia. *Gerontologist, 37,* 52–60. https://doi.org/10.1093/geront/37.1.52

Damasio, A.R. (1995). *Descartes' Error*. London: Picador.

Danzinger, K. (1978). *Socialization*. Harmondsworth: Penguin.

Davidson, D. (1970). Mental events. In L. Foster & J.W. Swanson (Eds.), *Experience Theory* (pp. 79–101). Boston, MA: University of Massachusetts Press.

Davis, M. & Wallbridge, D. (1981). *Boundary and Space*. Harmondsworth: Penguin.

De Board, R. (1978). *The Psychoanalysis of Organizations*. London: Tavistock.

Dean, R., Proudfoot, R. & Lindesay, J. (1993). The Quality of Interaction Schedule (QUIS): development, reliability and use in the evaluation of two domus units. *International Journal of Geriatric Psychiatry, 8,* 819–826. https://doi.org/10.1002/gps.930081004

Dementia Action Alliance. (2010). *National Dementia Declaration for England*. Verfügbar unter https://www.dementiaaction.org.uk/assets/0001/1915/National_Dementia_Declaration_for_England.pdf https://www.dementiaaction.org.uk/assets/0001/1915/National_Dementia_Declaration_for_England.pdf

Dementia Action Alliance. (2017). *The Dementia Statements*. London: Dementia Action Alliance. Verfügbar unter https://www.dementiaaction.org.uk/nationaldementiadeclaration

Dementia Diaries. (2018). *Dementia Diaries*. Verfügbar unter https://dementiadiaries.org/

Dementia Engagement and Empowerment Project. (2014). *Dementia Words Matter: Guidelines on Language About Dementia*. Verfügbar unter http://dementiavoices.org.uk/wp-content/uploads/2015/03/DEEP-Guide-Language.pdf

Dementia Engagement and Empowerment Project. (2015). *Developing a National User Movement of people with dementia: Learning from the Dementia Engagement and Empowerment Project (DEEP)*. York: Joseph Rowntree Foundation. Verfügbar unter https://www.jrf.org.uk/report/developing-national-user-movement-people-dementia

Dennett, D. (1976). Conditions of personhood. In A. Rorty (Ed.), *The Identities of Persons* (pp. 175–196). Brighton: Harvester.

Dennett, D.C. (1975). *Brainstorms: Philosophical Essays on Mind and Psychology*. Brighton: Harvester.

Department for Work and Pensions & Department of Health. (2017). *Thriving at Work: A Review of Mental Health and Employers*. Verfügbar unter https://www.gov.uk/government/publications/thriving-at-work-a-review-of-mental-health-and-employers

Department of Health. (2009). *Living Well with Dementia: A National Dementia Strategy*. London: The Stationary Office.

Department of Health. (2012). *Prime Minister's Challenge on Dementia: Delivering Major Improvements in Dementia Care and Research by 2015*. London: Department of Health.

Deweer, B., Ergis, A.M., Fossati, P., Pillon, B., Boller, F., Agid, Y. & Dubois, B. (1994). Explicit memory, procedural learning and lexical priming in Alzheimer's disease. *Cortex, 30*(1), 113–126. https://doi.org/10.1016/S0010-9452(13)80327-9

Dewing, J. (2008). Personhood and dementia: revisiting Tom Kitwoods Ideas. *Journal of Older People Nursing, 3*(1), 3–13. https://doi.org/10.1111/j.1748-3743.2007.00103.x

Dewing, J. & McCormack, B. (2017). Tell me how do you define person-centredness? *Journal of Clinical Nursing, 26*(17–18), 2509–2510. https://doi.org/10.1111/jocn.13681

Diani, M. (2003). Introduction: Social movements, contentious actions, and social networks: ‚From metaphor to substance'? In M. Diani & D. McAdam (Eds.), *Social Movements and Networks: Relational Approaches to Collective Action* (pp. 1–17). Oxford: Oxford Scholarship On-line.

Dowlen, R., Keady, J., Milligan, C., Swarbrick, C., Ponsillo, N., Geddes, L. & Riley, B. (2017). The personal benefits of musicking for people living with dementia: a thematic synthesis of the qualitative literature. *Arts & Health, 8,* 1–16. https://doi.org/10.1080/17533015.2017.1370718

Dröes, R.M., Meiland, F., Schmitz, M. & van Tilburg, W. (2004). Effect of combined support for people with dementia and carers versus regular day care on behaviour and mood of persons with dementia: results from a multi-centre implementation study. *International Journal of Geriatric Psychiatry, 19*(7), 673–684.

Economist. (1996). A triumph of hype over experience? *Economist. 337*(7945), 111–112.

Edwards, H.B., Whiting, P., Ijaz, S., Leach, V., Richards, A., Cullum, S.J., Cheston, R.I. L. & Savović, J. (2017). Quality of family relationships and outcomes of dementia: a systematic review. *BMJ Open*, 8.

Elvish, R., Lever, S., Jonstone, J., Cawley, R. & Keady, J. (2012). Psychological interventions for carers of people with dementia: a systematic review of quantitative and qualitative evidence. *Counselling and Psychotherapy Research, 13*(2), 106–125. https://doi.org/10.1080/14733145.2012.739632

Ely, M., Meller, D., Brayne, C. & Opit, L. (1996). *The Cognitive Disability Planning Model*. Cambridge: University of Cambridge, Department of Community Medicine.

Erol, R., Brooker, D. & Peel, E. (2016). The impact of dementia on women internationally: an integrative review. *Health Care for Women International, 37*(12), 1320–1341. https://doi.org/10.1080/07399332.2016.1219357

Evans, N., Chestone, R. & Harris, N. (2015). Personal message cards: an evaluation of an alternative method of delivering Simulated Presence Therapy. *Dementia: The International Journal of Social Research and Practice, 15*(6), 1703–1715.

Eyre, R. (2001). *Iris*. Santa Monica, CA: Miramax Films.

Eze, M.O. (2010). *Intellectual History in Contemporary South Africa*. London: Palgrave Macmillan.

Feil, N. (1982). *Validation: The Feil Method*. Cleveland, OH: Edward Feil Productions.

Feil, N. (1993). *The Validation Breakthrough*. Cleveland, OH: Health Professions Press.

Finnema, E., Van der Kooij, C., Droes, R.M. & Wolter, L. (2017). Psychosocial interventions. In S. Schüssler (Ed.), *Dementia in Nursing Homes*. Switzerland: Springer International Publishing.

Fischbach, G.D. (1992). Mind and brain. *Scientific American Special Issue, 267*(3), 24–33.

Folstein, M.F., Folstein, S.E. & McHugh, P.R. (1975). Mini-mental state: a practical method for grading the cognitive state of patients for the clinician. *Journal of Psychiatric Research, 12,* 189–198.

Forrester, L.T., Maayan, N., Orrell, M. et al. (2014). Aromatherapy for dementia. *Cochrane Database of Systematic Review 2014*, 2.

Forstl, H., Burns, A., Luthert, P., Cairns, N., Lantons, P. & Levy, R. (1993). Clinical and neuropathological correlations of depression in Alzheimer's disease. *Psychological Medicine, 22,* 877–884. https://doi.org/10.1017/S0033291700038459

Fossey, J., Ballard, C., Juszczak, E., James, I., Alder, N., Jacoby, R. & Howard, R. (2006). Effect of enhanced psychosocial care on antipsychotic use in nursing home residents with severe dementia: cluster randomized trial. *British Medical Journal, 332,* 756–761. https://doi.org/10.1136/bmj.38782.575868.7C

Foucault, M. (1967). *Madness and Civilization*. London: Tavistock.

Fox, L. & Kitwood, T. (1994). *The Quality of Care in Two Dementia Day Centres*. Bradford: Bradford Dementia Group.

Fox, P. (1989). From senility to Alzheimer's disease, the rise of the Alzheimer's disease movement. *The*

Milbank Quarterly, 67, 58–102. https://doi.org/10.2307/3350070

Frank, B. (1995). People with dementia can communicate-if they are able to hear. In T. Kitwood & S. Benson (Eds.), *The New Culture of Dementia Care*. London: Hawker.

Freudenberger, H.J. (1974). Staff burn-out. *Journal of Social Issues, 30*(1), 159–165. https://doi.org/10.1111/j.1540-4560.1974.tb00706.x

Froggatt, A. (1988). Self-awareness in early dementia. In B. Gearing, M. Johnson & T. Heller (Eds.), *Mental Health Problems in Old Age* (pp. 131–136). Buckingham: Open University Press.

Funnemark, C. (1995). Changing activities to meet early to late stage Alzheimer's care. *Conference Proceedings: The Changing Face of Alzheimer's Care*. Chicago, IL: Alzheimer's Association.

Gabrieli, J.D.E., Corkin, S., Mickel, S.F. & Growdon, J.H. (1993). Intact acquisition and long-term retention of mirror-tracing skill in Alzheimer's disease and in global amnesia. *Behavioral Neuroscience, 107*(6), 899–910. https://doi.org/10.1037/0735-7044.107.6.899

Galbraith, B., Larkin, H., Moorhouse, A. & Oomen, T. (2015). Integrational programs for persons with dementia: a scoping review. *Journal of Gerontological Social Work, 58*(4), 357–378. https://doi.org/10.1080/01634372.2015.1008166

Gerritsen, D.L., Oyebode, J. & Gove, D. (2016). Ethical implications of the perception and portrayal of dementia. *Dementia: International Journal of Social Research and Practice*, Verfügbar unter https://doi.org/10.1177/1471301216654036

Gibson, F. (1994). What can reminiscence contribute to people with dementia? In J. Bornat (Ed.), *Reminiscence Reviewed* (pp. 46–60). Buckingham: Open University Press.

Gibson, F. (Ed.). (1991). *Working with People with Dementia: A Positive Approach*. Jordanstown: University of Ulster Publications.

Gibson, F., Marley, J. & McVicker, H. (1995). Through the past to the person. *Journal of Dementia Care, 3*(6), 18–19.

Gilhooly, M. (1984). The social dimensions of senile dementia. In I. Hanley & J. Hodge (Eds.), *Psychological Approaches to the Care of the Elderly* (pp. 88–135). Croom Helm: London.

Gilleard, C. (1984). *Living with Dementia*. London: Croom Helm.

Gillespie, W.H. (1963). Some regressive phenomena in old age. *British Journal of Medical Psychology, 36,* 203–209. https://doi.org/10.1111/j.2044-8341.1963.tb01281.x

Glatzer, R. & Westmoreland, W. (Directors). (2014). *Still Alice* [Movie]. New York: Sony Pictures Classics.

Goffman, E. (1963). *Stigma: Notes on the Management of Spoiled Identity*. New York: Simon & Schuster.

Goffman, E. (1974). *Stigma: Notes on the Management of Spoiled Identity*. Harmondsworth: Penguin.

Goldsmith, M. (1996). *Hearing the Voice of People with Dementia: Opportunities and Obstacles*. London: Jessica Kingsley.

Government Office for Science. (2008). *Foresight Mental Capital and Wellbeing Project*. London: Government Office for Science.

Gray-Davidson, F. (1993). *The Alzheimer Sourcebook for Caregivers*. Los Angeles: Lowell House.

Gurland, B., Copeland, J., Kuriansky, J., Kellerer, M., Sharpe, I. & Dean, L.L. (1983). *The Mind and Mood of Aging: Mental Health Problems of the Community Elderly in New York and London*. London: Croom Helm.

Gwilliam, C. & Gilliard, J. (1996). Dementia and the social model of disability. *Journal of Dementia Care, 4*(1), 14–15.

Hahnemann, S. (1987). *Organon der Heilkunst* (Nachdr. d. 5. Aufl., Arnold). Heidelberg: Karl F. Haug Verlag.

Handy, C. (1976). *Undertaking Organizations*. Harmondsworth: Penguin.

Handy, C. (1988). *Understanding Voluntary Organizations*. Harmondsworth: Penguin.

Harees, L. (2012). *The Mirage of Dignity on the Highways of Human ‚Progress': ‚The Bystanders' Perspective*. Bloomington, IL: AuthorHouse.

Harré, R. (1993). Rules, roles and rhetoric. *Psychologist, 16*(1), 24–28.

Harré, R. & Secord, P.F. (1972). *The Explanation of Social Behavior*. Oxford: Blackwell.

Harrison, R., Sawa, N. & Kafetz, K. (1990). Dementia, depression and physical disability in a London borough: a survey of elderly people in and out of residential care and imlications for future developments. *Age and Ageing, 19,* 97–103. https://doi.org/10.1093/ageing/19.2.97

Hart, S. & Semple, J. (1990). *Neuropsychology and the Dementias*. London: Taylor & Francis.

Hawkins, P. & Shohet, R. (1989). *Supervision in the Helping Professions*. Buckingham: Open University Press.

Health Education England. (2015). *Dementia Core Skills Education and Training Framework*. London: Health Education England.

Heller, L. (1996). *The Preparation of Volunteers for Work in Dementia Care*. Bradford: Bradford Dementia Group.

Herrick, C.A. (1992). Codependency: characteristics, risks, progressions and strategies for healing. *Nursing Forum, 27*(3), 12–19. https://doi.org/10.1111/j.1744-6198.1992.tb00137.x

Herrmann, L.K., Welter, E., Leverenz, J., Lerner, A.L., Udelson, N., Kanetsky, C. & Sajatovic, M. (2018). A systematic review of dementia-related stigma research: can we move the stigma dial? *American Journal of Geriatric Psychiatry, 26*(3), 316–331. https://doi.org/10.1016/j.jagp.2017.09.006

Higgs, P. & Gilleard, C. (2016). Interrogating personhood and dementia. *Ageing and Mental Health, 20*(8), 773–780. https://doi.org/10.1080/13607863.2015.1118012

Highmore, B. (2016). *Culture*. London: Routledge.

Hillman, A. & Latimer, J. (2017). Cultural representations of dementia. *PLoS Med, 14*(3). https://doi.org/10.1371/journal.pmed.1002274

Hobson, R.E. (1985). *Forms of Feeling*. London: Tavistock.

Holden, U. (1996). Dipping into a poisonous problem. *Journal of Dementia Care, 4*(3), 10–11.

Holden, U. & Woods, R.T. (1995). *Positive Approaches to Dementia Care*. Edinburgh: Churchill Livingstone.

Homer, A.C., Honavar, M., Lantos, P.L., Hasties, I.R., Kellett, J.M. & Millard, P.H. (1988). Diagnosing dementia: do we get it right? *British Medical Journal, 297,* 894–896. https://doi.org/10.1136/bmj.297.6660.1404

Houston, A. (2018). *Dementia Can Be More Than Memory*. Verfügbar unter http://dementiacanbemore-thanmemory.wordpress.com/

Hughes, J.C. (2006). The heat of mild cognitive impairment. *Philosophy, Psychiatry, & Psychology, 13*(1), 1–2. https://doi.org/10.1353/ppp.2006.0042

Hughes, J.C. (2011). *Thinking Through Dementia*. Oxford: Oxford University Press.

Hughes, J.C. (2014). *How We Think About Dementia*. London: Jessica Kingsley Publishers.

Hunter, S. (Ed.). (1997). *Social Work with People with Dementia*. London: Jessica Kingsley Publishers.

Hydén, L-C. (2018). *Entangled Narratives: Collaborative Storytelling and the Re-Imagining of Dementia*. New York: Oxford University Press.

Ikuenobe, P. (2016). Good and beautiful: a moral-aesthetic view of personhood in African communal traditions. *Essays in Philosophy, 17*(1), 125–163. https://doi.org/10.7710/1526-0569.1546

Iliffe, S., McGrath, T. & Mitchell, D. (2013). The impact of patient and public involvement in the work of the Dementias & Neurodegenerative Diseases Research Network (DeNDRoN): case studies. *Health Expectations, 16*(4), 351–361. https://doi.org/10.1111/j.1369-7625.2011.00728.x

Ineichen, B. (1987). Measuring the rising tide: how many dementia cases will there be by 2001? *British Journal of Psychiatry, 150,* 195–200. https://doi.org/10.1192/bjp.150.2.193

Innes, A. & McCabe, L. (2007). *Evaluation in Dementia Care*. London: Jessica Kingsley Publishers.

Isaac, M.G.E.K.N., Isaac, M.M., Farina, N. & Tabet, N. (2017). Knowledge and attitudes towards dementia in adolescent students. *Journal of Mental Health, 26*(5), 419–425. https://doi.org/10.1080/09638237.2016.1207234

Jacoby, R.J. & Levy, R. (1980). Computed tomography in the elderly. 2. Senile dementia: diagnosis and functional impairment. *British Journal of Psychiatry, 136,* 256–269. https://doi.org/10.1192/bjp.136.3.256

Jacques, A. (1988). *Understanding Dementia*. Edinburgh: Churchill Livingstone.

James, I. & Jackman, L. (2017). *Understanding Behavior in Dementia that Challenges: A Guide to Assessment and Treatment* (2nd ed.). London: Jessica Kingsley Publishers.

James, L.A., Mackenzie, l. & Mukaetova Ladinska, E. (2006). Doll use in care homes for people with dementia. *International Journal of Geriatric Psychiatry, 21*(11), 1093–1098. https://doi.org/10.1002/gps.1612

Jennings, L. & the Forget Me Nots. (2014). *Welcome to Our World*. Canterbury: Forget Me Nots.

Jewell, A. (2011). *Spirituality and Personhood in Dementia*. London: Jessica Kingsley Publishers.

Jitapunkel, S., Pillay, I. & Ebrahim, S. (1991). The Abbreviated Mental Test: its use and validity. *Age and Ageing, 20,* 332–336. https://doi.org/10.1093/ageing/20.5.332

Jobst, K.A. (1994). Rapidly progressing atrophy of medial temporal lobe in Alzheimer's disease. *Lancet, 343,* 829–830. https://doi.org/10.1016/S0140-6736(94)92028-1

Jobst, K.A. (1995). *The use of scanning in diagnosis of dementia*. Presentation to the conference, The Diagnosis of Dementia, Birmingham.

Jones, G. M. M. & Miesen, B. M. L. (1992). *Caregiving in Dementia* (Vol. 1.). London: Routledge.

Jones, G. M. M. & Miesen, B. M. L. (1994). *Caregiving in Dementia* (Vol. 2.). London: Routledge.

Jorm, A. F., Scott, R., Cullen, J. S. & McKinnon, A. J. (1991). Performance of the Informant Questionnare on Cognitive Decline in the Elderly (IQCODE) as a screening test for dementia. *Psyychological Medicine, 21,* 785–790. https://doi.org/10.1017/S0033291700022418

Jung, C. G. (1934). The stage of life. In C. G. Jung (Ed.), *Modern Man in Search of a Soul* (pp. 97–116). London: Routledge and Kegan Paul.

Kaiser, P. & Eley, R. (2016). *Life Story Work with People with Dementia: Ordinary Lives, Extraordinary People*. London: Jessica Kingsley Publishers.

Kandel, E. R. & Hawkins, R. D. (1992). The biological basis of learning and individuality. *Scientific American. Special Issue*, 53–60.

Karlsson, I., Branc, G., Melin, E., Nyth, A.-L. & Rybo, E. (1988). Effects of environmental stimulation on biochemical and psychological variables in dementia. *Acta Psychiatra Scandinavica, 77,* 207–213. https://doi.org/10.1111/j.1600-0447.1988.tb05102.x

Kaufman, J. C. & Beghetto, R. A. (2009). Beyond big and little: the four C model of creativity. *Review of General Psychology, 13*(1), 1–12. https://doi.org/10.1037/a0013688

Keady, J. (1996). The experience of dementia: a review of the literature and implications for nursing practice. *Journal of Clinical Nursing, 5,* 1–13. https://doi.org/10.1111/jocn.1996.5.5.275

Keady, J. & Nolan, M. (1995). IMMEL: assessing coping responses in the early stages of dementia. *British Journal of Nursing, 4*(6), 309–314. https://doi.org/10.12968/bjon.1995.4.6.309

Kellys, F. (2010). Recognising and supporting self in dementia: a new way to facilitate a person-centred approach to dementia care. *Aging and Society, 30*(1), 103–124. https://doi.org/10.1017/S0144686X09008708

Kelly, F. & Innes, A. (2011). Human rights, citizenship and dementia care nursing. *International Journal of Older People Nursing, 8*(1), 61–70. https://doi.org/10.1111/j.1748-3743.2011.00308.x

Kelly, S., Lafortune, L., Hart, N., Cowan, K., Fenton, M. & Brayne, C. (2015). Dementia priority setting partnership with the James Lind Alliance: using patient and public involvement and the evidence base to inform the research agende. *Age and Ageing, 44*(6), 985–993. https://doi.org/10.1093/ageing/afv143

Kenny, J., Asquith, I., Guss, R., Field, E., Slade, L., Bone, A., Oliver, K., Jones, M., Ryan, C., Brooks, M. & Norris, C. (2016). Facilitating an evolving service user involvement group for people with dementia: what can we learn? *Journal of Mental Health Training, Education and Practice, 11*(2), 81–90. https://doi.org/10.1108/JMHTEP-09-2015-0046

Killett, A., Burns, D., Kelly, F., Brooker, D., Bowes, A., La Fontaine, J., Latham, I., Wilson, M. & O'Neil, M. (2016). Digging deep: how organizational culture affects care home residents' experiences. *Aging and Society, 36*(1), 160–188.

Killick, J. (2016a). Creativity and dementia. In C. Clarke & E. Wolverson (Eds.), *Positive Psychology Approaches to Dementia* (pp. 155–183). London: Jessica Kingsley Publishers.

Killick, J. (2016b). There's so much to hear, when you listen to individual voices. *Journal of Dementia Care, 2*(5), 12–14.

Killick, J. (2017). *Poetry and Dementia*. London: Jessica Kingsley Publishers.

Killick, J. & Craig, C. (2013). *Kreativität und Kommunikation bei Menschen mit Demenz*. Bern: Huber.

King's Fund. (1986). *Living Well into Old Age: Applying Principles of Good Practice to Services for Elderly People with Severe Mental Disabilities*. London: The King's Fund.

Kinman, G. & Jones, F. (2003). Running up the down escalator: stressors and strains in UK academics. *Quality in Higher Education, 9*(1), 22–37. https://doi.org/10.1080/13538320308162

Kitwood, T. (1983). Personal identity and personal integrity. In E. Weinreich-Haste & D. Locke (Eds.), *Morality in the Making: Thought, Action and the Social Context*. Chichester: Wiley.

Kitwood, T. (1987). Explaining senile dementia: the limits of neuropathological research. *Free Associations, 10,* 117–140.

Kitwood, T. (1988). The technical, the personal and the framing of dementia. *Social Behavior, 3,* 161–180.

Kitwood, T. (1990a). The dialectics of dementia: with particular reference to Alzheimer's disease. *Aging and Society, 10,* 177–196. https://doi.org/10.1017/S0144686X00008060

Kitwood, T. (1990b). Understanding senile dementia: a psychobiographical approach. *Free Associations, 19,* 60–75.

Kitwood, T. (1990c). Psychotherapy and dementia. *Psychotherapy Section Newsletter, 8,* 40–56.

Kitwood, T. (1993). Towards a theory of dementia care: the interpersonal process. *Aging and Society, 13,* 51–67. https://doi.org/10.1017/S0144686X00000647

Kitwood, T. (1994a). Discover the person, not the disease. *Journal of Dementia Care, 1*(1), 16–17.

Kitwood, T. (1994b). Lowering our defenses by playing the part. *Journal of Dementia Care, 2*(5), 12–14.

Kitwood, T. (1994c). Review of the Validation Breakthrough by Naomi Feil. *Journal of Dementia Care, 2*(6), 29–30.

Kitwood, T. (1995a). Exploring the ethics of dementia research: a response to Berghmans & Ter Meulen. *International Journal of Geriatric Psychiatry, 10*(8), 647–657. https://doi.org/10.1002/gps.930100805

Kitwood, T. (1995b). Positive long-term changes in dementia: some preliminary observations. *Journal of Mental Health, 4,* 133–144. https://doi.org/10.1080/09638239550037677

Kitwood, T. (1995c). Studies in person centred care: building up the mosaic of good practice. *Journal of Dementia Care, 3*(5), 12–13.

Kitwood, T. (1995d). Cultures of care: tradition and change. In T. Kitwood & S. Benson (Eds.), *The New Culture of Dementia Care.* London: Hawker Publications.

Kitwood, T. (1997). *Dementia Reconsidered; the person comes first.* Buckingham: Open University Press.

Kitwood, T. (1997a). The uniqueness of persons in dementia. In M. Marshall (Ed.), *The State of the Art in Dementia Care* (pp. 36–39). London: Centre for Policy on Aging Publications.

Kitwood, T. (1997b). *Strategic Training Needs Related to Dementia Care.* Bradford: University of Bradford/Bradford Dementia Group.

Kitwood, T. (Ed.). (1997c). *Evaluating Dementia Care: The DCM Method.* (7th ed.). Bradford: Bradford Dementia Group.

Kitwood, T. & Bredin, K. (1992a). Towards a theory of dementia care: personhood and well-being. *Aging and Society, 12,* 269–287. https://doi.org/10.1017/S0144686X0000502X

Kitwood, T. & Bredin, K. (1992b). A new approach to the evaluation of dementia care. *Journal of Advances in Health and Nursing Care, 1*(5), 41–60.

Kitwood, T. & Bredin, K. (1992c). *Person to Person: A Guide to the Care of Those with Failing Mental Powers.* Loughton: Gale Centre Publications.

Kitwood, T. & Woods, R.T. (1996). *A Training and Development Strategy for Dementia Care inREsidential Settings.* Bradford: University of Bradford/Bradford Dementia Group.

Kitwood, T., Buckland, S. & Peter, T. (1995). *Brighter Futures: A Report on Research into Provision for Persons with Dementia in Residential Homes, Nursing Homes and Sheltered Housing.* Oxford: Anchor Housing Trust in collaboration with Methodist Homes for the Aged.

Knopman, D. (1991). Long-term retention of implicitly acquired learning in patients with Alzheimer's disease. *Journal of Clinical and Experimental Neuropsychology, 13*(6), 880–894. https://doi.org/10.1080/01688639108405105

Kokkonen, T.M., Cheston, R.I., Dalos, R. & Smart, C.A. (2014). Attachment and coping of dementia care staff: the role of staff attachment style, geriatric nursing self-efficacy, and approaches to dementia in burnout. *Dementia: International Journal of Social Research and Practice, 13*(4), 544–568.

Kolb, D.A. (1992). *Experiential Learning: Experience as a Source of Learning and Development.* London: Prentice Hall.

Kontos, P. (2005). Embodied selfhood in Alzheimer's disease: rethinking person-centred care. *Dementia: International Journal of Social Research and Practice, 4*(4), 553–570.

Kontos, P. & Martin, W. (2013). Embodiment and dementia: exploring critical narratives of selfhood, surveillance and dementia care. *Dementia: The International Journal of Social Research and Practice, 12*(3), 283–287.

Koo, M.Y. & Pusey, H. (2017). Photography and case study interviewing to document intergenerational family care in Singapore-Chinese families where one member is living with dementia. In J. Keady, L.C. Hydén, A. Johnson & C. Swarbrick (Eds.), *Social Research Methods in Dementia: Inclusion and Innovation* (pp. 140–168). London: Routledge.

Kral, V.A. (1962). Senescent forgetfulness: benign and malignant. *Canadian Medical Association Journal, 86,* 257–260.

Kramer, C.H. (1995). *Volunteer Guide for People who Care About the Aging.* Chicago, IL: Centre for Family Studies.

Kuhn, T. (1966). *The Structure of Scientific Revolutions.* Chicago, IL: University of Chicago Press.

Kurz, A. & Lautenschlager, N.T. (2017). Established treatments for Alzheimer's disease. In D. Ames, J. O'Brien & A. Burns (Eds.), *Dementia* (5th ed., pp. 539–553). Boca Raton, FL: CRC Press, Tayor & Francis Group.

Laing, R.D. (1967). *The Politics of Experience*. Harmondsworth: Penguin.

Lawton, H. (1982). The myth of altruism. *Journal of Psychotherapy, 10*(3), 359–395.

LeShan, L. (1983). *How to Meditate*. London: Aquarian Press.

Levinas, E. (1985). *Ethics and Infinity: Conversations with Philippe Nemo* (translation R.A. Cohen). Pittsburgh, PA: Duquesne University Press.

Lewis, R., Yarker, J., Donaldson-Feilder, E., Flaxman, P. & Munir, F. (2010). Using a competency-based approach to identify the management behaviours required to manage workplace stress in nursing: a critical incident stud. *International Journal of Nursing Studies, 47*(3), 307–313. https://doi.org/10.1016/j.ijnurstu.2009.07.004

Lim, J., Bogossian, F. & Ahern, K. (2010). Stress and coping in Australian nurses: a systematic review. *International Nursing Review, 57*(1), 22–31. https://doi.org/10.1111/j.1466-7657.2009.00765.x

Lin, S.Y. (2017). Dementia friendly communities and being dementia friendly in healthcare settings. *Current Opinion in Psychiatry, 30*(2), 145–150. https://doi.org/10.1097/YCO.0000000000000304

Lin, S.Y. & Lewis, F.M. (2015). Dementia friendly, dementia capable, and dementia positive: concepts to prepare for the future. *Gerontologist, 55*(2), 237–244. https://doi.org/10.1093/geront/gnu122

Lindemann, H. (2014). Second nature and the tragedy of Alzheimer's. In L.C. Hydén, H. Lindemann & J. Brockmeier (Eds.), *Beyond Loss: Dementia, Identity and Personhood* (pp. 11–23). Oxford: Oxford University Press.

Lins, S., Hyder-Beichel, D., Rücker, G., Motschall, E., Antes, G., Meyer, G. & Langer, G. (2014). Efficacy and experiences of telephone counselling for informal carers of people with dementia. *Cochrane Database of Systematic Reviews, 9*, 1–113.

Lintern, T. (2001). *Quality in Dementia Care: Evaluating Staff Attitudes and Behavior* [PhD thesis]. University of Wales Bangor.

Lintern, T., Woods, B. & Phair, L. (2000a). Before and after training: a case study of intervention. *Journal of Dementia Care, 8*(1), 15–17.

Lintern, T., Woods, B. & Phair, L. (2000b). Training is not enough to change care practice. *Journal of Dementia Care, 8*(2), 15–17.

Lipinska, D. (2009). *Person-centered Counselling for People with Dementia: Making Sense of Self*. London: Jessica Kingsley Publishers.

Livingston, G. & Cooper, C. (2017). Psychological, behavioural and psychosocial interventions for neuropsychiatric symptoms in dementia: what works, what does not and what needs more evidence? In D. Ames, J. O'Brien & A. Burns (Eds.), *Dementia* (5th ed., pp. 235–243). Boca Raton, FL: CRC Press, Taylor & Francis Group.

Logsdon, R.G., Pike, K.C., McCurry, S.M., Hunter, P., Maher, J., Snyder, L. & Teri, L. (2010). Early-stage memory loss support groups: outcomes from a randomized controlled clinical trial. *Journals of Gerontology Series B: Psychological Sciences and Social Sciences, 65*(5), 691–697. https://doi.org/10.1093/geronb/gbq054

Maayan, N., Soares-Weiser, K. & Lee, H. (2014). Respite care for people with dementia and their carers. *Cochrane Database of Systematic Reviews, 1*, 1–49.

Magai, C. & Cohen, C.I. (1998). Attachment style and emotion regulation in dementia patients and their relation to caregiver burden. *Journals of Gerontology Series B: Psychological Sciences and Social Sciences, 53*(3), 147–154. https://doi.org/10.1093/geronb/53B.3.P147

Magai, C., Cohen, C., Gomberg, D. Malatesta, C. & Culver, C. (1996). Emotional expression during mid- to late-stage dementia. *International Psychogeriatrics, 8*(3), 383–395. https://doi.org/10.1017/S104161029600275X

Makin, T. (1995). The social model of disability. *Counselling. 6*(4), 274.

Mangiaracina, F., Chattat, R., Farina, E., Saibene, F.L., Gamberini, G., Brooker, D., Evans, S.C., Evans, S.B., Szcześniak, D., Urbanska, K., Rymaszewska, J., Hendricks, I., Dröes, R.M. & Meiland, F.J.M. (2017). Not re-inventing the wheel: the adaptive implementation of the Meeting Centres Support Programme in four European Countries. *Aging and Mental Health, 21*(1), 40–48. https://doi.org/10.1080/13607863.2016.1258540

Margashack, D. (Ed.). (1961). *Stanislavsky on the Art of the Age*. London: Faber.

Marsh, P., Rosser, E. & Harré, R. (1978). *The Rules of Disorder*. London: Routledge.

Marshall, M. (Ed.). (1988). *Guidelines for Social Workers Dealing with People with Dementia and their Carers*. Birmingham: British Association for Social Work.

Marshall, M. (Ed.). (1997). *The State of Art in Dementia Care*. London: Centre for Policy on Ageing.

Marziali, E. & Donahue, P. (2006). Caring for others: Internet videoconferencing group intervention for family caregivers of older adults with neurodegenerative disease. *Gerontologist, 46*(3), 398–403. https://doi.org/10.1093/geront/46.3.398

Maslach, C. (1978). The client role in staff-burn-out. *Journal of Social Issues, 34*(4), 111–123. https://doi.org/10.1111/j.1540-4560.1978.tb00778.x

Maslach, C. (1982). Understanding burn-out: definitional issues in analysing a complex phenomenon. In W.S. Paine (Ed.), *Job Stress and Burnout: Research, Theory and Intervention Perspectives* (pp. 29–40). Beverly Hills, CA: Sage.

Matthews, E. (2006). Dementia and identity of the person. In J.C. Hughes, S.J. Louw & S.R. Sabat (Eds.), *Dementia: Mind, Meaning and the Person* (pp. 163–178). Oxford: Oxford University Press.

McCormack, B. & McCane, T. (2017). *Person-centred Practice in Nursing and Healthcare: Theory and Practice* (2nd ed.). Oxford: Wiley-Blackwell. https://doi.org/10.1002/9781119099635

McDermott, O., Crellin, N., Ridder, H.M. & Orrell, M. (2013). Music therapy in dementia: a narrative synthesis systematic review. *International Journal of Geriatric Psychiatry, 28*(8), 781–794. https://doi.org/10.1002/gps.3895

McGowin, D.F. (1993). *Living in the Labyrinth*. Cambridge: Mainsail Press.

McKeith, I. (1995). ‚Preliminary report of the Newcastle prevalence study'. *Presentation to the Conference of the Royal College of Psychiatry*. York.

McKeith, I.G. (2017). Dementia with Lewy bodies: a clinical overview. In D. Ames, J. O'Brien & A. Burns. (Eds.), *Dementia*. (5th ed., pp. 703–713). Boca Raton, FL: CRC Press, Taylor & Francis Group.

McKhann, G., Drachman, D. & Folstein, M. (1984). Clinical diagnosis of Alzheimer's disease: report of the NINCDS-ADRDA work group. *Neurology, 34,* 939–944. https://doi.org/10.1212/WNL.34.7.939

McMillan, F., Kampers, D., Traynor, V. & Dewing, J. (2010). An indigenous, Australian experience. *Dementia: International Journal of Social Research and Practice, 9*(2), 163–167.

Meacher, M. (1972). *Taken for a Ride*. London: Longmans.

Meiland, F., Innes, A., Mountain, G., Robinson, L., van der Roest, H., Garcia-Casal, J.A., Gove, D., Thyrian, J.R., Evans, S., Dröes, R-M., Kelly, F., Kurz, A., Casey, D., Szcześniak, D., Dening, T., Craven, M.P., Span, M., Felzman, H., Tsolaki, M. & Franco-Martin, M. (2017). Technologies to support community-dwelling persons with dementia: a position paper on issues regarding development, usability, effectiveness and cost-effectiveness, deployment, and ethics. *JMIR Rehabilitation and Assistive Technologies, 4*(1), 31–51.

Mellody, P. (1993) Facing Codependency. San Francisco: Harper Collins.

Mental Health Foundation. (2016). *What is truth? An inquiry about truth and lying in dementia care*. Verfügbar unter https://www.mentalhealth.org.uk/publications/what-truth-inquiry-about-truth-and-lying-dementia-care

Menzies, I. (1972). *The Functioning of Social Systems as a Defence Against Anxiety*. London: Tavistock Institute.

Miesen, B. (1992). Attachment theory and dementia. In G.M.M. Jones & B.M. Miesen (Eds.), *Caregiving in Dementia* (1st ed., pp. 23–43). London: Routledge.

Miesen, B.M.L. (1993). Alzheimer's disease, the phenomenon of parent fixiation and Bolby's attachment theory. *International Journal of Geriatric Psychiatry, 8*(2), 174–153.

Miesen, B.M.L. (1999). *Dementia in Close-up: Understanding and Caring for People with Dementia*. London & New York: Routledge.

Miesen, B.M.L. & Jones, G. (1997). Psychic pain resurfacing in dementia. From new to past trauma? In L. Hunt, M. Marshall & C. Rowlings (Eds.), *Past Trauma in Late Life: European Perspectives on Therapeutic Work with Older People* (pp. 142–154). London: Jessica Kingsley Publishers.

Miller, A. (1987). *The Drama of Being a Child*. London: Virago.

Miller, E. & Morris, R. (1993). *The Psychology of Dementia*. Chichester: Wiley.

Mills, M. (1995). *Narrative identity and dementia* [Unpublished PhD thesis]. University of Southampton.

Mills, M. (1997). ‚Residential care, well-being and dementia: some longitudinal evidence.' [Unpublished manuscript]. University of Southampton.

Mills, M. & Coleman, P. (1994). Nostalgic memories in dementia: a case study. *International Journal of Aging and Human Development, 383,* 203–219. https://doi.org/10.2190/NCAJ-0G0L-VTQ4-V1L8

Mitchell, W. (2018). Which me am I today? Which me am I today? Verfügbar unter https://whichmeamitoday.wordpress.com/

Mitchell, W. & Wharton, A. (2018). *Somebody I used to Know*. London: Bloomsbury Publishing.

Mittelman, M. & Epstein, C. (2009). Research results. In F. Rosenberg, A. Parsa, L. Humble & C. McGee (Eds.), *The MoMA Alzheimer's Project: Making Art Accessible to People With Dementia* (o.S.). New York: Museum of Modern Art. Verfügbar unter https://www.moma.org/momaorg/shared/pdfs/docs/learn/GuideforMuseums.pdf

MODEM Project. (2014). *The Dementia Evidence Toolkit*. Verfügbar unter http://toolkit.modem-dementia.org.uk

Moniz Cook, E.D., Swift, K., James, I.A., Malouf, R., De Vugt, M. & Verhey, F. (2012). Functional analysis-based interventions for challenging behavior in dementia. *Cochrane Database of Systematic Reviews, 2*. http://dx.doi.org/10.1002/14651858.CD006929.pub2

Monti, L., Gabrieli, J.D., Wilson, R.S. & Reminger, S.L. (1994). Intact task-specific implicit memory in patients with Alzheimer's disease. *Psychology and Aging, 9*(1), 64–71. https://doi.org/10.1037/0882-7974.9.1.64

Morgan, R.F. (1965). Note on the psychopathology of senility: senescent defence against the threat of death. *Psychological Reports, 16*, 305–306. https://doi.org/10.2466/pr0.1965.16.1.305

Morimoto, S.S., Yuen, G.S., Beres, S. & Alexopoulos, G.S. (2017). Depression with cognitive impairment. In D. Ames, J. O'Brien & A. Burns (Eds.), *Dementia* (5th ed., pp. 832–845). Boca Raton, FL: CRC Press, Taylor & Francis Group.

Mork Rokstad, A.M., Røsvik, J., Kirkevold, Ø., Selbaek, G., Saltyte Benth, J. & Engedal, K. (2013). The effect of person-centred dementia care to prevent agitation and other neuropsychiatric symptoms and enhance quality of life in nursing home patients: a 10-month randomized controlled trail. *Dementia and Geriatric Cognitive Disorders, 36*(5), 340–353.

Mukulineer, M. (1995). *Human Learned Helplessness*. New York: Plenum.

Murphy, E. (1991). *After the Asylums*. London: Faber.

Murphy, E., Lindesay, J. & Dean, R. (Eds.). (1994). *The Domus Project: Long Term Care for Older People with Dementia*. London: Sainsbury Centre.

Murphy, J., Gray, C. & Cox, S. (2007). Talking mats: the effectiveness of a low technology communication framework to help people with dementia express their views. *Journal of Assistive Technologies, 1*(2), 30–34. https://doi.org/10.1108/17549450200700017

My Dementia Story. (2018). *My Dementia Story*. Verfügbar unter https://www.facebook.com/mydementiastory/?hc_ref=ART6Ta5Rj4wsD gTIx0cAk0IwMkm14yfsz7sFZCkbrhbmKcoy4PyxIU-sZMNkRTEM4&-fref=nf

Nagy, S.Z., Esiric, M.M., Jobst, K.A., Morris, J.H., King, E.M.F., McDonald, B., Lichtfield, S., Smith, A., Barnetson, L. & Smith, A.D. (1995). Relative roles of plaques and tangles in the dementia of Alzheimer's disease: correlations using three sets of neuropathological criteria. *Dementia, 6*, 21–31.

Nairn, H. (1995). Discover the difference activities can make. *Journal of Dementia Care, 3*(1), 16–18.

Neary, D., Snowden, J.S. & Mann, D.M.A. (1994). Dementia of the frontal lobe type. In A. Burns & R. Levy (Eds.), *Dementia* (pp. 815–822). London: Chapman and Hall.

Nelis, S.M., Clare, L. & Whitaker, C.J. (2012). Attachment representations in people with dementia and their carers: implications for well-being within the dyad. *Aging and Mental Health, 16*(7), 845–854. https://doi.org/10.1080/13607863.2012.667779

Netten, A. (1993). *A Positive Environment: Physical and Social Influences on People with Senile Dementia in Residential Care*. Aldershot: Ashgate Publishing Company.

New Economics Foundation. (2014). *Wellbeing at Work*. Verfügbar unter http://b.3cdn.net/nefoundation/71c1bb59a2ce151df7_8am6bqr2q.pdf

NHS England. (2015). *Dementia Diagnosis and Management: A Brief Pragmatic Resource for General Practitioners*. Verfügbar unter https://www.england.nhs.uk/wp-content/uploads/2015/01/dementia-diag-mng-ab-pt.pdf

National Institute for Health and Clinical Excellence. (2006). *Dementia: Supporting People with Dementia and Their Carers in Health and Social Care*. NICE Clinical Guideline 42, November. Verfügbar unter https://www.nice.org.uk/guidance/cg42

National Institute for Health and Clinical Excellence. (2018). *Dementia: assessment, management and support for people living with dementia and their carers. NICE guideline* [NG97]. Verfügbar unter https://www.nice.org.uk/guidance/ng97

Nowak, A., De Raad, W. & Borowski, W. (2012). Culture Change. The perspective of dynamic minimalism. In M.J. Gelfand, C.Y. Chiu & Y.Y. Hong (Eds.), *Advances in Culture and Psychology* (2nd ed., pp. 249–314). Oxford: Oxford Scholarship On-line.

O'Brien, M.D. (1994). Vascular dementia: definition, epidemology and clinical features. In A. Bruns & R. Levy (Eds.), *Dementia* (pp. 625–639). London: Chapman and Hall.

O'Dwyer, M. & Orrell, M.W. (1994). Stress, ageing and dementia. *International Review of Psychiatry, 6*, 73–83.

Oakley, D. (1965). Senile dementia: some aetiological factors. *British Journal of Psychiatry, 111*, 414–419. https://doi.org/10.1192/bjp.111.474.414

Oliver, K. (2016). *Walk the Walk, Talk the Talk*. Canterbury: Forget Me Nots.

Ollman, B. (1971). *Alienation*. Cambridge: Cambridge University Press.

Orstein, R. & Sohel, D. (1989). *The Healing Brain*. London: Macmillan.

Orrell, M. (1995). Studies linking education and the risk of dementia. *Alzheimer's Disease Society Newsletter*. London: Alzheimer's Society.

Orrell, M., Aguirre, E., Spector, A., Hoare, Z., Woods, R.T., Streater, A., Donovan, H., Hoe, J., Knapp, M., Whitaker, C. & Russell, I. (2014). Maintenance cognitive stimulation therapy for dementia: single-blind, multicentre, pragmatic randomized controlled trail. *British Journal of Psychiatry, 204*(6), 454–461. https://doi.org/10.1192/bjp.bp.113.137414

Osborne, H., Stokes, G. & Simpson, J. (2010). A psychological model of parent fixiation in people with dementia: the role of personality and attachment. *Aging and Mental Health, 14*(8), 928–937. https://doi.org/10.1080/13607863.2010.501055

Page, S., Rowett, R. & Davies-Abbott, I. (2016). Care to talk? A framework for appreciative conversations about dementia – innovative practice. *Dementia: International Journal of Social Research and Practice, 16*(8), 1069–1074.

Parveen, S., Robins, J., Griffith, A.W. & Oyebode, J.R. (2015). Dementia detectives: busting the myths. *Journal of Dementia Care, 23*(4), 12–13.

Perren, S., Schmid, R., Herrmann, S. & Wettstein, A. (2007). The impact of attachment on dementia-related problem behavior and spousal caregivers' well-being. *Attachment and Human Development, 9*(2), 163–178. https://doi.org/10.1080/14616730701349630

Perry, E.K., Tomlinson, B.E., Blessed, G., Bergmann, K., Gibson, P.H. & Perry, R.H. (1978). Correlation of cholinergic abnormalities with senile plaques and mental test scores in senile dementia. *British Medical Journal, 2,* 1457–1459. https://doi.org/10.1136/bmj.2.6150.1457

Petre, T. (1995). Dementia and sheltered housing. In T. Kitwood, S. Buckland & T. Petre. *Brighter Futures: A Report on Research with Provision for Persons with Dementia in Residential Homes. Nursing Homes and Sheltered Housing.* Oxford: Anchor Housing Association in collaboration with Methodist Homes for the Aged.

Petre, T. (1996). Back into the swing of her sociable life. *Journal of Dementia Care, 4*(1), 24–25.

Phair, L. & Good, V. (1995). How to make a change for the better. *Journal of Dementia Care, 3*(6), 15–17.

Pinquart, M. & Sörensen, S. (2006). Helping caregiver of persons with dementia: which interventions work and how large are their effects? *International Psychogeriatrics, 18*(4), 577–595.

Pool, J. (2021). *From dementia to rementia: a guide to personal rehabilitation strategies*. London: Jessica Kingsley Publ.

Popper, K. (1959). *The Logic of Scientific Discovery*. London: Hutchinson.

Post, S. (1995). *The Moral Challenge of Alzheimer's Disease*. Baltimore, MD: John Hopkins University Press.

Post, S. (2000). *The Moral Challenge of Alzheimer's Disease: Ethical Issues from Diagnosing the Dying* (2nd ed.). Baltimore, MD: Johns Hopkins University Press.

Post, S.G. (2006). Respectare: moral respect for the lives of the deeply forgetful. In J.C. Hughes, S.J. Low & S.R. Sabat (Eds.), *Dementia: Mind, Meaning and the Person* (pp. 223–234). Oxford: Oxford University Press.

Purdey, M. (1994). Anecdote and orthodoxy: degenerative nervous diseases and chemical pollution. *Ecologist, 24*(3), 100–104.

Quinton, A. (1973). *The Nature of Things*. London: Routledge.

Rabins, P.W. & Pearlson, G.D. (1994). Depression induced cognitive impairment. In A. Burns and R. Levy (Eds.), *Dementia* (pp. 667–679). London: Chapman and Hall.

Reisberg, B., Ferris, S.H., de Leon, M.J. & Crook, T. (1982). The Global Deterioration Scale (GDS) for assessment of primary degenerative dementia. *American Journal of Psychiatry, 139,* 1136–1139. https://doi.org/10.1176/ajp.139.9.1136

Richards, M. & Brayne, C. (2010). What do we mean by Alzheimer's disease? *British Medical Journal, 341,* 865–967. https://doi.org/10.1136/bmj.c4670

Richards, R. (2007). Everyday creativity: our hidden potential. In R. Richards (Ed.), *Everyday Creativity and New Forms of Human Nature: Psychological, and Spiritual Perspectives* (pp. 25–53). Washington: American Psychological Association.

Rinpoche, S. (1976). *Keywords: A Vocabulary of Culture and Society*. London: Fontana.

Ritchie, K., Kildea, D. & Robine, J.M. (1992). The relation between age and the prevalence of senile dementia. *International Journal of Epidemiology, 21*(4), 763–769. https://doi.org/10.1093/ije/21.4.763

Roberts, C. [mason4233]. (2017, 16. November). *I Suffer, my family does too I am … [Tweet]*. Twitter. https://twitter.com/i/web/status/931178835244146689

Robins, J. (1995). Partnership: some effects of childhood scripts on adult relationships. *Counselling, 6*(1), 41–43.

Rogers, C.R. (1961). *On Becoming a Person*. Boston, MA: Houghton Mifflin.

Rohra, H., Stechl, E. & Fröstl, H. (2016). *Dementia Activist*. London: Jessica Kingsley Publishers.

Rose, S.P.R. (1984). Disordered molecules and diseased minds. *Journal of Psychiatric Research, 4*, 357–360.

Roses, A.D. (1995). Apolipoprotein Egenotyping in the differential diagnosis, not prediction of Alzheimer's disease. *Neurology, 38*(1), 6–14.

Roses, A.D., Strittmatter, W.J., Pericak-Vance, M.A., Corder, E.H., Saunders, A.M. & Schmekel, D.E. (1994). Clinical application of apolipoprotein E genotyping to Alzheimer's disease. *Lancet, 343*, 1564–1565. https://doi.org/10.1016/30140-6736(94)92960-2

Roth, M., Huppert, F.A., Tym, E. & Mountjoy, C.Q. (1988). *CAMDEX 1: The Cambridge Examination for Mental Disorders of the Elderly*. Cambridge: Cambridge University Press.

Rothschild, D. (1937). Pathologic changes in senile psychoses and their psychologic significance. *American Journal of Psychiatry, 93*, 747–788. https://doi.org/10.1176/ajp.93.4.757

Rothschild, D. & Sharpe, M.L. (1944). The origin of senile psychoses: neuropathological factors and factors of a more personal nature. *Diseases of the Nervous System, 2*, 49–54.

Rowe, D. (1983). *Depression: The Way Out of Your Prison*. London: Routledge.

Sabat, S.R. (1994). Language function in Alzheimer's disease: a critical review of selected literature. *Language and Communication, 14*(1), 1–22. https://doi.org/10.1016/0271-5309(94)90025-6

Sabat, S.R. (2003). Malignant positioning and the predicament of the person with Alzheimer's disease. In F.M. Moghaddam & R. Harré (Eds.), *The Self and Others: Positioning Individuals and Groups in Personal, Political, and Cultural Contexts* (pp. 85–98). Westport, CT: Greenwood Publishing Group, Inc.

Sabat, S.R. (2006). Implicit memory and people with Alzheimer's Disease: implications for caregiving. *American Journal of Alzheimer's Disease and Other Dementias, 21*(1), 11–14.

Sabat, S.R. (2011). *The Experience of Alzheimer's Disease: Life Through a Tangled Veil*. Oxford: Blackwell.

Sabat, S.R. & Cagigas, X.E. (1997). Extralinguistic communication compensates for the loss of verbal fluency: A case study of Alzheimer's disease. *Language and Communication, 17*(4), 341–351. https://doi.org/10.1016/S0271-5309(97)00019-0

Sabat, S.R. & Harré, R. (1992). The construction and deconstruction of self in Alzheimer's disease. *Ageing and Society, 12*(4), 443–461.

Sabat, S.R. & Harré, R. (1994). The Alzheimer's disease sufferer as a semiotic subject. *Phylosophy, Psychiatry, & Psychology, 1*(3), 145–160.

Sabat, S.R., Napolitano, L. & Fath, H. (2004). Barriers to the construction of a valued social identity: A case study of Alzheimer's disease. *American Journal of Alzheimer's Disease and Other Dementias, 19*(3), 177–185.

Särkämö, T., Tervaniemi, M., Laitinen, S., Numminen, A., Kurki, M., Johnson, J.K. & Rantanen, P. (2013). Cognitive, emotional, and social benefits of regular musical activities in early dementia: randomized controlled study. *Gerontologist, 54*(4), 634–650.

Sauer, P.E., Fopma- Loy, J., Kinney, J.M. & Lokon, E. (2016). ‚It makes me feel like myself': person-centered vs. traditional visual arts activities for people with dementia. *Dementia: International Journal of Social Research and Practice, 15*(5), 895–912.

Sayers, J. (1994). Informal care and dementia: lessons for psychoanalysis and feminism. *Journal of Social Work Practice, 8*(2), 124–135. https://doi.org/10.1080/02650539408413974

Schlapobersky, J.R. (Ed.). (1991). *Institutes and How to Survive Them: Selected Papers by Robin Skynner*. London: Routledge.

Schön, D. (1983). *The Reflective Practitioner*. London: Temple Smith.

Scruton, R. (2017). *On Human Nature*. Princeton, NJ: Princeton University Press.

Segal, J. (1992). *Melanie Klein*. London: Sage.

Shergill, S. & Katona, C. (1996). How common is Lewy body dementia? *Alzheimer's Diesease Society Newsletter*.

Shorthouse, T. (2018). *I'm Still Me*. Facebook.com. Verfügbar unter https://www.facebook.com/tracey.shorty/?hc_ref=ARRP95WpdYK3psPGNwyO9X09HjUbEsXXS5h4owpIp2HGN4zYJCwbdmpiPrbnrKj3IBk&-fref=nf

Siegel, B.S. (1991). *Peace, Love and Healing*. London: Arrow Books.

Simard, J. (2013). *The End-of-Life Namaste Program for People with Dementia* (2nd ed.). Baltimore, London, Sydney, Health Professions Press.

Sixmith, A., Stilwell, J. & Copeland, J. (1993). Dementia: Challenging the limits of dementia care. *International Journal of Geriatric Psychiatry, 8*, 993–1000. https://doi.org/10.1002/gps.930081205

Skaog, I., Nilsson, L., Palmertz, B., Andreasson, L.A. & Svanborg, A. (1993). A population-based study of dementia in 85-year-olds. *New England Journal of Medicine, 328,* 151–158.

Smith, C. (2010). *What is a Person? Rethinking Humanity, Social Life and the Moral Good from the Person Up.* London: University of Chicago Press.

Spector, A., Orrell, M. & Woods, B. (2010). Cognitive Stimulation Therapy (CST): effects on different areas of cognitive function for people with dementia. *International Journal of Geriatric Psychiatry, 25*(12), 1253–1258. https://doi.org/10.1002/gps.2464

Spector, A., Thorgrimsen, L., Woods, B., Royan, L., Davies, S., Butterworth, M. & Orrell, M. (2003). Efficacy of an evidence-based cognitive stimulation therapy programme for people with dementia: randomized controlled trail. *British Journal of Psychiatry, 183,* 248–254. https://doi.org/10.1192/bjp.183.3.248

Stephens, A., Cheston, R. & Glesson, K. (2013). An exploration into the relationships people with dementia have with physical objects: an ethnographic study. *Dementia: International Journal of Social Research and Practice, 12*(6), 697–712.

Stevenson, O. (1989). *Age and Vulnerability.* London: Edward Arnold.

Stevenson, O. & Parsloe, P. (1993). *Community Care and Empowerment.* York: Joseph Rowntree Foundation.

Stewart, I. & Joines, V. (1987). *TA Today.* Nottingham: Lifespan Publications.

Stokes, G. & Goudie, F. (Eds.). (1989). *Working with Dementia.* Bicester: Winslow Press.

Surr, C.A., Smith, S.J., Crossland, J. & Robins, J. (2016a). Impact of a person-centered dementia care training programme on hospital staff attitudes, role efficacy and perceptions of caring for people with dementia: A repeated measures study. *International Journal of Nursing Studies, 53,* 144–151. https://doi.org/10.1016/j.ijnurstu.2015.09.009

Surr, C., Walwyn, R., Lilley-Kelly, A., Cicero, R., Meads, D., Ballard, C., Burton, K., Chenoweth, L., Corbett, A., Creese, B., Downs, M., Farrin, A., Fossey, J., Garrod, L., Graham, E., Griffiths, A., Holloway, I., Jones, S., Malik, B., ... Wallace, D. (2016b). Evaluating the effectiveness and cost-effectiveness of Dementia Care Mapping to enable person-centred care for people with dementia and their carers (DCM-EPIC) in care homes: study protocol for a randomized controlled trail. *Trails, 17*(1), 300.

Surr, C., Walwyn, R., Lilley-Kelly, A., Cicero, R., Meads, D., Ballard, C., Burton, K., Chenoweth, L., Corbett, A., Creese, B., Downs, M., Farrin, A., Fossey, J., Garrod, L., Graham, E., Griffiths, A., Holloway, I., Jones, S., Malik, B., ... Wallace, D. (2017). Effective dementia education and training for the health and social care workforce: a systematic review of the literature. *Review of Educational Research, 87*(5), 966–1002. https://doi.org/10.3102/0034654317723305

Surr, C., Griffiths, A.W. & Kelley, R. (2018). Implementing Dementia Care Mapping as a practice development tool in dementia care services: a systematic review. *Clinical Interventions in Ageing, 13,* 165–177. https://doi.org/10.2147/CIA.S138836

Sutton, L. (1995). *Whose memory is it, anyways?* (Unpublished PhD thesis). University of Southampton.

Swaffer, K. (2014). Dementia: stigma, language, and dementia-friendly. *Dementia: International Journal of Social Research and Practice, 13*(6), 709–716.

Swaffer, K. (2017). *Was zum Teufel geschieht in meinem Hirn?* Bern: Hogrefe.

Swaffer, K. (2018). *Daily Blog.* Verfügbar unter https://kateswaffer.com/daily-blog/

Swaffer, K., Rahman, S., Rees, G. & Taylor, R. (2016). *What the Hell Happened to My Brain? Living Beyond Dementia.* London: Jessica Kingsley Publishers.

Swanwick, G.R.J., Coen, R.F., Lawlor, D.H., Mahony, D.O., Walsh, B. & Oakley, D. (1995). Discriminating power of the Hachinski Ischaemic Score in a geriatric population with dementia. *International Journal of Geriatric Psychiatry, 10*(4), 679–685. https://doi.org/10.1002/gps.930100808

Symington, N. (1988). *The Analytic Experience.* London: Free Association Books.

Tatelbaum, J. (1984). *The Courage to Grieve.* New York: Harper and Row.

Taulbee, L. & Folsom, J.C. (1966). Reality orientation for geriatric patients. *Hospital and Community Psychiatry, 17,* 133–135.

Taylor, R. (2006). *Alzheimer's from the Inside Out.* Baltimore, MD: Health Professions Press.

Taylor, R. (2011). *Alzheimer und Ich* (3. Aufl.). Bern: Hogrefe.

Terry, R.D. (1992). The pathogenesis of Alzheimer's disease: what causes dementia? In Y. Chisten & P. Churchland (Eds.), *Neurophilosophy and Alzheimer's Disease* (pp. 123–130). Berlin: Springer Verlag.

Thomas, W. (1995). Reinventing the American nursing home. In (Ed.), *Conference Proceeding: The Changing Face of Alzheimer Care.* Chicago: Alzheimer's Association.

Thompson, R., Heath, H. & Mills, N. (2013). *Dementia: Commitment to the Care of People with Dementia in Hospital Settings*. London: Royal College of Nursing.

Thorpe, S. (1996). Language changes in Alzheimer's disease. *Alzheimer's Disease Society Newsletter*.

Threadgold, M. (1995). Touching the soul through the senses. *Journal of Dementia Care, 3*(4), 18–19.

Titmuss, R.M. (1969). The culture of medical care and consumer behaviour. In F. N. N. Poynter (Ed.), *Medicine and Culture* (pp. 129–135). London: Wellcome Insitute.

Tobin, J. (1995). Sharing the care: toward new forms of communication. In T. Kitwood & S. Benson (Eds.), *The New Culture of Dementia Care*. London: Hawker Publications.

Tobin, S.S. (1991). *Personhood in Advanced Old Age*. New York: Springer.

Tomlinson, B.E., Blessed, G. & Roth, M. (1970). Observations on the brains of demented old people. *Journal of Neurological Science, 11*, 205–242. https://doi.org/10.1016/0022-510X(70)90063-8

Torchia, J. (2008). *Exploring Personhood: An Introduction to the Philosophy of Human Nature*. Plymouth: Rowman & Littlefield.

Toseland, R.W., Diehl, M., Freeman, K., Manzanares, T., Naleppa, M. & McCallion, P. (1997). The impact of validation group therapy on nursing home residents with dementia. *Journal of Applied Gerontology, 16*(1), 31–50. https://doi.org/10.1177/073346489701600102

Truthful Loving Kindness. (2018). *Truthful Loving Kindness*. Verfügbar unter https://truthfulkindness.com/

Tuchman, B.W. (1979). *A Distant Mirror: The Calamitous Fourteenth Century*. Harmondsworth: Penguin.

UN General Assembly. (2007). Convention on the Rights of Persons with Disabilities: Resolution/Adopted by the General Assembly. In U. Nations (Eds.), *A/RES/61/106*.

Ussher, J. (1991). *Women's Madness*. New York: Harvester.

Van den Berg, M., Wendel-Vos, W., van Poppel, M., Kemper, H., van Mechelen, W. & Maas, J. (2015). Health benefits of green spaces in the living environment: a systematic review of epidemiological studies. *Urban Foresty and Urban Greening, 4*(14), 806–816. https://doi.org/10.1016/j.ufug.2015.07.008

Van Grop, B. & Vercruysse, T. (2011). Frames and counter-frames giving meaning to dementia: a framing analysis of media content. *Social Science and Medicine, 74*(8), 1274–1281. https://doi.org/10.1016/j.socscimed.2011.12.045

Van Grop, B., Vercruysse, T. & Van Den Bulck, J. (2012). Toward a more nuanced perception of Alzheimer's disease: designing and testing a campaign advertisement. *Dementias, 27*(6), 388–396.

Varnum, M.E. W. & Grossmann, I. (2017). Cultural change: the ho wand the why. *Perspectives on Psychological Science, 12*(6), 956–972. https://doi.org/10.1177/1745691617699971

Vernooij-Dassen, M., Draskovic, I., McCleery, J. & Downs, M. (2011). Cognitive reframing for carers of people with dementia. *Cochrane Database of Systematic Reviews, 11*, 1–41.

Ward, T., Murphy, B., Procter, A. & Weinman, J. (1992). An observational study of two long-stay psychogeriatric wards. *International Journal of Geriatric Psychiatry, 7*, 211–217. https://doi.org/10.1002/gps.930070311

Watts, A.W. (1973). *Psychotherapy East and West*. Harmondsworth: Penguin.

Whear, R., Coon, J.T., Bethel, A., Abbott, R., Stein, K. & Garside, R. (2014). What is the impact of using outdoor spaces such as gardens on the physical and mental well-being of those with dementia? A systematic review of quantitative and qualitative evidence. *Journal of the American Medical Directors Association, 15*(10), 697–705. https://doi.org/10.1016/j.jamda.2014.05.013

Whitecross, M. (Director). (2012). *Ashes* [Movie]. United Kingdom: CinemaNX, Fiesta Productions, Isle of Man Film.

WHO. (2015). *First WHO Ministerial Conference on Global Action Against Dementia: Meeting Report*. Geneva: WHO.

WHO. (2017a). *Dementia Plans*. Verfügbar unter https://www.alzint.org/what-we-do/policy/dementia-plans/

WHO. (2017b). *Global Action Plan on the Public Health Response to Dementia* 2017–2025. Geneva: WHO.

WHO & Alzheimer's Disease International. (2012). *Dementia: A Public Health Priority*. London: WHO.

Wilberforce, M., Challis, D. & Davies, L. (2016). Person-centredness in the care of older adults: a systematic review of questionnaire-based scales and their measurement properties. *BMC Geriatrics, 16*, 63. https://doi.org/10.1186/s12877-016-0229-y

Wilkinson, H. (2001). *The perspective of people with dementia: Research Methods and Motivations*. London: Jessica Kingsley Publ.

Williams, R. (1976). *Keywords: A Vocabulary of Culture and Society*. London: Fontana.

Woods, B., Keady, J. & Seddon, D. (2007). *Involving Families in Care Homes: A Relationship-centred Approach to Dementia Care*. London: Jessica Kingsley Publishers.

Woods, R. (1995). The beginnings of a new culture in care. In T. Kitwood & S. Benson (Eds.), *The New Culture of Dementia Care*. London: Hawker Publications.

Woods, R. T. & Britton, P. G. (1977). Psychological approaches to the treatment of the elderly. *Age and Ageing, 6,* 104–112. https://doi.org/10.1093/ageing/6.2.104

Woods, R. T., Portnoy, S., Head, D. & Jones, G. (1992). Reminiscence and life review with persons with dementia: which way forward? In G. M. M. Jones & B. M. L. Miesen (Eds.), *Caregiving in Dementia* (pp. 137–161). London: Routledge.

Zagzebski, L. (2001). The uniqueness of persons. *Journal of Religious Ethics, 29*(3), 401–442. https://doi.org/10.1111/0384-9694.00090

Zarit, S. J. & Femia, E. E. (2008). A future for family care and dementia intervention research? Challenges and strategies. *Aging and Mental Health, 12*(1), 5–13. https://doi.org/10.1080/13607860701616317

Weiterführende Literatur

Brooker, D. J., Latham, I., Evans, S. C., Jacobson, N., Perry, W., Bray, J., Ballard, C., Fossey, J. & Pickett, J. (2015). FITS into practice: translating research into practice in reducing the use of anti-psychotic medication for people with dementia living in care homes. *Aging and Mental Health, 20*(7), 709–718. https://doi.org/10.1080/13607863.2015.1063102

Dementia Action Alliance. (2011). *National Dementia Declaration for England*. London: Dementia Action Alliance. Verfügbar unter https://www.dementiaaction.org.uk/assets/0001/1915/National_Dementia_Declaration_for_England.pdf

Dementia Alliance International. (2014). *Dementia Alliance International.* Verfügbar unter https://www.dementiaallianceinternational.org/

Dementia Alliance International. (2015). *Dementia Alliance International.* Verfügbar unter https://www.dementiaallianceinternational.org/

Dementia Australia. (2018). *Dementia language guidelines*. Verfügbar unter https://www.dementia.org.au/sites/default/files/full-language-guidelines.pdf

Kant, I. (1983). The Metaphysics of Morals. Part II: The metaphysics of virtue. In I. Kant (Ed.), *Ethical Phylosophy* (p. 127, translation W. James). Indianapolis, Indiana: Hackett. (Original 1797)

Kitwood, T. (1989). Brain, mind and dementia: with particular reference to Alzheimer's disease. *Aging and Society, 9,* 1–15. https://doi.org/10.1017/S0144686X00013337

Kitwood, T. (1990d). *Concepts in Developmental Psychology. Concern for Others: A New Psychology of Conscience and Mortality*. Florence, KY: Taylor & Francis/Routledge.

Perrin, T. (1997). Occupational need in severe dementia: a descriptive study. *Journal of Advanced Nursing, 25*(5), 934–941. https://doi.org/10.1046/j.1365-2648.1997.1997025934.x

Prince, M., Wimo, A., Guerchet, M., Ali, G. C., Wu, Y. T. & Prina, M. (2015). *World Alzheimer Report: 2015 The Global Impact of Dementia: An Analysis of Prevalence, Incidence, Cost and Trends*. London: Alzheimer's Disease International.

RDD/10495. (2018). *G8 Dementia Summit Declaration*. London: G8.

Rinpoche, S. (2006). *Funken der Erleuchtung: Buddhistische Weisheit für jeden Tag des Jahres*. Frankfurt a. M.: Fischer.

Swaffer, K. (2012). *Love, Life, Loss, A Roller Coaster of Poetry*. Kalbane, Richmond, SA: Graphic Print Group.

Interview mit Christian Müller-Hergl

Kitwood führte einige neue Begriffe ein, mit denen er eine positivere Sicht der Demenz zu konzeptualisieren versuchte. Wie ist dies mit einem Abstand von 10 Jahren zu beurteilen?
Der originäre Entwurf Kitwoods bestand darin, verschiedene Hinweise auf eine positivere und komplexere Sicht der Demenz in einer Synthese zusammenzuführen. Ein Verständnis der Demenz anhand der Faktoren Neuropathologie, Persönlichkeit, Gesundheit, Biografie und Sozialpsychologie entspricht dem heute gängigen Verständnis von Demenz als bio-psycho-sozial-ökologische Erkrankung. In dieser Aufzählung betonte er den Faktor Sozialpsychologie, weil er hierin die größten Möglichkeiten sah, das Personsein des Kranken und damit sein Wohlbefinden zu unterstützen. Dies entspricht der heute gängigen Praxis, Variablen von Lebensqualität als Ergebniskriterien von Pflege und Betreuung zu verwenden. Aus heutiger Sicht würde man dem Faktor Gesundheit eine ähnliche Bedeutsamkeit einräumen wollen, da viele gesundheitliche Probleme bei Menschen mit Demenz viel zu wenig gründlich recherchiert und behandelt werden. Die Betonung des Psychosozialen erfolgte nicht in der Absicht, die Bedeutung des biologisch fundierten Prozesses herunterzuspielen, sondern um die Heterogenität und Individualität des Krankheitsgeschehens zu verstehen. Zudem ermöglichte diese Sichtweise einen neuen Ansatz, aktives pflegerisches Handeln zu begründen.

Wie ist in diesem Zusammenhang der Begriff „Dialektik der Demenz" einzuordnen?
Im Grundsatz gilt dieses Wechselverhältnis von Pathologie und Umwelt für viele, wenn nicht alle Erkrankungen. Das Modell eröffnet den Blick dafür, im wechselhaften, höchst individuellen Verlauf der Demenz Fähigkeiten zu erhalten, Ressourcen zu unterstützen, die Selbstwissen, Selbstkompetenz und Selbstwertgefühl stabilisieren helfen. Anstelle eines linear progredienten Verlaufs rechnet man auch mit Verbesserungen, der Wiederkehr verloren geglaubter Fähigkeiten, aber auch von Möglichkeiten der Begegnung und des Kontaktes, die im nicht-dementen Leben nicht vorhanden waren. Allerdings: Das Modell kann einzelne Verläufe weder erklären noch vorhersagen, dazu ist es viel zu unspezifisch. So wissen wir heute z. B. in Bezug auf herausforderndes Verhalten, dass je nach Krankheitsbild, Schweregrad sowie gesundheitlicher Verfassung die Möglichkeiten psychosozialer Beeinflussung sehr unterschiedlich zu beurteilen sind: Gerade die oft beklagte Apathie bei schwerer Demenz ist wenig beeinflussbar (vgl. Maastricht-Studie). Mit Sicherheit kann gesagt werden, dass eine Förderung des Personseins nicht schadet: Generell ist die Annahme plausibel, dass eine akzeptierende, tröstende Grundhaltung positive Emotionen fördert, die sich wiederum förderlich auf das hirnorganische Geschehen auswirken. Dass dies allerdings luzide Momente und Situationen spontaner Remission erklärt, ist möglich, aber ungeklärt.

Wie beeinflusste Kitwoods Theorieentwurf die weitere Forschungsentwicklung?
Die Person mit Demenz zusammen mit dem unmittelbaren Familiensystem rückte in den Mit-

telpunkt der Betrachtung. Besonders für Menschen mit leichter Demenz sind verschiedene Theorieentwürfe zum Erleben entwickelt worden. Die Art und Weise, in der Paare und Familien subjektive Theorien zum Demenzgeschehen entwickeln, fand Beachtung. Menschen mit Demenz wurden vermehrt als Subjekt, nicht als Objekt der Forschung ernstgenommen. Dies wiederum ermutigte vermehrt Forschungen zu Interventionen zur Unterstützung positiven Erlebens, zur Beratung der Kranken selbst, zu integrierten und alternativen Versorgungssystemen. Wie schon erwähnt rückte die Lebensqualität vermehrt ins Zentrum der Pflegequalität. Zur Zeit erleben wir eine beachtliche Proliferation des Versorgungswissens, wenn auch nicht immer mit einem zufriedenstellenden Evidenzgrad. Beforscht werden Interventionen für unterschiedliche Demenzerkrankungen, Schweregrade, Interventionen für Menschen mit verschiedenen kulturellen Hintergründen, die Begleitung des Sterbens von Menschen mit Demenz, um nur einige wichtige Themenfelder zu nennen. Wissen dieser Art wurde vor Kitwood nur sporadisch erhoben, insbesondere in den skandinavischen Ländern. Besonders in Großbritannien gab der Theorieansatz Kitwoods diesen Forschungen neue Schubkraft und Bedeutung. Kitwood inspirierte Forschung, ohne selbst empirischer Forscher zu sein. Manchen seiner Begriffe mutet eine Vagheit an, die sich erst jetzt konkretisiert. Forschungen zu Interaktionen mit Menschen mit Demenz haben dazu beigetragen, Begriffe wie „Anerkennung" durch Prozesse wie Parallelbewegung, motorische Imitation, Synchronisierung, Reziprozität und Wechselseitigkeit (mutuality) zu operationalisieren.

Gibt es Themenbereiche, in denen Sie sich deutlich von Kitwood abgrenzen würden?

Trotz der Erwähnung von Entspannung als einer Form von Interaktion unterschätzte Kitwood die Bedeutung der Passivität in der späten Demenz. Je weiter die Demenz voranschreitet, desto mehr lösen sich Menschen von den sozialen Konstrukten und regulativen Ideen der erwachsenen Welt. Kommunikation und Interaktion bewegt sich immer mehr auf „Treibsand" und hat nur die Körpersprache als gemeinsamen Ausgangspunkt: Hier fehlt es zwar nicht an Intuition seitens der Pflegenden, wohl aber an Begrifflichkeiten, die Intuitionen zu reflektieren und bewusst und aufeinander abgestimmt einzusetzen. Kommt ein gemeinsames Handeln im Sinne von Parallelbewegungen und Synchronisierungen nicht zustande, gilt es, in reiner Absicht auszuharren im Bemühen, Signale seitens des Kranken zu erhalten, die gespiegelt werden können. Ein Ansatz, der gemeinsames Handeln und Aktivität zum wesentlichen Ankerpunkt für die Unterstützung des Personseins macht, kommt hier an eine Grenze. Mit dem Begriff der Gerontotranszendenz ist versucht worden, dem Thema Passivität einen positiven Sinn abzugewinnen. Die Frage des Verstehens von Passivität ist ein Beispiel dafür, wie Demenz Pflegende mit einer oft verwirrenden Gleichzeitigkeit von zutiefst Vertrauten und radikal Fremden konfrontiert. Da Kitwood die Gemeinsamkeiten von Menschen mit und ohne Demenz betonte, konnte er die Bedeutung von Fremdheit und Befremdung nicht ausreichend reflektieren. Demenz setzt Pflegende den Grenzen des Verstehbaren aus und erfordert von Pflegenden, Interaktionen zu wagen, ohne den anderen in sich nachbilden zu können. Das ist riskant.

Zum Schluss eine Frage zu den Begriffen „Bösartige Sozialpsychologie" und „Veränderung der Pflegekultur": Sehen Sie hier bedeutsame Entwicklungen in den letzten Jahren?

Kitwood betonte deutlich den Zusammenhang von positiver Personenarbeit mit Menschen mit Demenz und einer person-zentrierten Personal- und Einrichtungspolitik. Für diese Zusammenhänge gibt es inzwischen eine ganze Reihe eindrucksvoller Belege. Beispiele „bösartiger Sozialpsychologie", z. B. anhand der personalen Detraktionen, sieht man eher selten und wenn, dann handelt es sich in der Regel eher um Situationen von Überforderung und Unerfahrenheit. Was allerdings neu ist, das ist die kalte Pflegekultur: eine eher unberührte, äußerliche Höflichkeit, die mitunter mit dem Begriff „Designeremotionalität" beschrieben wurde. Dr. Kersting hat dieses Phänomen eindrücklich untersucht und ihm den Namen „cool-out" gegeben. Es handelt sich um Überlebensstrategien, eine höfliche Fassade unter äußerst angestrengten Bedingungen aufrecht zu erhalten, um Formvorschriften zu genügen. Unter dem Aspekt von authentischer und empathischer Begegnung bin ich mir nicht sicher, ob dieses „institutionalisierte Servicegrinsen" nicht schädlicher ist als eine grobe, aber ehrlich gemeinte Bemerkung. Insgesamt aber ist es bewundernswert, dass unter Pauperitätsbedingungen, unter denen die Altenpflege besonders in Deutschland lebt, ausgezeichnete Beispiele von Pflege und Betreuung zu finden sind, die den internationalen Vergleich nicht scheuen brauchen.

Dortmund, im Sommer 2007

Biografie von Tom Kitwood

Thomas Kitwood war ein Pionier auf dem Gebiet der Pflege und Betreuung von Menschen mit einer Demenz. Er entwickelte innovative Forschungsprojekte und Ausbildungsprogramme, die die „alte Kultur der Vorsorgung" herausfordern und in Frage stellen sollte. Sein Ziel war es, soweit wie möglich zu verstehen was die Pflege und Betreuung aus der Perspektive einer Person mit einer Demenz ausmacht.

Eine seiner Neuerungen war „Dementia-Care-Mapping", eine Methode zur Beobachtung und Evaluation der Versorgungsqualität in Institutionen des Gesundheitswesens. Diese Methode entwickelte er aus einem seiner ersten Forschungsprojekte. Er war immer an einer Forschung interessiert und involviert, deren Ergebnisse auch in die Praxis eingehen würden. Sein Buch „Dementia Reconsidered: the person comes first" (dt.: „Demenz -Der person-zentrierte Ansatz im Umgang mit verwirrten Menschen") fasste seine Arbeiten, Entwicklungen und Entdeckungen der letzten 12 Jahre zusammen.

Kitwood wurde 1937 in Boston, Lincolnshire geboren. Er studierte in Cambridge und erwarb einen Bachelor of Science der Naturwissenschaften im Jahr 1960. Er studierte für ein Priesteramt in Wycliffe Hall und wurde 1962 ordiniert. Nach Abschluss seines National Service ging er als Lehrer an die Sherborne School in Dorset, um dort über sieben Jahre Chemie zu unterrichten. Danach zog es ihn nach Uganda, wo er an der Busoga Boys School ebenfalls Chemie unterrichtete und auch als Schulpriester arbeitete. In dieser Zeit schrieb er auch im Jahr 1970 sein erstes Buch „What is human?" (Was ist menschlich). 1969 heiratete er Jenny Cooper. Ihr Sohn Andrew wurde in Uganda geboren und ihre Tochter Lucy in Bradford, nachdem sie nach England zurückgekehrt waren. Kitwood schloss 1974 ein Masterstudium in Bildungspsychologie und -soziologie in Bradford ab. 1977 folgte darauf ein PhD in Sozialpsychologie. Er arbeitete Teilzeit als Dozent an der Universität Bradford. Im Jahr 1984 wurde er als hauptamtlicher Dozent für Psychologie an die Universität Bradford berufen. Seine Schwerpunkte lagen in den Bereichen Beratung, Psychotherapie und Tiefenpsychologie. Mit dem Thema „Demenz" kam er im Rahmen eines Projektes der Gesundheitsbehörde von Bradford in Kontakt. Sein Forschungsinteresse lag darin, die Feinheiten der Versorgungspraxis zu ergründen und zu erkennen, welche langfristigen Ergebnisse eine Versorgung hoher Qualität erbringen würde. In zahlreichen umfangreichen Projekten kam er zu neuen Erkenntnissen, die auf breite Akzeptanz in Großbritannien und darüber hinaus stießen. So entwickelte er z.B. einen Kurs in „Tiefenpsychologie der Pflege und Betreuung von demenzkranken Menschen", in dem er seine Lehrerfahrungen zur Tiefenpsychologie mit denen aus dem Bereich der Demenzversorgung verknüpfte. Sein Hintergedanke dabei war, seinen Studenten zu ermöglichen, ihre Gefühle, Emotionen und Intuition zu entdecken und weiterzuentwickeln, um ihre persönlichen Ressourcen und Fähigkeiten im Arbeits- und Privatleben zu erweitern. Innovationen dieser Art spielten eine wichtige Rolle, wenn es darum ging, die Versorgung demenzkranker Menschen in der kommunalen und stationären Versorgung zu verbessern. Im Jahr 1992 gründete Kitwood die Bradford Dementia Group, anfänglich als ein Nebenprodukt seiner Arbeit. Seine Philosophie oder Leitidee basierte auf einem „person-zentrierten" Ansatz, der vereinfacht ausgedrückt danach strebte „Mitmenschen so zu behandeln, wie man selbst gerne behandelt werden möchte". Die Bradford Dementia Group wechselte im April 1998 innerhalb der Universität Bradford von der Abteilung für interdisziplinäre Studien in die Schule für Gesundheitswissenschaft. Sie bestand aus einer Kerngruppe von acht Personen und weiteren 18 Personen, die über ganz Großbritannien verstreut arbeiteten. Dem erweiterten Personenkreis war es erlaubt, die innovativen Arbeiten der Bradford Dementia Group zu nutzen und die von der Gruppe entwickelten Kurse anzubieten, sofern sie der personzentrierten Leitidee für die Versorgung von demenzkranken Menschen entsprachen.

Im September 1998 wurde er zum Lehrstuhlinhaber der Universität befördert und erhielt die Alois Alzheimer Professur für Psychogerontologie. Er war Autor zahlreicher Publikationen zum Thema Demenz, einschließlich „Person to Person: A Guide to the Care of Those with Failing Mental Powers" zusammen mit Kathleen Bredin (Kitwood & Bredin, 1992c). Er wurde mit dem Preis „Buch des Jahres" von Age Concern für „Dementia Reconsidered" ausgezeichnet. Neben seinen Beiträgen zur Forschung, war Kitwood ein Pionier in der Entwicklung von Bildungsprogrammen und Kursen für die Pflege und Betreuung von Menschen mit einer Demenz. Der beliebteste Kurs war ein 3-Tages-Trainingsprogramm über den person-zentrierten Ansatz und die Dementia-Care-Mapping-Methode. – Die Einzigartigkeit der Methode bestand darin, den Blickwinkel einer Person mit einer Demenz einzunehmen.

Dieser Kurs der Bradford Dementia Group war das populärste Bildungsangebot der Gruppe, das national und international angeboten wurde. Als Tom Kitwoods Arbeit auch international bekannt wurde, baute die Bradford Dementia Group Kontakte zu Personen in Australien, Belgien, Kanada, Dänemark, Finnland, Frankreich, Deutschland, Holland, Japan, Neuseeland, Norwegen, Schweden, der Schweiz und den USA auf. 1998 lehrte Kitwood personzentrierte Pflege und Dementia Care Mapping in Schweden und gab im Oktober 1998 Kurse in Ohio und North Carolina. Tom Kitwood war ein begeisternder Kommunikator und wohl bekannt durch seine charismatische Art, in der er in Kursen und auf Konferenzen lehrte, sprach und referierte. Als ein Mensch mit seltenen Begabungen und Talenten inspirierte er Menschen in der ganzen Welt. Obwohl früher Geistlicher im Schuldienst, gab er jede spezielle religiöse Bindung auf, bewahrte sich jedoch eine Nähe zur Spiritualität, war sich der Kunst der Meditation bewusst und wusste, wie wichtig es ist, auf das „innere Selbst" zu achten. Er hatte ein sehr aktives gesellschaftliches Leben und liebte lange Spaziergänge auf dem Land, Tennis, Tanzen und Gitarrespielen. Tom Kitwood starb am 1. November 1998 in Bradford.

Kurzvita

Thomas Marris Kitwood, Psychogerontologe: geboren in Boston, Lincolnshire am 16. Februar 1937; Dozent für Psychologie an der Universtät Bradford 1984–1998, Inhaber der Alois Alzheimer Professur für Psychogerontologie 1998; verheiratet seit 1969 mit Jenny Cooper (ein Sohn, eine Tochter; die Ehe wurde 1986 geschieden). Er starb am 1.11.1998.

The Independent (London), 6. Januar 1999 von Linda Fox

Nachwort von Christian Müller-Hergl

Das Buch hat wesentlich dazu beigetragen, den personen-zentrierten Ansatz in der Versorgung von Menschen mit Demenz in Deutschland bekannt zu machen. Dank tatkräftiger Hilfe seitens des KDA findet u.a. das mit dem Ansatz verbundene DCM-Verfahren weite Verbreitung und gelegentliche Anwendung. Viele Einrichtungen versuchen ernsthaft und mit Nachdruck, trotz widriger Umstände einen Beziehungsstil zu befördern, welcher der Person – ihrer Identität, Persönlichkeit, Bedürfnissen und Bedürftigkeiten – entspricht und sie anerkennt, wertschätzt und respektiert. Dennoch ist die Praxis der individuell suchenden, nachspürenden Grundhaltung mit Mut zum Wagnis für phantasievolle Begegnung oder therapeutischen Kontakt (Prä-Therapie) eine schwierige Kunst, die immer noch sehr viel mehr von einzelnen, engagierten Personen getragen, als von Strukturen der Altenhilfe begünstigt wird. Ohne die geduldige Nachdrücklichkeit einzelner Leitungen und weiterer Personen brechen positive Ansätze, die mit Mühe gewonnen wurden, in erschreckender Geschwindigkeit wieder weg, weil ihnen die Basis fehlt. Innovative Ansätze in der Kommunikation (Validation) oder der Intervention (Basale Stimulation, Kinästhetik, kreative Ansätze mit Musik, Tanz, Malen) können nur bei sehr wenigen teilnehmenden Beobachtungen nach DCM vorgefunden werden und werden selten von Pflegenden durchgeführt. Trotz großer Bekanntheit sind diese Instrumente in der Praxis kaum verankert. Als Mensch mit Demenz in einem personen-zentrierten Pflege- und Betreuungsmilieu Wohnung zu finden, ist immer noch ein eher seltenes Glück.

Eine differenzierte Wahrnehmung des Problemfeldes Demenz hat zur Fokussierung der Aufmerksamkeit auf mobile bzw. mobilisierbare Menschen mit herausforderndem Verhalten geführt. In diesem Zusammenhang werden generalisierte Bedürfnisannahmen getätigt, analog zu anderen krankheits- und schweregradspezifischen Versorgungsformen (Modell: Krankenhaus mit seinen Abteilungen). Aus Sicht der personenzentrierten Pflege ergeben sich hier Etikettierungs- und Stigmatisierungsprobleme mit der Gefahr, wenig stabile, defizitorientierte, aber mit dramatisch-hysterophilem Potential versehene Markierungen zur Voraussetzung einer angemessenen Versorgungsform und Beziehung zu machen. Dagegen ist zu fragen, ob eine ressourcenorientierte, salutogenetische Erkundung der Bedürfnisse nicht viel eher dazu befähigt, sich auf einen offenen, suchenden und verstehenden Beziehungsprozess einzulassen, in welcher der Mensch mit Demenz das „steuernde Moment“ darstellt. Dies auch dann, wenn die Möglichkeit dieser Steuerung Führung und Strukturierung durch andere voraussetzt. Mit Einschränkungen hat das KDA dies mit seinem Konzept der Wohngemeinschaften versucht.

In Großbritannien haben Psychologen und Soziologen im Rahmen der Dementia Services Development Centres (DSDCs) erfolgreich eine personenzentrierte Sprache für Demenz und Beschreibung von Menschen mit Demenz entwickelt und die Dominanz psychopathologischen Denkens im Pflege- und Betreuungsbereich gebrochen. Die Frage ist weniger: Welche kommunikativen Defizite hat die Person? Sondern: Wie drückt sie was aus und wie können wir Kontakt dazu herstellen? Weniger die Frage: Wie oft beschmutzt sich die Person gemessen nach vier vorgegebenen Gradierungen? Sondern: Auf welcher Ebene der Entwicklung scheint diese Person was auszudrücken? Was löst das in den Pflegenden und Angehörigen für innere Themen aus? Wie kann die psychische Abwehr minimiert und Verstehen maximiert werden? Wie können wir lernen, mehr zuzulassen und zu begleiten als zu intervenieren? Es muss also immer darum gehen, Eigenverstehen als Quelle von Fremdverstehen zu fördern und für den Kontakt zu nutzen. Ein vom „Eigenverstehen" losgelöstes Fremdverstehen ist nicht beziehungsfördernd. Partizipative Ansätze in der Forschung betrachten die Person mit Demenz immer mehr als Subjekt in der Absicht, dass Forschung ein positives Erlebnis für diese Personen darstellt (vgl. „The Perspectives of People with Dementia: Research Methods and Motivations" von Wilkinson, 2001) und damit beispielhaft für den Umgang mit den Menschen wird, für deren personenzentrierte Pflege sie einen Beitrag entwickeln will. In der wissenschaftlichen Zeitschrift „Dementia: the international journal of social research and practice" hat sich diese sozialpsychologisch orientierte Gruppe von Forschern ein eigenständiges Publikationsorgan geschaffen. Beispielhaft soll der Ansatz von Kate Allan „Communication and Consultation" genannt werden, in dem zusammen mit Pflegenden explorativ Wege erforscht wurden, Menschen auch mit schwerer Demenz in die Fortentwicklung von stationären Umgebungen aktiv miteinzubeziehen.

Dabei wurde nicht nur eine neue Qualität in der Interaktion durch die intensive Begleitung der Forscherin gewonnen, sondern auch wesentliche Impulse zur Entwicklung und Veränderung der Einrichtung: insbesondere über die große Fülle nicht vorhersehbarer, nicht standardisierbarer Zugangs- und Verstehenswege. Eine gelingende Interaktion und Kommunikation weist dann mehr Verwandtschaft mit einem Kunstwerk als mit der Durchführung standardisierter Maßnahmen (Industriebetrieb) auf.

Für den deutschen Sprachraum wären mit den DSDCs vergleichbare Institutionen wünschenswert, um personenzentrierten Sprach- und Handlungsmustern auf den unterschiedlichsten Ebenen Geltung zu verschaffen mit dem Ziel einer bedürfnis- und nicht defizitorientierten Pflege. Dazu bedarf es auch einer bewussten Differenzierung von medizinischen und klinischen Denk- und Sprachgewohnheiten. In Großbritannien sind weniger die Pflegenden selbst, sondern Ergotherapeuten, Architekten und Psychologen Motor der Entwicklung gewesen. Es wird spannend sein, die Entwicklung im deutschen Sprachraum zu verfolgen.

Dortmund im April 2003
Christian Müller-Hergl

Person-zentrierte Pflege

Helen Güther

Konzept – Kontext – Konsequenzen

[Der folgende Beitrag fasst die Eckpfeiler des person-zentrierten Ansatzes zusammen, integriert aktuelle Diskussionen und Weiterentwicklungen von Kitwoods Ansatz und verknüpft den person-zentrierten Ansatz mit aktuellen Forschungen im deutschsprachigen und internationalen Raum. Anm. d. Lek.]

Die Ursprünge

Die person-zentrierte Pflege (Person-Centred Care, PCC) geht auf den britischen Theologen und Sozialpsychologen Tom Kitwood (s. Biografie auf S. 256) zurück. In den 1990er Jahren zeigte Kitwood auf, dass Menschen mit Demenz häufig nicht mehr als die Person behandelt werden, die sie bis zum Eintritt ihrer Erkrankung gewesen sind (Kitwood, 2005). Oftmals „gut gemeinte" und weitverbreitete Handlungen von Angehörigen und Pflegenden analysierte er als „depersonalisierende" Aktionen wie: Infantilisieren, Etikettieren, Einschüchtern, Täuschen, Zwingen, Ignorieren, Entwerten, Vorenthalten, Verbannen, etc. (Kitwood, 2005, S. 75f. und Kap. 3). Diese Handlungen degradieren das Gegenüber als nicht (mehr) vollwertige Person. Damit ist eine Gefahr der Infragestellung und Begrenzung der Personenrechte von Menschen mit Demenz sowie der Anpassung von Menschen mit Demenz an die „Rolle" des Kranken und „Schwachsinnigen" verbunden. Diesen Teufelskreis bezeichnete Kitwood als „maligne Sozialpsychologie", dem es über gezielte, das Personsein betonende Strategien (in der Pflege) entgegenzuwirken gilt. Insbesondere für die Gerontologische Pflege erweist sich die person-zentrierte Pflege als eine Errungenschaft gegenüber Theorien eines defizitären Alterns. So können Verhaltensweisen von älteren Menschen und auch von Menschen mit Demenz weniger als krankhafte, neurologische Störungen wahrgenommen werden, die es (mit allen Mitteln) zu unterbinden gilt. Vielmehr sind sie als „herausfordernde Verhaltensweisen" (Bundesministerium für Gesundheit, 2006) zu verstehen, die darauf hinweisen, dass wesentlichen Bedürfnissen von Menschen mit Demenz nicht ausreichend begegnet wird und möglicherweise Defizite in der Pflegebeziehung existieren. Dies stellt vor allem eine selbstreflektierende Perspektive dar und damit eine Möglichkeit zur Korrektur und fortwährenden Neuausrichtung pflegerischen Handelns an den Bedürfnissen von Menschen mit Demenz. Damit wird nicht nur die Position von Menschen mit Demenz gestärkt, sondern auch den Pflegenden ein hohes Maß an Verantwortung zugesprochen.

Eine empirische Weiterentwicklung des Konzepts person-zentrierte Pflege leitete der britische Pflegewissenschaftler Nolan mit Kollegen ein und prägte den Ausdruck der „Relationship-Centred Care" (Beziehungsorientierte Pflege). Nolan et al. (2004) verstehen person-zentrierte Pflege nicht nur auf die unmittelbare Interaktionsebene (zwischen Pflegenden und Pflegebedürftigen) begrenzt, sondern auch auf weitere Akteursgruppen und soziale Kontexte bezogen. „Rather there is a need to create a ‚milieu' in which all participants are meaningfully involved, and which reflects the existence of multiple environments" (Vielmehr muss ein Milieu geschaffen werden, in dem alle Teilnehmer sinnvoll eingebunden werden und welches das Vorhandensein verschiedener Umgebungen spiegelt. Übers. d. Lek.) (Nolan et al., 2004, S. 47). Nolan et al. (2006) ermittelten hierzu sechs Sinndimensionen (The senses framework), die alle Akteure (Menschen mit Demenz, beruflich Pflegende, Angehörige) gleichermaßen miteinander teilen und die diese miteinander verbindet: sense of/Bedeutung von: security/Sicherheit haben; belonging/Zugehörigkeit; continuity/Kontinuität; purpose/Zielgerichtetheit; achievement/Erfolg haben; significance/Geltung haben. Allerdings bleiben darüber hinaus reichende rahmensetzende Einflüsse wie Organisationsstrukturen, Sozialpolitik und gesellschaftlich vorherrschende Werte im RCC-Konzept unberücksichtigt. Diese werden in einem dritten Ansatz unter dem Begriff „relational citizenship" (Bürgerrechtliches Modell) zusammen mit menschenrechtlichen Fragen diskutiert (Dupuis et al., 2012; Kontos et al., 2016; Grigorovich et al., 2019).

Zusammenfassend gewinnen die Haltung der Pflegenden, die Beziehungsgestaltung, Organisations- und Bildungsaspekte und schließlich der kulturelle Handlungs- und Deutungsrahmen sowie der sozialrechtliche und ethische Hintergrund an Bedeutung für die Gestaltung von Pflege.

Struktur der person-zentrierten Pflege: Inhalte, Anwendungsrahmen

Die person-zentrierte Pflege geht grundsätzlich davon aus, dass die Personalität von Menschen mit Demenz aufgrund ihrer kognitiven Einbußen nicht verloren geht, sondern „verschleiert" wird: „It generally includes the recognition that the personality of the person with AD is increasingly concealed rather than lost" (Edvardsson et al., 2008, S. 362). Daraus leitet sich das Ziel ab, das Personsein von Menschen mit Demenz zu schützen und wiederherzustellen. Person-zentrierte Pflege stärkt das Paradigma der Selbstbestimmung des Menschen mit Demenz (Innes et al., 2006) gegenüber einem autoritären professionellen Expertentum. „Historically the health professional was the expert in a position of power over the patient" (Nay et al., 2009, S. 108). (Historisch gesehen, waren die Gesundheitsberufe die Experten, die Macht gegenüber den Patienten ausüben konnten. Übers. d. Lek.) Pflege muss demzufolge die eigenen Handlungsroutinen und -ziele dahingehend selbstkritisch prüfen, inwieweit sie dem Personsein von Menschen mit Demenz Rechnung tragen (Brooker, 2007, 2008). Zentrales Augenmerk gilt der Kommunikation und Interaktion zwischen Pflegenden und Menschen mit Demenz verbunden mit dem Anspruch, ein personenbezogenes Pflegehandeln zu kultivieren. McCormack und McCance (2006) bezeichnen person-zentrierte Pflege als ein *humanistisches Ideal.* Penrod et al. (2007) beschreiben person-zentrierte Pflege als eine *paradigmatische Perspektive*, die sie einer biomedizinischen Blickrichtung entgegenstellen. Edvardsson et al. (2008) sehen in *Konzepten und Pflegepraktiken* wie Biografiearbeit, Reminiszenz-Therapie, Validation und die gezielte Gestaltung der Umgebung bedeutsame Elemente der person-zentrierten Pflege. Nay et al. (2009) schließlich verstehen person-zentrierte Pflege als einen *ganzheitlichen Organisationsansatz* (a whole-of-organisation approach). Dawn Brooker (2007, 2008), eine wichtige Vertreterin der person-zentrierte Pflege, hat die Grundidee auf folgende Formel gebracht: *PCC = V, I, P + S*. Die Buchstaben stehen für folgende Aspekte:

- *Valuing People with dementia (Wertschätzender Umgang mit Menschen mit Demenz)* bezieht sich auf Menschen mit Demenz und ihre nächsten Bezugspersonen und stellt das Kernelement der person-zentrierten Pflege dar (Brooker, 2007, 2008). Unter dem Aspekt der Wertschätzung gilt es, eine Sensibilität für Entwertungen im Pflegealltag und auch den gesellschaftlichen Kontext zu entwickeln. Im Pflegealltag drücken beispielsweise wenig sorgfältig ausgeführte Assessments, nicht eingehaltene Versprechen, Vorenthaltung von Informationen oder fehlende Privatheit einen Mangel an Respekt und Wertschätzung aus. Stattdessen gilt es, Menschen mit Demenz und ihr Umfeld zu bestärken (empowern) und ihnen einen Stellenwert in der Gesellschaft einzuräumen. Das „Valuing“ (Wertschätzen) bezieht sich auf alle in die Pflege von Menschen mit Demenz involvierten Personen. In der Praxis lässt es sich umsetzen, indem person-zentrierte Pflege als zentraler Auftrag einer Einrichtung formuliert wird und verständlich für alle Beteiligten transportiert wird. Es umfasst auch die Schulung von Pflegenden und ein Wirken gegen negative Altersbilder in Fernsehen, Politik und Forschung, die ein Klima für Diskriminierung von Menschen im Alter und Menschen mit Demenz schaffen (Brooker, 2007, 2008).

- *Individualised Care* betont (die Einzigartigkeit) jedes Individuums, auch der Menschen mit Demenz. Dies ist ein wichtiger Punkt, der sich mit der Wertschätzung als Person verbindet und das Recht auf Selbstbestimmung hervorhebt. Wichtig ist allerdings, dass die Pflegenden nicht durch eine Überbetonung von Autonomie, Eigenständigkeit und Kompetenz den Fürsorgeaspekt vernachlässigen. Gemeint ist, nicht die eigene Verantwortung als Pflegeperson abzugeben. „Although it is not possible to do person-centred care without taking an individualized approach, it is possible to do individualized care that is not person-centred“ (Brooker, 2007, S. 47). („Obwohl man ohne einen individualisierten Zugang nicht person-zentriert pflegen kann, ist es durchaus möglich, individualisiert zu pflegen, ohne die Anforderungen person-zentrierter Pflege zu erfüllen“ (Brooker, 2008, S. 51).) Individualisierte Pflegeplanung steht vielmehr auf vier Beinen: Sie berücksichtigt die individuellen kognitiven Möglichkeiten (Wie denkt und kommuniziert die Person?), sie schließt die individuelle Lebensgeschichte (Biografie) ein (Was hat die Person gerne gemacht?), sie geht auf die individuelle Persönlichkeit ein (Was motiviert die Person, was beeinflusst ihre Stimmung?) und sie ist aufmerksam für die individuellen Interessen der Person (Wem oder was schenkt die Person Aufmerksamkeit im Alltag?) (Brooker, 2008).
- *Personal Perspective* meint, die Perspektive von Menschen mit Demenz einzunehmen – bzw. sich dieser anzunähern. Dies schließt ein Ernstnehmen der (Lebens-)Äußerungen von Menschen mit Demenz als (be)deutungsvolle Kommunikationsinhalte ein, die an die Umwelt adressiert und von dieser zu beantworten sind. Als ein wesentliches Hilfsmittel dient das „dementia care mapping“ (DCM), welches die von Kitwood gegründete Bradford Dementia Group entwickelte und ein standardisiertes Beobachtungsinstrument zur Reflexion pflegerischer Interaktionen darstellt. Beispielsweise gilt es, aus der Perspektive von Menschen mit Demenz Risiken (z. B. Sturzgefahr) und Sicherheitsmaßnahmen (z. B. Fixierungen) hinsichtlich der Frage nach Lebensqualität abzuwägen. Die Perspektivenübernahme soll zudem die diskriminierende Distanz zwischen „ihnen“ (den Menschen mit Demenz) und „uns“ (den Pflegenden) auflösen und Gemeinsamkeiten (z. B. in den Bedürfnissen) erkennen helfen, um in Anwaltschaft für Menschen mit Demenz zu treten (Brooker, 2008).
- *Social Environment* spricht die direkte soziale Umgebung an. Wärme, Respekt und Empowerment sind einige der wichtigen Aspekte, die ein Gefühl der Identität ermöglichen. Dazu gehört entscheidend die Vermittlung eines Zugehörigkeitsgefühls in die soziale Gemeinschaft. Mit diesem Punkt verbindet sich der Anspruch auf Inklusion (Teil sein und Teilhaben) von Menschen mit Demenz an der Gesellschaft, in der sie leben. Im stationären Kontext sind Menschen mit Demenz z. B. in die Tagesgestaltung, in Gespräche und Entscheidungen einzubeziehen. Die „soziale Umgebung“ beschränkt sich aber nicht auf die Institution eines Pflegeheims. Auch die Gemeinde oder das Stadtviertel außerhalb des Heims sind hinsicht-

lich ihres Grades der Inklusion von Menschen mit Demenz zu hinterfragen und zu fördern (Brooker, 2008).

Die „gemeinsame Lebenspraxis" (Eurich, 2008, S. 359) und authentisch gestaltete, pflegerische Beziehung („authentic partnership") (Dupuis et al., 2012) mit dem Ziel der Förderung und Unterstützung der persönlichen Entwicklung von Menschen mit Demenz („Human Flourishing") (Jennings, 2000) gewinnen in der Pflege von Menschen mit Demenz an zentraler Bedeutung:

Beispiel: *Person-zentrierte Pflege kann auf Ebene der direkten Pflege dahingehend umgesetzt werden, dass Pflegende und Menschen mit Demenz Mahlzeiten gemeinsam zubereiten und einnehmen. Als Kultur innerhalb der Institution kann sich person-zentrierte Pflege dadurch ausdrücken, dass alle Mitarbeiter (ob Pflegekraft, Heimleitung, Sozialarbeiter oder Haushaltshilfe) sich zusammen als „interdisziplinäres" Team verstehen und mit Menschen mit Demenz als auch mit Angehörigen eine wertschätzende, partnerschaftliche Kommunikation pflegen. Über wechselseitige Einladungen und Teilnahmen an Feierlichkeiten kann person-zentrierte Pflege schließlich als ein erster Schritt in Richtung einer Öffnung der Heime gegenüber der Kommune gelingen.*

Hintergrund und Herleitung der person-zentrierten Pflege

Kitwoods Konzeption stützt sich zum einen auf das dialogische Prinzip des Religionsphilosophen Martin Buber und zum anderen auf die klientenzentrierte Therapie des Humanpsychologen Carl Rogers. Martin Buber (2001 [Erstveröffentlichung: 1923]) differenzierte zwei Beziehungsmuster: Die Ich-Du Beziehung und die Ich-Es Beziehung. Die dialogische Beziehung ist als Beziehung zwischen zwei Subjekten gedacht: Ich-Du. Beide Größen sind untrennbar wechselseitig miteinander verbunden. Das Ich wird erst am Du, einem anderen Ich, zum Ich. Beide bestätigen wechselseitig ihre Subjekthaftigkeit, d. h. ihre Autonomie und Wirkmächtigkeit gegenüber dem anderen. Diese Beziehung ist als symmetrisch, also gleichrangig und unmittelbar, vorzustellen. Von diesem Beziehungsmuster ist die objektivistische Beziehung zu unterscheiden: Ich-Es. Sie ist einseitig vom Ich wegführend auf das Es ausgerichtet (Buber, 2001). Diese Art der Beziehung stellt sich überall dort ein, wo Menschen nicht miteinander im Austausch stehen, sondern das Gegenüber als Objekt (Nicht-Person) klassifiziert und bevormundend „behandelt" wird. Die klientenzentrierte Therapie nach Rogers aus den 1960er Jahren knüpft an die Grundidee der dialogischen Ich-Du Beziehung an und liefert wichtige Impulse für die nicht-direktive Gestaltung der Interaktion und Beziehung von Pflegenden und Pflegebedürftigen. Die Heilung und Förderung der Persönlichkeit beziehungsweise des Personseins des Klienten (Menschen mit Demenz) gelingt in einer akzeptierenden, authentischen und verstehenden, d. h. unvoreingenommenen, nicht-wertenden, empathischen Kommunikation und Beziehung zum und durch den Therapeuten (Pflegenden) (Rogers, 2004).

PCC als Paradigmenwechsel gegenüber einer biomedizinischen und psychosozial-interventionistischen Perspektive

Person-zentrierte Pflege stellt einen Perspektivwechsel im Kontext von Alter und Behinderung dar. Der Blick einer vormals verrichtungsorientierten Pflege wendet sich nun der Person in ihrem Alltag, ihren sozialen Bezügen und der pflegerischen Praxis zu. Nicht länger die Funktionsstörung soll im Vordergrund pflegerischen Tuns stehen, sondern die nicht-direktive und reflektierte Gestaltung der *Pflegebeziehung*, die Förderung der Mitbestimmung von Menschen mit Demenz und die Orientierung an ihren Ressourcen und Stärken. Damit richtet sich PCC gegen einen Trend der Medikalisierung (Nay et al., 2009), wonach „Demenzen" (lat. demens = ohne Geist) primär als ein biomedizinisches Phänomen beschrieben werden (das „medizinisch-neurobiologische Modell") (Baranzke,

2022), welches ausschließlich auf die kognitiven Defizite fokussiert. Abweichungen von der Norm werden Menschen mit Demenz aus der Perspektive der Medizin als „krank" klassifiziert und können darüber mit einem graduellen Verlust des Personenstatus in Zusammenhang gebracht werden (Wetzstein, 2010). Denn der Personenstatus bindet sich in modernen Gesellschaften an die Vorstellung eines vernunftbegabten Menschen. Dies begünstigt eine „Fixierung auf die kognitiven Beeinträchtigungen [...]. Wo sie präsent ist, wird dementen Menschen oftmals die Fähigkeit zu subjektivem Eigenerleben abgesprochen" (Wetzstein, 2010, S. 55) und die Begegnung mit Menschen mit Demenz auf Diagnostik und medikamentöse Behandlungen beschränkt. In der Folge drohen „demente Menschen mit Fortschreiten des dementiellen Prozesses immer weiter aus dem Schutzkonzept der Menschenwürde" (Wetzstein, 2010, S. 55) zu fallen. In diesem Zusammenhang ist darauf hinzuweisen, dass nicht nur das „medizinisch-neurobiologische Modell", sondern auch eine endogen-psychische und exogen-soziale Ursachenanalyse verbunden mit psychosozialen Interventionen (das „psychosozial-interventionistische Umweltmodell") (Baranzke, 2022) – bspw. im Umgang mit herausforderndem Verhalten bei Menschen mit Demenz – Gefahr laufen, eine reduktionistische Problemsicht zu entfalten, die sich depersonalisierend auswirkt, wenn sie eine rein interventionistisch-manipulative Handlungsperspektive verfolgt, z. B. das den pflegerischen Ablauf „störende" Verhalten abstellen zu wollen.

Der kritische Diskurs weist auf die Problematik einer möglichen Reduzierung des Umgangs mit Menschen mit Demenz auf medizinische und psychosoziale Interventionen hin und macht auf die Gefahr einer gesellschaftlichen Ausgrenzung (Bond, 1992) oder auch malignen Sozialpsychologie (Kitwood, 2005) von Menschen mit Demenz aufmerksam. Denn ob Menschen als Person oder als „Quasi-/Postperson" (Wetzstein, 2010, S. 55) bewertet werden, wird aus der Perspektive der PCC als abhängig von sozialen Konstruktionsprozessen in der Gesellschaft verstanden.

Personsein als soziale Konstruktion

Die Diskussion zur Medikalisierung von Menschen mit Demenz steht im Zusammenhang mit der Vorstellung eines besonderen Schutzes, der dem Status der Person zugedacht wird. Diese Vorstellung reicht zurück auf das Postulat Kants von der Zweckfreiheit, d. h. Unverfügbarkeit der Person durch andere Personen (McCormack, 2004). Etymologisch leitet sich der Begriff „Person" aus dem griechischen „prosopon" her und meint zunächst Masken, die von Schauspielern im Theater getragen wurden (Spaemann, 2006, S. 30 f.). Später übertrug sich die Bedeutung auch auf die Rolle eines Schauspielers. „Person" bezeichnet damit in seiner ursprünglichen Form Menschen als Träger von sozialen Rollen. Wer Person ist, ist abhängig davon, ob er als solche innerhalb seines sozialen Beziehungsgefüges anerkannt wird (Spaemann, 2006). Damit verweist der Begriff der Person neben einer normativen Komponente (Schutz) auch auf eine sozial-empirische Konnotation (Anerkennung) hin. Der britische Philosoph Hughes (2001) umschreibt Person aus einer anthropologischen Perspektive als „situated embodied-agent". Dieser Ausdruck betont Personsein als ein Akteursein, eingebunden über die körperliche Dimension als Mensch in einen kulturellen und historischen sozialen Rahmen. Vor diesem Hintergrund wird Verhalten im Gegensatz zur medizinischen Perspektive als ein soziales und in hohem Maße dynamisches, d. h. beeinflussbares Rollenverhalten, interpretiert. Harré & van Langenhoven (1999) entwickelten 1991 die Theorie des „Positioning" mit der zentralen These, dass der Personenstatus nicht biologischen Merkmalen entspricht, sondern vielmehr Ergebnis sozialer Deutungen, hierarchischer Positionierung (z.B. durch Repression und Marginalisierung) und Anerkennung ist. So lässt sich bei Menschen mit Demenz beobachten, wie ihre Verhaltensweisen vorzugsweise unter dem Eindruck der Diagnose „Demenz" vorurteilend als krankhaft bewertet werden (Sabat, 2009; Doyle & Rubinstein, 2013). Dem Menschen mit Demenz wird über solche Wertungen die Zuschreibung als Person, die sinnhaft handelt, abgesprochen (Sabat, 2009)[1] was bspw. das Risiko erhöht, herausforderndes Verhalten vorrangig psychopharmakologisch zu behandeln und eigentliche Ursachen (wie Schmerzen oder Vereinsamung durch fehlende an- und zuwendende soziale Umgebung) nicht wahrzunehmen (Güther et al., 2021). An dieser Stelle ist auch auf den Begriff der „institutionalisierten Vulnerabilität" (pathogenic vulnerability) durch (rechtlich) etablierte depersonalisierte Strukturen hinzuweisen.

Theorien mittlerer Reichweite

Andersherum folgert aus diesem dynamischen, interaktiven Personenkonzept der person-zentrierten Pflege, dass Verhaltensweisen von Menschen mit Demenz als Ausdruck des subjektiven Erlebens von Menschen mit Demenz zu verstehen sind. Sie sind als Reaktionen auf vorausgegangene Interaktionen zu deuten. So können Verhaltensweisen wie beispielsweise ruheloses Umhergehen (wandering) als Suche nach einem Ort zum Verweilen (z. B. dem Zuhause) interpretiert werden. Zugleich transportiert eine solche Betrachtungsweise, dass Menschen mit Demenz Bedürfnisse haben: „Wandering may reflect a variety of needs or goals under varying personal and environmental circumstances" (Algase et al., 1996, S. 12). (Das ruhelose Umhergehen spiegelt möglicherweise ein Bedürfnis oder ein Ziel unter sich verändernden persönlichen und umgebungsbedingten Situationen und Einflussfaktoren. Übers. d. Lek.)

Schon in den 1990er Jahren entwickelten Algase et al. (1996) und Kolanowski (1999) von der Grundannahme der Personenzentrierung ausgehend und auf der Basis von Ergebnissen aus der Demenzforschung das „Need-driven Dementia-compromised Behaviour-model", kurz NDB Modell, welches als bedürfnisorientiertes Verhaltensmodell bei Demenz verstanden werden kann (Bundesministerium für Gesundheit, 2006).

Das Modell in **Abbildung A-1** beschreibt „Hintergrundfaktoren" und „Proximale, d.h. akute Faktoren". Den Hintergrundfaktoren sind der neurologische Status als auch soziodemographische Variablen und allgemeiner Gesundheitszustand sowie Persönlichkeitsvariabeln zugeordnet. Sie beschreiben kontinuierliche, weitgehend unveränderliche, unbeeinflussbare Komponenten bei Menschen mit Demenz. Davon ist eine Vielzahl von Faktoren zu differenzieren, auf die in der aktuellen Situation z. B. von Pflegenden Einfluss genommen werden kann und die das Verhalten von Menschen mit Demenz entscheidend mitprägen. So wird auf physiologische und psychologische Bedürfnisse wie Hunger oder Langeweile hingewiesen. Auch die Gestaltung der sozialen Umgebung wie der Personalschlüssel im Kontext der stationären Pflegeversorgung stellt einen entscheidenden Einflussfaktor dar. Damit verbindet das NDB-Modell auf der Basis empirischer Studien Erkenntnisse aus dem person-zentrierten Pflegeansatz mit biomedizinischem Wissen und bildet ein komplexes bio-psycho-soziales Erklärungsmuster für die Beschreibung von Verhaltensweisen bei Menschen mit Demenz. Der Ausdruck des „herausfordernden Verhaltens"

1 Die These von der „gesellschaftlichen Konstruktion der Wirklichkeit" bildet den Titel des in den 1960er Jahren erschienen Schlüsselwerks der Wissenssoziologen Peter Berger und Thomas Luckmann, Schüler der Chicagoer School. Sie gehen von einer wechselseitigen unbewusst verlaufenden Einflussnahme von Individuum und Gesellschaft aus. Individuen bilden in ihren alltäglichen Begegnungen Konventionen, die wiederum als gesellschaftlich etablierte Normen (Institutionen) regulierend auf das Verhalten des Individuums zurückwirken. Auf diese Weise wird Wirklichkeit i. d. R. unreflektiert und unbewusst konstruiert (Berger & Luckmann, 2012; Loenhoff, 2011).

Hintergrundfaktoren

- **Neurologischer Status:** Zirkadianer Rhythmus, motorische Fähigkeiten, Gedächtnis/Merkfähigkeit (Memory), Sprache, Sensorische Fähigkeiten
- **Gesundheitsstatus, demographische Variablen:** Allgemeinzustand, Funktionsfähigkeit (ADL/IADL), Affekt, Geschlecht, Ethnizität, Familienstand, Schulbildung, Beruf
- **Psychosoziale Variablen:** Persönlichkeit, Verhaltensreaktion auf Stress

Proximale/Akute Faktoren

- **Physiologische Bedürfnisse:** Hunger und Durst, Ausscheidung, Schmerz, Diskomfort/Unwohlsein, Schlafstörungen
- **Psychosoziale Bedürnisse:** Affekt, Emotionen (Angst, Langweile), Anpassung der Unterstützung an die Fähigkeiten
- **Physikalische Umgebung:** Gestaltung, Design, Routine/Stationsalltag, Lichtlevel, Geräuschlevel, Temperaturlevel
- **Soziale Umgebung:** Personalausstattung und -stabilität, Umgebungsatmosphäre, Präsenz anderer

↓ ↓

Herausforderndes Verhalten

Abbildung A-1: Das **NDB-Modell** (Kolanowski, 1999; modifiziert nach: Bundesministerium für Gesundheit, 2006, S. 16).

weist dabei in besonderer Weise auf die bei Sabat (2009) beschriebene Deutungsmacht des Betrachters hin. Das Verhalten von Menschen mit Demenz wird damit immer schon aus der Perspektive des Gegenübers (der Pflegenden) interpretiert und gewertet – im besten Fall als Herausforderung zur Anpassung von Pflegeleistungen an die Bedürfnisse der Menschen mit Demenz (Bundesministerium für Gesundheit, 2006). Das NDB-Modell gilt als Theorie mittlerer Reichweite (Penrod et al., 2007, S. 67) und bietet einen ersten Schritt der Überführung des Paradigmas der person-zentrierten Pflege in eine Pflegetheorie. Es verbindet eine biologisch-medizinische Sichtweise mit der phänomenologischen interaktiven Perspektive des Personseins (Penrod et al., 2007). McCormack und McCance (2006) entwickeln auf der Basis eines umfassenden Reviews (McCormack, 2004) ein „Person-centred nursing framework“ (personzentrierter pflegerischer Bezugsrahmen), welches drei Einflussgrößen auf ein erwartetes Outcome bei Menschen mit Demenz unterscheidet. Das NDB-Modell lässt sich damit um pflegespezifische Aspekte ergänzen. Erstens sind die Voraussetzungen der Pflegekraft zu erfassen, wie professionelle Kompetenz, interpersonelle Fähigkeiten und Pflegeethos. Zweitens gilt es, auf den Kontext zu fokussieren. Dazu gehören interdisziplinäre Zusammenarbeit, geteilte Einflussnahmen (shared power) und Entscheidungsfindung (decision making) sowie unterstützendes Management. Drittens ist der Prozess personzentrierten Pflegens von Bedeutung. Dabei spielen partnerschaftliche Einbindung von Menschen mit Demenz, Verhandlungsprozesse und Orientierung an den Bedürfnissen von Menschen mit Demenz eine wichtige Rolle. Als Outcome formulieren sie nutzerorientierte Aspekte guter Pflegequalität (Zufriedenheit, Wohlbefinden, Mitsprache) als auch eine Qualitätseinschätzung von Beziehungen von Pflegeteam und Leitung (Kooperation- und Führungsstil) (McCormack, 2004).

Forschungslage zur person-zentrierten Pflege

Verschiedene RCT Studien (Studien mit randomisiertem, kontrolliertem Versuchsaufbau) konnten belegen, dass PCC eine positive Beeinflussung von herausforderndem Verhalten bewirkt. Beispielsweise wiesen Chenoweth et al. (2009) in einer australischen Studie nach, dass Agitation und Unruhe seltener auftraten. Fossey et al. (2006) kamen in einer britischen Vergleichsstudie zu dem Ergebnis, dass signifikant weniger Neuroleptika verordnet wurden. Die Untersuchungen zweier US-amerikanischer Studien zur Pflegesituation „Baden" hatten zum Ergebnis, dass die Kenntnis, Sensibilität und Erfahrung der Pflegenden in der Badesituation verbessert (Hoeffer et al., 2006) und Unwohlsein, Agitation und Aggression seltener beobachtet (Sloane et al., 2004) wurden [vgl. auch Barrick et al., 2011]. Über RCT-Studien hinaus ist mit Edvardsson et al. (2008) auf differenzierte und systematische Untersuchungen zu Effekten von Organisationsstrukturen hinzuweisen. Damit verbunden sind dringend notwendige Erkenntnisse für einen erforderlichen *kulturellen Wandel* (Cultural Change) in der stationären Langzeitpflege zu fordern Koren (2010).

So zeigt die Studie von Kolanowski et al., (2015), dass PCC-relevante Informationen kaum Eingang in die Pflegedokumentation finden. Damit gelingt es im Gegensatz zu einer Dokumentation medizinischer Pflegehandlungen nicht, eine PCC-orientierte Pflegekommunikation und -reflexion systematisch in die Pflegepraxis zu integrieren (Hinweise für eine gelingende person-zentrierte Pflegeplanung gibt das Review von Lepore et al. 2018). Dabei konnte entlang von Daten einer national angelegten schwedischen Langzeitstudie belegt werden, dass PCC in Pflegeheimen keiner zusätzlichen Ressourcen wie Zeit bedarf. Dafür steigt die Lebensqualität der Bewohner deutlich und Pflegepersonen geben an, weniger unter Stress zu leiden und dafür einer erfüllenden Tätigkeit nachgehen zu können (Sköldunger et al. 2020).

Relevant scheint dagegen vor allem die zentrale Einflussnahme des Managements (durch: 1. Kommunikation und konkrete Umsetzung sowie Einhaltung und Überprüfung von praktizierter PCC; 2. vertrauensvollen und Verantwortung übertragenden Führungsstil, der zu Innovationen und lernender Haltung ermutigt sowie Vorbildfunktion einnimmt; 3. Stärkung von Pflegeteams hinsichtlich klarer Positions- und Rollenverteilung, sich einander ergänzender Kompetenzen und passender Pflegeperson – Bewohner – Konstellationen; 4. Schaffung von Strukturen für Information, Schulung und Austausch über die praktizierte PCC) in Pflegeheimen in den Blick zu nehmen (Backman et al. 2019).

Hervorzuheben ist in diesem Zusammenhang vor allem auch die Studie von Doyle und Rubinstein (2013) aus den USA, die in einem ethnographisch angelegten Studiendesign über acht Monate Pflegeinteraktionen in der Langzeitpflege von Menschen mit Demenz beobachteten. Zusätzlich führten sie ethnographische Interviews mit Menschen mit Demenz und Pflegenden durch. Dabei zeigt sich eine pflegekulturelle Matrix, die die Autoren als „Othering" bezeichnen. Mit „Othering" ist die Identifizierung eines Menschen als „nicht gleich" gemeint. Herausgestellt werden die Sichtweisen von Pflegenden gegenüber Menschen mit Demenz, welche negativ konnotiert sind. Darüber werden eine abwertende Befremdung und soziokulturelle Distanz gegenüber dem Anderen hergestellt. Das Ergebnis überrascht, insofern es sich bei der untersuchten Einrichtung um eine für PCC ausgewiesene Institution handelte mit darin explizit geschultem Pflegepersonal. Die Studie legt nahe, dass PCC-orientiertes Handeln nach wie vor ein wenig verinnerlichtes und die Organisationskultur prägendes Handlungskonzept darstellt. Vielmehr deuten die Daten der Studie darauf hin, dass pflegerisches Handeln (weiterhin) primär von medikalen Routinen und Praktiken bestimmt wird, welches durch eine PCC-Schulung bestenfalls ergänzt und erweitert – nicht aber grundlegend verändert wird. Die Autoren stellen drei charakteristische Handlungen in der Pflege heraus, die der Weiterentwicklung bedürfen, um ein Othering zu überwinden: a) Die biomedizinische Demenzdiagnose als primäres Erklärungskonzept (ver)führt dazu, befremdendes Verhalten von Menschen mit Demenz als einseitig krankheitsspezifisch und damit „typisch“ für Menschen mit Demenz zu deuten; b) Begünstigt wird darüber auch ein Defizitblick auf Fähigkeiten und Kompetenzen von Menschen mit Demenz; c) Damit einher geht ein funktionalisiertes, interventionistisch verkürztes Pflegehandeln (task-oriented care). Aus der Studie von Doyle und Rubinstein (2013) lässt sich schlussfolgern, dass die Umsetzung von PCC nicht allein eine Frage von Implementationsstrategien ist, sondern der anzustrebende Kulturwandel (Cultural Change) grundlegender organisations- und kulturkritischer Forschung und Theoriebildung bedarf.

Hierbei sind verschiedene Untersuchungsebenen zu berücksichtigen (s. **Abbildung A-2**). Ausgehend von verschiedenen Personen und Personengruppen im pflegerischen Kontext wie Menschen mit Demenz, Angehörige und multiprofessionelle Teams sind auf einer *personalen Ebene* ihre jeweiligen, unterschiedlichen Pers-

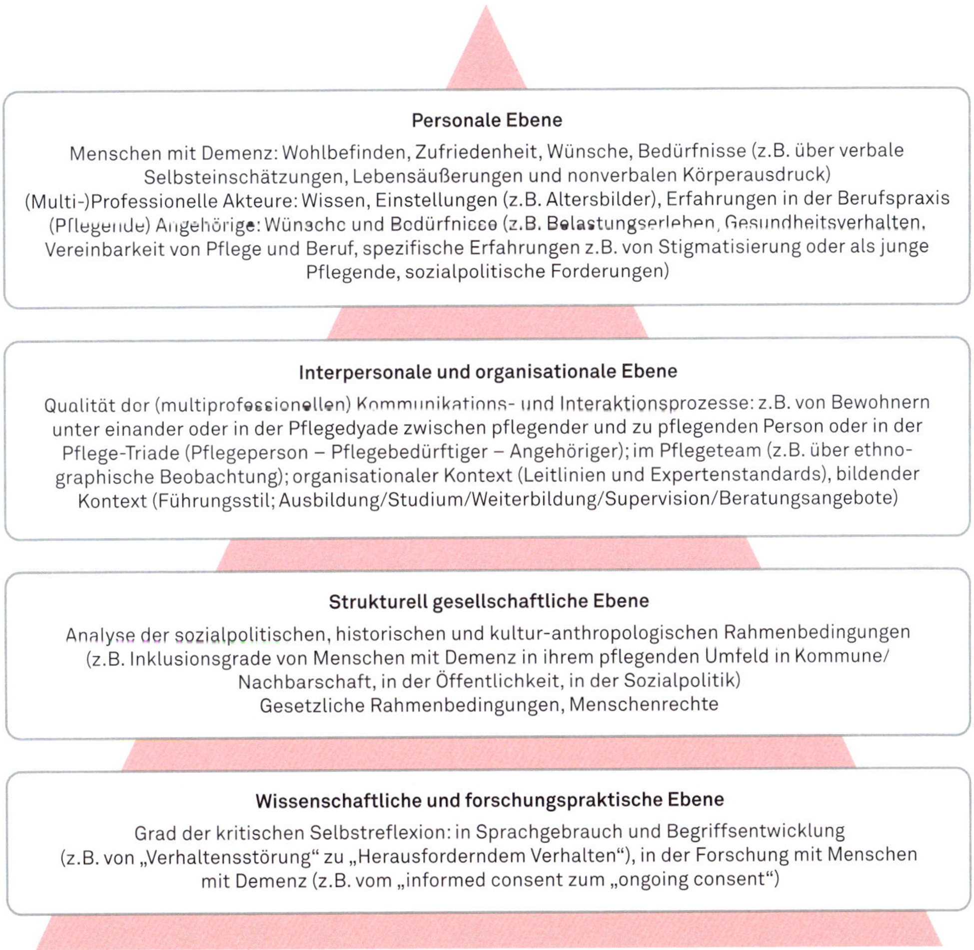

Abbildung A-2: Untersuchungsebenen zur PCC-Forschung (eigene Darstellung)

pektiven zu erfassen. Darüber hinaus ist die (Pflege-)Beziehungspraxis, d.h. Kommunikations- und Interaktionsprozesse zu erheben, und ihre organisatorische, institutionalisierte Rahmung auf einer *interpersonalen und organisationalen Ebene* in den Blick zu nehmen. Damit verbunden sind Organisationskulturen vor dem Hintergrund ihrer sozialpolitischen, historischen, kultur-anthropologischen Rahmenbedingungen auf einer *strukturell gesellschaftlichen Ebene* zu rekonstruieren, kritisch zu reflektieren und vor dem Hintergrund der Menschenrechte zu rechtfertigen. Nicht übersehen werden darf dabei die eigene standortgebundene Perspektive der Forschenden (*wissenschaftliche und forschungspraktische Ebene*). Diese gilt es durchaus kritisch zu hinterfragen und ggf. zu korrigieren. Das betrifft nicht nur die (selbst-)kritische Entwicklung des Sprachgebrauchs (z.B. der begriffliche Wandel von „Verhaltensstörung“ zu „herausforderndem Verhalten“), sondern auch die noch weiterzuführende forschungsethische Diskussion um die Einführung und Durchführung eines „ongoing consent“ (d.h. die im Forschungsprozess fortwährend wiederholend zu prüfende Einwilligung von Menschen mit Demenz) im Unterschied zu einem „informed consent“ (die einmalige, im Vorfeld einer Untersuchung gegebene Einwilligung) in der Forschung mit Menschen mit Demenz (Baranzke et al., 2019a; Bödecker, 2015).

Eine alle Dimensionen verbindende Forschungsperspektive bildet das Konzept der Scham und Beschämung (Beschämungserfahrungen von Menschen mit Demenz) (Aldridge et al., 2019) von beruflich Pflegenden und Angehörigen (Werner et al., 2020; Scales et al., 2016), Kultivierung eines beschämenden „prescribed disengagement“ [verschriebenen Rückzugs] von Menschen mit Demenz (Mitchell et al., 2020). Denn die Auseinandersetzung mit Scham und Beschämung in der Altenpflege berührt zum einen tief verankerte kulturanthropologische Elemente wie die Körperscham, die im Kontext von Alter und Pflegebedürftigkeit besonders deutlich zum Tragen kommt. Damit verbunden sind Beschämung und Marginalisierung als stigmatisierende und degradierende soziale Positionierung ausgehend von der Frage nach institutionalisierter (d.h. in der Organisationskultur verankerter) Vulnerabilität empirisch zu betrachten (Neckel, 1991). Nicht zuletzt wirken Scham und Beschämung auf das seelische Befinden der einzelnen Person und können zu wechselseitig verletzenden Interaktionen führen (Gröning, 2014). Damit beinhaltet Scham immer auch eine ethisch relevante Dimension, die eine individualethische mit einer sozialethischen Perspektive verbindet (Baranzke & Güther, 2022).

Methodologisch bietet sich die Dokumentarische Methode als eine praxeologisch-rekonstruktive und selbstreflexive Methode der qualitativen Datenauswertung erkenntnisgewinnend an. Ausgehend von einer wissenssoziologischen Basis erlaubt sie mittels vielfältiger ethnographischer Erhebungsverfahren vertiefende kulturkritische Einblicke in Habitus und (Organisations-)Kultur. Das Forschungsinteresse richtet sich dann auf die, für eine gelebte PCC-Kultur zentrale Haltung der Akteure und die sie beeinflussenden organisatorisch-gesellschaftlichen Rahmenbedingungen (vgl. HALT-Studie; Baranzke et al., 2019b). Dabei ist zu beachten, dass ein solcher Forschungszugang zu pflegerisch-beziehungsgestaltenden Organisations- und Handlungspraxen mit den Akteuren im Forschungsfeld in enger Kommunikation und respektvoller Begegnung stattfindet und ein systematischer, wechselseitiger Lernprozess zur Unterstützung eines „cultural change“ erarbeitet wird, wie er in der partizipativen Forschung zur Umsetzung kommt (McKeown et al., 2016).

Diskussion

Der person-zentrierten Pflege kommt in mehrfacher Hinsicht Bedeutung zu. Erstens transportiert sie eine ethische Haltung ausgehend von einem dialogischen Personenkonzept. Demnach hängt der Personenstatus weniger von (kognitiven) Fähigkeiten und Kompetenzen ab als vielmehr von der Qualität der Begegnung. Konkret verwirklicht sich der Ansatz überall dort, wo Menschen mit Demenz als Person anerkannt werden. Damit verbindet sich das Verständnis, dass Menschen auch mit demenziellen, kognitiven Veränderungen allen anderen Personen gegenüber ebenbürtig und damit gleichgestellt sind. Zweitens erhöht die Betonung von soziodynamischen Prozessen und Wirkmechanismen zwischen Individuum und Gesellschaft das Verständnis für die Komplexität Gerontologischer Pflege – insbesondere im Rahmen der Pflege von Menschen mit Demenz. Die sozialkonstruktivistische Ausrichtung weist auf kulturelle Bedingungen hin, die grundsätzlich vom Menschen gemacht und veränderbar sind. So sind demenzielle Symptome nicht linear auf ausschließlich neurodegenerative Ursachen zurückzuführen, sondern auch auf soziale Einflüsse, die in der direkten Interaktion beobachtbar werden und bis auf die Ebenen der Organisationsregularien und der gesellschaftlichen Wertschätzung von Menschen mit Demenz zurückreichen können. Drittens sind weitere und qualitativ hochwertige Studien zu fordern, die etablierten Handlungspraxen und Institutionskulturen (selbst-)kritisch reflektieren und weiterentwickeln. Mit ihrem normativen, sozialkonstruktivistisch orientierten Charakter eröffnet person-zentrierte Pflege viertens die Möglichkeit für sozialkritische Diskussionen: Welche Wertschätzung wird Menschen mit Demenz und den Pflegenden (auch den Angehörigen) entgegengebracht? Wie gelingt eine gesellschaftliche Inklusion von Menschen mit Demenz? Damit verbindet sich fünftens die Notwendigkeit zur Weiterentwicklung person-zentrierter Pflege insbesondere in Bereichen über die Heimgestaltung hinaus. Angesprochen sind Ansätze zur Einbindung von Menschen mit Demenz und ihrem unterstützenden und pflegenden Umfeld in die Kommune.

Fazit

Gerontologische Pflege aus der Perspektive der person-zentrierten Pflege ist somit keinesfalls trivial, sondern in hohem Maße komplex und anspruchsvoll – eingebettet in Gesellschaft und Historie auch in höchstem Maße voraussetzungsvoll. Das Konzept der person-zentrierten Pflege ist für die Pflege von Menschen mit Demenz entwickelt worden. Mit seinem grundlegenden Personenverständnis ist es als ein verallgemeinerbares und auf andere Pflegesituationen übertragbares Pflegekonzept einzuschätzen.

Anmerkung: Für wichtige Hinweise danke ich Herrn Prof. Dr. Hermann Brandenburg (Lehrstuhl für Gerontologische Pflege, PTHV) und Frau Dr. theol. Heike Baranzke (Bergische Universität Wuppertal).

Literatur „Person-zentrierte Pflege“

Aldridge, H., Fisher, P. & Laidlaw, K. (2019). Experiences of shame for people with dementia: an interpretative phenomenological analysis. *Dementia, 18*(5), 1896–1911. https://doi.org/10.1177/1471301217732430

Algase, D.L., Beck, C., Kolanowski, A., Whall, A., Berent, S., Richards, K. & Beattie, E. (1996). Need-driven dementia-compromised behavior: An alternative view of disruptive behavior. *American Journal of Alzheimer's Disease and other dementias, 11*, 10–19.

Backman, A., Ahnlund, P., Sjögren, K., Lövheim, H., McGilton, K.S. & Edvardsson, D. (2019). Embodying person-centred being and doing: Leading towards person-centred care in nursing homes as narrated by managers. *Journal of clinical nursing, 29*, 172–183.

Baranzke, H. (2022). Person-zentrierte Pflege als relationale Selbstbestimmungsrechtsassistenz bei Menschen mit Demenz. Ethische Sondierungen in einem komplexen Spannungsfeld unter besonderer Berücksichtigung der stationären Langzeitpflege. In A. Riedel & S. Lehmeyer (Hrsg.), *Ethik im Gesundheitswesen*. Berlin, Heidelberg: Springer Reference Pflege – Therapie – Gesundheit. https://doi.org/10.1007/978-3-662-58685-3_64-2

Baranzke, H. & Güther, H. (2022). Beschämbarkeit – Zur pflegeethischen Relevanz einer brisanten Vulnerabilität. In A. Riedel & S. Lehmeyer (Hrsg.), *Ethik im Gesundheitswesen*. Berlin, Heidelberg: Springer Reference Pflege – Therapie – Gesundheit. https://doi.org/10.1007/978-3-662-58685-3_39-2

Baranzke, H., Güther, H., Luft, L. & Brandenburg, H. (2019a). Ethik des Alterns. In K. Hank, F. Schulz-Nieswandt, M. Wagner & S. Zank (Hrsg.), *Alternsforschung - Handbuch für Wissenschaft und Praxis* (S. 635–662). Baden-Baden: Nomos.

Baranzke, H., Güther, H., Luft, L. & Brandenburg, H. (2019b). *Gute Pflege für Menschen mit Demenz. Rekonstruktion von Pflegehabitus in der stationären Langzeitpflege. DFG-Abschlussbericht (BR 4816/2-1). Okt. 2019.* https://gepris.dfg.de/gepris/projekt/316201566?context=projekt&task=showDetail&id=316201566&

Barrick, A.L., Rader, J., Hoeffer, B., Sloane, P.D. & Biddle, S. (2011). *Körperpflege ohne Kampf. Personenorientierte Pflege von Menschen mit Demenz.* Bern: Huber.

Berger, P. & Luckmann, T. (2012). *Die gesellschaftliche Konstruktion von Wirklichkeit*. Frankfurt: Fischer.

Bond, J. (1992). The medicalization of Dementia. *Journal of Aging Studies, 6*(4), 397–403. https://doi.org/10.1016/0890-4065(92)90020-7

Brooker, D. (2007). *Person-centred dementia care. Making services better*. London/Philadelphia. Jessica Kingsley Publishers.

Brooker, D. (2008). *Person-zentriert pflegen. Das VIPS-Modell zur Pflege und Betreuung von Menschen mit einer Demenz*. Bern: Huber.

Buber, M. (2001). *Ich und Du* (11. Aufl.). Heidelberg: Lambert Schneider.

Bundesministerium für Gesundheit. (Hrsg.). (2006). *Rahmenempfehlungen zum Umgang mit herausforderndem Verhalten bei Menschen mit Demenz in der stationären Altenhilfe*. Berlin. Zugriff am 24.05.2012 unter https://www.bundesgesundheitsministerium.de/fileadmin/Dateien/5_Publikationen/Pflege/Berichte/Bericht_Rahmenempfehlungen_zum_Umgang_mit_herausforderndem_Verhalten_bei_Menschen_mit_Demenz_in_der_stationaeren_Altenhilfe.pdf

Bödecker, F. (2015). Wie forschen mit Menschen mit Demenz? Probleme, Lösungen und offene Fragen. In A. Schneider (Hrsg.), *Forschung in der Sozialen Arbeit: Grundlagen – Konzepte – Perspektiven* (S. 151–164). Opladen/Berlin/Toronto: Budrich.

Chenoweth, L., King, M.T., Yun-Hee, J., Brodaty, H., Stein-Parbury, J., Norman, R., Haas, M. & Luscombe, G. (2009). Caring for Aged Dementia Care Resident Study (CADRES) of person-centred care, dementia-care mapping, and usual care in dementia: a cluster-randomised trial. *Lancet, 8,* 317–325. https://doi.org/10.1016/S1474-4422(09)70045-6

Doyle, P.J. & Rubinstein, R.L. (2013). Person-Centered Dementia Care and the Cultural Matrix of Othering. *The Gerontologist, 54*(6), 952–963. https://doi.org/10.1093/geront/gnt081

Dupuis, S., Gillies, J., Carson, J., Whyte, C., Genoe, R., Loiselle, L. & Sandler, L. (2012). Moving beyond patient and client approaches: Mobilizing „authentic partnerships“ in dementia care, support and services. *Dementia, 11*(4), 427–452. https://doi.org/10.1177/1471301211421063

Edvardsson, D., Windblad, B. & Sandmann, P.O. (2008). Person-centred care of people with severs Alzheimer's disease: current status and ways forward. *Lancet, 7,* 362–367. https://doi.org/10.1016/S1474-4422(08)70063-2

Eurich, J. (2008). Eingeschränkte Menschenwürde – Unterschiedliche Menschenbilder in der Pflege und ihre Folgen für Menschen mit Demenzerkrankung. *Pflege & Gesellschaft, 13*(4), 350–362.

Fossey, J., Ballard, C., Juszczak, E., James, I., Alder, N., Jacoby, R. & Howard, R. (2006). Effect of enhanced psychosocial care on antipsychotic use in nuring home residents with severe dementia: cluster randomised trial. *British Medical Journal, 332,* 756–761. https://doi.org/10.1136/bmj.38782.575868.7C

Grigorovich, A., Kontos, P. & Kontos, A.P. (2019). The ‚violent resident‘: a critical exploration of the ethics of resident-to-resident aggression. *Journal of Bioethical Inquiry, 16*(2), 173–183. https://doi.org/10.1007/s11673-019-09898-1

Gröning, K. (2014). *Entweihung und Scham. Grenzsituationen in der Pflege alter Menschen* (3. Aufl.). Frankfurt a.M.: Mabuse.

Güther, H., Baranzke, H., Höhmann, U. (2021). Herausforderndes Verhalten bei Personen mit Demenz. *MMW Fortschritte der Medizin, 163*(53), 52–60. https://doi.org/10.1007/15006-021-0285-x

Harré, R. & van Langenhove, L. (Eds.). (1999). *Positioning Theory.* Oxford UK: Blackwell Publishers Ltd.

Hoeffer, B., Talerico, K.A., Rasin, J., Mitchell, C.M., Stewart, B.J., McKenzie, D., Barrick, A.L., Rader, J., Solane, P.D. (2006). Assessing cognitively impaired nursing home residents with bathing: effects of two bathing interventions on caregiving. *The Gerontologist, 46,* 524–532. https://doi.org/10.1093/geront/46.4.524

Hughes, J.C. (2001). Views of the person with dementia. *Journal of Medical Ethics, 27,* 86–91. https://doi.org/10.1136/jme.27.2.86

Innes, A., Macpherson, S. & McCabe, L. (2006). *Promoting Person Centred Care at the Front Line.* York: Joseph Rowntree Foundation. Zugriff am 16.12.12 unter http://www.jrf.org.uk/sites/files/jrf/9781859354520.pdf

Jennings, B.A. (2000). A Life Greater Than the Sum of Its Sensations: Ethics, Dementia, and the Quality of Life. In S.M. Albert & R.G. Logsdon (Eds.), *Assessing Quality of life in Alzheimer's Disease* (pp. 165–184). New York: Springer.

Kitwood, T. (2005). *Demenz. Der personen-zentrierte Ansatz im Umgang mit verwirrten Menschen* (4. Aufl.). Bern: Huber.

Kolanowski, A.M. (1999). An overview of the Need-Driven Dementia-Compromised Behavior Model. *Journal of Gerontological Nursing, 25*(9), 7–9.

Kolanowski, A., Van Haitsma, K., Penrod, J., Hill, N. & Yevchak, A. (2015). „Wish we would have known that!“ Communication Breakdown Impedes Person-Centered Care. *The Gerontologist, 55*(1), 50–60. https://doi.org/10.1093/geront/gnv014

Kontos, P., Grigorovich, A., Kontos, A. & Miller, K.-L. (2016). Citizenship, human rights, and dementia: towards a new embodied relational ethic of sexuality. *Dementia, 15*(3), 315–329. https://doi.org/10.1177/1471301216636258

Koren, M.J. (2010). Person-centred Care for Nursing Home Residents: The Culture-Change Movement. *Health Affairs, 2,* 312–317. https://doi.org/10.1377/hlthaff.2009.0966

Lepore, M., Scales, K., Anderson, R.A., Porter, K., Thach, T., McConnell, E. & Corazzini, K. (2018). Person-directed care planning in nursing homes: A scoping Review. *International Journal of older people nursing, 13*(4), e12212. https://doi.org/10.1111/opn.12212

Loenhoff, J. (2011). Die Objektivität des Sozialen. In B. Pörksen (Hrsg.), *Schlüsselwerke des Konstruktivismus* (S. 143–159). Wiesbaden: VS Verlag.

McCormack, B. (2004). Person-centredness in gerontological nursing: an overview of the literature. *Journal of clinical nursing, 13*(1), 31–38. https://doi.org/10.1111/j.1365-2702.2004.00924.x

McCormack, B. & McCance, T.V. (2006). Development of a framework for person-centred nursing. *Journal of advanced nursing, 56*(5), 472–479. https://doi.org/10.1111/j.1365-2648.2006.04042.x

McKeown, J.K., Fortune, D. & Dupuis, S.L. (2016). „It is like stepping into another world“: Exploring the possibilities of using appreciative participatory action research to guide culture change work in community and long-term care. *Action Research, 14*(3), 318–34. https://doi.org/10.1177/1476750315618763

Mitchell, G., Dupuis, S.L., Kontos, P., Jonas-Simpson, C. & Gray, J. (2020). Disrupting dehumanising and intersecting patterns of modernity with a relational ethic of Caring. *International Practice Development Journal, 10*(1), o.S. Verfügbar unter https://www.fons.org/Resources/Documents/Journal/Vol10No1/IPDJ_10_01_02.pdf

Nay, R., Bird, M., Edvardsson, D., Fleming, R. & Hill, K. (2009). Person-centred care. In R. Nay & S. Garratt (Eds.), *Older People. Issues and innovations in care* (3rd ed., S. 107–119). Sydney u.a.: Elsevier.

Neckel, S. (1991). *Status und Scham. Zur symbolischen Reproduktion sozialer Ungleichheit*. Frankfurt a.M./New York: Campus.

Nolan, M., Davies, S., Brown, J., Keady, J. & Nolan, J. (2004). Beyond ‚person-centred‘ care: a new vision for gerontological nursing. *Journal of clinical nursing, 13*(3a), 45–53. https://doi.org/10.1111/j.1365-2702.2004.00926.x

Nolan, M., Brown, J., Davies, S., Nolan, J. & Keady, J. (2006). *The senses framework: Improving care for older people through a relationship-centred approach*. Sheffield: University of Sheffield.

Penrod, J., Yo, F., Kolanowski, A., Fick, D.M., Loeb, S. J &, Hupcey, J.E. (2007). Reframing person-centered care for people with dementia. *Research and theory for nursing practice: an international Journal, 21*(1), 57–72 (64 ref). https://doi.org/10.1891/rtnpij-v21i1a007

Rogers, C.R. (2004). *Therapeut und Klient. Grundlagen der Gesprächspsychotherapie* (18. Aufl.). Frankfurt a.M.: Fischer.

Sabat, S.R. (2009). Mind, meaning, and personhood in dementia: the effects of positioning. In J.C. Hughes, S.J. Louw & S.T. Sabat (Eds.), *Dementia. Mind, meaning, and the person* (pp. 287–302). Oxford: Oxford University Press.

Scales, K., Bailey, S., Middleton, J. & Schneider, J. (2016). Power, empowerment, and person-centred care: Using ethnography to examine the everyday practice of unregistered dementia care staff. *Sociology of Health & Illness, 39*(2), 227–243. https://doi.org/10.1111/1467-9566.12524

Sköldunger, A., Sandman, P.-O. & Backman, A. (2020). Exploring person-centred care in relation to resource utilization, resident quality of life and staff job strain – findings from the SWENIS study. *BMC Geriatrics, 20*, 465–472.

Sloane, P.D., Hoeffer, B., Mitchell, C.M., McKenzie, D.A., Barrick, A.L., Rader, J., Stewart, B.J., Talerico, K.A., Rasin, J.H., Zink, R.C., Koch, G.G. (2004). Effects of person-centred showering and towel bath on bathing associated aggression, agitation, and discomfort in nursing home residents with dementia: an randomized, controlled trial. *Journal of the American Geriatrics Society, 52*, 1795–1804.

Spaemann, R. (2006). *Personen. Versuch über den Unterschied zwischen ‚etwas‘ und ‚jemand‘*. Stuttgart: Klett-Cotta.

Werner, P., Shpigelman, C.-N. & Turgeman, L.R. (2020). Family caregivers’ and professionals’ stigmatic experiences with persons with early-onset dementia: a qualitative study. *Scand J Caring Sci, 34*, 52–61. https://doi.org/10.1111/scs.12704

Wetzstein, V. (2010). Kognition und Personalität: Perspektiven einer Ethik der Demenz. In A. Kruse (Hrsg.), *Lebensqualität bei Demenz? Zum gesellschaftlichen und individuellen Umgang mit einer Grenzsituation im Alter* (S. 51–70). Heidelberg: Akademische Verlagsgesellschaft.

Weiterführende Literatur

Zur vertieften Auseinandersetzung mit einem philosophischen, anthropologischen Ansatz ist zu empfehlen: Rehbock, T. (2005). *Personsein in Grenzsituationen*. Paderborn: Mentis-Verlag.

Zur Erfassung und Einbindung der Perspektive von Menschen mit Demenz in die Forschung ist auf die britische Debatte „Hearing the Voice of people with dementia“ zu verweisen: Wilkinson, H. (Ed.). (2002). *The Perspectives of People with Dementia. Research Methods and Motivations*. London/Philadelphia: Jessica Kingsley Publishers.

Zur philosophisch kritischen Auseinandersetzung mit Demenz ist auf folgendes Buch zu verweisen: Hughes, J.C., Louw, S.J. & Sabat, S.T. (Eds.). (2009). *Dementia. Mind, meaning, and the person*. Oxford: Oxford University Press.

Im deutschsprachigen Raum wurde diese Diskussion aufgegriffen von Vašek, T. (2011). Was ist eine Person. *Hohe Luft, 2*, 77–84.

Eine ausführliche und aktuelle Rezeption des Werkes von Tom Kitwood bieten: Baldwin, C. & Capstick, A. (2007). *Tom Kitwood on Dementia*. London: McGraw Hill.

Goldsmith, M. (1996). *Hearing the voice of people with dementia. Opportunities and Obstacles*. London: Jessica Kingsley Publishers.

Morton, I. (2002). *Die Würde wahren. Personzentrierte Ansätze in der Betreuung von Menschen mit Demenz*. Stuttgart: Klett-Cotta.

Goffman, E. (1973). *Asyle. Über die soziale Situation psychiatrischer Patienten und anderer Insassen*. Frankfurt am Main: Suhrkamp.

Gubrium, J. F. (1975). *Living and Dying at Murry Manor*. Londond: St. James Press.

Rosemond, C. A., Hanson, L. C., Ennett, S. T., Schenck, A. P. & Weiner, B. J. (2012). Implementing person-centered care in nursing homes. *Health care management review, 37*(3), 257–266. https://doi.org/10.1097/HMR.0b013e318235ed17

Rösner, H.-U. (2014). Im Angesicht des dementen Anderen. In H.-U. Rösner (Hrsg.), *Behindert sein – behindert werden: Texte zu einer dekonstruktiven Ethik der Anerkennung behinderter Menschen* (S. 195–212). Bielefeld: transkript.

Deutschsprachige Adressen und Links

Im Internet gibt es inzwischen eine Vielzahl interessanter Websites mit Informationen über Demenz bzw. die Alzheimer-Erkrankung. Im Folgenden wird lediglich eine Auswahl der verschiedenen Seiten vorgestellt und näher beschrieben. Der Verlag übernimmt keine Verantwortung für die Aktualität der Inhalte bzw. mögliche Links der Internetseiten. Stand der Informationen: März 2019.

https://www.aktion-demenz.de: Seite des Vereins Aktion Demenz e.V. Der Verein möchte das bürgerschaftliche Engagement wecken und fördern und wendet sich nicht nur an Fachpublikum.

https://www.alzheimer-schweiz.ch: Die Seite der schweizerischen Alzheimervereinigung informiert über aktuelle Themen rund um die Krankheit. Der Schwerpunkt der Vereinigung liegt auf der Beratung von Betroffenen und ihren Angehörigen. Die Vereinigung unterhält ein sogenanntes Alzheimer-Telefon.

https://www.ala.lu: Internetseite der Luxemburgischen Alzheimer Gesellschaft.

https://www.alzheimer-europe.org. Dachverband der europäischen Alzheimergesellschaften.

https://www.alzheimerforum.de: Seite der Angehörigen Initiative e.V. mit wichtigen Informationen zur Krankheit mit Schwerpunkt auf der Unterstützung der Angehörigen. Aktuelles auch zu den Themen Recht, Pflegeversicherung, Behandlungsansätze und Hilfsmittel. Möglichkeit der telefonischen Beratung. Bietet umfassende Adressenliste auch über Angehörigengruppen in Österreich.

https://www.alzheimerforum.ch: Alzheimer Forum Schweiz.

https://www.alzheimer-forschung.de: Alzheimer Forschung Initiative e.V.

https://www.alzheimer-gesellschaft.at: Seite der österreichischen Alzheimer Gesellschaft mit Schwerpunkt auf Wissenschaft und Forschung.

https://www.alzheimer-selbsthilfe.at: Seite des Alzheimer Angehörigen Austria Vereins mit nützlichen Informationen zu vielen Themen der Krankheit für Betroffene und Angehörige.

https://www.bmfsfj.de: Website des Bundesministeriums für Familien, Senioren, Frauen und Jugendliche mit Online-Publikationen und Broschüren zum Thema Demenz.

https://www.bmfsfj.de/RedaktionBMFSFJ/Broschuerenstelle/Pdf-Anlagen/Demenz-aktuelle-Forschung-und-Projekte,property=pdf,bereich=bmfsfj,sprache=de,rwb=true.pdf

https://www.bmg.bund.de: Website des Bundesministeriums für Gesundheit mit Online-Publikationen zu Broschüren und Abschlussberichte der „Leuchtturmprojekte“ (s.u.).

https://www.demenz-support.de: Zentrum für Informationstransfer zum Thema Demenz. Herausgeber der Zeitschrift „Demenz", ein Gesellschaftsjournal, in dem das Thema Demenz aus einer zivilgesellschaftlichen, übergreifenden Perspektive beleuchtet wird. Sie richtet sich an pflegende Angehörige, an Alzheimer-Betroffene, an bürgerschaftlich engagierte Menschen, an Vertreter der Kommunen, der Kirche, der Kultur und vieler anderer gesellschaftlicher Bereiche.

https://www.deutsche-alzheimer.de: Seite der deutschen Alzheimer Gesellschaft mit Hilfen für Betroffene und ihre Angehörigen. Sie bietet den Service der Online-Beratung, die Möglichkeit, Informationsblätter, Materialien und Broschüren herunterzuladen bzw. zu bestellen. Darüber hinaus bietet sie eine umfassende Adressenliste aller regionaler Alzheimer Gesellschaften, Beratungsstellen und Angehörigengruppen in Deutschland.

https://www.dgn.org: Deutsche Gesellschaft für Neurologie.

https://www.dgpalliativmedizin.de: Die Deutsche Gesellschaft für Palliativmedizin befasst sich unter anderem auch mit der Palliativbetreuung fortgeschritten demenziell Erkrankter (s. „DPG Arbeitsgruppen, Palliativmedizin Nichttumorpatienten").

https://www.evidence.de/Leitlinien/leitlinien-intern/index.html: evidenzbasierte medizinische Leitlinie (Experten, Fachleute im Gesundheitswesen).

https://www.dhpv.de: Die Seite des Deutschen Hospiz- und Palliativverbandes (DHPV) beschäftigt sich unter anderem auch mit der hospizlichen Begleitung von Menschen mit Demenz in fortgeschrittenen Stadien bzw. in der Sterbephase.

https://www.kda.de: Seite des Kuratoriums Deutsche Altershilfe mit vielen nützlichen Informationen zur Pflege und Betreuung von alten Menschen und hilfreichen Informationen zu aktuellen Veröffentlichungen zum Thema Demenz.

https://www.oegn.at: Österreichische Gesellschaft für Neurologie.

https://www.patientenleitlinien.de: Internetseite mit gut verständlichen medizinischen Informationen für Patienten.

https://www.wegweiser-demenz.de: Internetportal des Bundesministeriums für Familien, Senioren, Frau und Jugend (BMFSFJ) mit vielen Informationen zum Thema Demenz.

https://www.wg-qualitaet.de: vom Bundesministerium für Familie, Senioren, Frauen und Jugend gefördertes Modellprojekt zur Qualitätssicherung in ambulant betreuten Wohngemeinschaften für Menschen mit Demenz.

https://www.zfg.uzh.ch: Zentrum für Gerontologie; interdisziplinäres und interfakultäres Kompetenzzentrum der Universität Zürich; auch psychologische Beratung zum Altern.

Leuchtturmprojekte
https://www.bmfsfj.de/RedaktionBMFSFJ/Broschuerenstelle/Pdf-Anlagen/Demenz-aktuelle-Forschung-und-Projekte,property=pdf,bereich=bmfsfj,sprache=de,rwb=true.pdf

Deutschsprachige Kurse zum DCM-Verfahren

Das im Buch mehrfach erwähnte DCM-Verfahren stellt eine Möglichkeit dar, anhand von recht zuverlässigen und validen Beobachtungen festzustellen, ob und wie eine Einrichtung positive Arbeit an der Person erbringt. Menschen mit Demenz werden hinsichtlich ihres Verhaltens und Wohlergehens beobachtet mit dem Ziel, Ansatzpunkte herauszufinden, wie die Qualität der Pflege und Betreuung verbessert werden kann. Im Anschluss an ein „Mapping" werden die gesammelten Daten in vorgegebenen Schritten verdichtet und dem Pflegeteam zurückgemeldet. Diese Rückmeldung leitet das ein, was Kitwood in seinem Buch „Entwicklungsschleife" nennt: Team und Mapper vereinbaren im Idealfall quantifizierbare Entwicklungsziele zusammen mit einem Handlungsplan, dessen Umsetzung beim nächsten Mapping überprüft werden kann.

Die strategischen Partner der Universität Bradford im deutschsprachigen Raum sind unter den folgenden Anschriften erreichbar:

Professional Campus | Universität Witten/Herdecke
Alfred-Herrhausen-Str. 50, 58448 Witten
(z. Hd. Frau Gudrun Bayer-Kulla)

Trainings werden im Institut selbst oder als „In-House-Seminar" in der interessierten Einrichtung durchgeführt. Nähere Infos bitte beim Institut anfordern.

Dementia Care im Verlag Hogrefe

Angehörigenarbeit

Wilz, G., Schinkötte, D. & Kalytta, T. (2015). *Therapeutische Unterstützung für pflegende Angehörige von Menschen mit Demenz*. Göttingen: Hogrefe.

Woods, B., Keady, J. & Seddon, D. (2009). *Angehörigenintegration*. Bern: Huber.

Aktivierung

Klein, M., Kolligan, V., Dauter, S., Zorn, K. & Keller, K. (2020). *Mittendrin im Alter statt allein (MIASA). Ein Gruppenprogramm zur Einsamkeitsreduktion und Förderung der sozialen Teilhabe älterer Menschen*. Göttingen: Hogrefe. https://doi.org/10.1026/03025-000

Spector, A., Thorgrimsen, L., Woods, B. & Orrell, M. (2012). *Kognitive Anregung (CST) für Menschen mit Demenz*. Bern: Huber.

Tschan, E. (2014). *Integrative Aktivierende Alltagsgestaltung – Konzept und Anwendung* (2. Aufl.). Bern: Huber.

Tuntland, H. (2022). *Das ADL/IADL-Handbuch. Das Selbstversorgungshandbuch für Pflegende und Ergotherapeuten*. Bern: Hogrefe.

Waldboth, V., Suter-Riederer, S., Föhn, M., Schneiter-Ulmann, R. & Imhof, L. (2017). *Pflanzengestützte Pflege*. Bern: Hogrefe. https://doi.org/10.1024/85762-000

Zoutewelle-Moris, S. (2019). *Wenn es Schokolade regnet – 99 kreative Ideen für die Arbeit mit Menschen mit Demenz* (2. Aufl.). Bern: Hogrefe.

Assessment

Becker, S., Kaspar, R. & Kruse, A. (2010). *H.I.L.DE – Heidelberger Instrument zur Erfassung der Lebensqualität demenzkranker Menschen*. Bern: Huber. [vgr.]

Gupta, A. (2012). *Assessmentinstrumente für alte Menschen*. Bern: Huber.

Reuschenbach, B. & Mahler, C. (2020). *Pflegebezogene Assessmentinstrumente* (2. Aufl.). Bern: Hogrefe. https://doi.org/10.1024/86062-000

Riesner, C. (Hrsg.). (2014). *Dementia Care Mapping (DCM) – Evaluation und Anwendung im deutschsprachigen Raum*. Bern: Huber.

Stemmler, M. & Kornhuber, J. (2018). *Demenzdiagnostik*. Göttingen: Hogrefe. https://doi.org/10.1026/02760-000

Beratung/Patientenedukation

Lippinska, D. (2010). *Menschen mit Demenz personzentriert beraten*. Bern: Huber. [vgr.]

Vögeli, S. & Wolf, N. (2022). *Demenzberatung*. Bern: Hogrefe. (Plan)

Demenz-Begleiter

Werner, S. (2019). *Pflegeassistenz Notes*. Bern: Hogrefe. https://doi.org/10.1024/85865-000

Werner, S. (2017). *Demenzbegleiter Notes*. Bern: Hogrefe. https://doi.org/10.1024/85656-000

Werner, S. (2016). *Alltagsbegleiter Notes*. Bern: Hogrefe. https://doi.org/10.1024/85654-000

Werner, S. (2015). *Praxishandbuch für Alltagsbegleiter*. Bern: Hogrefe.

Werner, S. (2013). *Praxishandbuch für Demenzbegleiter*. Bern: Huber.

Demenzerkrankung

Buell Whitworth, H. & Whitworth, J. (2019). *Das Lewy-Body-Demenz-Buch* (2. Aufl.). Bern: Hogrefe. https://doi.org/10.1024/85841-000

Hafner, M. & Meier, A. (2005). *Geriatrische Krankheitslehre I – Psychiatrische und neurogene Symptome*. Bern: Huber. [vgr.]

Hülshoff, T. (2008). *Das Gehirn*. Bern: Huber.

Jahn, T. (2015). *Demenzen*. Göttingen: Hogrefe.

Rahman, S. & Howard, R. (2019). *Demenz kompakt. Kurzlehrbuch zur Pflege und Versorgung von Menschen mit Demenz*. Bern: Hogrefe. https://doi.org/10.1024/85934-000

Demenz-Forschung/Epidemiologie

Innes, A. (Hrsg.). (2014). *Demenzforschung*. Bern: Huber. [vgr.]

Doblhammer, G. (2012). *Demografie der Demenz*. Bern: Huber.

Empirisch neurokognitive Ansätze

Bonner, C. (2013). *Stressmindernde Pflege bei Menschen mit Demenz*. Bern: Huber.

Held, C. (2018). *Was ist gute Demenzpflege?* (2. Aufl.). Bern: Hogrefe. https://doi.org/10.1024/85655-00

Lind, S. (2011). *Fortbildungsprogramm Demenzpflege*. Bern: Huber.

Savaskan, E. & Haasemann, W. (2017). *Leitlinie Delir*. Bern: Hogrefe. https://doi.org/10.1024/85761-000

Smith, P.T.M. (2017). *Stressreduzierende Pflege von Menschen mit Demenz*. Bern: Hogrefe.

Weih, M. (2011). *Wie war das noch mal? - Lernen, Vergessen und die Alzheimer-Krankheit*. Bern: Huber. [vgr.]

Demenz und Zivilgesellschaft

Robert Bosch Stiftung. (Hrsg.). (2007). *Gemeinsam für ein besseres Leben mit Demenz*. Bern: Huber.

Whitehouse, P.J. & George, D. (2009). *Mythos Alzheimer*. Bern: Huber.

Wißmann, P., Eisenberg, S., Grambow, E., Koczy, P., Kruse, A., Kuhn, C., Margraf, K., Müller-Hergl, C., Riesner, C., Ulmer, E.-M. & Zegelin, A. (2007). *Demenzkranken begegnen*. Bern: Huber. [vgr.]

Ernährung

Martin, L. (2021). *Essen, Trinken und Demenz. Handbuch für Pflegepraxis und Care Gastronomie*. Bern: Hogrefe. https://doi.org/10.1024/86059-000

Rückert, W., Arnold, R., Bauer-Söllner, B., Brinner, C., Ding-Greiner, C., Kolb, C., Lärm, M., Mybes, U., Schreier, M. & Vanorek, R. (2007). *Ernährung bei Demenz*. Bern: Huber. [vgr.]

Ethik

Petzold, C., Brucker, U., Ohnsorge, K., Reisach, B., Robertz-Grossmann, B., Roser, T., Schade, T., Schreiber, H.-L., Schwerdt, R., Stelzig, A., Tesch-Römer, C., Wallrafen-Dreisow, H. & Wilkening, K. (2007). *Ethik und Recht*. Bern: Huber. [vgr.]

Evaluation

Becker, S., Kaspar, R. & Kruse, A. (2010). *H.I.L.DE - Heidelberger Instrument zur Erfassung der Lebensqualität demenzkranker Menschen*. Bern: Huber. [vgr.]

Innes, A. & McCabe, L. (Hrsg.). (2013). *Demenzevaluation*. Bern: Huber. [vgr.]

Riesner, C. (Hrsg.). (2014). *Dementia Care Mapping (DCM) - Evaluation und Anwendung im deutschsprachigen Raum*. Bern: Huber.

Frühe Demenz

Bölicke, C., Mösle, R., Romero, B., Sauerbrey, G., Schlichting, R., Weritz-Hanf, P. & Zieschang, T. (2007). *Ressourcen erhalten*. Bern: Huber.

Bredenkamp, R., Albota, M., Beyreuther, K., Bruder, J., Kurz, A., Langehennig, M., Prümel-Philippsen, U., Tillmann, C., von der Damerau-Dambrowski, V., Weller, M. & Weyerer, S. (2007). *Die Krankheit frühzeitig auffangen*. Bern: Huber. [vgr.]

Moniz-Cook, E. & Manthorpe, J. (2010). *Frühe Diagnose Demenz. Rechtzeitige evidenzbasierte psychosoziale Intervention bei Menschen mit Demenz*. Bern: Huber. [vgr.]

Swaffer, K. (2017). *„Was zur Hölle geschieht in meinem Hirn?“* Bern: Hogrefe. https://doi.org/10.1024/85851-000

Gedächtnistraining

Oswald, W.D. (2014). *Aktiv gegen Demenz*. Göttingen: Hogrefe.

Herausforderndes Verhalten bei Menschen mit Demenz (BPSD)

Barrick, A.L., Rader, J., Hoeffer, B., Sloane, P.D. & Biddle, S. (2021). *Körperpflege ohne Kampf - Personenorientierte Pflege von Menschen mit Demenz* (2. Aufl.). Bern: Hogrefe. https://doi.org/10.1024/86033-000

Bartholomeyczik, S., Halek, M., Sowinski, C., Besselmann, K., Dürrmann, P., Haupt, M. [...] & Zegelin, A. (2007). *Rahmenempfehlungen zum Umgang mit herausforderndem Verhalten bei Menschen mit Demenz in der stationären Altenhilfe*. Berlin: BMG, Selbstverlag.

Bartholomeyczik, S., Holle, D. & Halek, M. (2013). *Herausforderndes Verhalten bei Menschen mit Demenz verstehen. Die Verbesserung der Versorgung Demenzkranker durch Qualitätsinstrumente*. Belz: Weinheim.

Bonifas, R.P. (2018). *Mobbing und Bullying unter alten Menschen. Was tun, wenn alte Menschen sich drangsalieren, schikanieren und tyranisieren?* Bern: Hogrefe. https://doi.org/10.1024/85767-000

Bonner, C. (2013). *Stressmindernde Pflege bei Menschen mit Demenz*. Bern: Verlag Hans Huber.

Bundesministerium für Gesundheit (Hrsg.) (2007). *Rahmenempfehlungen zum Umgang mit herausforderndem Verhalten bei Menschen mit Demenz*. Berlin: Bundesministerium für Gesundheit.

Champagne, T. (2019). *Sensorische Modulation für Menschen mit Demenz. Assessments und Aktivitäten für eine sensorisch anregende Umgebung zur Bedürfnisbefriedigung und Wahrnehmungsförderung*. Bern: Hogrefe. https://doi.org/10.1024/85988-000

Chapman, A., Jackson, F. A. & McDonald, C. (2004). *Wenn Verhalten uns herausfordert ...: Ein Leitfaden für Pflegekräfte zum Umgang mit Menschen mit Demenz*. Stuttgart: Demenz Support Stuttgart.

Fischer, T. (2011). *Schmerzeinschätzung bei Menschen mit schwerer Demenz. Das Beobachtungsinstrument für das Schmerzassessment bei alten Menschen mit schwerer Demenz (BISAD)*. Bern: Verlag Hans Huber.

Fröhlich-Gildhoff, K. (2018). *Verhaltensauffälligkeiten bei Kindern und Jugendlichen. Ursachen, Erscheinungsformen und Antworten* (3. Aufl.). Stuttgart: Kohlhammer.

Gilliard, J. & Marshall, M. (Hrsg.) (2014). *Naturgestützte Pflege von Menschen mit Demenz*. Bern: Huber.

Gogl, A. (Hrsg.) (2013). *Selbstvernachlässigung bei alten Menschen*. Bern: Huber.

Hejlskov Elvén, B. & Abild McFarlane, S. (2020). *Herausforderndes Verhalten bei Menschen mit psychischen Störungen. Praxisbuch für Pflege- und Gesundheitsberufe*. Bern: Hogrefe. https://doi.org/10.1024/86000-000

Hejlskov Elvén, B., Agger, C. & Ljungman, I. (2020). *Herausforderndes Verhalten bei Demenz. Bedürfnisse erkennen und gelassen darauf eingehen*. München: Ernst Reinhardt.

Held, C. (2018). *Was ist „gute" Demenzpflege. Verändertes Selbsterleben bei Demenz*. Bern: Hogrefe. https://doi.org/10.1024/85655-00

Höwler, E. (2008). *Herausforderndes Verhalten bei Demenz*. Stuttgart: Kohlhammer.

James, I. A. & Jackman, L. (2019). *Herausforderndes Verhalten bei Menschen mit Demenz. Einschätzen, verstehen und behandeln*. (2. Aufl.). Bern: Hogrefe. https://doi.org/10.1024/85826-000

James, J., Cotton, B., Knight, J., Freyne, R., Pettit, J. & Gilby, L. (2019). *Menschen mit Demenz im Krankenhaus versorgen*. Bern: Hogrefe. https://doi.org/10.1024/85828-000

Klöppel, S. & Jessen, F. (Hrsg.) (2017). *Praxishandbuch Gerontopsychiatrie und -psychotherapie*. München: Elsevier.

Lind, S. (2011). *Fortbildungsprogramm Demenzpflege. Ein erfahrungsbezogener Ansatz*. Bern: Verlag Hans Huber.

Marshall, M. & Allan, K. (2010). *„Ich muss nach Hause". Ruhelose Menschen mit einer Demenz verstehen* (2. Aufl.). Bern: Huber.

Marshall, M. & Allan, K. (2011). *„Ich muss nach Hause" – Ruhelos umhergehende Menschen mit einer Demenz verstehen*. Bern: Huber.

Nau, J., Walter, G. & Oud, N. E. (2018). *Gewaltfreie Pflege. Praxishandbuch zum Umgang mit aggressiven und potenziell gewalttätigen Patienten*. Bern: Hogrefe. https://doi.org/10.1024/85866-000

Nau, J., Walter, G. & Oud, N. E. (Hrsg.) (2019). *Aggression, Gewalt und Aggressionsmanagement. Lehr- und Praxishandbuch zur Gewaltprävention für Pflege-, Gesundheits- und Sozialberufe*. Bern: Hogrefe. https://doi.org/10.1024/85845-000

Scholz, A.-K. & Niepel, A. (2019). *Das CC©-Konzept. Integratives Therapiekonzept für Menschen mit Gedächtnisverlust und neurokognitiven Störungen*. Bern: Hogrefe. https://doi.org/10.1024/85900-000

Smith, P. T. M. (2016). *Stressreduzierende Pflege von Menschen mit Demenz. Der Stress-Coping-Ansatz*. Bern: Hogrefe.

Spector, A., Thorgrimsen, L., Woods, B., & Orrell, M. (2012). *Kognitive Anregung (CST) für Menschen mit Demenz. Evidenzbasiertes Praxis- und Gruppenhandbuch*. Bern: Verlag Hans Huber.

Theunissen, G. (2016). *Geistige Behinderung und Verhaltensauffälligkeiten* (6. Aufl.). Heilbronn: Verlag Julius Klinkhardt/utb.

Theunissen, G. (2019). *Autismus und herausforderndes Verhalten* (3. Aufl.). Freiburg: Lambertus.

Urselmann, W. (2021). *Schreien und Rufen. – Herausforderndes Verhalten bei Menschen mit Demenz*. (2 Aufl.). Bern: Hogrefe. https://doi.org/10.1024/85952-000

Weber Long, S. (2021). *Herausforderndes Verhalten. Herausfordernde Situationen mit alten Menschen meistern*. Bern: Hogrefe. https://doi.org/10.1024/85737-000

Weber-Long, S. (2021). *Herausforderndes Verhalten*. Bern: Hogrefe. https://doi.org/10.1024/85737-000

White, E. (2013). *Sexualität bei Menschen mit Demenz*. Bern: Huber.

Wojnar, J. (2007). *Die Welt der Demenzkranken. Leben im Augenblick* (1. Aufl.). Hannover: Vincentz-Verlag.

Kommunikation

Böhme, G. (2007). *Förderung der kommunikativen Fähigkeiten bei Demenz*. Bern: Huber.

Ellis, M. & Astell, A. (2019). *Nonverbale Kommunikation bei Menschen mit Demenz*. Bern: Hogrefe. https://doi.org/10.1024/85935-000

McCarthy, B. (2012). *Nur nicht den Verstand verlieren. Gute Kommunikation trotz(t) Demenz*. Bern. Huber.

Sachweh, S. (2012). *„Noch ein Löffelchen?" – Effektive Kommunikation in der Altenpflege* (3. Aufl.). Bern: Huber.

Sachweh, S. (2019). *Spurenlesen im Sprachdschungel. Kommunikation und Verständigung mit demenzkranken Menschen*. (2. Aufl.). Bern: Hogrefe. https://doi.org/10.1024/85749-000

Kunstgestützte, kreative Therapien

Basting, A. D. (2012). *Vergiss das Vergessen. Besser leben mit Demenz*. Bern: Huber.

Killick, J. & Craig, C. (2013). *Kreativität und Kommunikation bei Menschen mit Demenz*. Bern: Huber.

Sulser, R. (2010). *Ausdrucksmalen für Menschen mit Demenz*. (2. Aufl.). Bern: Huber.

Zeisel, J. (2011). *„Ich bin noch hier" Menschen mit Alzheimer-Demenz kreativ begleiten – eine neue Philosophie*. Bern: Huber.

Körperorientierte Therapien bei Menschen mit Demenz

Buchholz, T. & Schürenberg, A. (2013). *Basale Stimulation® in der Pflege alter Menschen* (4. Aufl.). Bern: Huber.

Champagne, T. (2019). *Sensorische Modulation für Menschen mit Demenz. Assessments und Aktivitäten für eine sensorisch anregende Umgebung zur Bedürfnisbefriedigung und Wahrnehmungsförderung*. Bern: Hogrefe. https://doi.org/10.1024/85988-000

Tanner, L. J. (2018). *Berührungen und Beziehungen bei Menschen mit Demenz*. Bern: Hogrefe. https://doi.org/10.1024/85855-000

Naturgestützte Therapie, Dementia Green Care

Chalfont, G. (2022). *Praxishandbuch Dementia Green Care*. Bern: Hogrefe. (Plan)

Chalfont, G. (2009). *Naturgestützte Therapie*. Bern: Huber.

Föhn, M. & Dietrich, C. (Hrsg.). (2013). *Gärten und Demenz – Gestaltung und Nutzung von Außenanlagen für Menschen mit Demenz*. Bern: Huber.

Germann-Tillmann, T., Merklin, L. & Näf, A.S. (2019). *Tiergestützte Intervention* (2. Aufl.). Bern: Hogrefe. https://doi.org/10.1024/85822-000

Gilliard, J. & Marshall, M. (Hrsg.). (2014). *Naturgestützte Pflege von Menschen mit Demenz*. Bern: Huber.

Niepel, A. & Vef-Georg, G. (2020). *Praxishandbuch Gartentherapie* (2. Aufl.). Bern: Hogrefe. https://doi.org/10.1024/85927-000

Schneiter, R. & Föhn, M. (Hrsg.). (2020). *Lehrbuch Gartentherapie* (2. Aufl.). Bern: Hogrefe. https://doi.org/10.1024/85742-000

Waldboth, V., Suter-Riederer, S., Föhn, M., Schneiter-Ulmann, R. & Imhof, L. (2017). *Pflanzengestützte Pflege*. Bern: Hogrefe. https://doi.org/10.1024/85762-000

Management, Patientensicherheit, Risikomanagement

Baker, C. (2015). *Exzellente Pflege von Menschen mit Demenz entwickeln*. Bern: Huber.

Loveday, B. (2015). *Demenzteams führen und leiten*. Bern: Huber.

McCormack, B., Manley, K. & Garbett, R. (Hrsg.). *Praxisentwicklung in der Pflege*. Bern: Huber.

Sanderson, H. & Bailey, G. (2015). *Praxishandbuch person-zentrierte Pflege*. Bern: Huber.

Mäeutik

van der Kooij, C. (2012). *„Ein Lächeln im Vorübergehen" – Erlebnisorientierte Altenpflege mit Hilfe der Mäeutik*. Bern: Huber.

van der Kooij, C. (2015). *Die Magie der Bewohnerbesprechung*. Bern: Hogrefe.

van der Kooij, C. (2017). *Das mäeutische Pflege- und Betreuungsmodell* (2. Aufl.). Bern: Hogrefe. https://doi.org/10.1024/85626-000

van der Kooij, C. (2019). *„Komm doch mal in meine Welt – Mäeutische Betreuung und Pflege für alternde Menschen mit kognitiven Beeinträchtigungen"*. Bern: Hogrefe.

Montessori-basierte Ansätze

Camp, C. (2015). *Tatort Demenz – Menschen mit Demenz verstehen. Praxishandbuch für Demenz-Detektive*. Bern: Hogrefe.

Person-zentrierte Pflege, Dementia Care Mapping (DCM)

Baker, C. (2015). *Exzellente Pflege von Menschen mit Demenz entwickeln*. Bern: Huber.

Brooker, D. (2008). *Person-zentriert pflegen. Das VIPS-Modell zur Pflege und Betreuung von Menschen mit Demenz*. Bern: Huber.

Kitwood, T. (2019). *Demenz* (8. Aufl.). Bern: Hogrefe. https://doi.org/10.1024/86004-000

Kuhn, D. & Verity, J. (2012). *Die Kunst der Pflege von Menschen mit Demenz*. Bern: Huber.

Loveday, B. (2015). *Demenzteams führen und leiten*. Bern: Huber.

Riesner, C. (Hrsg.). (2014). *Dementia Care Mapping (DCM) – Evaluation und Anwendung im deutschsprachigen Raum*. Bern: Huber.

Sanderson, H. & Bailey, G. (2015). *Praxishandbuch person-zentrierte Pflege*. Bern: Huber.

Palliative Dementia Care

Dibelius, O., Offermanns, P. & Schmidt, S. (2016). *Palliative Care von Menschen mit Demenz*. Bern: Hogrefe.

Kostrzewa, S. (2020). *Menschen mit geistiger Behinderung palliativ pflegen und begleiten* (2. Aufl.). Bern: Hogrefe. https://doi.org/10.1024/85954-000

Kostrzewa, S. (2010). *Palliative Pflege von Menschen mit Demenz* (2. Aufl.). Bern: Huber.

Pflegeprozess und Pflegephänomene bei Menschen mit Demenz

Barrick, A.E., Rader, J., Hoffer, B., Sloane, P.D. & Biddle, S. (2021). *Körperpflege ohne Kampf* (2. Aufl.). Bern: Hogrefe. https://doi.org/10.1024/86033-000

Fischer, T. (2012). *Schmerzeinschätzung bei Menschen mit schwerer Demenz*. Bern: Huber.

Gogl, A. (Hrsg.). (2013). *Selbstvernachlässigung bei alten Menschen*. Bern: Huber.

Gupta, A. (2012). *Assessmentinstrumente für alte Menschen*. Bern: Huber.

Handel, E. (Hrsg.). (2009). *Praxishandbuch ZOPA – Schmerzeinschätzung bei Patienten mit kognitiven und/oder Bewusstseinsbeeinträchtigungen*. Bern: Huber.

James, I.A. & Jackman, L. (2019). *Herausforderndes Verhalten bei Menschen mit Demenz. Einschätzen, verstehen, behandeln* (2. Aufl.). Bern: Hogrefe. https://doi.org/10.1024/85826-000

James, J., Cotton, B., Knight, J., Freyne, R., Pettit, J. & Gilby, L. (2019). *Menschen mit Demenz im Krankenhaus versorgen*. Bern: Hogrefe. https://doi.org/10.1024/85828-000

Marshall, M. & Allan, K. (2010). *„Ich muss nach Hause". Ruhelose Menschen mit einer Demenz verstehen*. Bern: Huber.

May, H., Edwards, P. & Brooker, D. (2011). *Professionelle Pflegeprozessplanung. Person-zentrierte Pflegeplanung für Menschen mit Demenz*. Bern: Huber.

Savaskan, E. & Haasemann, W. (2017). *Leitlinie Delir. Empfehlungen zur Prävention, Diagnostik und Therapie des Delirs im Alter*. Bern: Hogrefe. https://doi.org/10.1024/85761-000

Scholz, A.-K. & Niepel, A. (2019). *Das CC©-Konzept. Integratives Therapiekonzept für Menschen mit Gedächtnisverlust und neurokognitiven Störungen*. Bern: Hogrefe. https://doi.org/10.1024/85900-000

Urselmann, W. (2021). *Schreien und Rufen – Herausforderndes Verhalten bei Menschen mit Demenz* (2. Aufl.). Bern: Huber.

Weber-Long, S. (2021). *Herausforderndes Verhalten*. Bern: Hogrefe. https://doi.org/10.1024/85737-000

White, E. (2013). *Sexualität bei Menschen mit Demenz*. Bern: Huber.

Positive Demenzpflege

Clarke, C. & Wolverson, E. (2019). *Positive Demenzpflege*. Bern: Hogrefe. https://doi.org/10.1024/85801-000

Rehabilitation

Gogia, P.P. & Rastogi, N. (2014). *Alzheimer-Rehabilitation. Menschen mit Demenz stabilisieren und rehabilitieren*. Bern: Huber.

Röse, K.M. (2017). *Betätigung von Menschen mit Demenz im Kontext Pflegeheim*. Bern: Hogrefe. https://doi.org/10.1024/85470-000

Ratgeber (Außenansichten)

Basting, A.D. (2012). *Vergiss das Vergessen. Besser leben mit Demenz*. Bern: Huber.

Bowlby Sifton, C. (2011). *Das Demenz-Buch* (2. Aufl.). Bern: Huber. [vgr.]

Buell-Whitworth, H. & Whitworth, J. (2019). *Das Levy-Body-Demenz-Buch* (2. Aufl.). Bern: Hogrefe. https://doi.org/10.1024/85841-000

Klessmann, E. (2011). *Wenn Eltern Kinder werden und doch die Eltern bleiben* (7. Aufl.). Bern: Huber.

Mace, N.L. & Rabins, P.V. (2012). *Der 36-Stunden-Tag* (6. Aufl.). Bern: Huber.

Whitehouse, P.J. & George, D. (2009). *Mythos Alzheimer*. Bern: Huber.

Ratgeber (Innenansichten)

Bryden, C. (2011). *Mein Tanz mit der Demenz – Trotzdem positiv leben*. Bern: Huber.

Bryden, C. (2016). *Nichts über uns, ohne uns!* Bern: Hogrefe.

Inauen, F. (2016). *Eins nach dem anderen – Texte und Zeichnungen einer Demenz*. Bern: Hogrefe.

Snyder, L. (2011). *Wie sich Alzheimer anfühlt*. Bern: Huber.

Swaffer, K. (2017). *„Was zur Hölle passiert in meinem Hirn?“* Bern: Hogrefe. https://doi.org/10.1024/85851-000

Taylor, R. (2011a). *Alzheimer und Ich* (3. Aufl.). Bern: Huber.

Taylor, R. (2011b). *Der Moralische Imperativ des Pflegens.* Bern: Huber. [vgr.]

Taylor, R. (2011c). *Im Dunkeln würfeln.* Bern: Huber.

Taylor, R. (2013). *Hallo Mr. Alzheimer.* Bern: Huber.

Reminiszenz/Biografiearbeit/ROT

Schweitzer, P. & Bruce, E. (2010). *Das Reminiszenzbuch.* Bern: Huber.

Technische Unterstützung

Heeg, S., Heusel, C., Kühnle, E., Külz, S., von Lützau-Hohlbein, H., Mollenkopf, H., Oswald, F., Pieper, R., Rienhoff, O. & Schweizer, R. (2007). *Technische Unterstützung bei Demenz.* Bern: Huber.

Transkulturelle Pflege und Kompetenz

Dibelius, O., Feldhaus-Plumin, E. & Piechotta-Henze, G. (Hrsg.). (2015). *Lebenswelten von Menschen mit Migrationserfahrung und Demenz.* Bern: Hogrefe.

Krasberg, U. (2013). *„Hab ich vergessen, ich hab' nämlich Alzheimer“.* Bern: Huber. [vgr.]

Umgebungsgestaltung, Milieu, Wohnen, Architektur

Chalfont, G. (2009). *Naturgestützte Therapie.* Bern: Huber.

Chalfont, G. (2022). *Praxishandbuch Dementia Green Care.* Bern: Hogrefe.

Föhn, M. & Dietrich, C. (Hrsg.). (2013). *Gärten und Demenz – Gestaltung und Nutzung von Außenanlagen für Menschen mit Demenz.* Bern: Huber.

Germann-Tillmann, T., Merklin, L. & Näf, A.S. (2019). *Tiergestützte Intervention* (2. Aufl.). Bern: Huber. https://doi.org/10.1024/85822-000

Gilliard, J. & Marshall, M. (Hrsg.). (2014). *Naturgestützte Pflege von Menschen mit Demenz.* Bern: Huber.

Niepel, A. & Vef-Georg, G. (2020). *Praxishandbuch Gartentherapie* (2. Aufl.). Bern: Hogrefe. https://doi.org/10.1024/85927-000

Schneiter, R. & Föhn, M. (Hrsg.). (2020). *Lehrbuch Gartentherapie* (2. Aufl.). Bern: Hogrefe. https://doi.org/10.1024/85742-000

Waldboth, V., Suter-Riederer, S., Föhn, M., Schneiter-Ulmann, R. & Imhof, L. (2017). *Pflanzengestützte Pflege.* Bern: Hogrefe. https://doi.org/10.1024/85762-000

Zusammenstellung: Jürgen Georg, Antonia Halt (Stand: 10-2021)

Glossar

Akkreditierung
Verfahren, in dem eine Einrichtung oder Dienstleitung in regelmäßigen Abständen gemäß zuvor vereinbarter Standards auf Erfüllung derselben überprüft wird. Im Akkreditierungsverfahren muss der Service aktiv nachweisen, dass er diese Standards einhält.

Adaption
Bezeichnet im Themenfeld Demenz die Anforderung an Dienstleistungen und Pflegende, sich den Fähigkeitsgrenzen, Möglichkeiten und Bedürfnissen von Menschen mit Demenz anzupassen, weil diese sich ihrer Umwelt nicht oder nur eingeschränkt anpassen können.

Agitiertheit
Bei den Phänomenen der Demenz werden primäre und sekundäre Symptome unterschieden. Primäre Symptome wie der Gedächtnisverlust oder die Intelligenzminderung sind notwendige und hinreichende Bedingungen, um von Demenz zu sprechen; sekundäre Symptome treten sehr häufig auf, sind aber keine definierenden Bedingungen für das Vorliegen einer Demenz. Die wichtigsten sekundären Symptome der Demenz sind zum einen die Depression und Apathie, zum anderen eine getriebene Unruhe und Erregtheit, welche die Person nicht zur Ruhe kommen lässt. Typische Symptome sind das immer wieder Aufstehen und Gehen, das beständige Fragen und Suchen, das Kramen und Räumen.

Alzheimer
In der Demenz-Diagnose wird eine syndromale von einer ätiologischen (ursächlichen) Diagnose unterschieden. Das Feststellen eines Demenz-Syndroms geschieht anhand allgemeiner Kennzeichen (z.B. Gedächtnisverlust, Merkfähigkeitsstörungen, Intelligenzverlust), deren Vorliegen anhand von psychometrischen Testverfahren geprüft wird. Erst eine weit umfassendere Untersuchung klärt, um welche Art von Demenz es sich handelt. Heute werden mehr als 100 verschiedene Ursachen der Demenz diskutiert, von denen die häufigste die vom Alzheimer Typ ist. Seit mehreren Jahren steht fest, dass sich die verschiedenen Ursachen nicht unbedingt wechselseitig ausschließen, sondern oft gemeinsam auftreten. Demenzen haben in der Regel komplexe Ursachen.

Apathie
Gilt heute als ein eigenständiges neuropsychiatrisches Untersyndrom. Für Apathie kennzeichnend ist ein Mangel an Interesse und Motivation ohne Dysphorie, also ohne Niedergeschlagenheit und selbstabwertende Überzeugungen, die für die Depression zutreffen. Apathie betrifft 50 bis 70 % aller Menschen mit Demenz und gilt als die häufigse anzutreffende sekundäre Symptomatik. Apathie ist zudem eines der am wenigsten erforschten Symptome der Demenz sowohl in der pharmakologischen Forschung als auch in der Erforschung komplementärer, nicht-pharmakologischer Therapien.

Authentic Partnership
In Anlehnung an Carl Rogers' Konzept der nicht-direktiven, klientenzentrierten Psychotherapie strebt der Ausdruck der „authentischen Partnerschaft" (authentic partnership) eine Charakterisierung und Qualifizierung der Pflegebeziehung an, die Menschen mit Demenz nicht nur in ihrem So-Sein und ihrer individuellen Sinnperspektive fördert und unterstützt, sondern sie auch explizit in Prozesse der Entscheidungsfindung einbezieht. Eine authentische Partnerschaft basiert auf drei Säulen: Zum einen sind die Perspektiven aller an einer Entscheidung Beteiligten zu berücksichtigen. Zum Zweiten handelt es sich um ein prozesshaftes, lernendes Geschehen, in dem Entscheidungen angesichts bestehender Ambiguitäten, Paradoxien und Komplexität ausgehandelt werden müssen. Drittens ist eine Haltung der Kooperation einzunehmen, die die wechselseitige Verbundenheit aller Akteure als auch die Möglichkeit zur Bildung von Synergien erkennt. Für die Umsetzung authentischer Partnerschaften braucht es wiederum schützende und stützende Rahmenbedingungen wie Raum und Zeit für Dialog und kritische Reflexion.

Bestialisierung (bestiarium)
Aus der Barockzeit bekannte Praxis, exotische Tiere, aber auch vom gewohnten Erscheinungsbild abweichende Menschen (möglichst mit körperlichen Deformierungen), in Käfigen zu halten und der Hofgesellschaft bei Lustbarkeiten zu präsentieren. Die Exemplare dieser „Sammlungen" hatten für den Halter einen beträchtlichen sozialen Statuswert.

CAMDEX
(Cambridge Mental Disorders of the Elderly Examination). Ein Interviewschema für die Diagnose und Einschätzung von Demenz bei älteren Menschen. Umfasst: (1) ein strukturiertes klinisches Interview über den gegenwärtigen Zustand, die Vergangenheit und die familiären Hintergründe des zu Untersuchenden, (2) eine Reihe kognitiver Testverfahren und (3) ein strukturiertes Interview mit Angehörigen oder anderen relevanten Informanten.

Container
Je nach Kontext kann damit zweierlei gemeint sein: Zum einen werden Menschen mit Demenz aus normalen sozialen Bezügen ausgesondert und in besonderen Anstalten konzentriert, in denen sie im günstigen Fall ein für sie besonders ausgerichtetes Milieu vorfinden. Diese Einrichtungen werden „Container" genannt. Zum anderen kann damit eine haltende und den Klienten sichernde Einstellung gemeint sein, für den Klienten einen sicheren psychischen Raum herzustellen, in dem er sich geborgen fühlen kann und in dem er keinen kränkenden und verletzenden Handlungen ausgesetzt sein wird (Bindungstheorie).

DCM
Die unter Leitung von Tom Kitwood entwickelte „Dementia Care Mapping (DCM)" Methode stellt ein standardisiertes Beobachtungsverfahren dar, um das relative Wohlbefinden von Menschen mit Demenz detailliert festzuhalten und um Rückschlüsse auf die personale Qualität der Pflege zu ziehen. Auf Basis dieses „Fingerabdrucks" der Pflegeumgebung lässt sich die Pflege und Betreuung planen und verändern.

Degeneration
In der medizinischen Literatur bezüglich Demenz bedeutet Degeneration den in der Regel unumkehrbaren, allmählich oder in Schüben fortschreitenden Untergang von Hirnstrukturen. Kitwood deutete diesen Begriff sozialpsychologisch um: Eine die Person nicht würdigende Umgangsweise (maligne Sozialpsychologie) durch wichtige umstehende Personen unterstützt bösartig die Selbstabwertung dieser Person und trägt dazu bei, dass diese Person sich immer mehr zurückzieht, sich nichts mehr zutraut und ihre Ressourcen und Fähigkeiten verliert. Eben dieser Prozess wirkt sich als Stress negativ auf das neuronale Geschehen aus

und trägt zusammen mit dem neuropathologischen Prozess zur Beschleunigung des inneren und äußeren Zerfalls der Person bei. (Dialektik der Demenz)

Demenz-heterogen/seggregativ

Eine Annahme im Versorgungsfeld Demenz besagt, dass Menschen mit Demenz einen geschützten (seggregativ, also getrennten) physischen und psychischen Raum benötigen, in dem sie für ihre soziale Anstandsregeln verletzende Verhaltensweisen nicht mehr durch andere Klienten gemaßregelt werden. Vertreter dieser Auffassung unterscheiden je nach Art, Schwere und Ausprägung der Demenz verschiedene Umgebungen, die sich unterschiedlich auf spezifische Klientengruppen anpassen, beispielsweise das „Drei-Welten-Modell". Heterogene Ansätze betonen die sozial positiven Folgen des Zusammenlebens von Menschen mit und ohne Demenz. Gesichert ist, dass es Menschen ohne Demenz vorziehen, in einer Umgebung ohne Menschen mit Demenz zu leben.

Depersonalisierend

siehe maligne Sozialpsychologie

Developmental loop

Eine Denk- und Reflexionsphase, in der die bisherige Praxis kritisch untersucht wird und neue Ziele und Möglichkeiten für die Praxis entwickelt werden. Das Verfahren des Dementia Care Mapping (Abbilden der Versorgung von Menschen mit Demenz) ermöglicht es, ausgehend vom beobachteten Wohlbefinden von Menschen mit Demenz die bisherige Praxis zu überprüfen.

Disengagement

Die von Cumming und Henry (1961) entwickelte Disengagementtheorie besagt, dass sozialer Rückzug Bedingung erfolgreichen Alterns darstellt. Der Rückzug aus Lebensbereichen wird als natürlicher Prozess angesehen, der zum befriedigenden Altern notwendigerweise dazugehört.

Dokumentarische Methode

Rekonstruktives Verfahren der qualitativen Datenauswertung zur Analyse unbewusster kollektiver Handlungspraxen, Habitus und Deutungshorizonte. Die Methode weist ein breites Anwendungsfeld auf (Bildung und Schule, Migration, Familie, Medien, Organisationsanalyse, Kulturwissenschaft) und findet jüngst auch Eingang in die Pflegewissenschaft.

Entpathologisierung

Eine person-zentrierte Betrachtung von Erlebnis- und Verhaltensweisen, die diese nicht nur oder ausschließlich als Ausdruck von Krankheit, sondern auch als Ausdruck von Bedürfnissen versteht. Exemplarisch für die Entpathologisierung steht die Homosexualität, die zunächst als Verbrechen, dann als Krankheit und zuletzt als „normal" angesehen wurde.

Engelskreislauf

Ein sich wechselseitig stabilisierendes und dynamisch fortschreitendes System einander stärkender Faktoren. Beispiel: Gelingen kleinere Interventionen zur Verbesserung des Wohlbefindens von Menschen mit Demenz, wirkt sich dies positiv auf die Motivation von Pflegekräften aus. Diese gestärkte Motivation hilft, Krisensituationen deeskalierend zu begleiten mit der Folge, dass sich für beide Seiten positive Situationen wiederholen.

Ethologie

Vom griechischen Begriff „ethos" (Sitte, Gewohnheit) bezeichnet der Begriff Ethologie das wissenschaftliche Studium von tierischem Verhalten, insbesondere Kommunikation von Tieren, Tieremotionen und Lernen von Tieren. In den letzten Jahrzehnten sind auch soziale Aspekte des Verhaltens in die Ethologie eingeflossen. Die Grenzen zur vergleichenden Verhaltensforschung in der Psychologie sind fließend.

Facilitation

Facilitation ist ein Begriff aus der Organisationsentwicklung und beschäftigt sich mit allen Prozessen, die notwendig sind, um einen produktiven Gruppenprozess zu ermöglichen. Allgemein bezeichnet der Begriff das Bemühen, anderen Menschen eine Aufgabe leicht zu machen. Kitwood erläutert den Begriff anhand einer Lernsituation beim Tennisspielen: Der Lehrer muss dem Schüler die Bälle auf eine Weise zurückgeben, dass dieser die Bälle annehmen und erwidern kann. Ist dies nicht der Fall, stellt der Lernende seine Bemühungen ein. Im Arbeitsfeld Demenz bedeutet eine erleichternde Haltung, die Fähigkeitsgrenzen und -möglichkeiten von Menschen mit Demenz dergestalt zu berücksichtigen, dass sie eine geschickte Ergänzung ihrer Handlungsversuche ohne Übernahme der Tätigkeit erfahren, sodass sie den Eindruck gewinnen, es selbst getan zu haben.

Goldstandard

In der Medizin wird das jeweils beste Handeln bezüglich einer Krankheit als Goldstandard bezeichnet. Dieser Begriff steht im Zusammenhang mit dem Begriff der evidenzbasierten Medizin: der gewissenhafte, ausdrückliche und vernünftige Gebrauch der gegenwärtig besten externen, wissenschaftlichen Evidenz für Entscheidungen in der Versorgung einzelner Patienten.

Human Flourishing

meint ein „Aufblühen oder Wachsen als Mensch" und formuliert eine Gegenperspektive zu einer Defizitorientierung bei Behinderung, Alter und Demenz. Vielmehr gilt es, den Blick auf vorhandene individuelle Potentiale eines jeden Menschen zur Entwicklung eines erfüllten, guten Lebens zu richten und diese zu fördern.

Hyperkognitivismus

Ein vom Soziologen Steven Post (The Moral Challange of Alzheimer Disease, 1995) eingeführter Begriff, der die Überbewertung kognitiver Funktionen im Personbegriff der westlichen Kultur beschreibt mit der notwendigen Folge, dass ein Abnehmen kognitiver Fähigkeiten mit einer Abwertung des Personseins verbunden ist. Menschen mit geringen oder keinen kognitiven Fähigkeiten haben keinen oder nur einen geringen moralischen Status.

Inklusion

Einschließung, Einschluss, gleichberechtigte Teilhabe an etwas, gleiche Chancen aller, unabhängig von Behinderung, Krankheit, Status, Geschlecht, Alter u. v. m. Beispiel: gemeinsame Erziehung von Kindern mit Behinderung und ohne Behinderung in einem Kindergarten, in einer Schule.

Integritätsfördernde Pflege

Ein von Kihlgren und Norberg (Schweden) entwickeltes Programm zur personzentrierten Pflege und Betreuung von Menschen mit Demenz. Nach E. H. Eriksons Entwicklungstheorie beinhaltet die 8. und letzte Entwicklungsstufe des Lebens die Integration aller Erfahrungen in einem Lebensrückblick. Das Schulungsprogramm von Kihlgren beinhaltet Möglichkeiten, wie professionell Pflegende Menschen mit Demenz bei dieser Integrationsleistung behilflich sein können. Diverse empirische Studien konnten an einzelnen Beispielen den Effekt dieser Schulung plausibel machen.

Involutionsspirale

siehe Degeneration: ein Prozess, innerhalb dessen sich Situationen bösartiger Sozialpsychologie und krankheitsbedingte neuropathologische Veränderungen gegenseitig auf negative Weise vorantreiben. Die Wechselwirkung zwischen neurologischer Entwicklung und erworbenen Traumata ist in der Traumaforschung inzwischen detailliert belegt (Allan Schore).

Isolationsblase

Eine von der Beschäftigungstherapeutin Tessa Perrin aufgestellte Hypothese, dass Menschen mit Demenz in fortgeschrittenen Phasen zunehmend in einer Aufmerksamkeits-„Blase" leben, die sich immer enger um den Körper der Person schließt. Dies bedeutet umgekehrt, dass Kontaktmöglichkeiten nur in unmittelbarer Nähe zur Person noch gegeben sind.

Maligne Sozialpsychologie

Bezeichnet das kulturelle Umfeld, innerhalb dessen Handlungen an Menschen mit Demenz vorgenommen werden, die deren Würde beeinträchtigen. Bösartig sind nicht die Pflegenden, sondern die Pflegekultur. Diese Kultur ist nach Kitwood tief in der abendländischen Geschichte und ihren Institutionen verwurzelt und manifestiert sich in Handlungen, die in bester Absicht geschehen und für selbstverständlich gehalten werden, sich aber potentiell schädigend auf den Klienten auswirken. Diese Handlungen betreffen alle Gesundheitsberufe. Beispiele sind: In Gegenwart einer Person mit Demenz über ihren Zustand mit dem Arzt sprechen, ohne die Person mit einzubeziehen; Verrichtungen wortlos durchführen ohne Kontaktaufnahme; die Gefühle einer Person nicht ernstnehmen und auf billige Weise ablenken; eine Person zwingen, gegen ihren Willen etwas zu sich zu nehmen.
Abkürzung für Menschen mit Demenz

Medikalisierung

Kritischer Diskurs über die Dominanz medizinischer Definitionsmacht über menschliche Verhaltensweisen. Diskutiert wird in diesem Zusammenhang die Reduzierung von Demenzen auf ein medizinisches Problem und die daraus entstehende gesellschaftliche Exklusion/Repression sowie die Ausblendung sozialer Dimensionen.

Medizinisch-neurobiologisches Modell

Beschreibung einer medizinisch neurobiologischen Sichtweise. Diese kommt in der medizinischen Diagnostik und pharmakologischen Therapie zum Tragen. Zu problematisieren ist das Modell – ähnlich wie das psychosozial-interventionistische Umweltmodell – dahingehend, dass es eine objektivierende Perspektive auf Menschen mit Demenz einnimmt, die das Person-Sein zu übersehen und Menschen mit Demenz zu depersonalisieren droht.

NEO-Persönlichkeitsinventar

Ein weltweit eingesetzter Fragebogen zur Einschätzung von fünf Bereichen der Persönlichkeit: Neurotizismus, Extroversion, Offenheit für Erfahrungen, Verträglichkeit, Gewissenhaftigkeit. Alle Persönlichkeitseigenschaften lassen sich diesen fünf Dimensionen zuordnen und entsprechend erfassen.

Neuropathologische Ideologie

Bezeichnet die Auffassung, dass organische Veränderungen und nur diese alle Phänomene im Zusammenhang mit der Demenzerkrankung zu erklären vermögen. Kitwood macht darauf aufmerksam, dass es keine eindeutige Beziehung zwischen neuropathologischen Veränderungen und Symptomatik gibt. Des Weiteren sind lineare Ursachenbeschreibungen in der Regel grobe Vereinfachungen: Demenz ist als bio-psycho-sozial-ökologisches Geschehen zu betrachten mit komplexer Ursächlichkeit. Die geminderten Kompetenzen sind zudem nicht nur aus der Pathologie, sondern gleichfalls aus den Reaktionen der Umwelt auf die Veränderungen der erkrankten Person zu erklären.

Outcomes

Pflegerisch beeinflussbares Pflegeergebnis, Outcomemessung mit Hilfe von Instrumenten, Klassifikationssystemen, z.B. NOC (Nursing Outcome Classification, Pflegeergebnisklassifikation).

Partizipative Forschung

beschreibt ein offenes Verfahren, welches die beforschten Akteure aktiv und mitbestimmend in den Forschungsprozess einbezieht. Dazu werden im Verlauf des Forschungsprozesses Phasen des wechselseitig lernenden Austauschs eingeplant: Forschende teilen ihre Zwischenergebnisse mit, die beforschten, nicht wissenschaftlichen Akteure diskutieren diese und erarbeiten gemeinsam mit den Forschenden neue Impulse für das weitere Vorgehen (z. B. Modifikation der Fragestellung, Datenerhebung etc.) im Forschungsprojekt. Darüber kann eine enge Verzahnung von Wissenschaft und Praxis erzielt werden.

PCC

Abkürzung für Person-centred care (personzentrierte Pflege), s. person-zentriert

Person-zentriert

Person- oder auch Klientenzentrierung bezeichnet eine Familie von humanistischen Ansätzen in der Gesprächspsychotherapie, aber auch in anderen Feldern der therapeutischen und pflegerischen Arbeit, die auf den Psychotherapeuten Carl Rogers zurückgehen. Eine von Echtheit, Einfühlung und Akzeptanz geprägte Haltung des Therapeuten oder auch Pflegenden ermöglicht dem Klienten, Gefühle und Wahrnehmungen zuzulassen und in das Selbstbild zu integrieren. Im Arbeitsfeld umfasst diese Haltung, vom Bezugsrahmen des Klienten ausgehend Gefühle situativ zu verstehen, Verhalten als Selbstausdruck zu begreifen, sich mit Möglichkeiten der Steigerung von Wohlbefinden zu befassen, vor jede funktional bestimmte Tätigkeit eine bewusst gestaltete Kontaktphase zu planen, dem Wahrnehmen und Einfühlen Priorität vor dem Verändern und Machen zu einzuräumen. Sicherheit, Funktionserhalt bzw. Wiedergewinnung verlorengegangener Fähigkeiten (Kompetenzerhalt) und Verhaltensänderung sind wichtige, aber nachgeordnete Ziele im Kontakt.

Pseudodemenz

Ein eher unglücklicher Begriff für reversible Formen kognitiver Beeinträchtigung inklusive der Depression.

Psychosozial-interventionistisches Umweltmodell

Beschreibung einer behavioristischen Sichtweise innerhalb eines linearen Ursache-Wirkungs-Verständnisses von Verhalten. Diese kommt in Formen der Verhaltenstherapie im Unterschied zur z. B. Gesprächstherapie oder Psychoanalyse zum Tragen. Zu problematisieren ist das Modell – ähnlich wie das medizinisch-neurobiologische Modell – dahingehend, dass es eine objektivierende Perspektive auf Menschen mit Demenz einnimmt, die das Person-Sein zu übersehen und Menschen mit Demenz zu depersonalisieren droht.

Rementieren

Mit dem Begriff Remenz greift Kitwood Phänomene plötzlicher, situativer Verbesserungen im Verlauf der Demenz auf, die zuweilen auch länger anhalten. Zum Teil deckt sich dies mit der Forschung zu „luziden Momenten“ (Normann, Apslund, Norberg), die vornehmlich in Situationen guter Pflege und Betreuung mit dem Charakter der personalen Begegnung aufzutreten scheinen. Kitwood beschreibt diese Phänomene, um die Dialektik des Demenzprozesses aufzuweisen, um der These eines uniformen Niedergangs zu widersprechen und den heterogenen, hoch individuellen Verlauf der Erkrankung zu unterstreichen. Gute Pflege und Betreuung kann Wohlbefinden deutlich erhöhen und verloren geglaubte Ressourcen wiederbeleben. Je weiter der Krankheitsprozess voranschreitet, desto vielfältiger und umfassender müssen die Bemühungen zum Erhalt des Wohlbefindens ausfallen. An keiner Stelle aber leugnet Kitwood den neuropathologischen Prozess und die insgesamt progredient irreversible Entwicklung der Demenz.

Scham

Das Phänomen der Scham bildet eine anthropologische Grunderfahrung. Sie äußert sich als ein unangenehmes Gefühl, unvorteilhaft gesehen zu werden, und geht mit der Sorge einher, aus einer sozialen Gemeinschaft ausgeschlossen zu werden. Empirisch repräsentiert sie sowohl das Ich-Erleben als auch eine objektivierbare, kultivierte und verinnerlichte Fremdwahrnehmung. Im Umgang mit der

Scham ist die Beschämung von der Schamvermeidung zu unterscheiden. Beschämung kann moralisch gerechtfertigt als Disziplinierung erfolgen. Sie kann aber auch zur Verletzung des Selbstwerts einer Person führen oder bewusst eingesetzt werden und trifft insbesondere sozial vulnerable Personen wie Menschen mit Demenz. Die Schamvermeidung kann demgegenüber als eine Gegenstrategie verstanden werden. So wird eine Schamvermeidung bewusst als „undoing shame Praktik" bspw. bei der Durchführung der Intimpflege eingesetzt. Dabei werden gezielt, reflektiert und moralisch gebotene Formen der Objektivierung und damit der Depersonalisierung (z. B. durch das Tragen von Handschuhen, eine sachliche Gesprächsführung etc.) angewendet, um die pflegebedürftige Person nicht zu beschämen. Schamvermeidung kann aber auch Ausdruck einer unreflektierten und unkontrollierten Gegenwehr auf Beschämung sein und sich dann als regressives oder auch aggressives Verhalten zeigen.

Snoezelen

Ein Kunstwort aus den Niederlanden (schnüffeln und dösen: snuffelen und doeselen) beschreibt eine in der Sonderpädagogik entwickelte und auf die Arbeit mit Menschen mit Demenz übertragene Praxis der sensorischen Stimulation. Zunächst sollten im Rahmen eines Freizeitangebotes für schwerst behinderte Menschen diese in einem geschützten Raum zur Ruhe und zu sich selber finden können. In seinen später entwickelten Formen präsentiert sich Snoezelen als eine ausgewogen gestaltete Räumlichkeit, in der durch harmonisch aufeinander abgestimmte Reize Wohlbefinden gefördert wird. Ob dieser Ansatz bei allen Menschen mit Demenz das Wohlbefinden steigert, ist umstritten. Jüngste Forschungen (J. v. Weert) haben die Wirksamkeit dieses Ansatzes bestätigt, allerdings in einer offenen, in der Wohnung der Person und nicht in einer eigenen Räumlichkeit angebotenen Form.

Standardstadien

In der Medizin unterscheidet man zwischen leichter, mittlerer und schwerer Demenz. Es gibt sehr viele verschiedene Ansichten, wie der Verlauf der Demenz in Stadien eingeteilt werden kann. Die bekannteste von Reisberg unterscheidet 7 Stadien (Global Deterioration Scale).

Timalation

Ein Kunstwort von Kitwood für sensorische und sinnesbezogene Zugänge, die relativ unabhängig sind von höheren kognitiven Funktionen. Wie das griechische Wort „timao" aussagt, geht es darum, den anderen durch ein sensorisches Angebot zu würdigen.

VIPS

Akronym für Person-zentrierte Pflege = V+I+P+S, Elemente der person-zentrierten Pflege.

V=value base–Wertebasis, Wertschätzung, Sensibilität für Entwertungen im Pflegealltag und im gesellschaftlichen Kontext

I=individualized–individueller Pflegeansatz, Einzigkeit eines jeden Individuums

P=personal perspective–Perspektive der Betroffenen versuchen einzunehmen

S=social environment–soziale Umgebung zur Verfügung stellen, die ein Gefühl von Identität ermöglicht.

Zusammenstellung: Christian Müller-Hergl, ergänzt von Lisa Schmidt (Stand: 3-2013)

Expertenstandard: Beziehungsgestaltung mit Menschen mit Demenz

Wenn Menschen mit Demenz im Lauf Ihrer Erkrankung immer mehr an Entscheidungsfähigkeit, Gedächtnis, Handlungsfähigkeit, Orientierung, Selbstbild und Stresstoleranz verlieren, bleibt als letzter Halt ihr Gegenüber und eine tragende Beziehung und Bindung, die dem Menschen mit Demenz Halt und Orientierung gibt. Diese zentrale Bedeutung der Beziehungsarbeit und -gestaltung hat das Deutsche Netzwerk für Qualitätsentwicklung in der Pflege (DNQP, www.dnqp.de) erkannt und zum Gegenstand des Expertenstandards „Beziehungsgestaltung in der Pflege von Menschen mit Demenz“ gemacht. Dieser klärt auf den Ebenen der Prozess-, Struktur- und Ergebnisqualität, wie eine gelingende Beziehungsarbeit mit Menschen mit Demenz aussehen kann und sollte. Detailliert wird beschrieben, wie Pflegende den Unterstützungsbedarf von Menschen mit Demenz und ihren Angehörigen einschätzen, erkennen und verstehen können. Konkret wird beschrieben, wie Pflegende Menschen mit Demenz und ihre Angehörigen informieren, anleiten und beraten können und welche beziehungsfördernden Angebote wie wirksam sind. Kritisch bewertet der Expertenstandard, wie effektiv einzelne Interventionen im Rahmen der Beziehungsgestaltung sind. Die Palette reicht dabei von Gedächtnisstützen und Geschichtenerzählen über Konversation, Kunst, Musik, Puppenspiel, Reminiszenz, Snoezelen, Sozial-Roboter, Tanz, Technik, Theater und Tiergestützte Therapie bis hin zur Gestaltung von Umgebung und sozialen Interaktionen.

Die aktuelle Version des Expertenstandards kann auf der Webseite des Deutsche Netzwerk für Qualitätsentwicklung in der Pflege (DNQP, https://www.dnqp.de) bestellt und unter https://www.dnqp.de/de/expertenstandards-und-audit instrumente/ eingesehen werden.

Der Verlag Hogrefe unterstützt Pflegefachfrauen und -männer den Expertenstandard umzusetzen mit seinem über 70 Titel umfassenden Programm zur Pflege von Menschen mit Demenz (s. S. 283 ff.). Über den Schwerpunkt „Beziehungsgestaltung mit Menschen mit Demenz“ hinaus bietet das Programm aktuelles und fundiertes Wissen zu den folgenden Themenfeldern (s. S. 283 ff.) und kann unter https://www.hogrefe.ch/shop/buecher/pflege-und-gesund heitsberufe.html?cat=2253 eingesehen werden:

Aktivierung und Alltagsbegleitung

Akutversorgung

Angehörigenarbeit

Assessment

Beratung/Patientenedukation

Beziehungsarbeit, -gestaltung

Demenz-Begleiter

Demenzerkrankung

Demenz-Forschung/Epidemiologie

Demenz und Zivilgesellschaft

Entstigmatisierung, Teilhabe, Inklusion

Empirisch neurokognitive Ansätze

Ernährung

Ethik

Evaluation

Frühe Demenz

Gedächtnistraining

Herausforderndes Verhalten bei Menschen mit Demenz (BPSD)

Kommunikation

Kunstgestützte, kreative Therapien

Körperorientierte Therapien bei Menschen mit Demenz

Management, Patientensicherheit, Risikomanagement

Mäeutik

Montessori-basierte Ansätze

Naturgestützte Therapie, Dementia Green Care

Palliative Dementia Care

Person-zentrierte Pflege, Dementia Care Mapping (DCM)

Pflegeprozess und Pflegephänomene bei Menschen mit Demenz

Positive Demenzpflege

Ratgeber (Außenansichten)

Ratgeber (Innenansichten)

Rehabilitation

Reminiszenz/Biografiearbeit/ROT

Stressreduzierende Pflege von Menschen mit Demenz

Technische Unterstützung

Transkulturelle Pflege und Kompetenz

Umgebungsgestaltung, Architektur, Chronotherapie, Milieu, Wohnen

Sachwortverzeichnis

E

F

G